Key Points of Diagnosis and Treatment of Surgical Diseases

外科疾病诊断与治疗要点

陈显　胡佳蓉　荆浩　杨玉栋　王廷丽　主编

化学工业出版社

·北京·

图书在版编目（CIP）数据

外科疾病诊断与治疗要点 / 陈显等主编. -- 北京 ：化学工业出版社，2025. 12. -- ISBN 978-7-122-49564-8

Ⅰ. R6

中国国家版本馆 CIP 数据核字第 2025UM7687 号

责任编辑：邵桂林　赵兰江　　装帧设计：韩　飞
责任校对：王　静

出版发行：化学工业出版社
（北京市东城区青年湖南街 13 号　邮政编码 100011）
印　　装：北京天宇星印刷厂
787mm×1092mm　1/16　印张 19　字数 451 千字
2026 年 1 月北京第 1 版第 1 次印刷

购书咨询：010-64518888　　售后服务：010-64518899
网　　址：http://www.cip.com.cn
凡购买本书，如有缺损质量问题，本社销售中心负责调换。

定　　价：128.00 元　

编写人员名单

主　编	陈　显	海阳市人民医院
	胡佳蓉	济南市妇幼保健院
	荆　浩	北京大学人民医院青岛医院
	杨玉栋	烟台市莱阳中心医院
	王廷丽	烟台市莱阳中心医院
副主编	冯继东	长春中医药大学附属医院
	张　哲	吉林省肿瘤医院
	刘沛然	黑龙江中医药大学附属第二医院哈南分院
	徐龙飞	长春中医药大学附属医院
	崔光豪	吉林省中医药科学院
	陶　冶	吉林省前卫医院
	李　惠	长春中医药大学附属医院
	廖新惠	深圳市第二人民医院（深圳大学第一附属医院）
参　编	张　茜	吉林省肿瘤医院（甲状腺头颈外一科）
	袁智斌	湖北医药学院附属襄阳市第一人民医院
	房福元	深圳市第二人民医院（深圳大学第一附属医院）

前言

外科学是主要研究通过外科手术方法帮助患者解除病原、获得健康的方法的学科。外科医师需要了解疾病的病因病理、临床表现、诊断、分期、治疗，更重要的是掌握外科手术的适应证与禁忌证、术前评估、手术技巧与方法，以及术后并发症的防治。现代医学科学技术的发展，帮助我们进一步了解疾病，同时更多、更新的手术治疗方法、技术、设备等随之而来，并逐渐应用于临床治疗中。基于上述背景，我们组织了相关专家编写了本书，以期为广大外科一线临床医务人员提供借鉴与帮助。

本书共11章，介绍了外科常见疾病的临床诊治技术，具体包括：普通外科常见诊疗技术、甲状腺外科疾病、乳房外科疾病、神经外科疾病、胸外科疾病、胃肠外科疾病、肝胆外科疾病、泌尿外科疾病、血管外科疾病、烧伤整形外科疾病、肛肠科疾病等。书中对涉及的各种疾病均进行了详细介绍，包括疾病的病因、病理、临床表现、辅助检查、诊断与鉴别诊断、手术适应证与禁忌证、手术治疗的方法与技术、预后等。

为了帮助外科医务人员提高临床诊疗水平，编者在总结多年外科临床治疗经验基础上，还参考借鉴了诸多外科相关资料文献，在此对相关文献的作者表示衷心的感谢。由于本书编写人员均肩负外科临床诊疗工作，任务较重，编写时间较为仓促，书中难免有疏漏或不足之处，恳请广大同行专家给予批评指正，以便再版时予以修订。

编者

2025年7月

目录

第一章

普通外科常用诊疗技术

第一节　淋巴结活检术

淋巴结活检是临床上最常见的诊断疾病和判断病情的重要方法，最常见的淋巴结活检部位包括颈部、腋窝及腹股沟等，具体部位需根据淋巴结肿大情况和具体病情决定。本节以颈部斜角肌旁淋巴结活检为例进行介绍。

一、适应证

（1）性质不明的淋巴结肿大，经抗感染和抗结核治疗效果不明显。

（2）可疑的淋巴结转移癌，需做病理组织学检查以明确诊断。

（3）拟诊淋巴瘤或为明确分型者。

二、禁忌证

（1）淋巴结肿大并伴感染、脓肿形成或破溃者。

（2）严重凝血功能障碍者。

三、操作方法

1. 体位

仰卧位，上半身稍高，背部垫枕，颈部过伸，头上仰并转向健侧。严格消毒、铺巾。采用利多卡因局部浸润麻醉。

2. 切口

根据病变部位选择。原则上切口方向应与皮纹、神经、大血管走行一致，以减少损伤和瘢痕挛缩。前斜角肌旁淋巴结切除时采用锁骨上切口。在锁骨上一横指，以胸锁乳突肌外缘为中点，做一长 2cm 左右的切口。

3. 切除淋巴结

切开皮肤、皮下组织和颈阔肌，向中线拉开（或部分切断）胸锁乳突肌，辨认肩胛舌骨肌，可牵开或切断已暴露肿大的淋巴结。于锁骨上区内将颈横动静脉分支结扎，钝性分离位于斜方肌及臂丛神经前方的淋巴结，结扎、切断出入淋巴结的小血管后，将淋巴结切除。如淋巴结已融合成团，或与周围组织粘连紧密时，可切除融合淋巴结中一个或部分淋巴结，以做病理检查。创面仔细止血，并注意有无淋巴漏，如有淋巴液溢出，应注意结扎淋巴管，必要时切口内放置引流条。若需切断肌肉，应妥善缝合肌肉断端。随后，缝合切口。

四、并发症

淋巴结活检的可能并发症包括：①创面出血；②切口感染；③淋巴漏；④损伤局部神经等。

五、注意事项

（1）颈部淋巴结周围多为神经、血管等重要组织，术中应做细致的钝性分离，以免损伤。

（2）锁骨上淋巴结切除时，应注意勿损伤臂丛神经和锁骨下静脉；还要避免损伤胸导管或右淋巴导管，以免形成乳糜漏。

（3）淋巴结结核常有多个淋巴结或融合成团，周围多有粘连。若与重要组织粘连，分离困难时，可将粘连部包膜保留，尽量切除淋巴结。对有窦道形成者，则应梭形切开皮肤，然后将淋巴结及其窦道全部切除。不能切除者，应尽量刮净病灶，开放伤口，换药处理。若疑为淋巴结结核，术前、术后应用抗结核药物治疗。

（4）病理检查确诊后，应根据病情及时做进一步治疗（如根治性手术等）。

第二节　体表肿块穿刺活检术

体表肿块穿刺活检因其操作简便、并发症发生率低、准确率高，已成为表浅肿瘤获取组织病理诊断的重要方法。然而，目前部分学者认为，对于恶性肿瘤，穿刺活检有时因取材部位的原因，容易出现假阴性结果，而且存在针道转移的危险。因此，对于能够完整切除的体表肿块，多数建议行肿块的完全切除，只在肿块无法完整切除或有切除禁忌证时才采用穿刺活检的方法。对于肿块的穿刺方式，目前有细针穿刺和粗针穿刺两种，前者对周围组织损伤小，但穿刺组织较少；后者虽然可取得较多的组织，但对周围组织的损伤相对较大。

一、适应证

体表可扪及的任何异常肿块都可穿刺活检，如乳腺肿块、淋巴结等。

二、禁忌证

（1）凝血机制障碍。

（2）非炎性肿块，局部有感染。

（3）穿刺有可能损伤重要结构。

三、操作方法

1. 粗针穿刺

（1）患者取合适的体位，消毒穿刺局部皮肤及术者左手拇指和食指，检查穿刺针。

（2）穿刺点用2%利多卡因做局部浸润麻醉。

（3）术者左手拇指和食指固定肿块，右手持尖刀做皮肤戳孔。

（4）穿刺针从戳孔刺入肿块表面，将切割针芯刺入肿块1.5～2cm，然后推进套管针使之达到或超过切割针尖端，两针一起反复旋转后拔出。

（5）除去套管针，将切割针前端叶片间或取物槽内的肿块组织取出，用10%甲醛溶液固定，进行组织学检查。

（6）术后穿刺部位盖无菌纱布，用胶布固定。

2. 细针穿刺

（1）患者选择合适体位，消毒穿刺局部皮肤及术者左手拇指和食指，检查穿刺针。

（2）术者左手拇指与食指固定肿块，将穿刺针刺入肿块表面。

（3）连接20～30mL注射器，用力持续抽吸形成负压后刺入肿块，并快速进退（约1cm范围）数次，直至见到有吸出物为止。

（4）保持负压下拔针，将穿刺物推注于玻片上，不待干燥，立即用95%乙醇固定5～10min，送细胞病理学检查。对于囊性病变，则将抽出液置试管离心后，取沉渣检查。

（5）术后穿刺部位盖无菌纱布，用胶布固定。

四、并发症

体表肿块穿刺活检可能的并发症包括：①出血；②感染；③肿瘤种植转移等。

五、注意事项

（1）不能切除的恶性肿瘤应在放疗或化疗前进行穿刺，以明确病理诊断。

（2）可切除的恶性肿瘤，宜在术前7天内穿刺，以免引起种植转移。

（3）穿刺通道应在手术中与病灶一同切除。

（4）穿刺应避开恶性肿瘤已破溃或即将破溃的部位。

（5）疑为结核性肿块时，应采用潜行性穿刺法，穿刺物为脓液或干酪样物，则可注入异烟肼或链霉素，避免其他细菌感染，术后立即抗结核治疗。

第三节　腹腔灌洗术

腹腔灌洗术，又称治疗性持续性腹腔灌洗引流术，在医学领域并非一项新兴的治疗手段，但近年来再度受到广泛关注，并逐步得到改进。其发展历程从最初的单纯生理盐水灌洗，演进至如今在灌洗液中添加抗生素、微量肝素、糜蛋白酶等多种成分。

一、适应证

1. 诊断性腹腔灌洗术

（1）用一般诊断方法及腹腔穿刺诊断仍未明确的疑难急腹症。

（2）症状和体征不甚明显的腹部创伤病例，临床仍疑有内脏损伤，或经短期观察症状和体征仍持续存在，特别是神志不清或陷入昏迷的腹部创伤者。

2. 治疗性腹腔灌洗术

用抗生素-肝素溶液持续腹腔灌洗治疗就诊晚、污染严重的弥漫性腹膜炎，以预防腹腔脓肿形成。

二、禁忌证

（1）明显血质异常。

（2）结核性腹膜炎等有粘连性包块。

（3）肝性脑病或脑病先兆。

（4）棘球蚴病性囊性包块。

（5）巨大卵巢囊肿。

（6）严重肠胀气。

（7）躁动不能合作者。

三、操作方法

1. 具体方法

排空膀胱后，患者取仰卧位，在无菌条件下于脐周进行戳孔，插入套管针。导管置入后立即进行抽吸。若抽吸出不凝血 10mL 以上，或抽出胆汁样液体、含有食物残渣的胃肠内容物时，无需进行灌洗，应立即改行剖腹探查。反之，则通过导管以输液方式向腹腔快速（5～6min）注入等渗晶状体液 1000mL（10～20mL/kg），并协助患者转动体位或按摩腹部，以确保灌洗液充分到达腹腔各处。随后将灌洗液空瓶置于低位，借助虹吸作用使腹腔内液体回流，通常能回收约 500mL 液体。取 3 管标本，每管约 10mL，分别用于红细胞与白细胞计数、淀粉酶测定、沉渣涂片镜检及细菌学检查。必要时可进行血细胞压积、氨、尿素及其他相关酶类的测定。若一次灌洗结果为阴性，可根据需要将导管留置腹腔，短时观察后再次进行灌洗。

2. 结果判定

回流液阳性指标如下。

（1）肉眼观察为血性（25mL 全血可染红 1000mL 灌洗液）。

（2）浑浊，含消化液或食物残渣。

（3）红细胞计数大于 0.1×10^{12} 个/L 或血细胞比容大于 0.01。

（4）白细胞计数大于 0.5×10^{9} 个/L，然而，在此过程中需特别留意，排除盆腔妇科感染性疾病的可能性。

（5）胰淀粉酶测定大于 100U/L（苏氏法）判定为阳性。

（6）镜检发现食物残渣或大量细菌。

（7）第二次灌洗某项指标较第一次明显升高。

凡具备以上 1 项阳性者即有临床诊断价值。

四、并发症

可能发生的并发症有：①出血；②腹腔脏器损伤；③心脑血管意外。

五、注意事项

（1）腹腔灌洗对腹内出血的诊断准确率可达 95%以上，积血 30～50mL 即可获阳性结果，假阳性及假阴性率均低于 2%。

（2）腹腔灌洗必须在必要的 B 超、CT 等影像学检查之后进行，以免残留灌洗液，与腹腔积血、积液混淆。

（3）有腹部手术史尤其是多次手术者忌做腹腔灌洗。一是穿刺易误伤粘连于腹壁的肠管；二是粘连间隔影响灌洗液的扩散与回流。妊娠和极度肥胖者也应禁用。

（4）判断灌洗结果时需结合临床其他资料综合分析。灌洗过程中要动态观察，必要时留置导管，反复灌洗及检验对比。

（5）单凭腹腔灌洗的阳性结果做出剖腹探查的决定，可能带来过高的阴性剖腹探查率。

第四节　体表肿块切除术

体表肿块切除的目的为切除体表的新生物或取活检。

一、适应证

已确诊为体表良性肿物者或取活检。

二、禁忌症

（1）明显出血体征。

（2）严重心、肺功能不全，严重心律失常。

（3）全身情况衰竭，休克等。

三、操作方法

（1）对于一般脂肪瘤、纤维瘤以及性质未定的体表肿物和浅表淋巴结的切除，可采用直切口。而对于需要连同皮肤一同切除的体表肿物，如小海绵状血管瘤、鸡眼、痣、疣等，则适宜采用梭形切口。

（2）显露与分离　切开皮肤及皮下组织后，使用组织钳提起并牵开皮肤边缘，仔细进行分离暴露。接着，用组织钳或镊子提起肿物或以梭形切开的皮肤，利用组织剪或止血钳紧贴肿物的囊壁或包膜进行细致剥离，同时注意严密止血。

（3）切除与送检　肿块切除后，应用95%的酒精进行固定，并送病理检查。

四、并发症

可能发生的并发症有：①出血；②感染。

五、注意事项

（1）切缘阴性。

（2）尽量不损伤包膜，完整切除。

第五节　乳腺包块切除术

乳房内有15～20个腺叶，每个腺叶分成很多腺小叶。每个腺叶有单独的导管，腺叶和乳管内以乳头为中心呈放射状排列。乳腺是众多内分泌腺的靶器官，其形态随月经周期而变化。乳腺包块中常见的有慢性囊性乳腺增生病、纤维腺瘤、乳腺囊肿、乳腺癌性包块等。一旦发现应手术切除，但易复发。

一、适应证

诊断为乳腺纤维腺瘤、乳管内乳头状瘤、乳腺囊肿、乳腺小叶增生局部有腺瘤形成、乳腺内脂肪瘤、寄生虫性囊肿或性质未明确的乳腺局限性肿块。

二、禁忌证

急性心肌梗死，急性肺栓塞，严重肝、肾、心、肺功能不全等情况。

三、操作方法

（1）根据肿瘤体积大小决定切口方位和长度，乳腺上半部多采用弧形切口，乳腺下半部多采用放射状切口。弧形切口的优点是显露好，处于乳腺内侧的病变采用弧形切口优于放射状切口，同时其美容效果也优于后者。

（2）切开皮肤、皮下组织后找到肿瘤组织。

（3）用组织钳夹持肿瘤组织或用 1 号线处理实质性肿瘤过程中进行缝合处理，在包膜上适当牵拉。

（4）乳腺腺瘤、有明确包膜的囊肿等，可在其与正常乳腺的间隙中做锐性与钝性分离。病变处与正常组织无明确界限者，应将肿瘤组织及其周围 0.5～1.0cm 内的正常组织一并切除。

（5）肿瘤切除后应检查残腔内有无活动性出血，将一根橡皮片引流管置入创口深部。

（6）将乳腺残面对合，尽可能避免局部出现凹陷，缝合皮下脂肪层和皮下组织，使切口满意对合。

四、并发症

（1）术后伤口感染。

（2）术后伤口裂开，不愈合。

（3）术后出血严重需再次探查止血。

五、注意事项

（1）术后伤口可加压包扎 1 天，但如患者出现呼吸困难，说明绷带加压过紧，如绷带滑脱，说明绷带加压过松。

（2）术后可预防性应用抗生素。

（3）防止术后出血。

（4）术后每 2～3 天换药一次，术后 7～8 天拆除伤口缝线。

第二章

甲状腺外科疾病

第一节　甲状腺肿

一、病因

在全球范围内碘缺乏是甲状腺肿最普遍的病因。在丹麦的轻度和中度缺碘地区，通过超声诊断确定的甲状腺肿患病率分别为15%和22.6%。美国并未出现明显的碘缺乏问题，因此甲状腺肿主要是由多结节性甲状腺肿、慢性自身免疫性甲状腺炎以及毒性弥漫性甲状腺肿引起的，其中多结节性甲状腺肿在中老年人群中尤为常见。

其他较为罕见的甲状腺肿病因包括肿瘤、甲状腺炎及浸润性疾病。多结节性甲状腺肿中甲状腺癌的风险为3%～5%，与孤立性甲状腺结节的风险大致相当。一项针对718例接受甲状腺肿手术的巴基斯坦病例系列研究发现，恶性肿瘤的发生率为3%。

二、病理生理学

对于缺碘或存在慢性自身免疫性甲状腺炎的患者，甲状腺肿的主要原因是TSH分泌增加。而多数散发性非毒性多结节性甲状腺肿患者的血清TSH水平正常。在这些患者中，甲状腺增大的原因可能是多种生长因子（包括TSH）对甲状腺滤泡细胞的长期作用，此类细胞具有不同的合成及生长潜能。患者常有甲状腺肿家族史，提示遗传因素可能也有一定作用，结果是弥漫性并在后期呈多结节性甲状腺增大。甲状腺滤泡细胞中的G蛋白或TSH受体发生激活突变，因此一些结节最终会具有自主功能。下列研究结果支持这种发生顺序：

（1）患者年龄越大，甲状腺体积越大。

（2）甲状腺肿持续时间越长，体积越大。

（3）甲状腺肿体积越大，血清TSH水平越低。

三、临床表现

1. 甲状腺肿大或颈部肿块

单纯性甲状腺肿在女性患者中较为常见，甲状腺肿大是其特征性临床表现。患者常诉颈部变粗或衣领发紧。除了结节性甲状腺肿可能继发甲状腺功能亢进外，甲状腺功能和基础代谢率大多正常。甲状腺位于颈前部，易于向外生长，有时甚至向下发展进入胸骨后。

因此，甲状腺不同程度的肿大及其结节对周围器官引起的压迫症状，是本病的主要临床表现。早期甲状腺呈对称性弥漫性肿大，腺体表面光滑，质地柔软，随吞咽上下活动。随后，在肿大腺体的一侧或两侧可扪及多个或单个结节。当结节发生囊肿样变并伴发囊内出血时，结节可迅速增大。

2. 压迫症状

（1）压迫气管　轻度气管受压通常无症状，受压较重可以引起喘鸣、呼吸困难、咳嗽，开始在活动时出现，以后发展到静息时也出现。胸骨后甲状腺肿引起的喘鸣和呼吸困难常在夜间发生，可随体位改变而发生（如患者上举上肢）。

（2）压迫食管　食管位置靠后，一般不易受压，如甲状腺向后生长可以压迫食管引起吞咽困难。

（3）压迫喉返神经　单侧喉返神经受压可以引起声带麻痹、声音嘶哑，双侧喉返神经受压还可以引起呼吸困难。喉返神经受压可以为暂时性的也可为永久性的。出现喉返神经受压的症状时要高度警惕恶变的可能。

（4）压迫血管　巨大甲状腺肿，尤其是胸骨后甲状腺肿可以压迫颈静脉、锁骨下静脉，甚至上腔静脉引起面部水肿，颈部和上胸部浅静脉扩张。

（5）压迫膈神经　胸骨后甲状腺肿可以压迫膈神经，引起呃逆、膈膨升。膈神经受压很少见。

（6）压迫颈交感神经链　胸骨后甲状腺肿可以压迫颈交感神经链，引起 Horner 综合征。颈交感神经链很少受压。

此外，结节性甲状腺肿可以继发甲状腺功能亢进，也可以发生恶变。

四、诊断

甲状腺肿通常在体格检查中被诊断。医师可能会触及单个或多个散在的结节。在其他原因进行的影像学检查中，如颈动脉超声、胸部 CT 或颈椎 MRI，也可能偶然发现甲状腺肿。

检出甲状腺肿后的诊断性评估应包括：

（1）甲状腺功能；

（2）甲状腺肿的大小及是否有结节。

此外，还需识别：

（1）是否存在压迫性或梗阻性症状；

（2）甲状腺肿的结节是否有可疑声像图特征；

（3）是否有气管狭窄；

（4）基础病因。

这些因素将决定甲状腺肿的处理方式。必须通过病史、临床检查、超声检查以及对较大或可疑结节进行细针抽吸活检（FNA）来排除恶性肿瘤。在美国，如果患者不存在自身免疫性甲状腺疾病（如桥本甲状腺炎或毒性弥漫性甲状腺肿）和甲状腺恶性肿瘤，最有可能的诊断是良性多结节性甲状腺肿。

外科疾病诊断与治疗要点

1. 病史和体格检查

当患者存在甲状腺肿时，应详细采集其碘摄入史（包括患者原籍地相关信息）、用药史、良性或恶性甲状腺疾病家族史，以及头颈部照射或核电站事故（如切尔诺贝利/福岛）导致的放射碘暴露史。同时需确认患者是否出现梗阻性症状（如呼吸困难、咳嗽及哮鸣）或甲亢/甲减症状。

甲状腺及周围颈部结构的体格检查需细致进行。建议从患者前方触诊甲状腺，以便识别环状软骨和胸锁乳突肌等解剖标志。甲状腺峡部位于环状软骨下方。将拇指或其他手指斜置于胸锁乳突肌与气管之间，轻压气管表面的甲状腺组织。触诊前可嘱患者吞咽少量清水，有助于评估甲状腺是否增大及不对称。此外，应全面触诊颈部以评估甲状腺体积，检查是否存在质地坚硬或显著的结节，以及颈淋巴结是否肿大。若闻及甲状腺血管杂音（提示血流增加，触诊可伴震颤感），可能表明甲状腺功能亢进，通常与毒性弥漫性甲状腺肿相关。但需注意，甲状腺肿的体格检查常存在误差：体检所见弥漫性肿大在超声下多显示为结节性病变；而体检发现单发结节时，超声常显示多发性结节。

甲状腺肿不对称时可能观察到气管移位，偶见颈静脉怒张。若梗阻症状仅由颈部甲状腺肿引发，则甲状腺必然显著增大，此现象亦多见于胸骨后甲状腺肿患者。若未能触及甲状腺下极，则提示可能存在显著的胸骨下延伸。此时可嘱患者仰卧，肩下垫枕使颈部伸展，可能有助于触诊。

采用 Pemberton 手法可迫使甲状腺进入胸廓入口，以诱发梗阻症状。阳性体征包括颈静脉怒张加重、面部充血/发绀、吞咽障碍、呼吸困难或喘鸣加重。罕见情况下，该手法或颈部急性屈伸可能导致甲状腺肿嵌顿于胸廓入口，形成“甲状腺瓶塞”征。

明显的支气管痉挛可能提示上气道梗阻或双侧声带麻痹。仔细听诊胸部及气道（重点包括上气道梗阻最易发及最不易发部位），其结果可指导后续评估方向。

2. 初始检查

无论甲状腺肿是通过触诊发现还是影像学偶然检出，所有患者的初始评估均需测定血清 TSH 水平。常规进行甲状腺超声检查，多数甲状腺专科医师同时检测甲状腺过氧化物酶（TPO）抗体。

若患者存在 TSH 水平异常、体检发现甲状腺不对称/局部质硬触痛、超声显示可疑特征或伴有梗阻症状，则需进一步深入检查。

3. 甲状腺功能检查

所有甲状腺肿患者都应检查血清 TSH 水平。甲状腺肿患者的甲状腺功能可能正常、亢进（亚临床型或显性）或减退（亚临床型或显性）。

（1）若 TSH 水平低于正常，则还应检测血清游离 T_4 和总 T_3 水平。甲状腺肿患者存在显性或亚临床型甲亢时，最可能的诊断是功能结节性甲状腺肿或毒性弥漫性甲状腺肿。

（2）若血清 TSH 水平高于正常值，则应测定游离 T_4 水平。显性或亚临床型甲减患者的诊断最可能是桥本甲状腺炎，但在缺碘导致甲状腺肿流行的地区除外。

4. 甲状腺过氧化物酶抗体

许多甲状腺专家会为所有甲状腺肿患者检测血清 TPO 抗体。我们通常为 TSH 正常的甲状腺肿患者检测 TPO 抗体，以评估桥本甲状腺炎。

居住在美国且 TSH 水平升高（甲减）的甲状腺肿患者，最可能存在桥本甲状腺炎，其 TPO 抗体一般会升高。因此，不会为甲减的甲状腺肿患者常规检测 TPO 抗体，但一些甲状腺专家会为此类患者检测血清 TPO 抗体，以确诊桥本甲状腺炎。

存在甲减和甲状腺肿但无 TPO 抗体的罕见原因包括："血清阴性"桥本甲状腺炎、甲状腺激素合成或甲状腺浸润性疾病。

5. 甲状腺超声

为大部分患者进行甲状腺超声检查，尤其是报告甲状腺肿快速生长的患者；体格检查显示甲状腺不对称、局部质地坚硬或触痛的患者；以及 TSH 水平正常且 TPO 抗体阴性的甲状腺肿患者。

若患者 TSH 水平较低（亚临床型或显性甲亢）、体检显示非结节性甲状腺肿且甲亢由毒性弥漫性甲状腺肿导致，则不会常规实施甲状腺超声检查。

6. 其他检查

其他检查取决于初始检查结果。

7. 特征令人担忧的甲状腺肿

若患者报告甲状腺肿快速生长，或体格检查发现甲状腺不对称、局部质地坚硬或触痛，则无论 TSH 结果如何，均应进行甲状腺超声检查。这些表现提示可能同时存在癌症。罕见的未分化型甲状腺癌或原发性甲状腺淋巴瘤通常表现为快速增大的颈部肿块，可能引发阻塞症状，如呼吸困难、哮鸣和咳嗽。

感染性（化脓性）或亚急性甲状腺炎患者也可出现甲状腺快速生长，但通常伴随疼痛和发热。感染性甲状腺炎患者多表现为单侧甲状腺异常，而多数亚急性甲状腺炎患者则表现为双侧甲状腺增大伴疼痛。

甲状腺肿的超声纹理特征及多普勒血流动力学变化不仅有助于诊断与评估甲状腺功能，甚至对判断预后和指导内科治疗具有重要意义。当体格检查或超声检查发现可疑特征时，需实施细针抽吸活检（FNA）。

8. TSH 正常的甲状腺肿

（1）TPO 抗体阴性　对于 TSH 正常且无 TPO 抗体的甲状腺肿（非毒性甲状腺肿）患者，最可能的诊断包括多结节性甲状腺肿（若有结节）、生物合成（有机化）缺陷所致弥漫性甲状腺肿（无结节）、"血清阴性"桥本甲状腺炎，或缺碘性甲状腺肿（若患者来自缺碘地区）。

无论体检结果如何，都应行甲状腺超声检查，以评估结节情况和声像特征。

分化型甲状腺癌生长缓慢，临床上可能难以与单结节或多结节性良性甲状腺肿相鉴别。

超声检查可在结节性或弥漫性甲状腺肿内识别出不可触及的散在甲状腺结节。有意义不明或有可疑超声特征的结节应考虑活检，因为甲状腺肿中各个结节的癌变率与超声所见结节数量无关。

（2）TPO 抗体阳性　TPO 抗体阳性的甲状腺肿患者提示存在桥本甲状腺炎。病程早期患者 TSH 水平通常正常。为明确桥本甲状腺炎诊断，尤其是缺乏典型自身免疫性甲状腺疾病家族史或特征性体征（如腺体质韧、橡胶样、对称性增大，或可触及锥体叶）的患者，许多甲状腺专家会检测其血清 TPO 抗体。

需注意，桥本甲状腺炎的诊断不排除并存多结节性甲状腺肿或恶性肿瘤的可能。对此类患者，超声检查应限于甲状腺显著肿大、腺体不对称或疑似结节存在时。鉴于桥本甲状腺炎患者甲状腺弥漫性病变的异质性及持续性炎症可能导致的假性结节，甲状腺超声结果需审慎解读。

9. TSH 升高的甲状腺肿

北美地区多数甲状腺肿伴甲减（亚临床型或显性）患者常罹患桥本甲状腺炎。为确诊该病，尤其是缺乏典型家族史或体征（如腺体质韧、橡胶样、对称性增大，或可触及锥体叶）者，许多甲状腺专家会检测其血清 TPO 抗体。

此类患者中，超声检查仅适用于甲状腺显著肿大、腺体不对称或疑似存在结节时。由于甲状腺弥漫性病变表现多样，且持续性炎症可形成假性结节，解读甲状腺超声结果需格外谨慎。

当 TPO 抗体呈阴性时，鉴别诊断包括血清阴性桥本甲状腺炎、甲状腺浸润性疾病，或甲状腺激素合成/碘利用障碍。这些疾病均可表现为无痛性进行性甲状腺肿大（弥漫性或结节性），临床表现相似。这种情况下，甲状腺超声可用于评估甲状腺形态学特征。

甲状腺浸润性疾病通常仅在显著破坏甲状腺组织时导致甲减（亚临床型或显性），此类情况相对少见。重度生物合成缺陷者多见先天性或早期显性甲减，而轻度缺陷者甲状腺功能可维持正常。

若存在甲减，应采用左甲状腺素进行替代治疗。对于血清 TSH 升高的桥本甲状腺炎患者，甲状腺激素治疗可能使甲状腺肿逐渐缩小，但多数患者的甲状腺肿难以完全消退。

10. 甲状腺功能亢进伴 TSH 降低的甲状腺肿

多数甲状腺肿伴甲亢患者存在功能自主性多结节性甲状腺肿（常为亚临床甲亢）或毒性弥漫性甲状腺肿（显性或亚临床甲亢）。若甲状腺功能检查提示甲亢（TSH 降低、游离 T_4 和/或 T_3 升高）或亚临床甲亢（TSH 降低、游离 T_4 和 T_3 正常），且体格检查未明确病因（如无弥漫性甲状腺肿伴眼征等毒性弥漫性甲状腺肿特征），则需通过 24 小时放射性碘摄取扫描、TRAb 检测或甲状腺血流超声检查鉴别甲亢病因。局部高摄取区需与超声显示的结节相对应。

11. 伴梗阻症状或疑似胸骨后甲状腺肿的评估

梗阻性甲状腺肿或胸骨后甲状腺肿的评估应包括影像学检查（非增强 CT 或 MRI），以明确甲状腺肿范围及对周围结构的压迫效应。存在梗阻症状或影像学显示气管狭窄（$<$1cm）者需加做流量-容积环检查。除需紧急手术者外，均应通过超声评估甲状腺肿及结节特征。

若存在恶性肿瘤可疑征象——如显著孤立结节、甲状腺肿快速生长伴疼痛/触痛、局部异常硬结或可疑超声特征——需行细针穿刺活检（FNA）。多数颈部或胸骨后梗阻性甲状腺肿为良性，但系统综述显示接受甲状腺切除术的胸骨后甲状腺肿患者中甲状腺癌发病率为 3%～23%，值得注意的是其发生率并未高于颈部甲状腺肿患者。恶性肿瘤的危险因素包括甲状腺癌家族史、头颈部放射史、甲状腺肿复发及颈部淋巴结肿大。

12. 影像学评估要点

胸片可显示胸骨后甲状腺肿导致的气管狭窄/移位或上纵隔增宽。对比既往X线片可评估生长速度，颈部X线可能提示气道狭窄，但甲状腺肿范围及压迫效应需通过CT或MRI精确评估。

CT适用于评估大型颈部及胸骨后甲状腺肿，需注意：

(1) 扫描范围应覆盖甲状腺肿全长（颈部+胸部CT），尤其需包含下极。胸骨后甲状腺肿极少延伸至主动脉弓下1～2cm以外。

(2) 扫描时保持颈部中立或轻度屈曲位　颈部伸展可能使胸骨下1～1.5cm的小甲状腺肿回缩至颈部，此时不易引发梗阻症状。

(3) 避免常规使用含碘造影剂　可能诱发亚临床甲亢患者进展为显性甲亢，或加重显性甲亢。甲状腺本身含碘，平扫即可显影。若必须使用造影剂识别血管，亚临床/显性甲亢患者需提前2周予甲巯咪唑（10mg bid）阻断碘有机化。可首选MRI替代。

甲状腺超声虽能精准显示颈前部结构，但不适用于颈后或胸骨下区域，主要用于评估甲状腺肿及结节的特征。

甲状腺放射性核素显像可识别颈部大甲状腺肿的自主功能区，辅助判断胸骨后肿块是否为甲状腺组织（尤其是高功能组织），但存在局限性：部分胸骨后甲状腺肿因摄碘差或骨骼衰减可能被漏诊。该检查非甲状腺切除术常规项目，但在拟行放射碘治疗或甲亢患者非全切手术前，可用于定位功能性区域。检查时需在颈部甲状腺及胸骨上切迹放置解剖标记物，并附加尺寸标记。

13. 流量-容积环的临床应用

存在梗阻症状或胸骨后甲状腺肿致气管狭窄（<10mm）（即便无症状）者需行流量-容积环评估气道梗阻，这对手术决策存疑的患者尤为重要。无症状者亦可出现异常结果。甲状腺肿导致的机械性固定上气道梗阻表现为流量-容积环平台样改变，区别于慢性阻塞性肺疾病。少数喘鸣可能源于双侧喉返神经麻痹。

14. 细针穿刺活检指征

出现以下情况需进行FNA：甲状腺肿快速生长伴疼痛/触痛、局部异常硬结，或超声显示意义不明/可疑恶性特征的结节。甲状腺肿短期迅速增大需警惕未分化癌或淋巴瘤可能。结节选择标准详见相关专题。

五、鉴别诊断

颈部肿块患者的鉴别诊断范围广泛，且随年龄而异。非甲状腺肿的颈部肿块可能源于先天性疾病（如血管畸形）、炎症性疾病（如淋巴结肿大）或肿瘤性疾病（原发性或转移性病变）。胸骨后甲状腺肿患者可能表现为纵隔肿块。一些研究探讨了纵隔肿块的原因，结果和估计发生率如下：

(1) 胸骨后甲状腺肿5%～24%；

(2) 神经源性肿瘤（如后纵隔的节细胞神经瘤）20%；

(3) 胸腺瘤18%；

(4) 支气管囊肿和心包囊肿15%；

（5）淋巴瘤 5%～10%；

（6）畸胎瘤（前纵隔）8%。

六、治疗

1. 补碘

（1）碘预防　防治地方性甲状腺肿最有效的方法是补碘。在食物中添加碘盐是最简便且行之有效的方式，我国已于 1994 年颁布了应用加碘盐的相关法规。世界卫生组织（WHO）推荐的碘摄入标准如下：≤1 岁，50～90μg/d；1～11 岁，90～120μg/d；≥12 岁，150μg/d；妊娠期和哺乳期妇女，200μg/d。鉴于加碘盐在储存和烹饪过程中会有碘的流失，盐中碘浓度应保持在 20～40mg/kg，即碘酸盐 34～66mg/kg。在某些因社会经济或地理条件限制而无法普及加碘盐的地区，可使用碘化油作为替代品。

（2）碘治疗　对于已患单纯性甲状腺肿的患者，仅依靠加碘盐治疗是不够的，需额外服用碘化钾片剂。经过一年的碘治疗，单纯性甲状腺肿的体积可缩小约 38%，但对于年老且病程较长的结节性甲状腺肿患者，疗效相对较差。此外，补碘可能引发的不良反应包括碘甲状腺功能亢进和自身免疫反应等。

2. TSH 抑制治疗

除了补碘，患者还可口服左甲状腺素（L-T_4），儿童需减量，妊娠期和哺乳期女性则需适当增加剂量。TSH 抑制治疗对单纯性甲状腺肿效果显著，但对结节性甲状腺肿疗效较差。外源性 T_4 与自主功能性结节分泌的 T_4、T_3 可能共同导致甲状腺功能亢进。长期进行 TSH 抑制治疗可能引发心房纤颤和骨矿物质流失，因此老年人和绝经期妇女应谨慎使用。治疗过程中需定期检测血清 TSH 水平，将其控制在正常范围的低限，以防止甲状腺功能亢进和骨质丢失。

3. 放射性碘（^{131}I）治疗

该治疗方法可有效缩小甲状腺体积，在欧洲应用较为广泛，美国则主要用于治疗毒性甲状腺肿，尤其适用于有手术禁忌症的患者。需要注意的是，^{131}I 治疗可能导致永久性甲状腺功能减退。

4. 手术治疗

单纯性甲状腺肿需手术治疗的情况较为少见，其主要目的是缓解局部压迫症状。

第二节　甲状腺功能亢进

甲状腺功能亢进症（以下简称甲亢）是指因甲状腺激素分泌过多引发的一系列高代谢状态，作为仅次于糖尿病的常见内分泌疾病，约影响 2%～4%的育龄女性。其主要特征涵盖甲状腺肿大、基础代谢率增高及自主神经系统功能失调。根据病因与发病机制的差异，甲亢可分为以下类型。①弥漫性甲状腺肿伴甲亢：又称毒性弥漫性甲状腺肿或突眼性甲状腺肿，即毒性弥漫性甲状腺肿，约占甲亢病例的80%～90%，属于自身免疫性疾病范畴。②结节性甲状腺肿伴甲亢：亦称毒性多结节甲状腺肿，即Plummer病。患者多在结节性甲状腺肿病程多年后出现甲亢，病因尚未明确，近年来在甲亢疾病谱中呈上升趋势，且具有地域性特征。③自主性高功能甲状腺腺瘤或结节：约占甲亢的9%，病灶多为单发，呈现自主分泌特性且不受促甲状腺素（TSH）调控，具体病因仍不明确。④其他原因所致甲亢：包括长期摄入碘剂或胺碘酮等药物引发的碘源性甲亢；甲状腺滤泡癌过度分泌甲状腺激素导致的甲亢；垂体瘤过量分泌TSH诱发的垂体性甲亢；绒毛膜癌、葡萄胎、支气管癌、直肠癌等肿瘤分泌TSH引起的异源性TSH综合征；卵巢畸胎瘤（含甲状腺组织）所致异位甲状腺激素过度分泌；甲状腺炎初期因甲状腺组织破坏引起甲状腺激素释放激增的短暂性甲亢；以及过量服用甲状腺激素引起的药源性甲亢等。

在各类甲亢中，前三种类型尤其是毒性弥漫性甲状腺肿最为常见且与外科治疗密切相关，故本节将重点阐述。

一、弥漫性甲状腺肿伴甲亢

弥漫性甲状腺肿伴甲亢即毒性弥漫性甲状腺肿（简称GD），是自身免疫紊乱引发的多系统综合征，由Robert Graves于1835年首次描述，以高代谢状态和弥漫性甲状腺肿大为典型表现。

（一）病因与发病机制

本病以甲状腺激素过度分泌为核心特征，但患者TSH水平非但未升高反而降低，故可排除垂体TSH分泌过量的因素。患者血清中常检出甲状腺特异性自身抗体，此类抗体能缓慢而持久地刺激甲状腺增生与激素分泌，曾被称为长效甲状腺刺激物（LATS），亦有人以甲状腺刺激素（HTS）、甲状腺刺激免疫球蛋白（TSI）等命名。这些物质作用于甲状腺细胞表面的TSH受体，模拟TSH生物活性，通过激活TSH受体诱发甲亢。深入研究证实，TSH受体抗体（TRAb）属多克隆抗体，可分为以下亚型：①甲状腺刺激抗体（TSAb）或TSI，主要促进甲状腺激素分泌；②甲状腺功能抑制抗体（TFIAb）或甲状腺功能抑制免疫球蛋白（TFII），亦称甲状腺刺激阻断抗体（TSBAb）；③甲状腺生长刺激免疫球蛋白（TGSI），与甲状腺肿形成相关；④甲状腺生长抑制免疫球蛋白（TGII）。GD患者治疗前TRAb阳性率约为60%～80%，而TSAb阳性率高达90%～100%。若妊娠期妇女携带该抗体，其新生儿罹患GD的风险显著增加。因此，TSAb被视为GD的主导抗体，但其他抗体亦共存于疾病进程中。当主导抗体类型发生转换时，疾病表型随之转变，例如GD可进展为慢性淋巴细胞性甲状腺炎（HT），反之亦然。受限于检测技术，目前临床常规仅开展TRAb与TSAb检测。

甲状腺自身免疫的病理基础尚未完全阐明，可能与下列因素相关。

1. 遗传因素

在同卵双胞胎中，同时罹患毒性弥漫性甲状腺肿（GD）的比例高达30%～60%，而在异卵双胞胎中，这一比例仅为3%～9%。在GD患者家属中，约34%的人可检测到TRAb或TSAb抗体；尽管他们当时并无显性甲亢症状，但未来可能发展为显性甲亢。

研究证实，特定基因与GD的高危因素密切相关，其中包括人类白细胞抗原（HLA）

基因的DQ、DR区域。例如，携带HLA-DR抗原型的人群罹患GD的风险是其他HLA抗原型人群的6倍。HLA-DQAI*0501阳性者对GD具有遗传易感性。此外，非HLA基因，如肿瘤坏死因子β（TNF-β）、细胞毒性T淋巴细胞相关抗原4（CTLA4）、TSH受体基因突变，以及T细胞受体（TCR）等基因与GD遗传易感性的关联也日益受到关注。然而，研究表明，组织相容性复合体（MHC）系统可能仅起辅助调节作用。

2. 环境因素

环境因素包括感染、外伤、精神刺激及药物等。在GD患者体内可检出抗结肠炎耶尔森菌抗体，该菌的质粒编码蛋白与TSH受体存在相似的抗原决定簇（即“分子模拟学说”）。这种抗原是一种强效的T细胞刺激分子——超抗原，能引发大量T细胞活化。但其确切作用机制尚未明确，也可能继发于GD的免疫功能紊乱。

GD患者的甲状腺内，抑制性环路难以启动或活化，无法有效发挥免疫抑制功能，导致自身抗体异常产生。甲状腺静脉血中TSH抗体的活性显著高于外周血，提示甲状腺是产生器官特异性自身抗体的主要场所。同时存在抑制性T细胞功能缺陷，使用抗甲状腺药物（如卡比马唑）治疗后，此缺陷可获改善，但其作用机制（直接或间接）仍需深入研究。

综上所述，GD可能是由多种因素诱发、以自身免疫紊乱为特征的综合征，其确切病因有待阐明。

（二）病理解剖与病理生理

GD患者的甲状腺呈弥漫性肿大，血管丰富、扩张、充血。滤泡上皮细胞增生呈柱状，伴弥漫性淋巴细胞浸润。浸润性突眼患者的球后结缔组织增生，眼外肌增粗、水肿，富含大量黏多糖、透明质酸沉积以及淋巴细胞和浆细胞浸润。骨骼肌和心肌亦可见类似改变，而垂体无明显变化。少数患者下肢出现胫前对称性黏液性水肿。

甲状腺激素具有强大的促产热作用，并与儿茶酚胺协同作用，导致基础代谢率显著升高，加速营养物质及肌肉组织消耗，并增强神经、心血管和胃肠道的兴奋性。

（三）临床表现

GD在女性中更为高发，男女患者比例约为1∶（5～7），但男性患者的心脏受累、压迫症状、术中问题及术后反应往往更为显著。高发年龄段为21～50岁。在碘充足地区，自身免疫性甲状腺疾病的发病率远高于碘缺乏地区。该病起病隐匿，典型病例呈现高代谢症候群及甲状腺肿大。轻症患者易与神经症混淆；老年、儿童患者，或仅表现为突眼、恶病质、肌病的患者，诊断时需格外谨慎。

1. 甲状腺肿

甲状腺肿是GD的主要临床表现或患者就诊时的主诉。甲状腺呈弥漫性、对称性肿大，质地柔软，无明显结节感。少数患者（约10%）肿大不明显或不对称。在甲状腺上下尤其是上部可触及血管震颤并闻及血管杂音。这些体征对GD的诊断具有重要意义。

2. 高代谢症群

患者表现为怕热多汗、皮肤红润，可有低热，危象时出现高热。常伴有心动过速和心悸。食欲增加，但疲乏无力、体重下降，后者是较为客观的临床指标。

3. 神经系统

患者呈过度兴奋状态，表现为易激动、神经过敏、多言多语、焦虑烦躁、多猜疑，有时出现幻觉甚至亚躁狂。检查时可发现伸舌或两手平举时有细微震颤，腱反射活跃。但老年淡漠型甲亢患者则表现为抑制状态。

4. 眼症

眼症分为两种：多数表现为对称性非浸润性突眼，也称良性突眼，主要由交感神经兴奋导致眼外肌和上睑肌张力增高，球后组织改变不大。临床上可见眼睑裂隙增宽，眼球聚合不佳，向下看时上眼睑不随眼球下降，向上看时前额皮肤不能皱起；另一种为少见而严重的恶性突眼，主要由眼外肌、球后组织水肿、淋巴细胞浸润所致。这类患者的甲亢可能不明显，或早于甲亢出现。

5. 循环系统

表现为心悸、气促。窦性心动过速达 100～120 次/分，静息或睡眠时仍较快，脉压增大。这些是诊断和疗效观察的重要指标。心律失常可表现为期前收缩、房颤、房扑以及房室传导阻滞。心音、心脏搏动增强，心脏扩大甚至心力衰竭。老年淡漠型甲亢患者心动过速较少见，不少合并心绞痛甚至心肌梗死。

6. 其他

消化系统除食欲增加外，还有大便次数增多。老年患者以食欲减退、消瘦为突出表现。血液系统中，外周血白细胞总数减少，淋巴细胞百分比和绝对数增多，血小板减少，偶见贫血。运动系统表现为软弱无力，少数为甲亢性肌病。生殖系统方面，男性可表现为阳痿、乳房发育；女性为月经减少，周期延长甚至闭经。皮肤表现为对称性黏液性胫前水肿，皮肤粗糙，指端增厚，指甲质地变软与甲床部分分离。甲亢早期肾上腺皮质功能活跃，重症危象者则减退甚至不全。

（四）诊断与鉴别诊断

对于有上述临床症状与体征的患者，应进一步进行甲状腺功能检查。以下是一些常用检查的评价：

1. 摄^{131}I率

正常值：3 小时为 5%～25%，24 小时为 20%～45%。甲亢患者摄^{131}I率增高且高峰提前至 3～6 小时。女子青春期、绝经期、妊娠 6 周后或口服雌激素类避孕药者也偶见摄^{131}I率增高。摄^{131}I率因不同地区饮水、食物及食盐中碘含量差异而有所不同。甲亢治疗过程中不能仅依靠摄^{131}I率考核疗效，但对甲亢放射性^{131}I治疗者，摄^{131}I率可作为估计用量的参考。缺碘性、单纯性甲状腺肿患者摄^{131}I率可增高，但无高峰提前。亚急性甲状腺炎者 T_4 升高但摄^{131}I下降，呈分离现象，有利于鉴别诊断。

2. T_3、 T_4 测定

可分别测定 TT_3、TT_4、FT_3 和 FT_4，其正常值因检测方法及试剂盒差异而不同，应参照对应标准范围。TT_4 是甲状腺功能状态的基本体外筛选试验指标，该指标不受碘干扰且无辐射危害，在药物治疗随访中可作为甲状腺功能指标；若患者加服甲状腺片，检测前需停药。但影响甲状腺激素结合球蛋白（TBG）浓度的因素均会干扰 TT_4 的测定结果。诊断 T_3 型甲亢需结合 TT_3 测定。TT_3 是诊断甲亢的灵敏指标，甲亢时其值可升至正常人的 4 倍，而 TT_4 仅达 2 倍。TT_3 对判断甲亢复发亦具重要意义，因复发时 T_3 先升高。功能性甲状腺腺瘤、结节性甲状腺肿或缺碘地区甲亢多属 T_3 型，亦需进行 TT_3 检测。需注意 TBG 同样影响 TT_3 结果。因此还应测定 FT_4、FT_3（尤其 FT_3）。FT_3 对甲亢最为灵敏，在甲亢早期或复发先兆诊断，当 FT_3 处于临界值阶段时，FT_3 即已升高。

3. 基础代谢率（BMR）

目前多采用间接计算法（静息状态时：BMR＝脉搏＋脉压－111），正常值在－15%～＋15%之间。BMR 低于正常可排除甲亢。甲亢及甲亢治疗的随访中，BMR 有一定价值，因为药物治疗后 T_4 首先下降至正常，甲状腺素外周转化仍增加，T_3 仍高，故 BMR 仍高于正常。

4. TSH 测定

可采用高灵敏放免法（HS-TSHIRMA），优于 TSH 放免法（TSHRIA），因为前者降低时有助于诊断甲亢，可减少 TRH 兴奋试验的使用。该方法的灵敏度和特异性优于 FT_4。

5. T_3 抑制试验

该试验仅用于一些鉴别诊断。如甲亢患者摄 ^{131}I 率增高且不被 T_3 抑制，可鉴别单纯性甲状腺肿。对突眼尤其是单侧突眼可进行鉴别，浸润性突眼 T_3 抑制试验提示不被抑制。甲亢治疗后 T_3 能被抑制者复发机会少。

6. TRH 兴奋试验

该试验也仅用于一些鉴别诊断。甲亢患者静脉给予 TRH 后 TSH 无反应；若增高可排除甲亢。该方法省时、无放射性、不需服用甲状腺制剂，对有冠心病的老年患者较适合。

7. TRAb 和 TSAb 的检测

可用于病因诊断和治疗后预后的评估，可与 T_3 抑制试验合用。前者反映抗体对甲状腺细胞膜的作用，后者反映甲状腺对抗体的实际反应性。

（五）治疗

甲亢的病因尚不完全明了。治疗上首先应减少精神紧张等不利因素，注意休息和营养物质的提供。随后，通过以下三个关键方面进行处理：首先，消除甲状腺素的过度分泌；其次，调整神经内分泌功能；最后，处理一些特殊症状及并发症。针对甲状腺素过度分泌的治疗方法主要包括三种：药物治疗、手术治疗，以及同位素治疗。

1. 抗甲状腺药物治疗

以硫脲类药物如甲基或丙硫氧嘧啶（PTU）、甲巯咪唑和卡比马唑为常用，其药理作用是通过阻止甲状腺内过氧化酶系抑制碘离子转化为活性碘而妨碍甲状腺素的合成，但对已合成的激素无效，故服药后需数日才起作用。丙硫氧嘧啶还有阻滞 T_4 转化为 T_3、改善免疫监护的功能。

PTU 和甲巯咪唑的比较：①两者均能抑制甲状腺激素合成，但 PTU 还能抑制外周组织的细胞内 T_4 转化为 T_3，它的作用占 T_3 水平下降的 10%～20%。甲巯咪唑没有这种效应。②甲巯咪唑的药效强度是 PTU 的 10 倍，5mg 甲巯咪唑的药效等于 50mg PTU。尤其是甲巯咪唑在甲状腺细胞内存留时间明显长于 PTU，甲巯咪唑 1 次/天，药效可达 24 小时。而 PTU 必须 6～8 小时服药 1 次，才能维持充分疗效。故维持期治疗宜选用甲巯咪唑，而不选用 PTU。

药物治疗的适应证为：症状轻，甲状腺轻、中度肿大；20 岁以下或老年患者；手术前准备或手术后复发且不适合放射治疗者；辅助放射治疗；妊娠妇女，多采用丙硫氧嘧啶，该药通过胎盘的能力相对小些。不用甲巯咪唑，因为甲巯咪唑与胎儿发育异常有关。希望最低药物剂量达到 FT_4、FT_3 在正常水平的上限以避免胎儿甲减和甲状腺肿大，通常丙硫氧嘧啶 100～200mg/d。这类药物也可通过乳汁分泌，所以必须服药者不能母乳喂养。如果症状轻且没有并发症，可于分娩前 4 周停药。

治疗疗程为 1.5～2 年。起初 1～3 个月给予甲巯咪唑 30～40mg/d，不超过 60mg/d。症状减轻，体重增加，心率降至 80～90 次/分，T_3、T_4 接近正常后可每 2～3 周减量 5mg，共 2～3 个月。最后维持剂量为 5mg/d。避免不规则停药，酌情调整用量。

其他药物：β受体阻滞剂普萘洛尔 10～20mg，每日 3 次，可用于交感神经兴奋性高的 GD 患者，以改善心悸、心动过速、精神紧张、震颤及多汗，也可作为术前准备的辅助用药或单独用药。对于甲状腺危象、紧急甲状腺手术又不能服用抗甲状腺药物或抗甲状腺药物无法快速起效时可用大剂量普萘洛尔 40mg，每日 4 次，快速术前准备。对甲亢性眼病也有一定效果。但对患有支气管哮喘、房室传导阻滞、心力衰竭的患者禁用，1 型糖尿病患者慎用。普萘洛尔在妊娠晚期可造成胎儿宫内发育迟缓、胎盘、新生儿心动过缓和胎儿低血糖，增加子宫活动和延迟宫颈扩张等不良反应，因此只能短期应用，一旦甲状腺功能正常立即停药。

在抗甲状腺药物减量期加用甲状腺片 40～60mg/d 或甲状腺素片 50～100μg/d 以稳定下丘脑-垂体-甲状腺轴，避免甲状腺肿和眼病的加重。妊娠期甲亢患者在服用抗甲状腺药物时也应加用甲状腺素片以防胎儿甲状腺肿和甲减。甲状腺素片还可以通过外源性 T_4 抑制 TSH 从而使 TSAb 的产生减少，减少免疫反应。T_4 还可使 HLA-DR 异常表达减弱。另外可直接作用于特异的 B 淋巴细胞而减少 TSAb 的产生，最终使 GD 得以长期缓解、减少复发。

2. 手术治疗

甲亢手术治疗病死率极低，并发症及复发率低，可迅速且持久地恢复甲状腺正常功能，兼具避免放射性碘及抗甲状腺药物长期并发症、获取病理组织学证据等独特优势，能快速有效地控制并治愈甲亢。但因其仍存在一定的复发率及并发症风险，需严格掌握适应证与禁忌症。

（1）手术适应证　甲状腺显著肿大伴压迫症状者；中重度以上甲亢（甲亢危象患者可考虑紧急手术）；抗甲状腺药物无效、停药后复发、不耐受药物不良反应或无法长期服药者；胸骨后甲状腺肿伴甲亢；妊娠中期且不适合抗甲状腺药物治疗者。甲状腺巨大或伴结节的甲亢妊娠妇女常需大剂量抗甲状腺药物控制，故建议优先考虑手术。

（2）手术禁忌症　青少年（＜20 岁）伴轻度甲状腺肿大且症状轻微者；严重突眼患

者术后可能加重突眼，应避免手术；年老体弱合并严重心、肝、肾等并发症无法耐受手术者；术后复发者因粘连导致再次手术并发症风险增高，且残留腺体体积难以精确评估，不宜作为首选方案。但药物无效且拒绝放射治疗者确有再次手术的案例，术前需超声评估残留腺体大小，手术时每侧腺叶保留约 2g。

（3）术前准备　除常规检查外，需行间接喉镜评估声带功能，拍摄颈胸部 X 线片观察气管及纵隔状况，检测血钙、磷水平。为减少术中出血并避免术后甲亢危象，甲亢手术需进行特殊准备，常用方法如下：

① 碘剂主导方案：抗甲状腺药物治疗控制症状后（心率 80～90 次/分、睡眠及体重改善、基础代谢率＜20%），开始服用复方碘溶液（卢戈液）。该药抑制甲状腺激素释放，促使滤泡细胞退化，减少甲状腺血供，使腺体变硬缩小，利于手术操作并减少出血。服用方法包括：a. 首日每日 3 次，每次 3～5 滴，逐日递增 1 滴至每次 15 滴维持；b. 首日起每日 3 次，每次 10 滴。总疗程约 2 周，至甲状腺腺体缩小变硬、血管杂音及震颤消失。

局部控制不佳者可延长碘剂使用至 4 周。但碘剂仅抑制激素释放而非合成，超 4 周将失效并致反跳，故需合理安排手术时间（女性避开经期）。开始服用碘剂后停用甲状腺片。抗甲状腺药物加重甲状腺充血，除重症患者外，术前 1 周停用，仅服碘剂至手术。

妊娠合并甲亢需手术时，可采用短期碘剂快速准备（≤10 天），避免碘化物经胎盘致胎儿甲状腺肿及功能减退（可引发新生儿窒息）。术后需补充甲状腺素片以降低流产风险。若取消手术，应重启抗甲状腺药物并逐步减停碘剂。术后继续服碘剂（每日 3 次，每次 10 滴）5～7 天。

② 普萘洛尔准备：普萘洛尔不仅可作为碘准备的补充，还适用于无法耐受抗甲状腺药物及碘剂的患者，或在严重病例需紧急手术而抗甲状腺药物无法迅速起效时单独使用。普萘洛尔不仅能抑制交感神经兴奋，还能阻断 T_4 向 T_3 的转化。尽管 β 受体阻滞剂也可用于术前准备，但其不具备抑制 T_4 向 T_3 转化的功能，因此对 T_3 水平的改善效果不如普萘洛尔显著。普萘洛尔的剂量为每次 40～60mg，每 6 小时 1 次。通常在用药 4～6 天后，心率接近正常，甲亢症状得到控制，即可进行手术。由于普萘洛尔在体内的有效半衰期不足 8 小时，最后一次用药应在术前 1～2 小时给予。术后需继续用药 5～7 天。特别需要注意的是，手术前后均应避免使用阿托品，以防引发心动过速。单独使用普萘洛尔进行准备的患者，麻醉同样安全，且术中出血量并未增加。对于严重患者，可采用大剂量普萘洛尔准备，但不建议单独使用（术后普萘洛尔剂量也应相应增加），并可辅以倍他米松 0.5mg/6 小时和碘番酸 0.5mg/6 小时。甲状腺功能通常在 24 小时内开始下降，3 天内接近正常，5 天后完全恢复正常水平。短期加用普萘洛尔的方法对妊娠期妇女及儿童均安全。然而，如前所述，普萘洛尔存在不良反应，因此使用时应谨慎。以往认为严重甲亢患者手术会导致甲状腺素过度释放，但通过术中分析甲状腺静脉和外周静脉血的 FT_3、FT_4 水平，发现并无显著差异，因此认为甲亢危重病例紧急手术是可行的。

（4）手术方法　常采用颈丛麻醉，术中可以了解发音情况，以减少喉返神经损伤。对于巨大甲状腺有气管压迫、移位甚至怀疑将发生气管塌陷者，胸骨后甲状腺肿者以及精神紧张者应选用气管插管全麻。

（5）手术方式　切除甲状腺的范围即保留多少甲状腺体积尚无一致的看法。若行次全切除即每侧保留 6～8g 甲状腺组织，术后复发率为 23.8%；而扩大切除即保留约 4g 的复发率为9.4%；近全切除即保留<2g者的复发率为0。各组之间复发时间无差异。但切除范围越大，发生甲状腺功能减退（即术后需长期服用甲状腺片替代）的概率越大。如甲状腺共保留7.3g或若双侧甲状腺下动脉均结扎、保留9.8g者可不需长期替代。考虑到甲状腺手术不仅可以迅速控制其功能，还能使自身抗体水平下降，而且甲减的治疗远比甲亢复发容易处理，所以建议切除范围适当扩大，即次全切除还不够，每侧应保留5g以下（2～3g，峡部全切除）。当然也应考虑甲亢的严重程度、甲状腺的体积和患者的年龄。巨大而严重的甲亢切除比例应该大一些，年轻患者考虑适当多保留甲状腺组织以适应发育期的需要。术中可以从所切除标本上取与保留的甲状腺相应大小的组织称重以估计保留腺体的重量。但仍有误差，所以有作者建议一侧行腺叶切除和另一侧行大部分切除（保留6g）。但常用于病变不对称的结节性甲状腺肿伴甲亢者，病变严重侧行腺叶切除。但该侧发生喉返神经和甲状旁腺损伤的概率相对较保留后薄膜的高，所以也要慎重选择。对极少数或个别毒性弥漫性甲状腺肿突眼显著者，选用甲状腺全切除术，其好处是可降低TSH受体自身抗体和其他甲状腺抗体，减轻眶后脂肪结缔组织浸润，防止眼病加剧以致牵拉视神经而导致萎缩，引起失明以及重度突眼，角膜长期暴露而受损导致失明。当然也防止了甲亢复发，但需终身服用甲状腺素片。毕竟是个别患者选用本手术，要详细向患者和家属说明，取得同意。术前检查血清抗甲状腺微粒体抗体，阳性者术后发生甲减的病例增多。因此，此类患者术中应适当多保留甲状腺组织。

（6）手术步骤　切口常采用颈前低位弧形切口，甲状腺肿大明显者应适当延长。颈阔肌下分离皮瓣，切开颈白线，离断颈前带状肌。先处理甲状腺中静脉，充分显露甲状腺。离断甲状腺悬韧带以利于处理上极。靠近甲状腺组织妥善处理甲状腺上动静脉。游离下极，离断峡部。将甲状腺向内侧翻起，辨认喉返神经后处理甲状腺下动静脉。按前所述保留一定的甲状腺组织，其余予以切除。创面严密止血后缝闭。另一侧同样处理。术中除避免喉返神经损伤以外，还应避免损伤甲状旁腺。若被误切应将其切成1mm小片种植于胸锁乳突肌内。缝合前放置皮片引流或负压球引流。缝合带状肌、颈阔肌和皮肤。

内镜手术治疗甲亢难度较大、费用高，但术后颈部，甚至上胸部完全没有瘢痕，美容效果明显，受年轻女性患者欢迎。与传统手术相比，内镜手术时间长，术后恢复时间也无明显优势。甲状腺体积大时不适合该方法。

术后严密观察患者的心率、呼吸、体温、神志以及伤口渗液和引流液。一般2d后可拔除引流，4d后拆线。

（7）术中意外和术后并发症的防治

① 大出血：甲状腺血供丰富，甲亢及抗甲状腺药物会使甲状腺充血，若术前准备不充分，术中极易渗血。特别是在分离甲状腺上动脉时牵拉过度，动作不仔细会造成甲状腺上动脉撕脱。动脉的近侧端回缩，位置又深，止血极为困难。此时应先用手指压迫或以纱布填塞出血处，然后迅速分离上极，将其提出切口，充分显露出血的血管，直视下细心钳夹和缝扎止血。甲状腺下动脉出血时，盲目的止血动作很容易损伤喉返神经，必须特别小心。必要时可结扎甲状颈干。损伤甲状腺静脉干不仅会引起大出血，还可产生危险的空气栓塞。因此，应立即用手指或湿纱布压住出血处，倒入生理盐水充满伤口，将患者上半身放低，然后再处理损伤的静脉。

② 呼吸障碍：术中发生呼吸障碍的主要原因除双侧喉返神经损伤外，多是由于较大

的甲状腺肿长期压迫气管环、腺体切除后软化的气管壁塌陷所致。因此，如术前患者已感呼吸困难，或经X线片证明气管严重受压，应在气管插管麻醉下进行手术。如术中发现气管壁已软化，可用丝线将双侧甲状腺后包膜悬吊固定于双侧胸锁乳突肌的前缘处。在缝合切口前试行拔去气管插管，如出现或估计术后会发生呼吸困难，应立即做气管造口术，放置较长的导管以支撑受损的气管环，待2～4周后气管腔复原后拔除。术后呼吸困难的原因有血肿压迫、双侧喉返神经损伤、喉头水肿、气管迟发塌陷、严重低钙引起的喉肌或呼吸肌痉挛等，应注意鉴别、及时处理。

③ 喉上神经损伤：喉上神经外支（运动支）与甲状腺上动脉平行且十分靠近，如在距上极较远处大块结扎甲状腺上血管时，可能将其误扎或切断，引起环甲肌麻痹，声带松弛，声调降低。在分离上极时也有可能损伤喉上神经的内支（感觉支），使患者喉黏膜的感觉丧失，咳嗽反射消失，在进流质饮食时易误吸入气管，甚至发生吸入性肺炎。由于喉上神经外支损伤的临床症状不太明显，易漏诊，其发生率远比人们想象得要高，对此应引起更大的注意。熟悉神经的解剖结构，操作细致小心，在紧靠上极处结扎甲状腺上血管，是防止喉上神经损伤的重要措施。

④ 喉返神经损伤：喉返神经损伤绝大多数为单侧性，主要症状为声音嘶哑。少数病例双侧损伤，除引起失声外，还可造成严重的呼吸困难，甚至窒息。术中喉返神经损伤可由切断、结扎、钳夹或牵拉引起。前两种损伤会引起声带永久性麻痹；后几种损伤常引起暂时性麻痹，可望手术后3～6个月内恢复功能。术中最易损伤喉返神经的“危险区域”是：a. 甲状腺腺叶的后外侧面；b. 甲状腺下极；c. 环甲区（喉返神经进入处）。喉返神经解剖位置的多变性是造成损伤的客观原因。据统计，仅约65%的喉返神经位于气管食管沟内。约有4%～6%病例的喉返神经行程非常特殊，为绕过甲状腺下动脉而向上返行，或在环状软骨水平直接从迷走神经分出而进入喉部（所谓“喉不返神经”）。还有一定数量的喉返神经属于喉外分支型，即在未进入喉部之前就已经分支，分支部位高低和分支数目不定。预防喉返神经损伤的主要措施是：a. 熟悉喉返神经的解剖位置及其与甲状腺下动脉和甲状软骨的关系，警惕喉外分支，随时想到有损伤喉返神经的可能；b. 操作轻柔、细心，在切除甲状腺腺体时，尽可能保留部分后包膜；c. 缺少经验的外科医师及手术比较困难的病例，最好常规显露喉返神经以免误伤。为了帮助寻找和显露喉返神经，Simon提出一个三角形的解剖界标。三角的前边为喉返神经，后边为颈总动脉，底边为甲状腺下动脉。在显露颈总动脉和甲状腺下动脉后，就很容易找到三角的第三边，即喉返神经。一般可自下而上地显露喉返神经的全过程。喉返神经损伤的治疗：如术中发现患者突然声音嘶哑，应立即停止牵拉或挤压甲状腺体；如发声仍无好转，应立即全程探查喉返神经。如已被切断，应予缝接。

如被结扎，应松解线结。如手术后发现声音嘶哑，经间接喉镜检查证实声带完全麻痹，怀疑喉返神经有被切断或结扎的可能时，应考虑再次手术探查。否则可给予神经营养药、理疗、禁声以及短程皮质激素，严密观察，等待其功能恢复。如为双侧喉返神经损伤，应作气管造口术。

修补喉返神经可用6-0尼龙线行对端缝接法，将神经断端靠拢后，间断缝合两端之神经鞘数针。如损伤神经之近侧端无法找到，可在其远端水平以下相当距离处切断部分迷走神经纤维，然后将切断部分的近端上翻与喉返神经的远侧断端作吻合。如损伤神经之远侧端无法找到，可将喉返神经之近侧断端埋入后环状肌中。如两个断端之间缺损较大无法拉拢时，可考虑作肋间神经移植术或静脉套入术。

⑤ 术后再出血：甲状腺血管结扎线脱落以及残留腺体切面严重渗血，是术后再出血的主要原因。一般发生于术后 24～48 小时内，表现为引流口的大量渗血，颈部迅速肿大，呼吸困难，甚至发生窒息。术后应常规在患者床旁放置拆线器械，一旦出现上述情况，应马上拆除切口缝线，去除血块，并立即送至手术室彻底止血。术后应放置引流管，并给予大量抗生素。分别双重结扎甲状腺的主要血管分支，残留腺体切面彻底止血并做缝合，在缝合切口前要求患者用力咳嗽几声，观察有无因结扎线松脱而产生的活跃出血，是预防术后再出血的主要措施。

⑥ 手足抽搐：甲状旁腺功能不足（简称甲旁减）是甲状腺次全切除后的一个常见且严重并发症。无症状而血钙低于正常的亚临床甲旁减发生率为 47%，有症状且需服药的为 15%。但永久性甲旁减并不常见。多因素分析提示，甲亢明显、伴有甲状腺癌或胸骨后甲状腺肿等是高危因素。主要是由于术中误将甲状旁腺一并切除或使其血供受损所致。临床症状多在术后 2～3d 出现，轻重程度不一。轻者仅有面部或手足的针刺、麻木或强直感，重者发生面肌及手足抽搐，最严重的病例可发生喉痉挛以及膈肌和支气管痉挛，甚至窒息死亡。由于周围神经肌肉应激性增强，以手指轻扣患者面神经行径处，可引起颜面肌肉的短促痉挛（雪佛斯特征，Chvostek sign）。用力压迫上臂神经，可引起手的抽搐（陶瑟征，Trousseau ssign）。急查血钙、磷有助于诊断，但不一定等报告出来才开始治疗。治疗包括限制肉类和蛋类食物的摄入量，多摄入绿叶菜、豆制品和海味等高钙、低磷食品。口服钙片和维生素 D_3，后者能促进钙在肠道内的吸收和在组织内的蓄积。目前钙剂多为含维生素 D_3 的复合剂，如钙尔奇 D 片等。维生素 D_3 的作用在服用后两周始能出现，且有蓄积作用，故在使用期间应经常测定血钙浓度。只要求症状缓解、血钙接近正常即可，不一定要求血钙完全达到正常，因为轻度低钙可以刺激残留的甲状旁腺代偿。在抽搐发作时可即刻给予静脉注射 10%葡萄糖酸钙溶液 10mL。对手足抽搐最有效的治疗是服用双氢类固醇（A. T. 10）。此药乃麦角固醇经紫外线照射后的产物，有升高血钙含量的特殊作用，适用于较严重的病例。最初剂量为每日 3～10mL 口服，连续 3～4d 后测定血钙浓度。一旦血钙含量正常即应减量，以防止高钙血症引起严重损害。有人用新鲜小牛骨皮质在 250mL 5%碳酸氢钠内煮沸消毒 20min 后，埋藏于腹直肌内，以治疗甲状旁腺功能减退，取得了一定的疗效，并可反复埋藏。同种异体甲状旁腺移植尚处于试验阶段。为了保护甲状旁腺，减少术后手足抽搐的发生，术中必须注意仔细寻找并加以保留。在切除甲状腺体时，尽可能保留其背面部分，并在紧靠甲状腺处结扎甲状腺血管，以保护甲状旁腺的血供。还可仔细检查已经切下的甲状腺标本，如发现有甲状旁腺作自体移植。

⑦ 甲状腺危象：甲状腺危象是指甲亢的病理生理发生了致命性加重，大量甲状腺素进入血液循环，增强了儿茶酚胺的作用，而机体却对这种变化缺乏适应能力。近年来由于强调充分做好手术前的准备工作，术后发生的甲状腺危象已大为减少。手术引起的甲状腺危象大多发生于术后 12～48 小时内，典型的临床症状为 39～40℃及以上的高热、心率快达 160 次/分、脉搏弱、大汗、躁动不安、谵妄以至昏迷，常伴有呕吐、水泻。如不积极治疗，患者往往迅速死亡。死亡原因多为高热虚脱、心力衰竭、肺水肿和水电解质平衡紊乱。还有少数患者主要表现为神志淡漠、嗜睡、无力、体温低、心率慢，最后昏迷死亡，

称为淡漠型甲状腺危象。此种严重并发症的发病机制迄今仍不很明确，但与术前准备不足、甲亢未能很好控制密切相关。治疗包括两个方面：a. 降低循环中的甲状腺素水平——可口服大剂量复方碘化钾溶液，首次 60 滴，以后每 4～6 小时 30～40 滴。情况紧急时，可将 0.25g 碘化钠溶解于 500mL 葡萄糖溶液中进行静脉滴注，每 6 小时 1 次。24 小时内，碘化钠的总用量可达 2～3g。碘剂的作用是抑制甲状腺素释放，且作用迅速。为了阻断甲状腺素的合成，可同时应用丙硫氧嘧啶 200～300mg，因为该药起效相对较快，并有在外周抑制 T_4 向 T_3 转化的作用。如患者神志不清可鼻饲给药。如治疗仍不见效，可考虑采用等量换血和腹膜透析等方法，以清除循环中过高的甲状腺素。方法是每次放血 500mL，将其迅速离心，弃去含多量甲状腺素的血浆，而将细胞置入乳酸盐复方氯化钠溶液中再输入患者体内，可以每 3～5 小时重复 1 次。但现在已经很少主张使用。b. 降低外周组织对儿茶酚胺的反应性：可口服或肌内注射利血平 1～2mg，每 4～6 小时 1 次；或口服普萘洛尔 10～40mg，每 4～6 小时 1 次；或将其 0.5～1mg 加入 100mL 葡萄糖溶液中，缓慢静脉滴注。必要时可重复使用。哮喘和心衰患者不宜用普萘洛尔。甲亢危象对于患者来说是一个严重应激，而甲亢时皮质醇清除代谢增加，因此补充皮质醇是有益的。大量肾上腺皮质激素（氢化可的松 200～500mg/d）静脉滴注的疗效良好。其他治疗包括吸氧、用镇静剂与退热（可用氯丙嗪），补充水和电解质，纠正心力衰竭，使用大剂量维生素特别是 B 族维生素以及积极控制诱因，预防感染等。病情一般于 36～72 小时开始好转，1 周左右恢复。

⑧ 恶性突眼：甲亢手术后非浸润性突眼者 71%会有改善，29%无改善也无恶化。实际上在治疗甲亢的三种方法中，手术是引起眼病发生和加重概率最小的。但少数严重恶性突眼病例术后突眼症状加重，还可逐渐引起视神经萎缩并易导致失明。可能是与甲亢控制过快又未合用甲状腺素片、手术时甲状腺受损抗原释放增多有关。治疗方法包括使用甲状腺制剂和泼尼松，放射线照射垂体、眼眶或在眼球后注射透明质酸酶，局部使用眼药水或药膏，必要时缝合眼睑。如仍无效可考虑行双侧眼眶减压术。

（8）甲亢手术的预后及随访　甲亢复发：抗甲状腺药物治疗的复发率>60%。手术复发率为 10%左右，近全切除者则更低。甲亢复发的原因多数为当时甲状腺显露不够，切除不足、残留过多，甲状腺血供仍丰富。除甲亢程度与甲状腺体积外，药物、放射或手术治疗结束后 TRAb 或 TSAb 的状况也影响预后。无论何种治疗，甲状腺激素水平改变比较快，TRAb 或 TSAb 改变比较慢，如果连续多次阴性，说明预后好或可停用抗甲状腺药物；如再呈阳性，提示 GD 复发的可能性增加，TSAb 阳性复发率为 93%，阴性则为 17%。该指标优于 TRH 兴奋试验。甲亢复发随时间延长而增多，可最迟在术后 10 年再出现。即使临床无甲亢复发，仍有部分患者 T_3 升高、TRH 兴奋试验和 T_3 抑制试验存在异常亚临床病例。因此应严密随访。

适当扩大切除甲状腺并加用小剂量甲状腺素片可减少复发，达到长期缓解的目的。

再次手术时应注意：①上次手术未解剖喉返神经者，这次再手术就要仔细解剖出喉返神经予以保护；②术前可用 B 超和同位素扫描测量残留甲状腺大小，再次手术时切除大的一侧，仅保留其后包膜；③如上次手术已损伤一侧喉返神经，则再次手术就选同侧，全切除残留的甲状腺，同时保留后包膜以保护甲状旁腺。当残留甲状腺周围组织广泛粘连，外层和内层的解剖间隙分离困难时，用剪刀在腺体前面的粘连组织中做锐性分离，尽可能找到内膜层表面，再沿甲状腺包膜小心分离。

甲状腺功能减退：术后甲减的发生率为6%～20%，这一现象显然与残留甲状腺体积密切相关。此外，分析方法的差异亦对此有显著影响。除了临床确诊的甲减患者外，尚有相当一部分人群处于亚临床甲减状态，即虽未表现出甲减症状，但TSH水平已升高，需通过服用甲状腺素片进行替代治疗。例如，儿童甲亢术后约有45%存在亚临床甲减情况。永久性甲减通常在术后1～2年内发生。

（9）放射性^{131}I治疗　甲状腺具有高度选择性^{131}I能力，^{131}I衰变时放出γ和β射线，其中β射线占99%，β射线在组织的射程仅2mm，故在破坏甲状腺滤泡上皮细胞的同时不影响周围组织，可以达到治疗的目的。美国首选^{131}I治疗的原因是：①快捷方便，不必每1～3个月定期根据甲状腺功能而调整药物；②抗甲状腺药物治疗所致白细胞减少和肝损害常引起医疗纠纷，医师不愿涉及。

① 适应证和禁忌症：目前放射性^{131}I（RAI）治疗GD是一种安全有效且可靠的方法，许多中心已将其作为一线首选治疗，特别是对老年患者。并认为RAI治疗成年GD患者的年龄并无下限。已有报道RAI不增加致癌风险，对妇女不增加胎儿的致畸性。年轻患者，包括生育年龄妇女，甚至儿童都可成为其治疗对象。但毕竟存在放射性，必须强调其适应证：年龄在20～25岁以上，对抗甲状腺药物过敏或无效者；手术后复发；不能耐受手术者；^{131}I在体内有效半衰期不小于3d者；甲亢合并突眼者（少部分加重）。^{131}I治疗Graves甲亢的条件较以前宽松得多。

② 放射碘治疗的禁忌症：a. 妊娠期甲亢属绝对禁忌，因为胎儿10～12周开始摄碘；b. 胸骨后甲状腺肿只宜手术治疗，放射性甲状腺炎可致甲状腺进一步肿大而压迫纵隔。c. 巨大甲状腺首选手术治疗。d. 青年人应尽量避免放射碘治疗，但非绝对禁止。生育期患者接受^{131}I治疗后的6～12个月禁止妊娠。e. 其他：严重肝肾疾病者，WBC＜3000/mm^3者，重度甲亢，结节性甲状腺肿伴甲亢而扫描提示结节呈“冷结节”者。

③ RAI治疗的预后：RAI治疗后70%～90%有效，疗效出现在3～4周后，3～4个月乃至6个月后可达正常水平。其中2/3的患者经一次治疗后即可痊愈，约1/3需2次或3次。甲减是RAI治疗的主要并发症，第一年发生甲减的可能性为5%～10%，以后每年增加2%～3%，10年后可达30%～70%。然而，现在不再认为甲低是^{131}I治疗的并发症，而是Graves甲亢治疗的可接受的最终结果。

因为RAI治疗后甲状腺激素和自身抗原会大量释放，加用抗甲状腺药物并避免刺激与感染，以防甲亢危象。RAI是发生和加重眼病的危险因素，抗甲状腺药物如甲巯咪唑以及短期应用糖皮质激素［0.5mg/(kg·d)］2～3个月可减少眼病的加重。15%眼病加重者可进行眼眶照射和大剂量糖皮质激素。经^{131}I治疗后出现甲低的患者中，其眼病恶化者的比例远低于那些持续甲亢而需要重复^{131}I治疗者。此外，有人认为Graves眼病和甲亢的临床表现一样，都有一个初发—逐渐加重并稳定于一定水平—以后逐渐缓解的自然过程。^{131}I治疗可使甲亢很快被控制，而眼病继续按上述过程进展，因而被误认为是^{131}I治疗所致。研究表明：^{131}I治疗并不会引起新的眼病发生，但可使已存在的活动性突眼加重，对这类患者同时使用糖皮质激素可有效地预防其恶化。因此目前认为Graves甲亢伴有突眼者也不是^{131}I治疗的禁忌症，同时使用糖皮质激素、及时纠正甲低等措施可有效预防其对眼病的不利影响。

（10）血管栓塞　是20世纪90年代应用于临床治疗GD的一种新方法。1994年Calkin等进行了首例报道，我国1997年开始也在临床应用。方法是在数字减影X线电视监视下，采用Seldinger技术，经股动脉将导管送入甲状腺上动脉，缓慢注入与造影剂相混合的栓塞剂（聚乙烯醇、白及粉或吸收性明胶海绵），直至血流基本停止，可放置螺圈以防复发；栓塞完毕后再注入造影剂，若造影剂明显受阻即表示栓塞成功。若甲状腺下动脉明显增粗，也一并栓塞。因此，该疗法的甲状腺栓塞体积可达80%～90%，与手术切除的甲状腺重量相似。综合国内外初步的应用经验，栓塞治疗后其甲亢症状明显缓解，T_3、T_4逐渐恢复正常，甲状腺也逐渐缩小，部分病例甚至可缩小至不可触及。

毒性弥漫性甲状腺肿介入栓塞治疗的病理研究：在栓塞后近期主要表现为腺体急性缺血性坏死，然后表现为慢性炎症持续灶性变性坏死、纤维组织增生明显、血管网减少、滤泡减少萎缩、部分滤泡增生被纤维组织包裹不能形成完整的腺小叶结构，这是微循环栓塞治疗毒性弥漫性甲状腺肿中远期疗效的病理基础。

二、结节性毒性甲状腺肿

该病又称Plummer病，属于继发性甲亢，先发生结节性甲状腺肿多年，然后逐渐出现功能亢进，其发病原因仍然不明。在1970年前无辅助诊断设备时，临床上容易将继发性甲亢与原发性甲亢相混淆。随着科技发展、碘扫描及彩色多普勒超声对甲状腺诊断技术的应用，很多高功能甲状腺结节得以发现，提高了继发性甲亢的诊断率。

该病多发生于单纯性甲状腺肿流行地区，由结节性甲状腺肿继发而来。近20年来，结节性甲状腺肿的检出率呈上升趋势，发现毒性甲状腺肿、结节性甲状腺肿检出率与饮用低碘水和碘盐供给时间明显相关，补碘后毒性甲状腺肿发病率升高。自主功能结节学说认为，其发病机制是患者的甲状腺长期缺碘后形成自主性功能结节。“自主性”是指甲状腺细胞的功能活动对TSH的不依赖性，结节愈大摄入碘愈多者愈易发生甲亢。另有学者认为之所以发生甲亢是因为免疫缺陷，其病理基础是结节性甲状腺肿的甲状腺细胞在补碘后逐渐突变为功能自主性细胞，累积到一定数量就会导致甲亢。此外，部分结节性甲状腺肿伴发甲亢的患者原本就是毒性弥漫性甲状腺肿，由于生活在严重缺碘地区，甲状腺激素合成的原料不足，合成的激素水平低而缺乏特征性临床症状，补以足量的碘以后，激素合成显著增加，才出现甲亢症状。所以，无论是功能自主性结节还是毒性弥漫性甲状腺肿，都属于甲状腺自身免疫性疾病。还有学者从基因水平分析发现，其发病与TSH受体基因突变有关。因此，其发病有一定的遗传因素。这些学说为临床治疗提供了相应的依据。

该病多见于中老年人，由于甲状腺素分泌增多，加强了对腺垂体的反馈抑制作用，突眼罕见。症状较GD轻，但可突出于某一器官，尤其是心血管系统。消耗和乏力较明显，可伴有畏食（如无力型甲亢）。扪诊时甲状腺并不明显肿大，但可触及单个或多个结节。甲状腺功能检查诊断Plummer病的可靠性不如毒性弥漫性甲状腺肿，甲状腺功能常在临界范围内。TRH兴奋试验在老年患者中较T_3抑制试验更为安全。同位素扫描提示摄碘不均且不浓聚于结节。

Plummer病一般应采用手术治疗，多发结节的癌变率为10.0%，因甲亢患者尚有2.5%～7.0%合并甲状腺癌。因此，应积极选择手术治疗。此外，放射性核素治疗并不能根除结节，尤其是巨大结节有压迫症状、怀疑恶变、不宜药物治疗者以及不愿接受放射治疗的患者更应手术治疗。须注意的是，对于巨大、多发性甲状腺结节（100g 以上）患者行放射碘治疗的放射剂量是毒性弥漫性甲状腺肿的 4 倍。所以，手术治疗可作为结节性甲状腺肿继发甲亢的首选方法，特别是疑有甲状腺癌可能的病例。对于切除范围，因为有的结节高功能，有的结节因有囊性变为胶状体，所以要全面考虑，对结节多的一侧行腺叶全切。

对伴有严重的心、肾或肺部疾病，不能耐受手术的患者，亦可考虑作同位素治疗，也有人将 RAI 治疗列为首选，但所需剂量较大，约为治疗毒性弥漫性甲状腺肿的 5～10 倍。

三、毒性甲状腺腺瘤

毒性甲状腺腺瘤亦称高功能腺瘤，指甲状腺体内有单个（少见多发）不受脑垂体控制的自主性高功能腺瘤，而其周围甲状腺组织因 TSH 受反馈抑制呈相对萎缩状态。发病机制不明。发病年龄多为中年以后，甲亢症状一般较轻，某些仅有心动过速、消瘦、乏力和腹泻。不引起突眼。

早期摄 ^{131}I 率属正常或轻度升高，但 T_3 抑制试验提示摄 ^{131}I 率不受外源性 T_3 所抑制，TRH 兴奋试验无反应。T_3、T_4 测定对诊断有帮助，特别是 T_3。因为此病易表现为 T_3 型甲亢，TRAb、TSAb 多为阴性，有助于与 GD 相鉴别。同位素扫描可显示热结节，周围组织仅部分显示或不显示。毒性甲状腺腺瘤也有恶性可能，应行手术治疗，术前准备同毒性弥漫性甲状腺肿，但腺体切除的范围可以缩小，做病变侧的腺叶切除即可。RAI 治疗剂量应较大。

第三节　甲状腺腺瘤

甲状腺腺瘤是起源于甲状腺滤泡细胞的良性肿瘤，目前认为本病多为单克隆性，是由于与甲状腺癌相似的刺激所致。临床分滤泡状和乳头状实性腺瘤两种，前者多见。常为甲状腺囊内单个、边界清楚的结节，有完整的包膜。

一、病因与发病机制

甲状腺腺瘤的病因未明，可能与性别、遗传因素、射线照射、促甲状腺激素过度刺激有关，也可能与地方性甲状腺肿有关。

（一）性别

甲状腺腺瘤在女性的发病率为男性的 5～6 倍，提示性别因素可能与发病有关，但目前没有发现雌激素刺激肿瘤细胞生长的证据。

（二）癌基因

甲状腺腺瘤中可发现癌基因 *c-myc* 的表达。腺瘤中还可发现癌基因 *H-ras* 第 12、13、

61 密码子的活化突变和过度表达。高功能腺瘤中还可发现促甲状腺激素-G 蛋白腺-嘌呤环化酶信号传导通路所涉及蛋白的突变，包括促甲状腺激素受体跨膜功能区的胞外和跨膜段的突变及刺激型鸟苷三磷酸（GTP）结合蛋白的突变。上述发现均表明腺瘤的发病可能与癌基因有关，但上述基因突变仅见于少部分腺瘤中。

（三）家族性肿瘤

甲状腺腺瘤可见于一些家族性肿瘤综合征中，包括 Cowden 病和 Carney 联合体病等。

（四）外部射线照射

幼年时期头、颈、胸部曾经进行过 X 线照射治疗的人群，其甲状腺癌发病率约增加 100 倍，而甲状腺腺瘤的发病率也明显增高。

（五）促甲状腺激素过度刺激

在部分甲状腺腺瘤患者中可发现其血促甲状腺激素水平增高，可能与其发病有关。试验发现，促甲状腺激素可刺激正常甲状腺细胞表达前癌基因 *c-myc*，从而促使细胞增生。

二、病理

（一）滤泡状腺瘤

滤泡状腺瘤是最常见的一种甲状腺良性肿瘤，根据其腺瘤实质组织的构成分为以下几种。

1. 胚胎型腺瘤

由实体性细胞巢和细胞条索构成，无明显的滤泡和胶体形成。瘤细胞多为立方形，体积不大，细胞大小一致。胞质少，嗜碱性，边界不清；胞核大，染色质多，位于细胞中央。间质很少，多有水肿。包膜和血管不受侵犯。

2. 胎儿型腺瘤

主要由体积小且均匀一致的小滤泡组成。滤泡内可能含有或不含有胶质。滤泡细胞体积较小，呈立方形，胞核染色较深，其形态、大小及染色程度可能存在变异。滤泡散布于疏松且水肿的结缔组织中，间质内含有丰富的薄壁血管，常见出血和囊性变化。

3. 胶性腺瘤

胶性腺瘤又称巨滤泡性腺瘤，最多见，瘤组织由成熟滤泡构成，其细胞形态和胶质含量皆和正常甲状腺相似。但滤泡大小悬殊，排列紧密，亦可融合成囊。

4. 单纯性腺瘤

滤泡形态和胶质含量与正常甲状腺相似。但滤泡排列较紧密，呈多角形，间质很少。

5. 嗜酸性腺瘤

嗜酸性腺瘤又称 Hurthle 细胞瘤，瘤细胞大，呈多角形，胞质内含嗜酸性颗粒，排列成条或成簇，偶成滤泡或乳头状。

（二）乳头状腺瘤

良性乳头状腺瘤少见，多呈囊性，故又称乳头状囊腺瘤。甲状腺腺瘤中，具有乳头状结构者有较大的恶性倾向，良性乳头状腺瘤少见，多呈囊性，故又称乳头状囊腺瘤。乳头由单层立方或低柱状细胞覆于血管及结缔组织构成，细胞形态和正常静止期的甲状腺上皮相似，乳头较短，分支较少，有时见乳头中含有胶质细胞。乳头突入大小不等的囊腔内，腔内有丰富的胶质。瘤细胞较小，形态一致，无明显异形性和核分裂象。甲状腺腺瘤中，具有乳头状结构者有较大的恶性倾向。

（三）不典型腺瘤

较为罕见，腺瘤包膜完整，质地坚韧，切面细腻且无胶质光泽。镜下观察，细胞丰富且密集，常呈片块状或巢状排列，结构不规则，大多不形成滤泡。间质极为稀少。细胞具有显著的异形性，形状和大小不一致，可呈长方形或梭形；胞核亦不规则，染色较深，且可见有丝分裂象，因此，常被疑为癌变，但无包膜、血管及淋巴管浸润迹象。

（四）甲状腺囊肿

根据内容物不同可分为胶性囊肿、浆液性囊肿、坏死性囊肿、出血性囊肿。

（五）功能自主性甲状腺腺瘤

瘤实质区可见陈旧性出血、坏死、囊性变、玻璃样变、纤维化、钙化。瘤组织边界清楚，周围甲状腺组织常萎缩。

三、临床表现

甲状腺腺瘤可发生于任何年龄，但以青年女性较为常见。多数患者无自觉症状，通常在无意中发现颈前区肿块，且大多为单个、无痛性肿块，包膜感明显，可随吞咽动作移动。肿瘤生长缓慢，若肿瘤内发生出血或囊变，体积可突然增大，并伴有疼痛和压痛，但经过一段时间后可能会缩小，甚至完全消失。少数增大的肿瘤会逐渐压迫周围组织，导致气管移位，但气管狭窄的情况较为罕见；患者会感到呼吸不畅，尤其在平卧时更为明显。胸骨后的甲状腺腺瘤压迫气管和大血管时，可引发呼吸困难和上腔静脉压迫症。少数腺瘤因钙化斑块而变得坚硬。典型的甲状腺腺瘤易于临床诊断，甲状腺功能检查通常正常；核素扫描常显示为温结节，但若发生囊变或出血，则显示为冷结节。自主性高功能甲状腺腺瘤可表现出不同程度的甲状腺功能亢进症状。

四、实验室及相关辅助检查

（一）甲状腺功能检查

血清 TT_3、FT_3、TT_4、FT_4、促甲状腺激素均正常。自主性高功能甲状腺腺瘤患者血清 TT_3、FT_3、TT_4、FT_4 增高，促甲状腺激素降低。

（二） X线检查

如腺瘤较大，颈胸部X线检查可见气管受压移位，部分患者可见瘤体内钙化等。

（三）核素扫描

90%的腺瘤不能聚集放射性锝或碘，核素扫描多显示为“冷结节”，少数腺瘤有聚集放射性碘的能力，核素扫描显示“温结节”；自主性高功能腺瘤表现为放射性浓聚的“热结节”；腺瘤发生出血、坏死等囊性变时则均呈“冷结节”。

（四） B超检查

对诊断甲状腺腺瘤有较大价值，超声下腺瘤和周围组织有明显界限，有助于辨别单发或多发、囊性或实性。

（五）甲状腺穿刺活检

有助于诊断，特别在区分良恶性病变时有较大价值，但属创伤性检查，不宜常规进行。

五、诊断与鉴别诊断

甲状腺腺瘤的诊断可参考以下要点：①颈前单发结节，少数亦可为多发的圆形或椭圆形结节，表面光滑、质韧，随吞咽活动，多无自觉症状；②甲状腺功能检查正常；③颈部淋巴结无肿大；④服用甲状腺激素3～6个月后，肿块不缩小或更明显突出。

甲状腺腺瘤需要与以下疾病相鉴别。

（一）结节性甲状腺肿

甲状腺腺瘤主要与结节性甲状腺肿相鉴别。后者虽有单发结节，但甲状腺多呈普遍肿大，在此情况下易于鉴别。一般来说，腺瘤的单发结节长期病程后仍属单发，而结节性甲状腺肿经长期病程后多成为多发结节。另外，甲状腺肿流行地区多诊断为结节性甲状腺肿，非流行地区多诊断为甲状腺腺瘤。在病理上，甲状腺腺瘤的单发结节有完整包膜，界限清楚。而结节性甲状腺肿的单发结节无完整包膜，界限也不清楚。

（二）甲状腺癌

甲状腺腺瘤还应与甲状腺癌相鉴别，后者可表现为甲状腺质硬，结节表面凹凸不平，边界不清，颈淋巴结肿大，并可伴有声嘶、霍纳综合征等。

六、治疗

（一）甲状腺激素治疗

能抑制垂体促甲状腺激素的分泌，减少促甲状腺激素对甲状腺腺瘤的刺激，从而使腺瘤逐渐缩小，甚至消失。从小剂量开始，逐渐加量。可用左甲状腺素50～150μg/d或干甲状腺片 40～120mg/d，治疗 3～4 个月。适于多发性结节或温结节、热结节等单结节患者。如效果不佳，应考虑手术治疗。

（二）手术治疗

甲状腺腺瘤存在癌变风险或引发甲亢者，应进行手术切除腺瘤。对于伴有甲亢的高功能腺瘤，需先使用抗甲状腺药物控制甲亢，待甲状腺功能恢复正常后，再行腺瘤切除术，从而实现甲亢的治愈。针对甲状腺腺瘤，手术切除是最有效的治疗手段，无论肿瘤大小，目前普遍建议进行患侧腺叶切除或腺叶次全切除，而不宜仅行腺瘤摘除术。其原因是临床上甲状腺腺瘤与某些甲状腺癌（尤其是早期甲状腺癌）难以区分。此外，约 25%的甲状腺腺瘤为多发性，临床上往往只能检测到较大的腺瘤，单纯摘除大腺瘤会遗留小腺瘤，导致日后复发。鉴于甲状腺腺瘤有引发甲亢（发生率约为 20%）和恶变（发生率约为 10%）的风险，应尽早进行包括腺瘤在内的患侧甲状腺大部或部分（若腺瘤较小）切除。切除的标本必须立即进行冷冻切片检查，以确定是否存在恶变。

第四节　甲状腺癌

甲状腺癌是最常见的内分泌恶性肿瘤。按照组织学特征，起源于甲状腺滤泡细胞的甲状腺癌可分为分化型甲状腺癌和未分化型甲状腺癌，占所有甲状腺癌的 95%以上。分化型甲状腺癌包括乳头状甲状腺癌和滤泡型甲状腺癌，这类甲状腺癌通常是可治愈的。相反，未分化型甲状腺癌来势凶猛，预后很差。近年来，甲状腺癌发病率逐年上升。年龄是一个影响甲状腺癌预后的重要因素，＞45 岁的患者预后较差。甲状腺癌多见于女性，但男性患者预后较差。另外的危险因素包括颈部放射治疗史、直径＞4cm 的肿瘤、原发灶外侵、淋巴结及远处转移。

起源于甲状腺滤泡旁 C 细胞的恶性肿瘤称为甲状腺髓样癌，占所有甲状腺癌的 3%左右，其分为散发性髓样癌、家族性髓样癌、多发性内分泌腺瘤（MEN）综合征。

一、概述

（一）甲状腺癌分期

2010 年甲状腺癌国际抗癌联盟分期如下。

1. TNM 分期

（1）T 分期

T_x：无法对原发肿瘤做出估计。

T_0：未发现原发肿瘤。

T_1：原发肿瘤直径≤2cm，局限于甲状腺内。

T_2：2cm＜原发肿瘤直径≤4cm，局限于甲状腺内。

T_3：肿瘤直径＞4cm，肿瘤局限在甲状腺内或有少量延伸到甲状腺外。

T_{4a}：肿瘤蔓延至甲状腺包膜以外，并侵犯皮下软组织、喉、气管、食管或喉返神经。

T_{4b}：肿瘤侵犯椎前筋膜，或包绕颈动脉或纵隔血管。

未分化癌均为 T_4。

T_{4a}：未分化癌，肿瘤限于甲状腺内，尚可外科切除。

T_{4b}：未分化癌，肿瘤已侵犯包膜，外科难以切除。

（2）N 分期

N_0：无淋巴结转移。

N_{1a}：肿瘤转移至Ⅴ区（气管前、气管旁和喉前淋巴结）。

N_{1b}：肿瘤转移至单侧、双侧、对侧颈部或上纵隔淋巴结。

（3）M 分期

M_0：无远处转移。

M_1：远处有转移。

2. 不同甲状腺癌的临床分期

（1）甲状腺乳头状腺癌或滤泡状腺癌（45 岁以下）

Ⅰ期：任何 T，任何 NM_0。

Ⅱ期：任何 T，任何 NM_1。

（2）甲状腺乳头状腺癌或滤泡状腺癌（45 岁以上）及髓样癌（任何年龄）

Ⅰ：$T_1N_0M_0$。

Ⅱ期：$T_2N_0M_0$。

Ⅲ期：$T_3N_0M_0$，$T_{1\sim3}N_{1a}M_0$。

ⅣA 期：$T_{1\sim3}N_{1b}M_0$，$T_{4a}N_{0\sim1}M_0$。

ⅣB 期：T_{4b} 任何 NM_0。

ⅣC 期：任何 T，任何 NM_1。

（3）未分化癌（全部归Ⅳ期）

ⅣA 期：T_{4a} 任何 NM_0。

ⅣB 期：T_{4b} 任何 NM_0。

（二）甲状腺癌危险因素

放射接触史、碘的不适当摄入、淋巴细胞性甲状腺炎、激素原因和家族史都是可能引起甲状腺癌的危险因素。

1. 放射接触史

放射接触史能够增加甲状腺乳头状癌的发生。这一现象，在广岛和长崎的原子弹爆炸、马绍尔群岛和内华达的核试验失误，以及切尔诺贝利核泄漏事件后都被观察到及证实。尤其是在切尔诺贝利核泄漏事件后，受到核辐射的儿童发生了更多的乳头状甲状腺癌，这可能与儿童甲状腺更易受放射线影响，或者儿童食用了更多受核污染的牛奶有关。儿童时期因头颈部肿瘤接受过放射治疗，也会导致乳头状甲状腺癌的发生风险增加。

2. 缺碘

碘是合成甲状腺激素的必需原料。缺碘引起甲状腺滤泡细胞代偿性增生，导致甲状腺肿。在缺碘地区，甲状腺滤泡性肿瘤发病率升高；而在碘摄入过多地区，乳头状甲状腺癌则更易发生。在动物实验中，碘的过量摄入，能导致甲状腺癌由滤泡型向乳头状表型转化。但是碘的不适量摄入如何导致甲状腺癌发生依旧不明。

3. 免疫因素

乳头状甲状腺癌中通常可见淋巴细胞浸润，这一现象提示免疫因子可能参与恶性肿瘤的发生发展。分子生物学分析提示淋巴细胞性甲状腺炎可能是甲状腺恶性肿瘤的早期表现。但其确切机制依旧不明。

4. 年龄因素

大多数分化型甲状腺癌发生于 20～50 岁患者，女性患者为男性患者的 2～4 倍。这一现象提示女性激素可能参与甲状腺癌的发生。并且，雌激素受体在甲状腺滤泡细胞膜上表达，可导致滤泡细胞增殖。同样，并没有明确的动物模型能够复制甲状腺癌与妊娠或外源性雌激素使用的关系。

5. 遗传因素

遗传性因素对于甲状腺癌的发生同样重要的。若父母患有甲状腺癌，则子女患肿瘤风险增加 3.2 倍；若同胞兄妹患有甲状腺癌，则自身患肿瘤的风险增加 6.2 倍。非家族性髓样癌的发生率为 3.5%～6.2%。

二、乳头状甲状腺癌

乳头状甲状腺癌是最常见的甲状腺癌，占所有甲状腺癌的 70%～90%。乳头状癌有其特征的组织学表现："砂粒体"和"营养不良性钙化"。甲状腺乳头状癌以淋巴结转移为主，常以颈部淋巴结肿大为首发症状。

（一）临床表现

患者以女性为多，男女之比为 1∶2.7，年龄 6～72 岁，20 岁以后明显增多，31～40 岁组患病最多，占 30%，50 岁以后明显减少。乳头状癌淋巴结转移机会多，临床触不到淋巴结的患者，经选择性颈淋巴结清扫术后，病理检查发现 46%～72%的病例有淋巴结转移。有些患者以颈部淋巴结肿大来就诊，甲状腺内肿物可能已经数月或数年。因甲状腺内肿物发展较慢，且无特殊体征，常被误诊为良性，肿物可以很小，仅 0.5～1.0cm。晚期淋巴结可以明显肿大，直径可达 10cm 以上。呈囊性或部分呈囊性，侵犯气管或其他周围器官时肿物固定。侵犯喉返神经出现声音嘶哑，压迫气管移位或肿瘤侵入气管出现呼吸困难。淋巴结转移多至颈深中组及颈深下组，晚期可转移至上纵隔。血行转移较少，为 4%～8%，多见于肺或骨。

（二）辅助检查

1. 原发病变的诊断

无淋巴结转移的情况下，对甲状腺肿物的性质难以判断，在治疗前应进行如下检查以明确病变的范围、与周围器官的关系、甲状腺功能损伤程度、促甲状腺激素的分泌状况等。

(1) 甲状腺核素扫描　大多数滤泡型腺癌和乳头状腺癌有吸碘功能，以往为术前主要手段，目前随着其他临床检查手段的发展已少用。

(2) B超检查　可发现甲状腺内肿物是多发或单发、有无囊性变、颈部有无淋巴结转移、颈部血管受侵情况等。

(3) 计算机断层扫描检查　显示甲状腺内肿瘤的位置、内部结构情况、钙化情况，无包膜恶性可能性大。虽不能做出定性诊断，但对医师手术操作很有帮助。计算机断层扫描能显示肿物距大血管的远近，距喉返神经、甲状旁腺、颈段食管的远近，肿瘤是否侵犯气管壁及侵入气管内、向胸骨后及上纵隔的延伸情况、纵隔内淋巴转移情况，使外科医师术前心中有数，减少盲目性，能重建三维成像的计算机断层扫描更好。

(4) 磁共振成像　在对碘过敏的患者中，不推荐使用。

(5) PET/计算机断层扫描　可判断肿瘤代谢情况，主要判断远处转移情况。

(6) 针吸细胞学检查　近年来由于针吸细胞学诊断的进步，广泛应用于临床，但应用于甲状腺肿物的诊断有一定限度。

2. 颈淋巴结转移的诊断

(1) 临床触不到淋巴结而甲状腺内肿物高度怀疑为癌变，此为 N_1 病例。这类患者不一定没有淋巴结转移，应做B超或计算机断层扫描检查，以发现手摸不到的肿大淋巴结。因有些患者脂肪厚、肌肉发达，淋巴结虽已很大且成串也不易触及。如B超及计算机断层扫描检查怀疑转移，且甲状腺内肿物证实为癌，应按联合根治术准备。

(2) 甲状腺肿物合并颈淋巴结肿大时，淋巴结位于中、下颈深部较多，位于胸锁乳突肌前缘或被覆盖，活动或固定，大致可判断为甲状腺癌颈淋巴结转移，以乳头状癌为多见。如针吸细胞学阳性则可确诊。

(三) 治疗

1. 放射治疗

分化型甲状腺癌对放射治疗敏感性差，以手术治疗为主要手段，单纯体外放射对甲状腺癌的治疗并无好处。^{131}I用于治疗手术不能切除的分化型甲状腺癌或远处转移的甲状腺癌。

2. 手术治疗

(1) 原发癌的处理　①一侧腺叶切除加峡部切除加Ⅵ区淋巴结清扫为单侧甲状腺癌治疗的最小手术方式。②全甲状腺切除，当病变涉及两侧腺叶时行全甲状腺切除术。考虑到甲状腺多灶性癌的存在，应注意同侧腺叶多灶肿瘤，易出现对侧甲状腺内微小病灶。③高分化侵袭性甲状腺癌，应积极予以手术治疗，治疗越早，预后越好。④微小癌的治疗，目前甲状腺乳头状微癌的治疗方式尚不统一。

(2) 淋巴结转移癌的处理　不论是传统式的颈清扫术还是保留功能的改良根治术，都应将各区淋巴结不论大小彻底切除。

三、甲状腺滤泡型腺癌

滤泡型癌较乳头状癌发病率低，占甲状腺癌的10%～15%，较乳头状癌发病年龄大，常见于中年人，平均年龄为45～50岁，男女比为1∶3。其恶性程度介于乳头状癌和未分化癌之间，易出现血行转移，如肺、骨、肝、脑等处。很少出现淋巴结转移。转移的组织很像正常甲状腺，因此有人称为“异位甲状腺”。

临床表现大多数是单发的，少数为多发的。容易被误诊为甲状腺腺瘤，预后较乳头状癌差。影响预后的决定因素是向远处转移，不是甲状腺包膜的侵犯。

四、甲状腺未分化癌

甲状腺未分化癌在甲状腺癌中比例较低，占3%～8%。

（一）临床表现

本病发病年龄较高，男性发病率较高。病情发展较快，出现颈部肿物后增长迅速，1～2周内肿物固定，声音嘶哑，呼吸困难。有1/3患者颈部有肿物多年，近几个月来迅速增大，因此有学者认为此部分病例是在原有分化型甲状腺癌或良性肿物基础上的恶变。

（二）辅助检查

计算机断层扫描及颈部X线片常见气管受压，或前后径或左右径变窄，或气管受压移位、偏于一侧，椎前软组织增厚，表明肿瘤从食管后椎前包绕了气管、食管。常有颈淋巴结转移，有时颈部转移淋巴结和甲状腺的原发灶融合在一起。根据肿物的形态及硬度常可确诊。

（三）治疗

大多数患者来诊较晚，失去根治性治疗的机会。有时手术目的是解决呼吸道梗阻，仅做气管切开术。对少部分原发肿瘤较小的病例，尽量给予切除，然后行气管切开或气管造瘘，术后给予放射治疗及化学治疗，有的患者有一定疗效，有40%的患者可获完全缓解。

五、甲状腺髓样癌

甲状腺髓样癌起源于甲状腺滤泡旁细胞（或称C细胞）。癌细胞可分泌多种胺类和多肽类激素、降钙素等，此外还有5-羟色胺、组胺、前列腺素及促肾上腺皮质激素样物质，导致部分患者出现顽固性腹泻，多为水样泻，但肠吸收障碍不严重，常伴有面部潮红。当肿瘤切除后腹泻即可消失，癌复发或转移时腹泻又可出现。

甲状腺髓样癌可分为散发性及家族性两种，前者约占80%，不伴有其他内分泌腺部位的肿瘤，没有特殊的临床表现；后者占20%，有明显家族史。分为两种类型：一类为多发性内分泌肿瘤ⅠA型，此型包括甲状腺髓样癌、嗜铬细胞瘤和甲状旁腺功能亢进，因是30年前Sipple首先描述，被称为Sipple综合征；另一类为多发性内分泌肿瘤ⅡB型，此型包括甲状腺髓样癌、嗜铬细胞瘤及伴有多发性黏膜神经瘤，并有特征性的面部表现（嘴唇肥厚、宽鼻梁、睑外翻等）。

（一）临床表现

甲状腺髓样癌占甲状腺恶性肿瘤的6%～8%。除少数合并内分泌综合征外，大多数与其他类型甲状腺癌相似，主要是甲状腺区肿块，有时有淋巴结肿大，可出现双侧颈转移，多数生长缓慢，病程长达10～20年，大多数1年左右。

（二）辅助检查

血清降钙素升高伴甲状腺结节患者，首先考虑甲状腺髓样癌，若无其他内分泌综合征及肿瘤即可确诊。部分甲状腺髓样癌患者可有血清癌胚抗原升高。

（三）治疗

手术是治疗的有效手段。有淋巴结转移时行颈淋巴结清扫术，对于是否行预防性颈淋巴结清扫术，目前有一定争议。目前有靶向药物针对甲状腺髓样癌，但疗效不明确。

六、甲状腺其他恶性肿瘤

甲状腺还有其他恶性肿瘤，如血管肉瘤、纤维肉瘤、癌肉瘤、骨肉瘤、恶性纤维组织细胞瘤等，均少见。其中值得注意的是恶性淋巴瘤，近年来文献报道有增多趋势。

恶性淋巴瘤少见，占所有甲状腺恶性肿瘤的0.6%～5%，占所有淋巴瘤的2.2%～2.5%。文献报道甲状腺恶性淋巴瘤合并慢性淋巴细胞性甲状腺炎高达95%～100%。所以，细针穿刺应多方位、多点穿刺。可疑者应做诊断性探查手术，术中冷冻切片检查，确诊后根据情况行峡部切除或一叶切除，以免将来病变进一步发展压迫气管造成呼吸困难。

甲状腺恶性淋巴瘤有低度恶性及高度恶性两种，对其治疗是以放射为主的综合治疗，配合化学治疗，治疗效果优于甲状腺未分化癌。

第三章

乳房外科疾病

第一节　急性乳腺炎

急性乳腺炎是由细菌感染所致乳腺的急性炎症，大多数发生在产后哺乳期的 3～4 周内，尤以初产妇多见。病原菌大多为金黄色葡萄球菌，少数是链球菌。病菌一般从乳头破口或皲裂处侵入，也可直接侵入乳管，进而扩散至乳腺实质。一般来说，急性乳腺炎病程较短，预后良好，但若治疗不当，也会使病程迁延，甚至可并发全身性化脓性感染。

一、病因和病理

（一）乳汁淤积

乳汁的淤积有利于入侵细菌的繁殖。原因如下：乳头过小或内陷，妨碍哺乳，孕妇产前未能及时纠正乳头内陷；婴儿吸乳困难；乳汁过多，排空不完全，产妇未能将乳房内的乳汁及时排空；乳管不通或乳管本身炎症或肿瘤及外在的压迫；胸罩脱落的纤维也可以堵塞乳管引起乳腺炎。

（二）细菌入侵

急性乳腺炎的感染途径：致病菌直接侵入乳管，上行到腺小叶，腺小叶中央有乳汁潴留，使细菌容易在局部繁殖，继而扩散到乳腺的实质引起炎症反应；金黄色葡萄球菌感染常引起乳腺脓肿，感染可沿乳腺纤维间隔蔓延，形成多发性脓肿；致病菌直接由乳头表面的破损、皲裂侵入，沿着淋巴管迅速蔓延到腺叶或小叶间的脂肪、纤维组织，引起蜂窝织炎。金黄色葡萄球菌常引起深部脓肿，链球菌感染往往引起弥漫性蜂窝织炎。

二、临床表现

（一）急性单纯性乳腺炎

发病初期，常有乳头皲裂现象，哺乳时感觉乳头有刺痛，伴有乳汁淤积不畅或乳腺扪及有包块，继而乳房出现局部肿胀、触痛，患乳触及痛性肿块，界限不清，质地略硬，进一步发展则出现畏寒、发热、体温骤升、食欲缺乏、疲乏无力、感觉不适等全身症状。

（二）急性化脓性乳腺炎

患乳的局部皮肤红、肿、热、痛，出现较明显的结节，触痛明显，同时患者可出现寒战、高热、头痛、无力、脉快等全身症状。此时在患侧腋窝下可出现肿大的淋巴结，有触痛，严重时可合并败血症。

（三）脓肿形成

由于治疗措施不得力或病情进一步加重，局部组织发生坏死、液化，大小不等的感染灶相互融合形成脓肿。浅表的脓肿极易发现，而较深的脓肿波动感不明显，不易被发现。脓肿的临床表现与脓肿位置的深浅有关。位置浅时，早期可有局部红肿、隆起，皮温高；深部脓肿早期局部表现常不明显，以局部疼痛和全身症状为主。脓肿形成后，浅部可扪及有波动感。脓肿可以是单房性或多房性，可以先后或同时形成；浅部脓肿破溃后自皮肤破溃口排出脓液，深部脓肿则可通过乳头排出，也可侵入乳腺后间隙中的疏松组织，形成乳腺后脓肿。如果乳腺炎患者全身症状不明显、局部及全身性治疗效果不明显时，可行疼痛部位穿刺，抽出脓液即可确诊。

三、辅助检查

血常规检查，白细胞、中性粒细胞计数升高。影像学超声检查可探及乳腺包块，形成脓肿的患者可探及液性暗区。

四、诊断

急性乳腺炎多发生于初产妇的哺乳期，起病急。早期乳腺内出现一包块，有红、肿、热、痛，严重者可有畏寒、发热等全身中毒症状。病情如未得到及时控制，数日后可在局部形成脓肿，有波动感，穿刺可抽出脓液。

急性乳腺炎包块注意与乳腺癌肿块相鉴别。炎性乳腺癌患者乳房内可扪及肿块，皮肤红肿范围广，局部压痛及全身炎症反应轻，细胞学检查可鉴别。

五、治疗

（一）早期

注意休息，暂停患侧乳房哺乳，清洁乳头、乳晕，促进乳汁排泄（用吸乳器或吸吮），凡需切开引流者应终止哺乳。局部热敷或用鱼石脂软膏外敷，应用头孢或青霉素类广谱抗生素预防感染。

（二）手术治疗

对已有脓肿形成者，应及时切开引流。对深部脓肿波动感不明显者，可先行 B 超探查，针头穿刺定位后再行切开引流，手术切口可沿乳管方向做放射状切口，避免乳管损伤引起乳瘘，乳晕周围的脓肿可沿乳晕做弧形切开引流。如果有数个脓腔，则应分开脓腔的间隔，充分引流，必要时可做对口或几个切口引流。深部脓肿或乳腺后脓肿，可以在乳腺下皱褶处做弧形切开，在乳腺后隙与胸肌筋膜间分离，直达脓腔，可避免损伤乳管。

1. 手术适应证

乳头周围或乳腺周围的炎性肿块开始软化并出现波动感，且 B 超检查有深部脓肿或脓液穿破乳腺纤维囊进入乳房后蜂窝组织内者，需及时切开引流。

2. 术前准备

应用广谱抗生素治疗感染，局部热敷促进脓肿局限化。

3. 麻醉与体位

多采用局麻或硬膜外麻醉，患者取仰卧位或侧卧位，有利于彻底引流。局部麻醉镇痛效果差，适于浅表脓肿引流。

4. 手术步骤

（1）乳头平面以上部位的脓肿多做弧形切口，也可做放射状切口。乳头平面以下的脓肿多做放射状切口，切口两端不超过脓肿的边界，否则可引起乳瘘。乳头或乳晕周围的脓肿多做沿乳晕的弧形切口。深部脓肿可做乳房皱襞下的胸部切口，引流畅通，瘢痕小。

（2）针头穿刺，抽出脓液后在脓腔顶部切开，适当分离皮下组织，插入血管钳直达脓腔，放出脓液。

（3）从切口伸入手指分离脓腔间隔，使小间隔完全贯通，排出分离的坏死组织。

（4）用等渗盐水或过氧化氢冲洗脓腔，凡士林纱布或橡皮片引流。若脓肿较大，切口较高，则应在重力最佳位置再做切口，便于对口引流或放置引流管引流。

（5）脓液做细菌培养，对慢性乳房脓肿反复发作者，应切取脓腔壁做病理检查，排除其他病变。

5. 术后处理

伤口覆盖消毒敷料后，应用宽胸带或乳罩将乳腺托起，以减轻坠痛感，继续给予抗生素等抗感染治疗，控制感染至患者体温正常。术后第 2 天更换纱布敷料和引流物。若放置引流管可每日换药时用等渗温盐水冲洗脓腔。引流量逐渐减少，直到仅有少量分泌物时拔除引流物。术后可热敷或理疗，促进炎症浸润块吸收。

6. 注意

手术后伤口要及时换药，每 1～2 天更换 1 次敷料，保证有效引流，防止残留脓腔、经久不愈或切口闭合过早。创腔可用过氧化氢、生理盐水等冲洗，排出的脓液要送细菌培养，确定是何种细菌感染，指导临床用药。哺乳期应暂停吮吸哺乳，改用吸乳器吸尽乳汁。如有漏乳或自愿断乳者，可口服己烯雌酚 5mg，每日 3 次，3～5 天即可。对感染严重伴全身中毒症状者，应积极控制感染，给予全身支持疗法。

六、乳腺炎的预防

要防止乳头破裂，乳头破裂既容易导致乳汁淤积，又有可能因伤口而发生细菌感染。怀孕 6 个月以后，每日用毛巾蘸水擦洗乳头。不要让小儿养成含着乳头睡眠的习惯。哺乳后，用水洗净乳头，用细软的布衬在乳头和衣服之间，避免擦伤。要积极治疗乳头破裂，防止出现并发症。轻度乳头破裂仍可哺乳，但在哺乳后局部涂敷10%复方苯甲酸酊或10%鱼肝油铋剂，下次哺乳前清洗。重度乳头破裂，哺乳时疼痛剧烈，可用乳头罩间接哺乳或用吸奶器吸出后，用奶瓶哺食小儿。对乳头上的痂皮，不要强行撕去，可用植物油涂抹，待其变软，慢慢撕掉。防止乳汁淤积，产后应尽早哺乳。哺乳前热敷乳房以促进乳汁通畅。如果产妇感到乳房胀痛，更要及时热敷，热敷后用手按捏乳房，提拔乳头。婴儿吸吮能力不足或婴儿食量小而乳汁分泌多者，要用吸奶器吸尽乳汁。宜常做自我按摩。产妇要养成自我按摩乳房的习惯。方法：一手用热毛巾托住乳房，另一手放在乳房的上侧，以顺时针方向按摩。如果乳房感到胀痛，或者乳房上有肿块时，手法可以重一些。

第二节　乳腺囊性增生病

乳腺囊性增生病是妇女常见的乳腺疾病。本病是以乳腺小叶、小导管和末端导管高度扩张形成的囊肿，乳腺组成成分的增生，在结构、数量及组织形态上表现出异常。与单纯性乳腺增生相比较，乳腺增生与不典型增生共存，存在恶变的危险，应视为癌前病变。

一、病因

本病的发生与卵巢内分泌刺激有关。早在1930年就有学者证明切除卵巢的大鼠注射雌激素后能产生乳腺囊性病。在人类中，雌激素不仅能刺激乳腺上皮增生，也能导致腺管扩张，形成囊肿。新近研究表明高催乳素血症是导致乳腺囊性增生症的重要原因。国外学者报道绝经后妇女患乳腺囊性增生症常是不恰当应用雌激素替代治疗的结果。

二、病理

（一）大体形态

一侧或双侧乳腺组织内有大小不等、软硬不均的囊性结节或肿块。囊肿大小不一，大囊肿直径可达5cm，呈灰白色或蓝色，又称蓝色圆顶囊肿。小囊肿多见于大囊周围，直径仅2mm，甚至肉眼见不到，只有在显微镜下可见。切开大囊肿可见囊肿内容物为清亮无色、浆液性或棕黄色液体，有时为血性液体。其中含有蛋白质、激素（催乳素、雌激素、雄激素、人绒毛膜促性腺激素、生长激素、黄体激素等）、糖类、矿物质及胆固醇。切面似蜂窝状，囊壁较厚，失去光泽，可有颗粒状或乳头状瘤样物向囊腔内突出。

（二）组织学形态

组织学形态可见5种不同的病变。

1. 囊肿

末端导管和腺泡增生，小导管扩张和伸展，末端导管囊肿形成。末端导管上皮异常增殖，形成多层，从管壁向管腔呈乳头状生长，占据管腔大部分，以致管腔受阻、分泌物潴留而扩张，而形成囊肿。一种为单纯性囊肿，只有囊性扩张，而无上皮增生；另一种为乳头状囊肿，上皮增生，呈乳头状。

2. 乳管上皮增生

扩张的导管及囊肿内上皮呈不同程度的增生，轻者上皮层次增多，重者呈乳头状突起，或彼此相连，呈网状或筛状、实体状、腺样。若囊肿上皮增生活跃，常见不典型增生或间变，有可能发展为癌。

3. 乳头状瘤病

乳头状瘤病即在乳头状囊肿的囊性扩张基础上，囊壁上皮细胞多处呈乳头状增生，形成乳头状瘤。根据乳头状瘤病受累范围、乳头密度及上皮细胞增生程度，可把乳头状瘤病分为轻度、中度及重度，临床上有实际意义。

4. 腺管型腺病

小叶导管或腺泡导管化生，增生的上皮细胞呈实性团块，纤维组织有不同程度的增生，而导管扩张及囊肿形成不明显，称为腺管型腺病。

5. 大汗腺样组织转化

囊肿壁被覆上皮化生呈高柱状，胞质丰富，其中有嗜酸性颗粒，似大汗腺细胞。此种细胞的出现，常是良性标志。此外，囊壁、导管、腺泡周围纤维组织增生，并形成纤维条索，挤压周围导管，产生阻塞，导致分泌物潴留，再引起导管扭曲或扩张。标本切面呈黄白色，质韧，无包膜。切面有时可见散在的小囊，实际上是扩张的小导管。囊壁光滑，内有黄绿色或棕褐色黏稠的液体，有时可见黄白色乳酪样物质自乳管口溢出。

（三）病理诊断标准

乳腺囊性增生病具有以上 5 种病变，它们并不同时存在。其中乳头状瘤病、腺管型腺病和囊肿是主要病变。各种病变的出现率与组织取材的部位、取材量的多少有关。如果切片中见到 5 种病变中的 3 种，或 3 种主要病变中的 2 种，即可诊断。在 5 种病变中囊肿性乳管上皮增生、乳头状瘤病、腺管型腺病所致的不典型增生，易导致癌变。

三、临床表现

（一）乳腺肿块

乳腺内肿块常为主要症状，可发生于一侧乳腺，也可发生于两侧乳腺，但以左侧乳腺较为多发。肿块可单发，也可多个，其形状不一，可为单一结节，也可为多发结节。单一结节常呈球形，边界不甚清楚，可自由推动，有囊性感。多个结节者常累及双乳或全乳，结节大小不等，囊肿活动往往受限，硬度中等且有韧性，其中较大的囊肿位于近表面时常可触及囊性感。有的尚呈条索状沿乳管分布，直径多在 0.5～3cm。

根据肿块分布的范围可分为弥漫型（即肿块分布于整个乳腺内）、混合型（即几种不同形态的肿块，如片状、结节状、条索状、颗粒状散在于全乳）。

（二）乳腺疼痛

本病乳痛多不明显，且与月经周期的关系也不密切，偶有多种表现的疼痛，如隐痛、刺痛、胸背痛和上肢痛。有的患者常有一侧或两侧乳房胀痛，如针刺样，可累及肩部、上肢或胸背部。一般在月经来潮前明显，来潮后疼痛减轻或消失，临床经验提示有此变化者多为良性。肿块增大迅速且质地坚硬者提示恶变可能。

（三）乳头溢液

本病5%～15%的患者有乳头溢液，多为自发性乳头排液。常为草黄色、棕色浆液，浆液血性或血性溢液。

四、诊断

乳腺胀痛，轻者如针刺样，可累及肩部、上肢或胸背部。检查时在乳腺内有散在的圆形结节，大小不等、质韧，有时有触痛。结节与周围组织界限不清，不与皮肤或胸肌粘连，有时表现为边界不清的增厚区。病灶位于乳腺的外上象限较多，也可累及整个乳房。有的患者仅表现为乳头有溢液，常为棕色、浆液性或血性液体。根据病史、临床症状及体征所见，一般能做出临床诊断。如诊断困难，可结合辅助检查，协助诊断。

五、辅助检查

（一）肿物细针吸取细胞学检查

乳腺囊性增生病肿物多呈两侧性、多肿块性，各肿块病变的进展情况不一。采取多点细针吸取细胞学检查，常能全面反映各肿块的病变情况或性质。

（二）乳头溢液细胞学检查

少数患者有乳头溢液，肉眼所见多为浆液性、浆液血性。涂片镜检可见导管上皮泡沫细胞、红细胞、少许炎症细胞及脂肪、蛋白质等无形物。

（三）钼靶 X 线摄影检查

钼靶 X 线片上显示病变部位呈现棉花团或毛玻璃状，边缘模糊不清的密度增高影或见条索状结缔组织穿越其间伴有囊性时，可见不规则增强阴影中有圆形透亮阴影。乳腺囊性增生病肿块需和乳腺癌的肿块鉴别，前者无血运增加、皮肤增厚和毛刺等恶性征象；若有钙化也多散在，不像乳腺癌那样密集。

（四） B 超检查

B 超诊断技术发展很快，诊断准确率不断提高。对本病检查时常显示增生部位呈不均匀低回声区和无肿块的回声区。

（五）近红外线乳腺扫描检查

本病在近红外线乳腺扫描屏幕上显示为散在点、片状灰影或条索状、云雾状灰影，血管增多、增粗，呈网状、树枝状等改变基础上常见蜂窝状不均匀透光区。

（六）磁共振成像（MRI）检查

典型的 MRI 图像表现为乳腺导管扩张，形态不规则、边界不清楚，扩张导管的信号

强度在 T_1 加权像上低于正常腺体组织；病变局限于某一区域，也可弥漫分布于整个区域或在整个乳腺。本病的 MRI 图像特点通常为对称性改变。

六、鉴别诊断

（一）乳痛症

乳痛症多见于 20～30 岁的年轻妇女。大龄未婚或已婚未育发育差的小乳房，双侧乳腺周期性胀痛，乳腺内肿块多不明显或仅局限性增厚或呈细颗粒状，又称细颗粒状小乳腺。

（二）乳腺增生症

乳腺增生症多见于 30～35 岁的女性。乳痛及肿块多随月经的变化呈周期性，肿块多呈结节状且多个散在，大小较一致，无囊性感，一般无乳头溢液。

（三）乳腺纤维腺瘤

乳腺纤维腺瘤多见于青年女性，常为无痛性肿块，多为单发，少数为多发。肿块边界明显，移动良好无触痛，但有时乳腺囊性增生病可与纤维腺瘤并存，不易区别。

（四）乳腺导管内乳头状瘤

乳腺导管内乳头状瘤多见于中年女性。临床上常见乳头单孔溢液，肿块常位于乳晕部，压之有溢液。X 线乳腺导管造影显示充盈缺损，常可确诊。

（五）乳腺癌

乳腺癌常见于中老年妇女，乳腺内常为单一无痛性肿块。肿块细针吸取细胞学检查，多能找到癌细胞。乳腺囊性增生病伴有不典型增生、癌变时，常不易区别，需病理活检确诊。

七、治疗

囊性增生病多数可用非手术治疗。

（一）药物治疗

1. 中药治疗

对疼痛明显、增生弥漫者，可服中药治疗。疏肝理气、活血化瘀、软坚化结、调和冲任等方法可缓解疼痛。

2. 激素治疗

如中药治疗效果不佳，可考虑激素治疗。通过激素水平的调整，达到治疗目的。常用的药物有孕酮 5～10mg/d，月经来潮前 5～10 天服用；达那唑 200～400mg/d，服 2～6 个月；溴隐亭 5mg/d，疗程 3 个月；其中增生腺体病理检测雌激素受体阳性者，口服他莫昔芬（三苯氧胺）20mg/d，2～3 个月。激素治疗方法不宜长期应用，以免造成月经失调等不良反应。绝经前期疼痛明显时，可在月经来潮前服用甲睾酮，每次 5mg，每日 3 次，也可口服孕酮，每日 5～10mg，在月经前 7～10 天服用。近年来应用维生素 E 治疗也可缓解疼痛。

（二）手术治疗

1. 手术目的

明确诊断，避免乳腺癌漏诊和延误诊断。

2. 适应证

患者经过药物治疗后疗效不明显，肿块增多、增大、质地坚实者；肿物针吸细胞学检查见导管上皮细胞增生活跃，并有不典型增生者；年龄在40岁以上，有乳癌家族史者，宜选择手术治疗。

3. 手术方案选择

根据病变范围大小、肿块多少采用不同的手术方法。

（1）单纯肿块切除　对于存在乳腺癌家族史或肿块直径＜3cm的患者，均可实施肿块切除术，术中需包含部分周围正常组织。

（2）乳腺区段切除术　病变仅限于某局部，病理结果显示有上皮细胞高度增生、间变，年龄在40岁以上者，可行乳腺区段切除。

① 麻醉方法与体位：局部浸润麻醉或硬膜外麻醉，仰卧位，患侧肩胛下垫小枕，患侧上肢外展70°～80°，有利于显露病变部位。

② 手术切口：长度取决于肿瘤的部位及体积大小。乳腺上半部多采用弧形切口；乳腺下半部多采用放射状切口；乳房下半部位置深的可在乳腺下皱襞做弧形切口；当肿块与皮肤有较紧的粘连时，须做梭形切口，切除粘连的皮肤。

以下手术步骤主要适用于单纯肿块切除和乳腺区段切除术。

手术步骤：①消毒、铺无菌巾。②切开皮肤、皮下组织，确定肿块的范围。③组织钳夹持、牵引肿块，用电刀或手术刀在距离病变两侧0.5～1cm处进行梭形切除乳腺组织。④彻底止血，缝合乳腺创缘，避免残留无效腔；缝合皮下组织及皮肤切口，覆盖敷料，加压包扎伤口。

注意事项：①梭形切除乳腺组织时，必须防止切入病变组织内。②创缘避免遗留无效腔。③创口较大时可放置引流片引流。

（3）经皮下乳腺单纯切除术　有高度上皮细胞增生，且家族中有同类病史，尤其是一级亲属有乳腺癌，年龄在45岁以上者，应行乳腺单纯切除术。

（4）乳腺癌根治术　35岁以下不同类型的中等硬度的孤立肿块，长期治疗时好时坏，应行多点细针穿刺细胞学检查，阳性者应行乳腺癌根治术。阴性者可行肿块切除并送病理检查，根据病理检查结果决定进一步手术方案或必要时行根治性手术。

（5）乳腺腺叶区段切除术。

（6）全乳房切除术。

① 麻醉方法和体位：采用硬膜外麻醉或全麻，取仰卧位，患侧肩胛下垫小枕，有利于乳腺肿块的暴露，患侧上肢外展80°，固定于臂托上。

② 手术切口：以乳头为中心环绕乳头的梭形切口，可选用横向或斜向切口。横切口形成的瘢痕较纤细，适用于乳腺较大且下垂的患者，斜向切口有利于术后创口的引流。

手术步骤：①消毒，铺无菌巾；②确定切口；③切开皮肤、皮下组织；④提起皮瓣边缘，沿皮下组织深面潜行，锐性游离皮瓣，直到乳房边缘。若为恶性肿瘤，则皮瓣不保留脂肪，游离范围上起第 2 或第 3 肋骨，下至第 6 或第 7 肋骨水平，内侧至胸骨缘，外侧达腋前线；⑤自上而下，由内而外，将整个乳房及周围脂肪组织自胸大肌筋膜表面切除。如为恶性肿瘤，应将乳房连同胸大肌筋膜一并切除；⑥创口止血，冲洗伤口，放置引流，按层缝合伤口，覆盖敷料；⑦加压包扎伤口。注意事项：①术后 2～3 天，引流液减少至 10mL 以下时拔引流管，再继续适当加压包扎；②隔日换药，术后 8～10 天拆线；③术后常规送病理检查。若为恶性肿瘤，则要行乳腺改良根治术，最迟不超过 2 周。

八、预防

乳腺囊性增生和乳腺癌的关系尚不明确，流行病学调查研究提示，囊性增生病患者以后发生乳腺癌的概率为正常人群的 2～4 倍。乳腺囊性增生病是癌前病变，在诊断和治疗后应给予严密监测：每月 1 次乳房自我检查；每年 1 次乳腺 X 线摄影；每 4～6 个月 1 次临床乳房检查等。对每个患者建立一套完整的随访监测计划，在临床实践中，努力探索更有价值的诊治技术，提高对癌前疾病恶性倾向的预测，以利于早期发现乳腺癌。

第三节　乳腺癌

乳腺癌是女性常见的恶性肿瘤之一，发病率位居女性恶性肿瘤的首位。目前，通过采用综合治疗手段，乳腺癌已成为预后较好的实体肿瘤之一。

一、病因

乳腺癌的病因尚不清楚。乳腺是多种内分泌激素（如雌激素、孕激素及催乳素等）的靶器官，其中雌酮和雌二醇与乳腺癌的发病有直接关系。20 岁前乳腺癌少见，20 岁以后发病率迅速上升，45～50 岁发病率较高，绝经后发病率继续上升，可能与年老者雌酮含量提高相关。月经初潮年龄早、绝经年龄晚、不孕及初次足月产的年龄与乳腺癌发病均有关。一级亲属中有乳腺癌病史者，发病危险性是普通人群的 2～3 倍。乳腺良性疾病与乳腺癌的关系尚有争论，多数认为乳腺小叶有上皮高度增生或不典型增生者可能与乳腺癌发病有关。另外，营养过剩、肥胖、脂肪饮食，可加强或延长雌激素对乳腺上皮细胞的刺激，从而增加发病概率。北美、北欧地区乳腺癌发病率约为亚、非、拉美地区的 4 倍，而低发地区居民移居至高发地区后，第二、三代移民的乳腺癌发病率逐渐升高，提示环境因素及生活方式与乳腺癌的发病有一定关系。

二、病理类型

乳腺癌有多种分型方法，目前国内多采用以下病理分型。①非浸润性癌：包括导管内癌（癌细胞未突破导管壁基底膜）、小叶原位癌（癌细胞未突破末梢乳管或腺泡基底膜）

及乳头乳晕湿疹样癌。此型属早期，预后较好。②早期浸润性癌：指癌细胞突破基底膜但浸润范围局限，浸润成分通常较小，包括早期浸润性导管癌（癌细胞突破管壁基底膜，开始向间质浸润）、早期浸润性小叶癌（癌细胞突破末梢乳管或腺泡基底膜，开始向间质浸润，但仍局限于小叶内）。此型仍属早期，预后较好。③浸润性特殊癌：包括乳头状癌、髓样癌（伴大量淋巴细胞浸润）、小管癌（高分化腺癌）、腺样囊性癌、黏液腺癌、大汗腺癌、鳞状细胞癌等。此型分化一般较高，预后尚好。④浸润性非特殊癌：包括浸润性小叶癌、浸润性导管癌、硬癌、髓样癌（无大量淋巴细胞浸润）、单纯癌、腺癌等。此型一般分化低，预后较上述类型差，且是乳腺癌中最常见的类型（占 80%），但判断预后尚需结合疾病分期等因素。⑤其他罕见癌。

三、转移途径

（一）局部扩展

癌细胞沿导管或筋膜间隙蔓延，继而侵及 Cooper 韧带和皮肤。

（二）淋巴转移

主要途径有：①癌细胞经胸大肌外侧缘淋巴管侵入同侧腋窝淋巴结，然后侵入锁骨下淋巴结以至锁骨上淋巴结，进而可经胸导管（左）或右淋巴导管侵入静脉血流向远处转移；②癌细胞向内侧淋巴管，沿着乳内血管的肋间穿支引流到胸骨旁淋巴结，继而到达锁骨上淋巴结，并可通过同样途径侵入血流。一般第一条途径为多数。根据我国各地乳腺癌扩大根治术后的病理检查结果，腋窝淋巴结转移率约 60%，胸骨旁淋巴结转移率为 20%～30%。后者原发灶大多数在乳房内侧和中央区。癌细胞也可通过逆行途径转移到对侧腋窝或腹股沟淋巴结。

（三）血运转移

以往认为血运转移多发生在晚期，而目前这一观点已被否定，现在一致认为乳腺癌是一个全身性疾病。研究发现有些早期乳腺癌已有血运转移。癌细胞可经淋巴途径进入静脉，也可直接侵入血液循环而发生远处转移。最常见的远处转移依次为肺、骨、肝。

四、临床表现

早期乳腺癌不具备典型症状和体征，不易引起患者重视，常通过体检或乳腺癌筛查发现。

（一）临床症状与体征

1. 乳腺肿块

80%的乳腺癌患者因乳腺肿块首诊。患者常无意中发现肿块，多为单发、质硬、边缘不规则、表面欠光滑。大多数乳腺癌为无痛性肿块，仅少数伴有不同程度的隐痛或刺痛。

2. 乳头溢液

非妊娠期从乳头流出血液、浆液、乳汁、脓液，或停止哺乳半年以上仍有乳汁流出者，称为乳头溢液。引起乳头溢液的原因很多，常见的疾病原因有导管内乳头状瘤、乳腺增生、乳腺导管扩张症和乳腺癌。单侧单孔的血性溢液应进一步检查，若伴有乳腺肿块更应重视。

3. 皮肤改变

乳腺癌引起皮肤改变可出现多种体征，最常见的是肿瘤侵犯 Cooper 韧带后与皮肤粘连，出现“酒窝征”。若癌细胞阻塞了淋巴管，则会出现橘皮样改变。乳腺癌晚期，癌细胞沿淋巴管、腺管或纤维组织浸润到皮内并生长，形成皮肤卫星结节。

4. 乳头、乳晕异常

肿瘤位于或接近乳头深部，可引起乳头回缩。肿瘤距乳头较远，乳腺内的大导管受到侵犯而短缩时，也可引起乳头回缩或抬高。乳头湿疹样癌，即乳头 Paget 病，表现为乳头皮肤瘙痒、糜烂、破溃、结痂、脱屑，伴灼痛，至乳头回缩。

5. 腋窝淋巴结肿大

隐匿性乳腺癌乳腺体检摸不到肿块，常以腋窝淋巴结肿大为首发症状。医院收治的乳腺癌患者 1/3 以上有腋窝淋巴结转移。初期可出现同侧腋窝淋巴结肿大，肿大的淋巴结质硬、散在、可推动。随着病情发展，淋巴结逐渐融合，并与皮肤和周围组织粘连、固定。晚期可在锁骨上和对侧腋窝摸到转移的淋巴结。

（二）乳腺触诊

遵循先视诊后触诊，先健侧后患侧的原则。触诊时应采用手指腹侧，按一定顺序，不遗漏乳头、乳晕区及腋窝部位，可双手配合。大多数乳腺癌触诊时可以触到肿块，查体时应重视乳腺局部腺体增厚变硬、乳头糜烂、乳头溢液及乳头轻度回缩、乳房皮肤轻度凹陷等，必要时可活检行细胞学诊断。

五、诊断

详细询问病史及临床检查后，大多数乳房肿块可得出诊断。但乳腺组织在不同年龄及月经周期中可出现多种变化，因而应注意查体方法及检查时距月经期的时间。乳腺有明确的肿块时诊断一般不困难，但不能忽视一些早期乳腺癌的体征，如局部乳腺腺体增厚、乳头溢液、乳头糜烂、局部皮肤内陷等。对有高危因素的妇女，可应用一些辅助检查。诊断时应与下列疾病相鉴别。

（一）纤维腺瘤

常见于青年妇女，肿瘤大多为圆形或椭圆形，边界清楚，活动度大，发展缓慢，一般易于诊断。但 40 岁以后的妇女不要轻易诊断为纤维腺瘤，必须排除恶性肿瘤的可能。

（二）乳腺囊性增生病

多见于中年妇女，特点是乳房胀痛、肿块可呈周期性，与月经周期有关。肿块或局部乳腺增厚与周围乳腺组织分界不明显。可观察一至数个月经周期，若月经来潮后肿块缩小、变软，则可继续观察，如无明显消退，可考虑做手术切除及活检。

（三）浆细胞性乳腺炎

浆细胞性乳腺炎是乳腺组织的无菌性炎症，炎性细胞中以浆细胞为主。临床上 60% 呈急性炎症表现，肿块大时皮肤可呈“橘皮样改变”。40% 的患者开始即为慢性炎症，表现为乳晕旁肿块，边界不清，可有皮肤粘连和乳头凹陷。急性期应予抗感染治疗，炎症消退后若肿块仍存在，则需手术切除，实施包括周围部分正常乳腺组织的肿块切除术。

（四）乳腺结核

乳腺结核是由结核分枝杆菌引起的乳腺组织慢性炎症。好发于中青年女性。病程较长，发展较缓慢。局部表现为乳房内有肿块，肿块质硬偏韧，部分区域可有囊性感。肿块边界有时不清楚，活动度可受限，可有疼痛，但无周期性。治疗包括全身治疗及局部治疗，可实施包括周围正常乳腺组织在内的乳腺区段切除。

六、临床分期

分期是依据疾病的严重程度进行，所以肿瘤的分期是最重要的预后指标之一。美国癌症委员会和国际抗癌联盟已制定了一个统一的乳腺癌分类系统——TNM 分期系统。在一个原位及浸润混合性病灶，肿瘤的大小取决于浸润成分的多少。微浸润乳腺癌指浸润成分＜2mm。小浸润乳癌通常指浸润成分＜1cm 的病灶（T_{ia}、T_b），而早期乳腺癌指Ⅰ和Ⅱ期的病灶。生存率与分期呈负相关：Ⅰ期乳腺癌 5 年生存率大约为 90%，而Ⅳ期患者诊断后很少能活过 5 年。

TNM 分期系统如下。

（一）原发灶（T）

T_x：原发灶无法评价。

T_0：无原发灶。

T_{is}：原位癌，包括导管内癌，小叶原位癌，或未发现肿块的 Paget′s 病（有肿块的 Paget′s 病分类根据肿瘤大小）。

T_1：肿瘤最大径≤2cm。

T_{1mic}：最大径≤0.1cm 的微浸润。

T_{1a}：肿瘤最大径＞0.1cm，但≤0.5cm。

T_{1b}：肿瘤最大径＞0.5cm，但≤1cm。

T_{1c}：肿瘤最大径＞1cm，但≤2cm。

T_2：肿瘤最大径＞2cm，但≤5cm。

T_3：肿瘤最大径＞5cm。

T_4：肿瘤大小不计，直接侵犯（a）胸壁或（b）皮肤，如下：

T_{4a}：侵犯胸壁；

T_{4b}：水肿（包括橘皮样改变）或乳腺皮肤溃疡或限于同侧乳腺的卫星结节；

T_{4c}：两者都有（T_{4a} 和 T_{4b}）；

T_{4d}：炎性乳腺癌。

（二）区域淋巴结（N）

N_x：区域淋巴结无法评价（如已切除）。

N_0：无区域淋巴结转移。

N_1：同侧腋窝淋巴结转移但可推动。

N_2：同侧腋窝淋巴结转移，彼此或与其他结构固定。

N_3：对侧腋窝淋巴结转移。

（三）远处转移（M）

M_x：远处转移无法评价。

M_0：无远处转移。

M_1：有远处转移（包括同侧锁骨上淋巴结转移）。

（四）临床分期

0 期：$T_{is}N_0M_0$。

Ⅰ期：$T_1N_0M_0$

ⅡA 期：$T_0N_1M_0$，T_1（包括 T_{1mie}）N_1M_0，$T_2N_0M_0$。

ⅡB 期：$T_2N_1M_0$，$T_3N_0M_0$。

ⅢA 期：$T_0N_2M_0$，$T_1N_2M_0$，$T_2N_2M_0$，$T_3N_1M_0$，$T_3N_2M_0$。

ⅢB 期：T_4 任何 NM_0，任何 TN_3M_0。

Ⅳ期：任何 T 任何 NM_1。

以上分期以临床检查为依据，实际上并不精确，还应结合术后病理检查结果进行校正。

七、预防

乳腺癌病因尚不清楚，目前难以提出确切的病因学预防（一级预防）方法。但重视乳腺癌的早期发现（二级预防），经普查检出病例，将提高乳腺癌的生存率。不过乳腺癌普查是一项复杂的工作，要有周密的设计、实施计划及随访，才能收到效果。目前，一般认为乳房钼靶摄片是最有效的检出方法。

八、治疗

乳腺癌是一种全身性疾病，其治疗原则是采取以手术为主的局部治疗和全身治疗相结合的综合治疗，局部治疗包括手术和放射等治疗，全身治疗主要是化疗、内分泌治疗和生物治疗。

（一）手术治疗

外科手术是乳腺癌的主要治疗手段。1894 年 Halsted 建立了经典乳腺癌根治术（称为 Halsted 或 Halsted-Meyer 乳腺癌根治术），给乳腺癌和其他肿瘤的治疗带来了一场革命。但随着对乳腺癌认识的深入及早期诊断和辅助治疗技术的提高，该术式现已少用。乳腺癌根治切除的手术方式较多，对不能根治的晚期乳腺癌也可行姑息性手术，以改善患者的生活质量。

1. 保留乳房手术

即对病灶较小的乳腺癌行局部扩大切除，保留大部分乳房，是否行腋窝淋巴结清扫视腋窝淋巴结转移情况而定。该术式已成为西方发达国家的主要手术方式，国内应用也越来越多。主要适应证：单个肿瘤、最大径≤3cm、腋窝淋巴结转移少或无转移且残留乳房无其他病变。如肿瘤距乳晕边缘的距离≥2cm，可保留乳头乳晕；位于乳头乳晕区的乳腺癌，如病灶小，也可行中央区局部扩大切除，保留剩余乳房。对肿瘤直径＞3cm者，经术前化疗缩小后也可考虑保留乳房。循证医学证明，如手术指征选择恰当，切缘距离肿瘤边缘1cm以上，保留乳房手术能获得与改良根治术相同的疗效，但术中必须对所有切缘进行病检以保证无癌残留，且术后需行全乳放疗。

2. 单纯乳房切除术

该手术又名全乳切除术，即只切除整个乳房而不行腋窝淋巴结清扫。适用于前哨淋巴结活检（SNB）无转移者、年老体弱不能耐受根治手术者及晚期乳腺癌姑息性切除。

前哨淋巴结（SLN）是指最先接受原发肿瘤的淋巴引流，并最早发生癌转移的特定区域淋巴结。前哨淋巴结无转移时，其所在的区域淋巴结一般无转移。因此，通过行腋窝前哨淋巴结活检，可以判断腋窝淋巴结有无转移，进而确定腋窝清扫是否必要。如前哨淋巴结阴性，通常不必清扫腋窝淋巴结，反之，应行腋窝淋巴结清扫。临床上，一般采用染料法和核素示踪法结合显示前哨淋巴结，其准确性在95%以上，假阴性率低于5%。

3. 乳腺癌改良根治术

该手术亦称简化根治术，是指在全乳切除的同时行腋窝淋巴结清扫，其与乳腺癌根治术的不同之处在于保留胸大、小肌。又分两种术式：一种是胸大、小肌均保留；另一种是保留胸大肌，切除胸小肌。适用于胸大肌无侵犯的乳腺癌。随着保留乳房手术的兴起，该术式逐渐减少。

4. Halsted 乳腺癌根治术

手术切除整个乳房，胸大、小肌，腋窝和锁骨下淋巴结。切除范围上至锁骨下，下到肋缘，外至背阔肌前缘，内达胸骨旁。根据病变的部位可选择纵或横梭形切口。该手术适用于肿瘤较大、已侵犯胸大肌或腋窝、锁骨下淋巴结转移较多的乳腺癌患者。

5. 乳腺癌扩大根治术

在乳腺癌根治术的同时切除第2、第3、第4肋软骨，清扫内乳淋巴结即为扩大根治术。适用于有内乳淋巴结转移的乳腺癌患者。根据是否切除局部胸膜分为胸膜外扩大根治术和胸膜内扩大根治术，前者不切胸膜、不进胸腔，创伤相对较小，故应用多于后者。

乳腺癌的手术方式还有内乳淋巴结清扫术、皮下乳腺切除术及腔镜乳腺癌手术等。手术完毕应找出切除的全部淋巴结，按部位分别送病检，以便确定淋巴结转移状况和分期，合理制订治疗计划。

（二）化学治疗

乳腺癌是对化疗敏感的肿瘤之一，因此，化疗是乳腺癌的重要治疗手段。一般认为，除原位癌、微浸润癌及部分低危乳腺癌外，年龄在 70 岁以下的浸润性乳腺癌术后都应化疗。在用药上，主张联合或序贯给药，其效果较单一药物好。

对乳腺癌疗效较好的常用化疗药物有环磷酰胺、氟尿嘧啶、氨甲蝶呤、表柔比星或多柔比星、紫杉醇和多西他赛、吉西他滨、长春瑞滨、卡培他滨等。常用的化疗方案有环磷酰胺＋氨甲蝶呤＋5-FU（CMF）、5-FU＋表柔比星＋环磷酰胺（FEC）、紫杉醇或多西他赛＋表柔比星（TE）或再加环磷酰胺（TEC）等，一般每 3 周为 1 个周期，对于体质较好的高危患者也可采用剂量密集型化疗，通常连用 6 个周期。化疗期间应经常检查肝功能和白细胞计数。如白细胞计数低于正常，可注射粒细胞刺激因子，白细胞计数严重减少时应停药。

对局部晚期乳腺癌及具备其他保留乳房的条件但肿瘤偏大的患者，可采用新辅助化疗，即在术前先予化疗数个周期，待肿瘤缩小和分期下降后进行手术，术后再行化疗。辅助化疗可增加保留乳房的概率，使不可手术变为可手术，或使难切除的肿瘤变得容易切除，并可减少术后复发。

（三）放射治疗

主要用于手术后辅助治疗及晚期患者的转移灶放疗。术后辅助放疗一般在全部化疗结束后进行，指征：原发病变≥5cm；有局部皮肤或深部肌肉浸润；手术证实腋窝淋巴结转移≥4 个或超过切除淋巴结数的一半；锁骨下或内乳淋巴结转移；保留乳房手术后等。对早期乳腺癌确无淋巴转移的患者，不必进行常规放射治疗，以免对人体造成损害。

（四）内分泌治疗

内分泌治疗又称激素治疗，50%～70%的乳腺癌属激素依赖性肿瘤，雌激素可刺激其生长和增殖。内分泌治疗的机制在于减少雌激素的来源、阻断雌激素受体、对抗雌激素对乳腺癌的促生长作用，其特点是不良反应较轻，疗效较持久，但起效慢。内分泌治疗适用于雌激素受体（ER）或孕激素受体（PR）阳性的乳腺癌患者，术后内分泌治疗一般在全部放、化疗结束后开始，常规使用 5 年，如出现复发等耐药现象，应及时换药。在绝经前，女性体内的雌激素主要来自卵巢的分泌，绝经后，卵巢功能衰退，雌激素主要来源于肾上腺皮质分泌的雄激素转化，在转化过程中需要芳香酶参与。据此，内分泌治疗可采用不同的方法。卵巢去势适用于绝经前 ER 阳性的乳腺癌，对骨、肺转移效果较好，对肝、脑转移效果差，现已少用。也可用深部 X 线照射毁坏卵巢，达到去势的效果，但起效慢，6～8 周后才见效。黄体生成素释放激素（LHRH）类似物（如诺雷德）能抑制垂体前叶促性腺激素的分泌，从而达到卵巢抑制的效果，称为药物性去势，适用于绝经前 ER 阳性或 PR 阳性患者。抗雌激素治疗是利用选择性雌激素受体调节剂（SERM）或拮抗剂竞争性结合雌激素受体，阻断雌激素与受体结合发挥作用，适用于绝经前或绝经后 ER 阳性或 PR 阳性者，最常用的药物是他莫昔芬（三苯氧胺），一般每次 10mg，每日 2 次。芳香化酶抑制剂（AI）如来曲唑和阿那曲唑能抑制芳香酶活性，从而阻断雄激素转化为雌激素，减少雌激素的来源，适用于绝经后 ER 阳性或 PR 阳性者；芳香酶抑制剂也可同 LHRH 类似物联合用于绝经前 ER 阳性或 PR 阳性者。孕激素和雄激素用于晚期乳腺癌的治疗，可以改善患者的骨转移性疼痛和恶病质，对 ER 阳性者更有效。

（五）生物治疗

HER2是表皮生长因子家族的成员，有近40%的乳腺癌呈HER2强阳性，HER2强阳性提示预后较差。赫赛汀是抗HER2的人源化单克隆抗体，与HER2结合后可抑制乳腺癌增殖。

（六）核素治疗

用于治疗晚期乳腺癌骨转移，能抑制肿瘤生长、缓解疼痛，可与双膦酸盐结合使用。

九、预后

乳腺癌预后与患者年龄、肿瘤大小、淋巴结转移情况、组织学类型、病理分级和ER、PR状况有关。ER、PR阳性对内分泌治疗有效，预后相对较好。其他可能有意义的预后指标包括HER2、p53、肿瘤血管侵犯和血管生成等。早期乳腺癌手术后5年生存率可达90%以上，因此，早期发现对改善乳腺癌的预后有重要意义。

第四章

神经外科疾病

第一节　颅脑外伤

颅脑损伤（brain injury）是指由暴力作用于头颅所引起的损伤，涵盖头部软组织损伤、颅骨骨折及脑损伤。根据发生的时间和机制，颅脑损伤可分为原发性和继发性脑损伤；依据硬脑膜是否完整可分为闭合性脑损伤和开放性脑损伤。此外，根据格拉斯哥昏迷分级（Glasgow Coma Scale，GCS）（表 4-1）以及意识障碍的持续时间，伤型可细分为以下几类：轻型，GCS 评分 13～15 分，伤后意识障碍持续时间在 20 分钟内；中型，GCS 评分 9～12 分，伤后意识障碍持续时间为 20 分钟至 6 小时；重型，GCS 评分 3～8 分，伤后昏迷或再昏迷时间超过 6 小时。

表 4-1　格拉斯哥昏迷分级（glasgow coma scale，GCS）

睁眼反应	言语反应	运动反应
正常睁眼 4	回答正确 5	遵命动作 6
呼唤睁眼 3	回答错误 4	定位动作 5
刺痛睁眼 2	含混不清 3	肢体回缩 4
无反应 1	唯有声叹 2	肢体屈曲 3
—	无发声 1	肢体过伸 2
—	—	无反应 1

注：本表适用于≥4 岁患者。

一、病因及发病机制

本节主要讨论闭合性脑损伤，即硬脑膜完整的颅脑损伤。通常分为原发性和继发性损伤两大类。原发性脑损伤指暴力作用瞬间致伤脑组织，如脑震荡、脑挫裂伤等，继发性损伤指原发损伤之后产生的一系列病理生理改变，如颅内血肿、脑水肿及脑肿胀等。

（一）原发性脑损伤

1. 脑震荡

脑震荡是指由轻度脑外伤引起的短暂性脑功能障碍。意识障碍主要由脑干网状结构的损害所致。传统观点认为，脑震荡在大体解剖及病理组织学上并无显著改变；然而，实验研究显示，脑震荡后，光镜下可见额叶白质、延髓及上颈段脊髓出现轻度水肿，神经细胞轻度肿胀等现象，而电镜观察则发现神经细胞广泛的细微结构变化，如细胞线粒体肿胀移位、神经轴突受损等。另有研究证实，脑震荡会导致脑干网状结构受损，脑细胞分子紊乱，导水管及第三、第四脑室中线结构范围受到脑脊液冲击波的震荡冲击，进而引发神经传导阻滞、中间神经支受损以及脑血液循环调节障碍等；同时，脑脊液中乙酰胆碱、谷氨酸盐和钾离子浓度升高，大脑进入高糖分解和高代谢状态。

多次轻度脑损伤及脑震荡后，患者可能会逐渐出现运动障碍、认知障碍及狂躁等神经精神系统异常，这种情况被称为慢性外伤性脑病。其病理特征包括大、小脑不同程度的萎缩，皮质和皮质下神经纤维缠结变性，以及β-淀粉样蛋白沉积形成的弥漫性淀粉样斑块。由于此类病症多见于退役拳击运动员，故又被称为拳击运动员痴呆或重击醉酒症状（指拳击手以外的患者）。

2. 脑挫裂伤

因脑挫伤和裂伤常并存而统称为脑挫裂伤。挫伤指脑损伤波及皮质及白质以内，但脑部的整体连续性存在；而裂伤则指脑组织分离裂开，失去整体连续性，甚至有大块离断。临床常将症状轻者列为脑挫伤，将症状体征重者列为脑裂伤。脑挫裂伤早期，脑组织有点、片状出血，受伤部位软脑膜破坏及脑水肿，脑坏死变化呈楔状，基底指向皮层表面。严重时，则见皮质、白质挫碎、破裂甚至形成局部血肿；约 5 天后坏死组织液化，1～3 周后坏死液化区渐吸收囊变，出现修复性病理变化，损伤周围含铁血黄素染色变为铁锈红斑，胶质细胞增生活跃。蛛网膜增厚，并与硬脑膜和脑组织发生粘连，形成脑膜脑瘢痕块。数月后，挫裂伤灶轻者转变较好或萎缩，或形成囊肿、瘢痕粘连，影响脑脊液循环及吸收，致脑积水或刺激皮质灶发生外伤后癫痫。

外伤所致脑干挫伤、裂伤、灶性出血、血肿及水肿改变称为原发性脑干损伤；继颅内高压脑疝形成，脑干受压移位、变形而引起的出血、水肿和软化等病变称为继发性脑干损伤。两者临床较难区分，常并存发生。早期患者脑干损伤症状明显而无颅内高压者可确定为原发性脑干损伤。大部分伤者需行头部 CT 扫描或 MRI 检查方能明确诊断。因脑干网状结构、上行和下行的纤维束、脑神经核以及呼吸和循环中枢等结构与意识、运动和内脏活动关系密切，损伤后将引起严重的临床表现。

（二）继发性脑损伤

原发性脑损伤后颅内血管损伤出血，形成继发性脑水肿、肿胀及各种颅内积血、血肿，进一步使颅内压增高、脑组织受压或移位，甚至沿颅内压力梯度使部分脑组织突入阻力较小的部位，如各脑池、大脑镰下缘、小脑幕裂孔、枕大孔等形成脑疝，若不能及时诊断、有效处理，将使脑干受压而死亡。颅内血肿是最多见的继发性颅脑损伤，根据血肿发生部位将其分为硬膜外血肿、硬膜下血肿、脑内血肿、脑室内血肿、多发性血肿；根据血肿发生时间，将其分为急性血肿（伤后 3 天内发生）、亚急性血肿（伤后 3 天至 3 周发生）、慢性血肿（损伤 3 周后发生）、迟发性血肿（伤后首次头颅 CT 扫描无颅内血肿迹象，而再次头颅 CT 扫描发现颅内血肿）。

1. 脑疝

是由于颅内血肿使颅内局部或整体压力增高，造成脑组织移位、嵌顿，导致脑组织、血管及颅神经受压而发生的病理过程。在闭合性颅脑损伤中，发生率约 10%；在重型颅脑损伤中达 40%～50%。

（1）小脑幕切迹疝　又称为颞叶钩回疝。可出现颅内高压征，即剧烈头痛、喷射性呕吐、烦躁不安、心率变慢、血压明显上升和视神经盘水肿。动眼神经受压致瞳孔大小改变，初期瞳孔缩小，继而扩大，晚期则双侧瞳孔散大。脑干受压使对侧肢体偏瘫，晚期则四肢肌张力增高呈现去大脑强直。生命体征紊乱，先为血压升高、脉搏和呼吸缓慢、体温高，继而血压、体温下降、脉搏细数，终至呼吸、心跳停止。

（2）枕骨大孔疝　又称为小脑扁桃体疝。亦可有颅内高压征、脑膜刺激征、生命体征紊乱，但其呼吸循环障碍出现较早而瞳孔变化、意识障碍出现较晚。常在呼吸骤停后才出现双侧瞳孔散大。

2. 颅内血肿

（1）硬脑膜外血肿　硬脑膜外血肿指发生于颅骨内板与硬脑膜之间的血肿，是最多见的颅内血肿。绝大多数为急性血肿，其出血来源多是脑膜血管、硬脑膜静脉窦或颅骨板障静脉等。

（2）硬脑膜下血肿　硬脑膜下血肿是指发生于硬脑膜与蛛网膜或脑皮质之间的血肿。出血来源多是脑挫裂伤、脑皮质动静脉出血、皮质下出血破入并扩展至硬脑膜下腔，以及脑皮质与硬脑膜或蛛网膜间连接的桥静脉破裂出血。轻微颅脑损伤致脑皮质与静脉窦间联系的桥静脉撕裂出血，或静脉窦、蛛网膜颗粒或硬脑膜下瘤损伤出血，血液积于硬脑膜与蛛网膜之间，且形成血肿包膜，内侧包膜疏松贴于蛛网膜，外侧包膜紧附着硬脑膜，此层薄壁的新生血管（包膜）不断破裂出血，致血肿渐增大而发生慢性硬脑膜下血肿。

（3）外伤性硬脑膜下积液（水瘤）　颅脑损伤后液体积聚在硬脑膜下腔，久后积液被粘连的蛛网膜包裹。囊内外渗透压梯度使脑脊液进入囊内形成囊肿样积液，故又称为硬脑膜下水瘤。其病理基础是颅脑损伤致脑表面或各脑池的蛛网膜撕裂，脑脊液经破裂孔道流入硬脑膜下腔，而蛛网膜破孔恰似一个单向活瓣，积聚于硬脑膜下腔的脑脊液与正常脑脊液循环通路不互相交通，且不能被吸收，导致外伤性硬脑膜下水瘤样积液。

（4）脑内血肿及脑室内出血　脑内血肿是指血肿位于脑实质内，可发生在任何脑叶及脑干部位。出血来源是由于脑受力变形或剪力使脑内部血管撕裂所致。故一般原发性脑损伤较重，也无明确脑挫裂伤出血与脑内血肿的界限；常将出血较集中形成团块状高密度灶者称为脑内血肿；而出血散在合并水肿，头颅 CT 扫描表现为混染密度灶者称为脑挫裂伤。脑室内出血来源于脉络丛和室管膜损伤或脑实质内出血破入脑室内。

（5）多发性血肿　颅脑损伤后于颅内不同部位或同一部位发生两个以上同一类型或不同类型的血肿为多发性血肿。常见多发性血肿有同一部位不同类型的多发血肿、不同部位同一类型的多发血肿和不同部位不同类型的多发血肿等。

二、临床表现

（一）原发性脑损伤

1. 脑震荡和慢性外伤性脑病脑震荡

以伤后出现短暂性脑功能障碍为主要特征，意识丧失通常持续数分钟至十几分钟，一般不超过半小时；恢复意识后（多为自行恢复），常伴随头痛、头晕、恶心、呕吐、反应迟钝、疲劳、注意力不集中等症状。对受伤经过无法回忆，表现为明显的近事遗忘或逆行性遗忘，是其另一显著特征。患者常情绪不稳定，易激动发怒、烦躁失眠或抑郁淡漠，也可能出现血管神经中枢紊乱和自主神经失调症状，如伤后皮肤苍白、出冷汗、血压下降、脉搏微弱、呼吸浅表及四肢无力等。

慢性外伤性脑病症状多表现为渐进性认知障碍，如综合注意力、记忆力减退，思维迟钝，执行能力缺陷；运动障碍包括帕金森综合征、共济失调、构音障碍及锥体束征；精神障碍则表现为情绪不稳定、躁狂、多疑、易激惹、偏执、嫉妒、自主性降低、自知力下降和暴力倾向等。其发病率与头部受打击的次数及力度密切相关。

2. 脑挫裂伤

脑挫裂伤后出现意识障碍、颅内压增高、脑膜刺激征和创伤灶定位体征。伤后多立即昏迷，可持续数分钟至数小时、数日，甚至数月或迁延昏迷。患者苏醒后出现头痛、恶心、呕吐、颈项强直、瞳孔缩小及发热，可有生命体征变化如血压偏低、脉搏快弱、呼吸浅快等。创伤灶定位体征指脑挫裂伤波及脑皮质功能区时使其功能障碍如瘫痪、失语、视力、视野障碍、感觉障碍以及局灶性癫痫、共济失调等。如果仅损伤像额叶前端等所谓哑区，则无定位症状体征。因意识障碍、系统局灶损伤症状的多样性，轻者难以与脑震荡鉴别，重者或多处挫裂伤及深部脑挫伤者单凭临床表现亦难以明确定位。

原发性脑干损伤后即出现意识障碍，多为持续昏迷；轻者对疼痛刺激有反应，重者呈深昏迷，一切反射均消失，四肢软瘫。部分病例出现去脑强直，双侧瞳孔时大时小，或眼球位置歪斜，凝视或两眼球分离。生命体征早期紊乱，呼吸不规则，心跳及血压明显波动。而继发性脑干损伤与原发性损伤可相互加重，形成恶性循环。

（二）继发性脑损伤

继发性脑损伤主要包括硬膜外、硬膜下、脑内血肿等继发性颅内血肿和脑疝形成。根据清醒期的发生情况，可判断有无继发性颅内血肿的发生、发展。虽原发性损伤较重，脑震荡昏迷时间较长或脑挫裂伤昏迷，但经过处理后意识障碍减轻或未加重，则基本可排除继发血肿产生；若处理无效、昏迷呈加深趋势，则需怀疑继发性颅内血肿。

1. 硬膜外血肿

典型硬膜外血肿为发生于额、颞、顶部，呈昏迷-清醒-再昏迷模式的颅内血肿。其机制是颅脑损伤后即脑震荡致昏迷，然后渐次清醒，随后颅内血肿（硬膜外血肿）发生和加重，使颅内高压加重，致脑疝而再次昏迷。如果有此种表现伴有生命体征紊乱、瞳孔变化、肢体活动障碍、锥体束方面的体征等颅内高压脑疝形成症状时，经过头颅 CT 扫描即可确诊。

2. 硬膜下血肿

系脑表面挫裂伤出血及脑皮质动静脉出血，导致血液积聚于硬脑膜与蛛网膜之间，多见于着力点的对冲部位。伤情严重、进展迅速，临床表现类似脑挫裂伤，但伴有颅内压进行性增高，意识障碍程度较重或呈进行性加重，甚至稍好转后再次昏迷。颅内压易形成脑疝，导致生命体征紊乱，并出现瞳孔变化、偏瘫及锥体束征等局灶性脑损伤征象。根据外伤史、临床症状、体征，以及外力作用于颅脑暴力点及其对冲部位的分析，结合意识障碍程度和颅内压增高情况，特别是对伴有局灶体征者，行头颅 CT 扫描即可明确诊断。

慢性硬膜下血肿多于伤后 3 周至数月内出现进行性颅内压增高和局灶性神经功能障碍，如肢体乏力或偏瘫、视力减退或复视、展神经麻痹、眼震、失语、共济失调、癫痫等；精神症状包括智能下降、反应迟钝或性格改变等。若不及时处理，病情可继续进展至脑疝形成，出现昏迷、瞳孔变化及生命体征紊乱等，危及生命。

外伤性硬膜下积液与硬膜下血肿相似，亦分为急性、亚急性和慢性，但临床表现相对较轻。头颅 CT 扫描检查可明确诊断。

3. 脑内血肿

脑内血肿和脑室内出血的临床表现与出血来源、出血量相关，基本是脑挫裂伤、颅内高压甚至脑疝形成等临床表现。重者多有中枢性高热、呼吸急促、瞳孔变化等。

三、辅助检查

（一）头颅 CT 扫描

头颅 CT 扫描能清晰、明确地显示脑挫裂伤的部位、程度和有无出血、水肿等继发性改变，并估计颅内压情况。定期头颅 CT 扫描，可以动态观察脑挫裂伤灶，脑积水、脑肿胀的演变，发现如迟发性血肿等新病灶。脑震荡、轴索损伤的头颅 CT 扫描无明显出血挫伤及脑水肿。

各种颅内血肿的头颅 CT 扫描典型表现：硬膜外血肿是位于颅骨内板与脑表面间形成的双凸镜形高密度占位灶；急性硬膜下血肿可见颅内板下与脑表面之间有类半月状高密度占位灶，常伴有脑挫裂伤、脑回沟内脑池间的蛛网膜腔积血征象；慢性硬膜下血肿为颅内板下与脑表面间存在新月状低密度占位灶，占位效应明显，同侧脑室受压，中线结构向对侧移位。若慢性硬膜下血肿 CT 值与脑组织相同，需用 CT 增强扫描或 MRI 检查方能与大脑半球占位病变明确区别。

（二）MRI

颅脑损伤急性期一般不进行头部 MRI 检查，常在 CT 不能清楚显示某些等密度硬膜下血肿、脑干损伤、颅底小病灶、颅脑损伤的并发症和后遗症时，才考虑进行头部 MRI 检查。

（三）腰椎穿刺

可确定脑脊液中含血情况，但多因患者及家属不接受以及高颅内压时禁忌腰穿等诸多原因而少被临床采用。

四、诊断要点

（一）脑震荡和慢性外伤性脑病

有明确的外伤史及上述一组临床综合症状，而生命体征无明显改变、无神经系统阳性体征，即可诊断脑震荡。但须与轻度脑挫伤相鉴别。慢性外伤性脑病要与外伤后痴呆和外伤后阿尔茨海默病相区别。

（二）脑挫裂伤

若临床表现典型，辅以头部 CT 扫描不难诊断。NMR 的应用更能精确显示脑损伤部位及程度，为诊断提供可靠依据。

（三）硬膜外、硬膜下和脑内血肿

临床表现类似，往往需要进行头部 CT 或 MRI 扫描以进行鉴别。

五、治疗原则

（一）脑震荡和慢性外伤性脑病

颅脑外伤后 24 小时内需密切观察病情变化，及时发现并处理并发症及颅内继发性病变。脑震荡患者建议卧床休息 1～2 周，并辅以镇痛、镇静、维生素及神经营养药物；同时减少外界刺激，充分进行解释和沟通，通常可恢复正常。

若脑震荡症状持续 3～6 个月仍无明显改善，且神经心理学系列检查、复查脑电图、头颅 CT、MR 影像及脑干诱发电位等结果均为阴性，则需考虑精神因素或患者出于引起注意、经济补偿、药物企图等目的。对此，宜采取消除疑虑和心理暗示等措施。

慢性外伤性脑病治疗的关键在于避免反复轻度脑损伤。由于脑震荡后大脑的易损性增加，拳击类运动员在发生轻度脑损伤时，应立即休息并接受治疗，以降低慢性外伤性脑病的发生风险。

（二）脑挫裂伤

脑挫裂伤治疗以尽量减少脑损伤后的病理生理反应、维持机体内外环境的生理平衡、严密观察颅内有无继发性血肿、预防各种并发症发生为原则。多采取非手术综合治疗，对颅内高压、形成脑疝者宜手术处理以降低伤残率和病死率。

具体措施包括观察生命体征变化，如有恶化趋势须及时复查头颅 CT，以及早发现和处理颅内血肿；保持呼吸道通畅；注意水电解质、酸碱、营养平衡和心肺肝肾等重要脏器的功能，防治感染、褥疮等并发症。应用中枢神经代谢药物和神经营养药物，促进脑功能恢复。

（三）硬膜外和硬膜下血肿

1. 急性硬膜外和硬膜下血肿

硬膜外急性血肿除意识清醒，血肿量幕上＜30mL、幕下＜10mL，中线结构移位＜

1.0cm 者外，需手术治疗。术式包括骨瓣开颅清除血肿或骨窗开颅清除血肿以及钻孔穿刺清除血肿等，术后辅以脱水、引流、抗感染，脑细胞代谢药物，保证呼吸道通畅，预防和处理并发症等。若能早诊断、处理，在脑疝形成前清除血肿，多预后良好。

硬膜下急性血肿多病情重、进展快，致残致死率高，须尽早手术治疗。病情轻、进展慢者，亦应监测颅内压、意识、瞳孔、肢体活动、生命体征等，复查头颅 CT；如有加重，立即手术治疗。

2. 慢性硬膜外和硬膜下血肿

慢性硬膜外和硬膜下血肿须行钻孔冲洗外引流术。在钻孔冲洗引流术失败、引流后血肿残腔无法闭合，或血肿腔内凝血冲洗引流无效等情况下，宜进行骨瓣开颅、清除血肿、切除囊壁。部分硬膜下积液可经非手术治疗而痊愈，而大部分病例亦需手术处理。

（四）脑内血肿

脑内血肿视颅内压、意识障碍程度决定是否手术治疗。幕上脑内血肿超过 30mL、幕下血肿超过 10mL 时，可行脑室穿刺外引流或脑室切开清除积血。多发性颅内血肿的诊断需行头颅 CT 扫描，治疗多需手术；术前应全面分析，谨慎制订手术方案，将不同部位、不同类型的颅内血肿按轻重缓急一次手术清除；暂不需要手术者须密切观察，直到病情稳定。为避免术中对侧血肿增大、脑膨出，对多发性颅内血肿，应先清除一侧硬膜外血肿，再清除另一侧硬膜下血肿或脑内血肿；对于不同部位的同类型血肿，应先清除较大一侧的血肿，再清除较小一侧的血肿。

六、并发症及后遗症的防治

（一）外伤性癫痫

多见于颅脑穿透伤后，任何时期均可发生；但以伤后 3～6 个月发病率最高。早期发作与脑挫伤、脑水肿、血肿及凹陷性骨折有关。晚期发作多由脑脓肿、脑瘢痕和脑萎缩等引起。临床以局限性发作为主，亦可呈全面性发作。一般以内科治疗为主，可选用卡马西平、苯妥英钠、丙戊酸等药物。亦可针对病因进行相应的手术治疗。

（二）颅骨缺损

开放性颅脑伤清创术或闭合性颅脑损伤者进行去骨减压术后，可遗留颅骨缺损、直径 3cm 以上，临床有头晕、头痛，有时还引起恶心、呕吐和癫痫。且患者有怕碰伤等不安全感。位于额部影响面容等须修补。一般伤口愈合 3 个月后即可修补。

（三）颅脑损伤后综合征

颅脑损伤后，不少患者可留有某些神经方面或精神方面障碍的表现，统称为颅脑损伤后综合征。主要表现为头昏、头痛、恶心、厌食、疲劳、易激动、耳鸣、多汗、心悸、记忆力减退、精神萎靡、性功能减退、月经失调等。症状时轻时重，与患者精神情绪状态有一定关系。急性期过后，可让患者早点活动。对存在的临床症状给予适当的镇静剂和镇痛剂，关心体贴患者痛苦，以解除患者思想上对所谓“后遗症”不能治愈的紧张和忧虑，适当进行一些体疗，症状缓解后就鼓励患者转入正常的生活、学习和工作。

第二节　脑出血

颅内出血根据出血部位可分为硬膜外出血、硬膜下出血、蛛网膜下隙出血、脑实质内出血和脑室内出血等类型。本文所讨论的脑出血主要指脑实质出血和脑室内出血，即通常所称的脑出血或出血性脑卒中。脑出血按病因可分为外伤性脑出血和自发性脑出血两类，其中外伤性脑出血不在本章讨论范围之内。自发性脑出血可由高血压、颅内动脉瘤或血管畸形破裂等因素引起，亦可由颅内肿瘤出血或血液病等其他全身性疾病引发。脑出血占脑卒中患者的20%～30%，其中由高血压病引起的脑出血约占半数以上，其病死率（约40%）远高于其他缺血性脑病，且常遗留不同程度的神经功能障碍。本节将以高血压动脉硬化性脑出血为重点，探讨脑出血的外科诊断及治疗要点。

一、病因

关于脑出血病因和发病机制的探讨已有200多年，通过大量临床观察和病理、解剖研究，证实高血压是导致脑出血的主要原因，而高血压引起脑出血的主要机制是在脑动脉硬化基础上的动脉慢性病变，一旦有诱因致血压突然升高，即易引起脑出血。但到目前为止，脑出血的具体发生机制仍有争议。

（一）微动脉瘤学说

这是目前最为接受的观点。最早由Charca在1868年对脑出血患者行尸检时发现脑小动脉的粟粒状动脉瘤破裂可能是引起脑出血的原因。后来，RossRussel. Cole和Caplan等通过微血管造影或尸检发现，微动脉瘤多见于高血压患者（46%），也见于少数正常血压者（7%），多见于高血压脑出血者（85%），高血压脑未出血者较少（35%）；多见于65岁以上者（71%），而50岁以下者较少（10%）。微动脉瘤的部位与临床高血压脑出血好发部位吻合，多在壳核、苍白球、丘脑及小脑等。微动脉瘤直径为0.2～1.5mm。这些微动脉瘤有些瘤壁缺乏内膜层，有些瘤壁极薄，还有些是纤维胶原包绕血液形成的假性动脉瘤。所以在长期高血压基础上，这些微动脉瘤成为血管的薄弱环节，容易破裂发生脑出血。

（二）动脉壁病变学说包括以下几种损害

1. 动脉瘤的透明变性

高血压引起脑动脉硬化后，脑内小动脉管壁可出现退行性变，长期高压的结果使内膜通透性增加，血管内容物渗入管壁，引起管壁的缺氧改变，即呈光镜所见的脂质透明样变性或纤维样坏死。这是高血压脑出血常见的病理改变，也被认为是脑出血的病理基础之一。

2. 夹层动脉瘤

夹层动脉瘤是由血液进入血管壁夹层内使血管壁间发生剥离或在动脉壁内出现自发性血肿所致。夹层动脉瘤一般发生于升主动脉，此处经受血流动力的冲击最大，而主动脉弓的远端则病变减少、减轻，故夹层动脉瘤的发生部位也多数在升主动脉的根部，部分夹层动脉瘤从主动脉根部向远处扩延，病变可累及主动脉的各分支。

3. 脑动脉本身的结构

脑动脉外膜和中层结构薄弱，也是在高血压病时发生脑出血的解剖基础。

4. 脑血管淀粉样变性

虽与高血压无直接关系，但脑血管中层和外膜出现淀粉样物质沉积，导致动脉壁收缩能力受损及血管壁强度降低。在此情况下，如血压再升高，易发生血管破裂出血。

（三）脑梗死后出血

高血压脑动脉硬化引起脑动脉痉挛或栓塞后，远端脑组织缺血软化，脑动脉周围组织对血管的支持减少，可在血压升高时诱发脑出血。

（四）小静脉出血

高血压脑出血以脑小动脉出血为主。但由于静脉管壁本身的薄弱，也有部分出血来源于静脉血管破裂。

二、病理

高血压脑出血好发于基底节区以及脑干、小脑等深部神经核等，基底节区的豆纹动脉及丘脑穿通动脉破裂为最常见的原因。脑叶约占10%。其病理表现包括血肿及对周围脑组织的压迫两方面。普遍认为，高血压脑出血源于单次血管破裂，在数小时内凝固成新鲜的血肿，血肿可向内破入脑室，向外进入蛛网膜下隙，局限于脑实质内者有一个不规则的血肿腔，如未手术清除，脑内血块随时间逐渐液化、吸收、细胞崩解，释放含铁血黄素，囊腔渐缩小，内为黄色囊液。如血肿较大，则对脑组织压迫也较重，周围水肿明显，可致局部压力增高，脑组织移位、变形，形成脑疝。血肿周围组织在急性期有缺血水肿反应，可能有点状出血，严重者可发生软化坏死。随着血肿吸收，囊腔周围逐渐形成胶质瘢痕。高血压脑出血可引发一些神经系统的病理生理异常。

（一）脑水肿

脑水肿的成因包括高血压脑出血后，血脑屏障破坏引起血管源性脑水肿，脑组织受压，缺血缺氧引起的细胞毒性脑水肿，以及血肿液化过程中化学物质刺激产生的水肿。临床水肿的消退常慢于血肿的吸收。

（二）脑缺血

脑缺血的原因是局部脑血流量降低，引起脑血流降低的因素包括局部压迫引起的脑灌注压下降，颅内压增高引起全脑血流量下降，以及血肿液化时释放缩血管物质引起血管收缩等。这些因素引起的脑缺血可以加重高血压脑出血的继发性损害，影响预后。

（三）高颅压

引起颅内压增高的原因主要为脑内血肿、脑水肿引起的颅内容物增多，部分出血破入脑室引起梗阻性脑积水也可加速高颅内压的发生。

三、分类

高血压脑出血一般可按出血源动脉及出血部位分类。按发生率高低依次可分为壳核出血（40%～70%）、丘脑出血（约13%）、脑叶出血（约10%）、脑干出血（约10%）、小脑出血（约10%）、尾状核出血（3%～7%）、多灶性出血（1.5%～2.6%）。

四、临床表现

发病年龄多在50岁以上，寒冷时发病较多。可能有颅内压增高和血压增高的诱发因素。主要临床表现取决于出血量、速度和出血部位，主要症状包括：

（一）前驱症状

发病前数分钟至数日内发生，表现为头痛、头晕、精神障碍、视力下降、烦躁不安、肢体麻木、嗜睡等。

（二）一般症状

1. 意识障碍

可因出血量和部位不同表现为意识模糊直至深昏迷不等，部分少量出血患者可保持清醒。

2. 呕吐

颅内压增高，或脑干直接出血所致。

3. 头痛

患者在意识障碍之前多诉头痛。

4. 肢体瘫痪

多数患者出现不同程度的一侧肢体运动障碍，伴或不伴偏身感觉障碍和偏盲。

5. 库欣反应

患者颅内压增高，血压急剧升高，呼吸缓慢，有鼾声，脉搏慢而有力。

6. 其他症状

包括出血破入蛛网膜下隙引起脑膜刺激征状，以及失语、癫痫、瞳孔改变、视网膜出血、视盘水肿等。

（三）局部定位征象

1. 基底节区出血

高血压脑出血的最好发部位，尤以壳核为主，主要为豆状动脉破裂出血，向内累及内囊，故主要表现为对侧肢体偏瘫（常伴中枢性面瘫及舌瘫）、对侧偏身感觉障碍及偏盲，即临床所谓“三偏”，多数患者还有双眼持续向出血侧凝视。出血破入脑室者，病情进展快，意识障碍出现早，易累及丘脑下部而出现高热、代谢紊乱等，可有梗阻性脑积水症状。壳核的少量出血、症状较轻。

2. 丘脑出血

丘脑内侧核出血为丘脑穿动脉破裂所致，丘脑外侧核出血为丘脑膝状体动脉破裂所致。最常见的表现如下。

（1）丘脑性感觉障碍　即对侧头部、面部、躯干和肢体出现广泛的深浅感觉障碍。

（2）眼部征象　出现垂直凝视麻痹，眼震，对侧眼球向下，内侧反射性偏斜，聚合消失，同侧瞳孔缩小，双侧瞳孔不等大等。

（3）丘脑性言语障碍　言语缓慢，错乱，但认读尚可。

（4）情感障碍、体象障碍及智能障碍等。

（5）累及下丘脑出现高热和代谢紊乱等。

3. 脑叶出血

大脑皮质动脉破裂引起的皮质下出血，多在大脑半球的周边区。主要为颅内高压等一般表现，额叶出血可伴精神障碍，对侧偏瘫及运动性失语，颞叶出血可出现对侧眼上象限盲，顶叶出血为对侧眼下象限盲及对侧感觉障碍，枕叶出血为对侧偏盲（黄斑回避）。

4. 脑干出血

以脑桥出血为主，主要为基底动脉的分支破裂出血。主要症状包括剧烈头痛、恶心、呕吐、交叉性感觉障碍和交叉瘫，严重者迅速昏迷，针尖样瞳孔，四肢瘫痪，伴高热大汗及上消化道出血、急性肺水肿等多器官系统损害。中脑出血主要为眼部症状，出现复视，双侧瞳孔散大或不等大，出现眼震等，可有意识障碍和 weber 征。延髓出血罕见，表现为突发昏迷，呼吸、循环障碍，也可能有 Wallenberg 征。

5. 小脑出血

好发于齿状核，为小脑上动脉、小脑下动脉、小脑后下动脉等破裂所致。因颅后窝代偿空间小，所以小脑出血起病急，主要为突发枕部疼痛、呕吐、眩晕、眼震、共济失调等，并可能迅速出现意识障碍和枕骨大孔疝。可分为 3 型：

（1）暴发型　快速出血＞15mL，突然发病，迅速昏迷，很快死亡，常来不及诊治。

（2）一般型　又称进展型，为颅后窝压力增高及小脑功能障碍的典型表现，如能及时正确诊治，预后尚可。

（3）良性型　出血量较少（＜5mL），或颅后窝代偿空间较大者，症状较轻，以渐进的小脑功能障碍为主，及时诊断处理后，预后良好。

6. 脑室内出血

多为脑实质内出血破入脑室所致，也有少数为脑室内脉络丛或脑室壁血管破裂所致的原发性脑室内出血。出血少者易吸收，出血量大且快者易出现急性梗阻性脑积水，并易引起丘脑下部和脑干功能障碍，后果严重。

五、辅助检查

（一）CT 扫描

临床怀疑为高血压脑出血的患者，首选进行 CT 扫描，因其无创且迅速，能够详细了解血肿的大小、部位、范围及脑水肿程度，且重复检查便捷，能够清晰显示急性期 1mL 以上的出血情况。在急性期内，血肿呈现边界清晰的高密度影，CT 值介于 40～90HU，周围伴有“月晕状”低密度水肿带，宽度为 1～15mm。脑室和脑池可能发生不同程度的变形和移位。4～5 天后，血肿逐渐溶解，CT 值以每天 1～2HU 的速度递减，直径 2～3cm 的中等量血肿在 4～6 周内可转变为等密度。随着血肿进一步液化，可能形成低密度的囊性变，其 CT 值可与脑脊液相近。此外，CT 还能显示血肿破入脑室的形态及引发的梗阻性脑积水情况。脑室内血肿相较于脑实质血肿，吸收速度更快。

（二）MRI

MRI 不仅可以像 CT 一样显示血肿的形态变化过程，检测出 CT 未能发现的小病变，且能反映血肿溶解液化过程中的化学成分变化。急性期，血肿内主要含氧合血红蛋白和脱氧血红蛋白，故在 T_1 加权像呈等信号，在 T_2 加权像呈等信号或低信号；亚急性期至慢性期，释放出正铁血红蛋白，在 T_1、T_2 均逐渐转化为高信号；出血 2 个月以后的残腔期，腔内主要为含铁血黄素，故 T_1、T_2 均呈低信号。MRI 虽然可以显示更微小的病变，但价格昂贵，有人认为急性期使用 MRI 可加重出血，故临床一般只作为 CT 的补充，特别是怀疑幕下出血者。

（三）脑血管造影

对于临床不能排除动脉瘤或血管畸形破裂者使用。

（四）腰椎穿刺

无条件进行 CT 扫描者，腰穿发现红细胞可辅助诊断，但易诱发脑疝，慎用。

六、诊断

（一）诊断要点

①中老年患者；②有高血压病史；③突发颅压增高；④局灶神经功能障碍；⑤CT 扫描。结合临床和影像资料，多能正确诊断。

（二）须与以下疾病相鉴别

1. 脑梗死

特别是脑梗死伴出血时，临床也可出现颅内压增高与局部神经功能障碍，但 CT 扫描可见以低密度或混杂密度变化为主。

2. 动脉瘤破裂出血

主要为蛛网膜下隙出血，有明显的脑膜刺激征，意识障碍多能逐渐恢复。CT 发现自发性蛛网膜下出血（SAH）的中老年患者应行血管造影明确诊断。

3. 脑血管畸形破裂出血

出血部位多在脑实质内，但以青少年或青壮年为主，确诊有赖于脑血管造影。

4. 肿瘤卒中

颅内肿瘤内坏死可致血管破裂而发生肿瘤出血，也会出现急性颅内压增高及神经症状加重等，但大多已有肿瘤引起的颅内压增高或神经功能障碍，CT 或 MRI 易鉴别。

七、治疗

目的是降低颅内压，减轻水肿，改善脑功能及防治并发症，包括内科治疗和外科治疗

（一）内科治疗

1. 急性期处理

卧床休息，镇静止痛，维持呼吸、循环稳定，避免声、光等不良刺激，保证营养和内环境稳定。

2. 控制血压

既要降低颅内压，也要控制血压，将血压稳定在一个适当的范围，不致太高诱发再次出血，也不致过低加重脑缺血。降压应缓慢，应选用对扩张脑血管作用较好者，可选用硝苯地平或钙通道拮抗剂类，严重者可肌内注射利血平或硫酸镁，或在监护下静脉滴注硝普钠或硝酸甘油。

3. 降颅压

应用高渗脱水剂快速脱水，常用甘露醇或甘油，加用利尿剂（如呋塞米）效果更好，注意用药时监测肾功能和血糖、电解质，注意维持内环境稳定。

4. 止血剂

为预防再出血，有建议使用止血剂者，还可同时防止上消化道出血，多用氨基己酸、氨甲苯酸（止血芳酸）等。

5. 防治并发症

包括预防使用 H_2 受体拮抗剂防止消化道出血，防止感染、降温等。

6. 康复治疗

包括神经营养剂的应用及功能锻炼等。

（二）外科治疗

1. 适应证

①轻到中度意识障碍；②幕上血肿＞30mL，中线移位者；③小脑出血＞10mL，或症状明显者；④脑疝早期；⑤梗阻性脑积水。对于意识清醒的小量出血患者或脑干、丘脑出血者，内科治疗效果优于外科手术。而对于深度昏迷、双侧瞳孔散大，或生命体征已完全紊乱者，外科手术的意义不大。

2. 手术时机

一旦有手术指征，应尽早手术，如能在脑缺血、脑水肿加重前，即所谓发病后 6 小时的超早期内手术，效果较佳。总之，如能于继发性损害发生之前清除血肿、降低颅内压，将对神经功能的恢复有积极意义。

3. 手术方案

（1）开颅清除血肿　根据血肿部位选择相应手术入路，清除大部分血肿；脑组织减压即可，不必强求非常彻底；对水肿明显、颅压较高者，可切开天幕作内减压，或弃骨瓣作颞肌下减压。

（2）脑室钻孔引流　出血破入脑室引起梗阻性脑积水者，可做脑室钻孔引流，并可注射尿激酶或链激酶溶解血块。

（3）立体定向血肿清除术　于立体定向下穿刺抽吸引流血肿，清除部分血肿后可置管使用纤溶药物溶解残余血肿。

（4）神经内镜手术　在内镜直视下，经工作道吸除血肿，对丘脑等深部血肿效果尤佳。

（5）锥孔或钻孔血肿引流　紧急情况下，直接穿刺引流血肿，降低颅内压，或对全身情况欠佳者于局麻下使用。但减压不充分，易致新的损伤。

第五章 胸外科疾病

第一节 肋骨骨折

肋骨是构成骨性胸廓最主要的成分。肋骨富有弹性，由后上向前下走行，同一根肋骨前后水平距离几乎相差 4 根肋骨宽度，正因为这种结构，使肋骨不仅保护着胸腔和腹上区脏器，而且参与呼吸运动。吸气时，胸廓向前上、外上抬举，使前后径和左右径同时扩大，胸腔负压亦加大、双肺随之膨胀；呼气时，由于肺的弹性回缩作用，使肺又恢复到自然状态，从而保证了氧气和二氧化碳的交换。

肋骨骨折是平时和战时最常见的胸部损伤，尤其是钝性挤压伤下的发生率更高。据报道，在平时住院的胸部患者中有 60％～80％可见肋骨骨折。

一、病因与发病机制

（一）直接暴力

骨折多发生在暴力作用部位，骨折端多向内刺，容易损伤肋间血管、胸廓内血管、胸膜、肺组织及邻近脏器。

（二）间接暴力

骨折多由胸廓受到挤压所致，暴力沿前后肋骨传导，导致肋骨成角处折断。骨折通常发生在胸廓外侧，如腋中线、腋后线或腋前线处，骨折断端多向外侧突出，从而减少内脏损伤的机会。若暴力过大，除了传导性骨折外，暴力点处也可能发生直接骨折，此时需注意局部内脏损伤的可能性。

由于胸廓后上背部有肩胛骨保护，前上胸部有锁骨及厚实肌群支撑，第 9、10 肋骨连接于更具弹性的肋弓，第 11、12 肋骨为游离肋骨，因此这些肋骨不易发生骨折。一般而言，骨折的好发部位多在第 4 至 9 肋骨。骨折的发生与年龄有明显关系，发生率与年龄成正比。少儿和幼儿的肋骨富于弹性，一般不易骨折，即使骨折也常为青枝骨折。而成年人，尤其是老年人，由于骨质弹性减弱和骨质疏松，更容易发生骨折，且情况较为严重。在相同暴力作用下，年轻人发生的肋骨骨折较少且较轻，而老年人更易出现多根多处骨折，甚至一根肋骨有三四处折断的情况也时有发生。有时，老年人在剧烈咳嗽或打喷嚏时也可能引发骨折。据 Trinkle 报道，80 岁以上老年人肋骨骨折的病死率可达 20%。

一般而言，直接暴力导致的肋骨骨折，容易造成骨折断端下的内脏损伤，需特别警惕。例如，低位肋骨骨折不仅可能伤及膈肌，还可能刺破脾脏和肝脏；近脊柱旁的低位肋骨骨折，由于骨折两断端各向后内、外着力，可能导致后腹膜内肾脏和十二指肠降部、横部刺破和牵拉破裂；左前近心包部的肋软骨骨折可致心包、心脏及大血管损伤；锁骨和第 1、2 肋骨骨折时，应警惕锁骨下动静脉损伤。

据 Albers 等报道，第 1 至第 2 肋骨骨折的病死率约为 5%，这与暴力较大且常伴有严重血管合并伤有关。

二、分类

患者仅发生 1 根肋骨骨折者称为单根骨折。发生 1 根肋骨 2 处或 2 处以上骨折者称单根 2 处或多处骨折。发生 2 根或 2 根以上骨折者称为多根骨折。多根相邻的肋骨如发生骨折并有多处骨折称多根多处系列骨折。

三、临床表现

单纯肋骨骨折都有明显疼痛，甚至平静呼吸时亦如此，在咳嗽、深呼吸和身体转动时加剧，这不仅给患者带来痛苦，也可使患者胸壁肌肉产生反射性痉挛，导致呼吸表浅，不敢咳痰而导致胸部伤后可能产生的呼吸道分泌物或血痰不易咳出，常出现轻度呼吸困难和低氧血症，有时患者在短期内可并发肺不张、肺炎，尤其老年人发生的概率明显增高。体格检查可以发现骨折部位肿胀、皮肤瘀斑、压痛，有时可以触及骨擦感和听到骨擦音。

四、辅助检查

（一）X 线检查

1. 常规胸部平片上肋骨骨折直接征象

（1）由于断端重叠形成线性或带状密度增高影。

（2）骨折处外形改变，断端分离、移位，骨折片存在。

（3）骨痂生成，骨折线模糊或消失。

2. 可疑骨折表现的间接征象

（1）与对侧肋骨及邻近序列肋骨比较，肋骨走行及肋间隙有改变，骨折处软组织改变。

（2）心影后和膈下肋骨与心影和膈面重叠而掩盖，腋段肋骨由于近矢状面走行较陡、肋骨重叠及此处胸壁软组织厚度增加导致显示较差。

（3）有一部分肋骨骨折在 X 线片中不易被发现，因而误、漏诊的可能性较大。透视下能多角度地观察患处，使本来重叠的影像分离开来，把最佳角度观察到的肋骨骨折情况拍摄下来，准确地显示肋骨骨折的部位、数目、类型及移位情况，有时需要行高电压肋骨像检查。

（二）计算机断层扫描检查

普通计算机断层扫描因受限于扫描速度慢、重建质量差等因素，观察肋骨骨折的效果不佳。而采用多层螺旋计算机断层扫描容积再现技术（VRT）和三维重建进行肋骨骨折的诊断，通过曲面重建图像，能够有效观察骨折的部位、数量、形态和移位方向，以及是否有骨痂形成。对于不全骨折、前肋骨折，尤其是靠近肋软骨和胸椎、无明显移位的骨折，多层螺旋计算机断层扫描的三维重建技术展现出显著优势。

（三）超声检查

高频超声具有胸部 X 线片所不具备的优点。

（1）高频超声检查不受患者骨折部位的影响，可从多方位探测，而胸部 X 线片受摄片体位影响较明显。

（2）高频超声对肋骨、肋软骨具有很高的分辨率，5～10MHz 的频率能清晰地分辨出骨膜和软骨组织，能较为清晰地显示骨皮质的连续性，对不完全骨折或移位微小的骨折能做出诊断。

（3）高频超声能动态地显示图像，可以在患者呼吸过程或体位改变过程中发现骨折。此外，高频超声还能鉴别骨折所致局部肿胀是血肿还是软组织水肿，可以弥补胸部 X 线片的某些不足。

五、诊断

根据胸部受伤病史、局部体征及 X 线表现，一般诊断并不困难。由于常规胸片经济、快速，目前仍是肋骨骨折的主要检查手段，但它同时也存在一些缺点，如在合并有腹部脏器损伤时，平片便很难发挥作用。因此，在临床工作中，根据具体情况配合计算机断层扫描等进一步检查或可加摄特殊体位，常采用电透下多体位观察点片，以避免肋骨相互重叠及其他器官的影响，提高肋骨骨折检出率。

诊断重点是把影响患者预后的浮动胸壁（连枷胸）、胸部和腹上区脏器继发性损伤和可能发生的并发症、肺挫伤、急性呼吸窘迫综合征、肺不张、肺炎等诊断出来。

六、治疗

（一）单纯肋骨骨折的治疗原则

治疗原则包括止痛、固定和预防肺部感染。止痛剂可通过口服或肌内注射方式给予。肋间神经阻滞或痛点封闭不仅能有效止痛，还能改善呼吸和咳嗽功能。肋间神经阻滞操作时，将 0.5%或 1%普鲁卡因 5mL 注射于脊柱旁 5cm 处的骨折肋骨下缘，注射范围覆盖骨折肋骨上、下各 1 根肋骨。痛点封闭则是将普鲁卡因直接注射于肋骨骨折处，每处 10mL，必要时可重复一次阻滞或封闭。半环式胶布固定法有助于稳定骨折和缓解疼痛，具体方法是用 5～7cm 宽的胶布数条，在呼气状态下自后而前、自下而上叠瓦式粘贴于胸壁，胶布相互重叠 2～3cm，两端需超过前后正中线 3cm，范围包括骨折肋骨上、下各 1

根肋骨。然而，由于该方法止痛效果有限、限制呼吸且可能引发皮肤过敏等并发症，除在转送患者时考虑使用外，一般不作为常规手段。临床上更常采用多头胸带或弹力束胸带，效果显著。预防肺部并发症的关键在于鼓励患者咳嗽、经常坐起和辅助排痰，必要时可行气管内吸痰术，并适量给予抗生素和祛痰剂。

（二）连枷胸的处理

在遵循上述治疗原则的基础上，连枷胸的处理需特别关注以下几点：尽快消除反常呼吸运动，保持呼吸道通畅和充分供氧，纠正呼吸与循环功能紊乱以及防止休克。当胸壁软化范围较小或位于背部时，反常呼吸运动可能不明显或不严重，可采用局部夹垫加压包扎。然而，若浮动幅度达到 3cm 以上，可能引发严重的呼吸与循环功能紊乱；若浮动幅度超过 5cm 或为双侧连枷胸，则需紧急处理。首先暂时予以夹垫加压包扎，随后进行肋骨牵引固定。传统方法多采用布巾钳重力牵引，即在浮动胸壁中央选择 1～2 根能负重的肋骨，局麻后在其上、下缘各刺一小口，用布巾钳钳住肋骨，注意避免损伤肋间血管和胸膜，然后用牵引绳系于钳尾部，通过滑车用 2～3kg 质量块牵引 2 周左右。目前，已有多种基于类似原理设计的牵引器，使用特制钩代替布巾钳，胸壁外固定牵引架代替滑车重力牵引，操作简便，患者可起床活动且便于转送。对于需行开胸手术的患者，可同时对肋骨骨折进行不锈钢丝捆扎和缝扎固定，或用克氏针进行骨髓内固定。目前，已不主张对连枷胸患者一律采用控制性机械通气来消除反常呼吸运动（呼吸内固定法），但对于伴有严重肺挫伤且并发急性呼吸衰竭的患者，及时进行气管内插管或气管切开后应用呼吸机治疗仍至关重要。

（三）肋骨骨折转归

肋骨骨折通常在 2～4 周内可稳定并自行愈合，治疗过程中并不像四肢骨折那样强调断端对合。单纯性肋骨骨折本身并不致命，治疗重点在于处理连枷胸、各种合并伤及防治并发症，尤其是呼吸衰竭和休克。

第二节　创伤性气胸

正常胸腔是不含气体的间隙，其间压力低于大气压而呈负压。胸部创伤累及胸膜、肺或气管，使空气经胸壁或肺及气管的破口进入胸腔，称为创伤性气胸。食管破裂也可成为引起气胸的原因。许多医源性损伤，如锁骨下静脉穿刺、人工呼吸、胸外心脏按压、肺穿刺活检，甚至针刺治疗等均有可能引起气胸。

根据创伤的开放性或闭合性，以及胸腔内压力的改变，气胸分为闭合性气胸、开放性气胸和张力性气胸 3 类。

一、闭合性气胸

（一）病因

多见于胸部闭合伤，空气经肺裂伤的破口或胸壁小的创口进入胸腔，由于破口迅速闭合，气体不再增多，胸腔压力仍然低于大气压。

（二）病理生理

小量气胸多无呼吸困难，大量气胸可引起肺萎陷，除呼吸面积减少外，肺萎陷后可导致肺内由右向左分流，也是造成患者缺氧的重要原因，但由于萎陷肺内血管阻力增加，血流也明显减少，如健侧肺功能基本正常，所造成的缺氧仍可代偿。

（三）临床表现

患者的临床表现主要取决于肺受压萎陷的程度及患者伤前的肺功能情况。小量气胸指肺萎陷在30%以下，患者可无明显的呼吸与循环功能障碍。中量气胸指肺萎陷在30%～50%，超过50%则为大量气胸。中量或大量气胸最常出现的症状是胸痛及气急，检查时气管微向健侧移位，伤侧胸部叩诊呈鼓音，呼吸音明显减弱或消失。少数患者可出现皮下气肿。胸部X线检查是诊断闭合性气胸的重要手段。中量或大量气胸诊断多无困难，但小量气胸容易漏诊，若伤情允许，立位后前位摄片能清楚地显示气胸的程度。

（四）治疗

小量闭合性气胸一般无需特殊治疗，胸腔内气体可逐渐吸收，萎陷肺随之复张，胸腔的压力也逐渐恢复正常。中量或大量闭合性气胸应特别注意，警惕张力性气胸的发生，采用胸腔穿刺抽气治疗或放置胸膜腔闭式引流管。但多数主张放置胸腔闭式引流管，即可迅速使肺复张，改善患者缺氧症状，避免发生张力性气胸。胸腔闭式引流管的适应证包括：①中量到大量气胸；②无论气胸多少，只要有呼吸困难者；③非手术治疗中气胸增加者；④胸腔闭式引流管拔出后气胸复发者；⑤需要用机械辅助通气者；⑥需行全身麻醉者；⑦并发有血胸者；⑧双侧气胸；⑨张力性气胸。

肺复张后有可能发生患侧肺的复张性肺水肿。并发症的发生机制可能为肺的长期萎陷、缺氧等使萎陷肺泡壁的渗透性改变，肺泡表面活性物质丧失，引流时强烈的胸腔内负压可使患侧肺毛细血管压力及血流增加，从而促使发生间质性肺水肿。这种并发症多见于自发性气胸，而创伤性气胸由于得到及时处理，早期肺就得到复张，故少见，但仍应注意。

二、开放性气胸

（一）病因

主要是火器或锐器暴力致伤，胸壁伤口穿破胸膜，外界空气进入胸腔，空气可随呼吸自由出入胸腔（图5-1），引起一系列严重的病理生理变化，使患者的呼吸与循环功能迅速发生严重的紊乱导致。

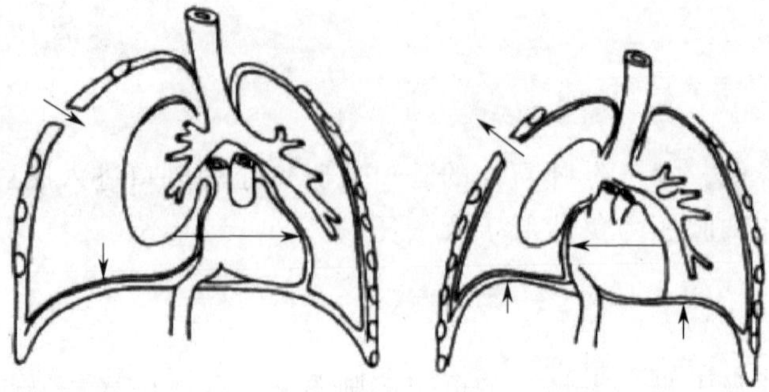

图 5-1 开放性气胸

（二）病理生理

当胸腔有一较大伤口与外界相通时，胸腔内变为大气压，使肺完全压缩，两侧胸腔压力不平衡，纵隔不稳定并呈摆动状态。吸气时，由于对侧胸腔的负压，纵隔向健侧移位，健侧肺也受到一定压缩，严重影响通气功能。呼气时，纵隔则向反方向移位，这种纵隔移动称为纵隔摆动。纵隔摆动引起心脏大血管时而移位，影响静脉血回流，可导致循环功能紊乱。纵隔摆动刺激纵隔及肺门神经丛，可加重或引起休克。残气的对流（又称“气摆动”），加重了缺氧。吸气时将伤侧肺内的残气吸入健侧肺内，呼气时健肺从气管排出部分残气的同时，也有不少残气被送入伤侧肺内，造成残气在两肺间来回流动。这部分残气二氧化碳含量高，影响气体交换，加重缺氧。

（三）临床表现

患者表现烦躁不安、呼吸严重困难、脉搏细弱而频数、血压下降等。胸部穿透伤时在呼吸时有空气进出伤口的响声，伤侧呼吸音消失或减弱。

（四）治疗

所有开放性气胸均有可能危及患者生命，一经发现，必须紧急处理。

（1）立即封闭胸腔伤口，如先用纱布填塞伤口，再用胶布固定以使开放性气胸转变为闭合性气胸，但必须防止有张力性气胸的危险。

（2）立即气管内插管进行机械呼吸，在严重损伤时这是最好的治疗方法。在呼吸循环功能紊乱尚未得到纠正或稳定前，如无其他需要紧急手术的适应证，清创手术在气管内插管麻醉下施行，仔细检查伤口，置入胸腔闭式引流管，再关闭胸腔。气管内插管麻醉能立即消除纵隔摆动，使肺复张。

（3）应用抗生素防治感染。

三、张力性气胸

（一）病因

闭合性或穿透性损伤均可引起张力性气胸。

（二）病理生理

肺或支气管的损伤很小，由于裂伤的创口呈单向活瓣，吸气时空气推开活瓣进入胸腔（图 5-2），呼气时活瓣闭合，因而随呼吸使空气源源不断地进入胸腔，胸腔内压力不断增加，肺组织被完全压缩，并将纵隔推向健侧，使健侧肺受挤压，呼吸通气面积减少，但血流仍灌流不张的肺泡产生分流，可引起严重呼吸功能障碍、低氧血症。这时由于胸内正压使静脉回心血量减少，另外纵隔移位使心脏大血管扭曲，将迅速导致呼吸与循环功能衰竭。

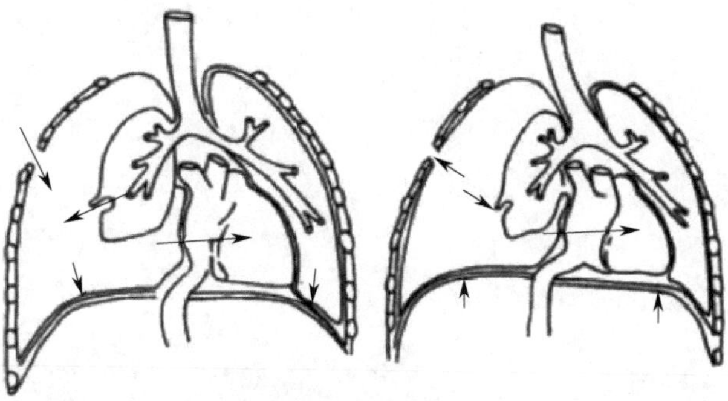

图 5-2　张力性气胸

（三）诊断

临床诊断一般较容易，伤侧胸壁饱满，肋间隙变平，患者呼吸活动减弱，气管向对侧移位，使空气吸入受阻。叩诊呈鼓音，呼吸音减弱或消失。如患者躁动不安、大汗淋漓、高度呼吸困难、发绀、所有胸颈呼吸肌均参与剧烈动作、脉快而细弱、血压下降并常伴有纵隔及皮下气肿。一旦出现上述症状应立即处理，不应拖延或拍摄 X 线胸片，若因张力性气胸已出现血压下降，则数分钟后心搏将停止。

注意在应用机械通气时可并发张力性气胸。潮气量正常，而通气压增加伴有中心静脉压升高，表示存在张力性气胸。

有以下两种情况使诊断困难。①在严重肺损伤时出现严重肺水肿，或已有纤维化者，肺无法被压缩，因此，即使出现张力性气胸，仍能闻及呼吸音。②若已有胸膜粘连，仅可产生局限性张力性气胸，这时几乎无法从临床做出诊断。X 线胸片见整侧肺压缩，纵隔向对侧移位，横隔平坦，圆顶消失。在这种病例中，纵隔移位是重要的诊断依据。

（四）治疗

正确的治疗是立即减压，可先放置胸腔闭式引流管，使大量气体得以逸出。如一时无胸膜腔引流管，则可在第 2 或第 3 肋间锁骨中线，用粗针穿入排气减压使张力性气胸转变为单纯性气胸。可于穿刺针尾端拴一橡胶指套，其顶部剪一小口，制成活瓣排气。或可将静脉输液用的乳胶管取下，下端放入 100～200mL 盐水输液瓶内，并于瓶口用胶布固定，以防滑出。

患者经急救处理，一般情况有所改善。应于局部麻醉下在锁骨中线第 2 或第 3 肋间隙插管，做胸腔闭式引流术。漏气停止及肺充分膨胀后 24～48 小时即可拔管。如胸腔闭式引流有重度漏气，呼吸困难改善不显著，肺未能复张，疑有严重的肺裂伤或支气管断裂时，应行开胸探查，修复漏气的破裂口。

有学者指出即使临床判断有错误，或置入胸膜腔闭式引流管后未发现张力性气胸，也无特殊妨碍。反之，如张力性气胸被误诊或延误治疗，则多导致致命后果。

第六章

胃肠外科疾病

第一节　急性胃扭转

胃因各种原因发生沿其纵轴或横轴的过度转位称为胃扭转，但先天性内脏反位除外。胃扭转可发生于任何年龄，但以40～60岁多见。胃扭转在临床并不常见，有急性和慢性之分，慢性较急性常见。急性胃扭转与解剖异常有密切关系，发展迅速，不易诊断，常导致治疗延误，以往报道病死率可高达30%～50%，但随着现代诊疗技术的进步，病死率已降至1%～6%。

一、病因

急性胃扭转多数存在解剖学因素，在不同诱因激发下致病。胃的正常位置主要依靠食管下端和幽门固定，其他部位由肝胃韧带、胃结肠韧带、胃脾韧带以及十二指肠制约，故不能作180°转动。若韧带松弛或缺如，在某些诱因下可发生部分或全部胃扭转。暴饮暴食、急性胃扩张、胃下垂等都是胃扭转的诱发因素。较大的食管裂孔疝、膈疝、膈肌膨出、周边脏器（如肝脏或胆囊）的炎性粘连等，都可使胃的解剖位置发生变化或韧带松弛，发生继发性胃扭转

二、临床分型

根据扭转方式不同，可分为以下3型。

（一）纵轴型或器官轴型

胃沿贲门与幽门的连线（纵轴）发生旋转，胃大弯向上向右翻转，致小弯向下、大弯向上。胃可自前方或后方发生旋转，有时横结肠亦随大弯向上移位。

（二）横轴型或系膜轴型

即胃沿小弯中点至大弯的连线（横轴）发生旋转。幽门向上向左旋转，胃窦转至胃体之前，或胃底向下向右旋转，胃体转至胃窦之前。胃前后壁对折形成两个腔。

（三）混合型

混合型扭转兼有上述两型不同程度的扭转，约占10%。3种类型中以横轴型扭转常见，纵轴型次之，混合型少见。

三、临床表现

急性胃扭转起病急骤，表现为突发的剧烈上腹部疼痛，疼痛常放射至背部或左胸肋部。患者常伴有频繁呕吐，但呕吐量不多，且不含胆汁；若为胃近端梗阻，则表现为干呕。胃管往往难以插入。体检可见上腹部膨胀，而下腹部则柔软平坦。当急性胃扭转导致较完全的贲门梗阻时，上腹局限性膨胀疼痛、反复干呕以及胃管无法插入这三联征被视为诊断的重要依据。若扭转程度较轻，则临床表现可能不典型。

四、诊断

（一）实验室检查

血常规可出现白细胞、中性粒细胞升高，出现并发症（如上消化道大出血）时，则出现急性血红蛋白下降。亦可出现低钠、低钾血症等。

（二）影像学检查

1. X线检查

立位胸腹部平片可见左上腹有宽大液平的胃泡影，胃角向右上腹或向后固定，不随体位改变，左侧膈肌抬高或有膈疝表现，犹如胃泡位于下胸腔。

2. 上消化道钡剂检查

在胃扭转早期可见十二指肠无钡剂充盈，典型表现为钡剂不能通过幽门。若经胃管减压成功，缓解急症状态后再行钡剂造影检查，纵轴型扭转可见胃上下颠倒，胃大弯位于胃小弯之上，胃底液平面不与胃体相连，胃体变形，幽门向下，胃黏膜皱襞可呈扭曲走行；横轴型扭转可见胃食管连接处位于膈下的异常低位，而远端胃位于头侧，胃体、胃窦重叠，贲门和幽门可在同一水平，食管下端梗阻，呈尖削阴影。

（三）内镜检查

急性胃扭转时行胃镜检查有难度，可发现镜头插入受阻，胃内解剖关系失常，包括胃大弯侧纵行皱襞在上方，而胃小弯在下方，胃前后位置颠倒，胃形态改变或消失，无法看见幽门等。有些患者可发现有食管炎、胃肿瘤或胃溃疡。经内镜充气或旋转镜身等操作后部分胃扭转可复位，成为胃扭转良好的非手术治疗选择。

五、治疗

急性胃扭转在临床上较为罕见，且其临床表现与其他急腹症相似，容易导致误诊。发生急性胃扭转时，应首先尝试放置胃管，若能抽出部分液体和气体，可缓解急性症状，为进一步检查和治疗创造条件。胃镜已成为诊断和治疗该病的主要手段。

胃镜复位方法如下：胃镜通过贲门后，先注气扩张胃体腔，然后循腔进镜，以确定胃扭转的类型、部位、方向和程度，根据胃扭转的类型采取相应的复位方法。若胃腔内潴留液过多，应先吸出再注气循腔进镜，根据扭转方向逆时针或顺时针旋转镜身并向前推进，若能看见贲门，继续注气即可复位，有时需旋转数次方能成功。若侧卧位时胃镜不易进入胃腔，可让患者变换为仰卧位，以便更容易置入胃镜。复位后，可对患者腹部加压，并进流质饮食 3 天。

若胃管减压和内镜诊疗未能成功，应立即进行急诊手术治疗。胃扭转可能导致胃壁缺血性坏死，但这种情况较为罕见。多数情况下，术前诊断难以明确，常因急腹症进行剖腹探查，术中明确诊断。若胃扩张明显，应先抽除积气积液后再探查。若发现导致胃扭转的病因，如疝、胃肿瘤和溃疡粘连、周围韧带松弛等，应针对病因进行手术治疗，如膈疝修补和胃固定术等。若需行胃切除术或较复杂的手术，必须评估患者整体情况，在可耐受的情况下进行。否则，应遵循损伤控制原则（DC），以最简单迅速的方式结束手术，待病情好转后再行后期治疗。围术期需纠正水、电解质紊乱，给予液体和营养支持，术后应持续胃肠减压数日。

第二节　急性胃扩张

急性胃扩张是指短期内由于大量气体和液体积聚，胃和十二指肠上段高度扩张而引起的一种综合征。通常为某些内外科疾病或麻醉手术的严重并发症。

一、病因

某些器质性疾病和功能性因素均可并发急性胃扩张，常见的病因归纳为 3 类。

（一）外科手术

创伤，麻醉和外科手术，尤其是腹腔、盆腔手术及迷走神经切断术，均可直接刺激躯体或内脏神经，引起胃的自主神经功能失调，导致胃壁反射性抑制，造成胃平滑肌弛缓，进而形成扩张。麻醉时气管插管，术后给氧和胃管鼻饲，亦可使大量气体进入胃内，形成扩张。

（二）疾病状态

胃扭转、嵌顿性食管裂孔疝以及各种原因所致的十二指肠壅积症、十二指肠肿瘤、异物等均可引起胃潴留和急性胃扩张；幽门附近的病变，如脊柱畸形、环状胰腺、胰腺癌等偶可压迫胃的输出道引起急性胃扩张；躯体部上石膏套后 1～2 天引起的所谓“石膏套综合征”，可能是脊柱伸展过度，十二指肠受肠系膜上动脉压迫的结果；情绪紧张、精神抑郁、营养不良均可引起自主神经功能紊乱，使胃的张力降低和排空延迟；糖尿病神经病变、抗胆碱能药物的应用；水、电解质代谢紊乱、严重感染（如败血症）均可影响胃的张力和胃的排空，导致急性胃扩张。

（三）各种外伤产生的应激状态

尤其是上腹部挫伤或严重复合伤，其发生与腹腔神经丛受强烈刺激有关。

（四）其他

短时间内进食过多也是特殊原因。

二、病理生理

当胃扩张到一定程度时，胃壁肌肉张力减弱，使食管与贲门、胃与十二指肠交界处形成锐角，阻碍胃内容物排出，膨大的胃可压迫十二指肠，并将系膜及小肠挤向盆腔。因此，牵张系膜上动脉压迫十二指肠，造成幽门远端梗阻。唾液、胃、十二指肠液和胰液、肠液分泌亢进，均可使大量液体积聚于胃内，加重胃扩张。扩张的胃还可以机械地压迫门静脉，使血液瘀滞于腹腔内脏，亦可压迫下腔静脉，使回心血量减少，最后可导致周围循环衰竭。由于大量呕吐、禁食和胃肠减压引流，可引起水和电解质紊乱。

三、临床表现

大多起病缓慢，迷走神经切断术者常于术后第 2 周开始进流质饮食后发病。主要症状有腹胀、上腹或脐周隐痛、恶心和持续性呕吐。呕吐物为浑浊的棕绿色或咖啡色液体，呕吐后症状并不减轻。随着病情的加重，全身情况进行性恶化，严重者可出现脱水、碱中毒，并表现为烦躁不安、呼吸急促、手足抽搐、血压下降和休克。突出的体征为上腹膨胀，可见毫无蠕动的胃轮廓，局部有压痛，叩诊过度回响，有振水音。脐右偏上出现局限性包块，外观隆起，触之光滑有弹性、轻压痛，其右下边界较清，此为极度扩张的胃窦，称“巨胃窦症”，是急性胃扩张特有的重要体征，可作为临床诊断的有力佐证。

本病可因胃壁坏死发生急性胃穿孔和急性腹膜炎。

四、诊断

根据病史、体征，结合实验室检查和腹部 X 线征象，诊断一般不难。手术后发生的胃扩张常因症状不典型而与术后一般胃肠症状相混淆，造成误诊。此外，应和肠梗阻、肠麻痹相鉴别，肠梗阻和肠麻痹主要累及小肠，腹胀以腹中部较为明显，胃内不会有大量积液和积气，抽空胃内容物后患者也不会有多大好处，X 线平片可见多个阶梯状液平。

实验室检查可发现血液浓缩、低血钾、低血氯和碱中毒。立位腹部 X 线片可见左上腹巨大液平面和充满腹腔的特大胃影及左膈肌抬高。

五、治疗

暂时禁食，放置胃管持续胃肠减压，纠正脱水、电解质紊乱和酸碱代谢平衡失调。低血钾常因血液浓缩而被掩盖，应予注意。病情好转 24 小时后，可经胃管内注入少量液体，如无潴留，即可开始少量进食。如无好转则应手术。过度饱餐所致者，胃管难以吸出胃内容物残渣或有十二指肠梗阻及已产生并发症者亦应手术治疗。手术方式一般以简单有效为原则，如单纯胃切开减压、胃修补及胃造口术等。胃壁坏死常发生于贲门下及胃底近贲门处，由于坏死区周围炎症水肿及组织菲薄，局部组织移动性较差，对较大片坏死的病例，修补或造口徒劳无益，宜采用近侧胃部分切除加胃食管吻合术。

六、并发症

急性胃扩张可能导致胃壁坏死，进而引发急性胃穿孔和急性腹膜炎。

当胃扩张到一定程度时，胃壁肌肉张力减弱，使食管与贲门、胃与十二指肠交界处形成锐角，阻碍胃内容物排出。膨大的胃不仅压迫十二指肠，还将系膜及小肠挤向盆腔，从而牵拉肠系膜上动脉，压迫十二指肠，造成幽门远端梗阻。唾液、胃液、十二指肠液以及胰液和肠液分泌亢进，均可导致大量液体积聚于胃内，进一步加重胃扩张。

扩张的胃还可能机械性地压迫门静脉，使血液瘀滞于腹腔内脏，同时压迫下腔静脉，减少回心血量，最终可能导致周围循环衰竭。此外，由于大量呕吐、禁食和胃肠减压引流，患者还可能发生水和电解质紊乱。

七、预后

近代外科在腹部大手术后多放置胃管，术后多变换体位，注意水、电解质及酸碱平衡，急性胃扩张发生率及死亡率已大为降低。

第三节　消化性溃疡

消化性溃疡主要是指胃、十二指肠的溃疡，是最常见的疾病之一。主要病变是黏膜的局限性组织缺损、炎症与坏死性病变，深达黏膜肌层。溃疡的形成有多种因素，但酸性胃液对黏膜的消化作用是基本因素，故称为消化性溃疡。十二指肠溃疡占消化性溃疡的80%。最近30年来，国内外十二指肠溃疡的发病率和住院率逐步减少，但溃疡病的急性并发症，如穿孔、大出血、幽门梗阻，需入院做急诊手术的病例并没有减少，因而外科治疗在溃疡病的治疗中仍有重要地位。

一、十二指肠溃疡

胃酸在十二指肠溃疡的发病机制中起重要作用，早在1910年，Schwartz就提出“无酸就无溃疡”。此外，十二指肠黏膜防御机制减弱和幽门螺杆菌也在十二指肠溃疡的发生发展中发挥重要作用。

典型的十二指肠溃疡发生在十二指肠第一部（95%），最常见在距幽门3cm以内（90%），发生在前后壁机会均等，偶可见两者均同时存在。十二指肠溃疡一般不发生恶变。未经治疗的十二指肠溃疡自然史为自发性愈合和复发交替，至少60%的愈合的十二指肠溃疡在1年内复发，80%～90%的在2年内复发。

（一）临床表现

1. 症状

（1）节律性、周期性上腹疼痛，10%以上患者可无症状。

（2）春、秋季节多发，夏季和冬季缓解。

（3）一般发生在餐后1.5～3小时，常可夜间痛醒，进食和服抗酸药后缓解。

（4）疼痛性质的改变提示可能产生并发症，如溃疡疼痛变成持续性，不再为食物或抗酸药缓解，或放射至背部，提示溃疡可能穿透。

2. 体征

（1）常规体检一般无异常发现。

（2）急性溃疡发作期，可出现上腹部轻压痛。

（二）辅助检查

1. 上消化道内镜检查

可见溃疡面。内镜检查是十二指肠溃疡诊断的最重要方法，不仅可作出十二指肠溃疡的诊断，亦可检查其他病变，如胃溃疡、十二指肠炎、胃炎或食管炎。

2. 上消化道钡餐检查

典型可见龛影，可作为十二指肠溃疡的初步诊断依据。钡餐检查亦可用于其他病变的鉴别诊断。如钡餐检查有龛影，一般不再做内镜检查。

3. 胃酸测定和血清促胰液素测定

主要用于胃泌素瘤的排除。胃酸在十二指肠诊断中的作用有限，但术前和术后测定胃酸，有助于评估患者在接受迷走神经切断术后，迷走神经是否被完全切断。迷走神经切断术后，单胺氧化酶水平可降低70%。

（三）鉴别诊断

1. 慢性胆囊炎

右上腹痛多为餐后发作，常向右肩和背部放射，可伴发热。多伴有厌食油腻食物，超声检查多可确诊。

2. 慢性胰腺炎

反复发作性腹痛，多在饭后或酗酒后发作，呈持续性，患者常采取一些体位来减轻疼痛。伴有消瘦和营养不良，晚期出现腹泻、糖尿病等症状。B超可见胰腺肿大，内部回声不均匀，胆管、胰管扩张等；CT检查可见胰腺不规则，内有钙化灶及结石表现。

3. 功能性消化不良

症状无特异性。其X线检查正常。

4. 胃泌素瘤

为来源于胰腺G细胞的肿瘤，肿瘤往往<1cm，生长缓慢，大量分泌促胃液素，刺激

壁细胞增生，分泌大量胃酸，导致胃、十二指肠壶腹部和不典型部位发生多发性溃疡。多发生于不典型部位，具有难治性特点，高胃酸分泌，空腹血清促胃液素＞200pg/mL。

（四）治疗

治疗目的为缓解疼痛、促进溃疡愈合、防止复发、减少并发症。

1. 非手术治疗

（1）避免致溃疡因素　避免烟草、刺激性调味品、精神过度紧张等，鼓励正常有规律的一日三餐。

（2）降低胃酸药物　包括抗酸药如氢氧化铝、组胺 H_2 受体阻滞剂如西咪替丁、质子泵抑制剂（PPI）如奥美拉唑。其中，质子泵抑制剂是目前最强有力的胃酸抑制剂。

（3）胃黏膜保护药物　有硫糖铝、枸橼酸铋钾等。

（4）根治幽门螺杆菌方案　一般采用三联方案即两种抗生素合并胶态次枸橼酸铋或抗分泌药，推荐方案：PPI（标准剂量）＋阿莫西林（1.0g）＋克拉霉素（0.5g），一日两次，共 7 天。

2. 手术治疗

（1）适应证　①合并有穿孔、出血、梗阻的十二指肠溃疡患者。②无并发症的十二指肠溃疡出现以下情况者：穿透性溃疡、复合溃疡、球后溃疡患者；难治性溃疡，经严格的内科治疗，仍发作频繁，影响生活质量者；有穿孔或出血病史者，溃疡复发。

（2）手术禁忌症　①单纯性溃疡无严重并发症者。②年龄在 30 岁以下或 60 岁以上又无绝对适应证。③患者有严重内科疾病，致手术有严重危险者。

（3）经典手术方式　①胃大部切除术。②胃迷走神经切断术。

（4）微创手术　腹腔镜下迷走神经切断术具有创伤小、疼痛轻微、住院时间短等优点，而腹腔镜胃大部切除术、胃空肠吻合术经实践证明安全可行。

（5）术后恢复　①术后继续给予抑酸治疗。②术后饮食由流质饮食过渡到半流质饮食、软食、普食。

二、胃溃疡

胃溃疡患者平均胃酸分泌量比正常人低，胃排空延缓、十二指肠液反流是导致胃黏膜屏障破坏形成溃疡的重要原因。幽门螺杆菌感染和非甾体消炎药（NSAID）是影响胃黏膜防御机制的外源性因素。根据溃疡位置可分为 4 型。①Ⅰ型：最常见，占 57%，位于小弯侧胃切迹附近，发生在胃窦和胃体黏膜交界处，临床症状不典型，胃酸分泌正常或偏低。②Ⅱ型：复合溃疡，占 22%，呈高胃酸分泌。内科治疗往往无效，易合并出血，常需手术治疗。③Ⅲ型：占 20%，幽门管溃疡或距幽门 2cm 以内的胃溃疡，临床症状与十二指肠溃疡相似，常呈高胃酸分泌。内科治疗容易复发。④Ⅳ型：高位溃疡，多位于胃近端，距食管、胃连接处 4cm 以内，较少见。患者多为 O 型血，常为穿透性溃疡，易并发出血和穿孔，梗阻少见。

（一）临床表现

胃溃疡患者发病年龄多为 40～59 岁，较十二指肠溃疡患者晚了 15～20 年。腹痛节律性不如十二指肠溃疡明显，进食加重，且发生在进餐后0.5～1小时，进食不能缓解。疼痛性质多为深在性痛，常有恶心、呕吐。体检通常是正常的，发作或穿透性溃疡时上腹部剑突下或稍偏左侧可有压痛。

（二）辅助检查

1. 上消化道内镜检查

内镜检查可正确评估溃疡的范围和程度。胃溃疡有一定的恶性可能，因此所有胃溃疡必须做活检，胃窦和胃体黏膜活检用尿素酶试验或组织学检查评估幽门螺杆菌感染。

2. 钡餐检查

良性胃溃疡的X线特征包括突出胃轮廓外的龛影，放射状黏膜皱襞直达溃疡边缘，周围黏膜完整，无充盈缺损。

（三）鉴别诊断

1. 胃癌

癌性溃疡常较大（直径＞2.5cm），边缘隆起不规则，呈“火山口”样，溃疡底部不平整、质硬、污秽。必要时进行多次活检以排除恶性胃溃疡。

2. 功能性疾病

不完全食管裂孔、萎缩性胃炎、肠易激综合征等功能性疾病的非特异症状常与胃溃疡症状混淆。相应的放射学检查或胃镜检查是鉴别的必要手段。

（四）治疗

1. 非手术治疗

主要应用组胺 H_2 受体阻滞剂和质子泵抑制剂治疗。溃疡的愈合更重要的是治疗的持续时间，而不是抑酸剂的剂量。质子泵抑制剂是针对难治性溃疡最有效的制剂。治疗6～8周检查无充分愈合的证据，须重做活检，即使是恶性胃溃疡也可能暂时愈合，若第3次复发或怀疑为恶性肿瘤，是手术指征。

2. 手术治疗

良性溃疡选择性手术的两个主要目的是切除溃疡灶及受损的黏膜组织和减少胃酸及蛋白酶的分泌，其次是减少胆汁反流和胃潴留。

（1）手术适应证　①经严格的内科治疗4～6周，溃疡未愈合或愈合后又复发者；②年龄在45岁以上的患者；③巨大溃疡（＞3cm），穿透性溃疡或高位溃疡者；④出现出血、穿孔、梗阻等并发症或可疑恶性肿瘤。

由于胃溃疡有一定的恶性可能，因此手术指征可适当放宽。

（2）经典手术方式　①胃大部切除术：BillrothⅠ式胃切除术是Ⅰ型和Ⅲ型胃溃疡最常用的手术方式，因为这类胃溃疡患者的十二指肠大多正常，便于进行BillrothⅠ式重建，且术后并发症较BillrothⅡ式胃切除术少。②对于高位溃疡，可行溃疡局部切除联合远端胃部分切除术，或者选择局部切除加近端选择性迷走神经切断术。③复合溃疡的手术方式与十二指肠溃疡相同。

三、术后并发症

（一）术后梗阻

1. 吻合口梗阻

一般胃切除患者在术后 3～6 天可开始耐受口服进食，若食后引起腹胀、呕吐，可继续给予禁食、胃肠减压、肠外营养等治疗措施，最早可在术后第 7 天进行钡餐检查，早期吻合口梗阻的主要原因为吻合口水肿，通过保守治疗可缓解，若梗阻继续延长不能解除，则考虑为手术技术不当，需再次手术。

2. 输入袢梗阻

输入袢梗阻一般是由于胃空肠吻合时输入袢过长、粘连、扭曲、内疝等形成。输入袢梗阻为闭袢性梗阻，胆汁和胰液潴积导致肠内压增高，急性完全性梗阻时患者突发上腹部剧烈疼痛，呕吐频繁，呕吐物不含胆汁，查体上腹部压痛，偶可扪及包块。上消化道造影或 CT 有助于明确诊断。诊断明确或高度可疑时应及时手术，根据梗阻原因选择术式，如扭转复位、肠段坏死切除等。

当输入袢黏膜内翻过多、过短或过长、粘连成角时可发生慢性不全性梗阻。患者间歇性大量呕吐胆汁，多于餐后不久出现，呕吐前出现腹痛，早期考虑为吻合口处黏膜水肿，应予禁食、胃肠减压、肠外营养等保守治疗，持续不缓解时可行上消化道造影或 CT 予以诊断。

3. 输出袢梗阻

输出袢梗阻与输出袢肠段粘连、大网膜水肿或横结肠系膜压迫有关，主要表现为腹痛、腹胀、恶心、呕吐，呕吐物含胆汁和食物，呕吐后腹胀缓解。上消化道造影可提示输出袢梗阻。经保守治疗如禁食、胃肠减压、肠外营养等无效后可考虑手术进行吻合口重建。

（二）术后胃出血

（1）术后胃管引流出的暗红色或咖啡色液体通常在 24 小时内终止，极少引起明显循环容量减少。若术后引流新鲜血液，24 小时后仍未停止，则为术后出血。术后 2～3 天内发生严重和持续出血必须考虑再次手术，可在吻合口上方几厘米的胃壁另做一横切口，清除积血，予以止血。

（2）若术后 5～6 天发生出血，见于吻合口黏膜坏死、脱落，可在内镜下检查止血或再次手术。

（三）瘘

1. 吻合口瘘

多见于患者一般情况较差、缝合技术不当、组织血供不足的情况。患者可发生发热、腹痛、腹膜炎等表现。若症状较轻，可先予充分引流、禁食、胃肠减压、肠外营养、抗感染、抑酸、抑制胰酶等保守治疗，感染情况及腹膜炎持续进展时需及时手术治疗。

2. 十二指肠残端瘘

十二指肠残端瘘为 BillrothⅡ式胃切除的严重并发症，多发生于十二指肠球部周围广泛炎症、血供不足或患者营养状态不良的情况下。患者可于术后 2～5 天突发右上腹剧痛，有腹膜炎体征，体温、白细胞计数升高，可发生休克。在病变局限、腹膜炎较轻的情况下可行穿刺引流，加强营养保守治疗。若腹膜炎明显、发生脓毒血症等严重并发症则需及时手术治疗。

手术一般均需残端造瘘，并放置引流管和空肠营养管，术后持续抗生素治疗，控制脓毒血症，应用生长抑素或其类似物，减少流出量。

（四）功能性胃排空障碍

发病原因不明，通常出现于术后最初两周，常在流质饮食改为半流质饮食时发生，表现为上腹饱胀、呕吐，呕吐物为含胆汁的胃液，肠鸣音减弱。胃管引流量＞800mL/d。无明显水电解质和酸碱平衡紊乱，造影可见胃无张力、稍扩大，造影剂滞留于胃内 24 小时以上，无机械性梗阻。可给予胃肠减压、静脉营养支持，多数患者可在 3～4 周后缓解。

（五）溃疡复发

复发通常是迷走神经切除不完全或胃窦切除不足所致。大多数复发性溃疡可以通过药物治疗达到满意的效果。若溃疡反复复发，则可能提示存在胃泌素瘤或胃排空障碍。

（六）倾倒综合征

主要由于胃容积缩小和幽门括约肌功能丧失、食物过快由胃进入肠道所致的一系列症状，表现为胃肠道症状，如上腹胀满、恶心、腹部绞痛、腹泻等，和神经循环系统症状如心慌、出汗、眩晕、无力等。

此类患者应以高蛋白、高脂肪、低糖食物为宜，避免过甜、过咸、过浓饮食及乳制品，固体食物较流质食物好，少食多餐，应用抗组胺药、抗胆碱药、抗痉挛药和镇静药。

预防倾倒综合征的措施主要是术中避免残胃过小和吻合口过大。

（七）碱性反流性胃炎

碱性反流性胃炎多见于BillrothⅡ式吻合术后，由于丧失了幽门括约肌，导致胆汁反流入胃，少数患者表现为上腹或胸骨后持续性烧灼痛，伴恶心、呕吐，进食后加重。胃镜可见胆汁反流入胃，胃黏膜充血、水肿、易出血、轻度糜烂。

诊断应排除其他上腹部疾病，尤其是胃排空障碍。治疗方法为手术将 BillrothⅠ式吻合改为 Roux-en-Y 胃空肠吻合，同时行胃迷走神经切断术。

（八）吻合口空肠溃疡

吻合口空肠溃疡多发于胃空肠吻合口对侧的空肠壁上，为胃酸作用于空肠黏膜所致，多见于以下情况。

（1）胃切除范围不够。

（2）胃窦部黏膜残留。

（3）空肠输入袢过长。

（4）空肠输入输出袢侧-侧吻合。

（5）胃迷走神经切断不完全。

（6）胃泌素瘤患者。表现为腹痛，常合并出血或慢性穿孔。

针对此并发症可采用制酸治疗，如穿孔形成腹腔脓肿或内瘘则需手术治疗。

（九）残胃癌

残胃癌指因良性疾病行胃部分切除术后5年以上残胃内发生的癌。多发生在Billroth Ⅱ式胃大部切除术后，与胃酸降低、胆汁反流有关。

四、胃十二指肠溃疡并发症的治疗

胃十二指肠溃疡的并发症包括穿孔、出血或幽门梗阻。这些并发症可发生于十二指肠溃疡或胃溃疡，幽门梗阻并发于十二指肠溃疡较多，而恶性肿瘤引起的幽门梗阻几乎全部发生于胃溃疡。

（一）溃疡急性穿孔

溃疡处于活动期时，其基底部组织发生坏死，在过度劳累、暴饮暴食、应用非甾体抗炎药（NSAID）或免疫抑制剂等情况下，可能诱发溃疡突然穿破浆膜层，成为急性穿孔，引起腹膜炎。穿孔以急性最常见，十二指肠穿孔较胃溃疡穿孔多见，约占溃疡急性穿孔的90%。穿孔部位以十二指肠球部前壁最常见，相比之下，胃溃疡穿孔可发生在前壁或后壁。

1. 临床表现

（1）症状　①多年的溃疡病史，穿孔前溃疡症状加重。②突发上腹部刀割样剧痛，迅速波及全腹，惧怕翻身及深呼吸，可放射至肩部。③可有恶心、呕吐等上消化道症状。④少数伴有休克症状。

（2）体征　①急性病容，焦急、出汗、呼吸变浅、心搏加快，可发热。②腹膜刺激征，腹壁板样强直，肠鸣音减弱或消失，腹式呼吸减弱，肝浊音界可消失。③少数患者（如幼儿或老年、免疫抑制、四肢瘫痪或昏迷的患者）可不出现典型征象。

2. 辅助检查

（1）立位腹平片　可见膈下游离气体。诊断可疑，应从鼻胃管向胃内注入400mL气体后重复拍片，如未发现膈下游离气体也不能排除诊断。

（2）上消化道造影　应用钡剂较水溶性对比剂可靠，也没有增加感染或难以排除的风险。

（3）诊断性腹腔穿刺　腹腔穿刺见胆汁或食物残渣，诊断更加明确。

（4）实验室检查　包括血常规、血清电解质和淀粉酶检查，常有白细胞计数升高和核左移，血清淀粉酶一般是正常的，可少量升高。穿孔时间较长需检查肾功能、血清肌酐，做动脉血气分析，监测酸碱平衡状况。

3. 鉴别诊断

（1）急性阑尾炎或急性乙状结肠憩室炎　穿孔后溢出的胃液向下流向结肠旁沟，在右侧似急性阑尾炎，在左侧似急性乙状结肠憩室炎。急性阑尾炎或急性乙状结肠憩室炎一般体征较局限，无腹壁板样强直，X线检查无膈下游离气体。

（2）急性胆囊炎　穿孔后胃液积聚在胆囊和十二指肠附近，类似急性胆囊炎的胆囊穿孔。胆囊炎表现为右上腹绞痛或持续性疼痛伴阵发性加剧，向右肩放射，体检可触及肿大的胆囊，Murphy征阳性，坏疽穿孔会出现弥漫性腹膜炎，但不会出现膈下游离气体，B超显示胆囊炎或胆囊结石。

（3）急性胰腺炎　临床表现与溃疡急性穿孔十分相似，但腹痛有由轻转重的过程，肌紧张较轻。血、尿淀粉酶和腹腔穿刺液淀粉酶明显升高，X线检查无膈下游离气体，CT、B超提示胰腺肿胀。

4. 治疗

（1）非手术治疗　适用于全身情况良好，症状及体征轻微的空腹穿孔；或经评估穿孔较小、腹膜炎已局限者；或经水溶性造影剂证实穿孔已封闭者。

包括禁食、水，胃肠减压，静脉补液，恢复血容量，留置导尿管以观察尿量，静脉应用抗生素，通常用广谱头孢菌素，静脉输注PPI等抑酸药物。这些患者易发生膈下或肝下脓肿，可用经皮穿刺导管引流治疗。

（2）手术治疗　适应证如下：①凡不适合给予非手术治疗的急性穿孔病例，如症状重、腹痛剧烈、饱腹穿孔等；②经非手术治疗6～8小时后病情仍继续加重者。术前准备有禁食、胃肠减压；纠正血流动力学紊乱；抗生素治疗。

（3）手术方式。①单纯修补术：操作简便易行，手术时间短，风险小，但是远期效果差，5年复发率高。②胃大部切除术：在患者的具体情况、手术条件和手术者的经验允许情况下，可行胃大部切除术，既解决了穿孔问题，又解决了溃疡病的治疗问题。首先考虑保障患者的生命安全，一般认为患者的一般情况良好，有幽门梗阻或出血史，穿孔在12小时以内，腹腔污染较轻时，可行胃大部切除术。③单纯修补＋高选择性迷走神经切断术：主要用于十二指肠溃疡穿孔，可降低溃疡复发率和再次手术率，但不适合穿孔时间＞24小时或腹腔明显污染者。

（4）术后恢复　①持续胃肠减压。②术后给予H_2受体阻滞剂或PPI。

（二）溃疡急性出血

胃十二指肠溃疡患者溃疡基底的血管被侵蚀而导致破裂出血，引起患者大量呕血、黑便，导致红细胞、血红蛋白明显下降，脉率加快，血压下降，出现休克或休克前期症状，称为溃疡大出血。十二指肠溃疡患者出血较胃溃疡出血多见，估计消化性溃疡出血患者约占全部上消化道出血住院患者的50％。

1. 临床表现

（1）症状　①患者多有典型溃疡病史，近期可有服用NSAIDs或皮质类固醇药物史。②主要症状是呕血和柏油样黑便，具体取决于出血的量和速度。③短期内失血超过

800mL，可出现休克症状。

（2）体征　腹部体征不明显，可有腹胀、上腹部轻压痛、肠鸣音亢进等。出现休克时可有四肢湿冷、面色苍白、脉搏细速、呼吸急促、血压下降等症状。

2. 辅助检查

（1）急诊胃镜检查　可迅速明确出血部位和病因，24 小时内胃镜阳性率可达 70%～80%。检查见活动性出血时也可尝试在内镜下凝血治疗。

（2）选择性腹腔动脉或肠系膜上动脉造影　用于血流动力学稳定的活动性出血患者，如出血量少或已停止，可能结果为阴性。如明确出血点可采取栓塞等介入治疗。

（3）实验室检查　红细胞数、血红蛋白含量降低。

3. 鉴别诊断

（1）食管胃底静脉曲张破裂出血　出血量更大，一次出血常达 500～1000mL，常可引起休克，主要表现是呕血，单纯便血较少。

（2）出血性胃炎　患者多有酗酒、服用 NSAID 或肾上腺皮质激素药物史，休克、烧伤等应激后，胃镜下见表浅的多发性胃黏膜糜烂，部分病例仅见弥漫性渗血。

（3）胃癌出血　癌组织中心缺血性坏死，侵蚀血管出血，常引起黑便。

（4）胆道出血　常有胆道感染、肝外伤等病史，出血量不大，每次为 200～300mL，典型患者出现胆道出血三联症——胆绞痛、梗阻性黄疸、消化道出血。

4. 治疗

（1）非手术治疗　对于出血量相对较少、生命体征可控制平稳或非持续性出血的患者可先试行非手术治疗。①卧床休息，吸氧，建立静脉通道，监测生命体征。②快速滴注平衡盐溶液，根据血压、脉搏、尿量和周围循环状况判断失血量，无心脏病病史者收缩压降至 70～90mmHg，提示失血显著，达全身 25%总血容量范围，出血量大时输注浓缩红细胞。休克患者用中心静脉导管监测血流动力学。

（2）手术治疗如下

① 适应证：持续出血 48 小时；出血速度快，血流动力学不稳定或短时间内（6～8 小时）需要输血＞4 个单位；年龄＞60 岁，有冠状动脉硬化症者；内镜下止血失败或再出血风险较大；近期复发出血或合并其他并发症；血管造影栓塞无法止血或栓塞后再次大出血。

② 术前准备：禁食、胃肠减压；积极液体复苏，力争在血流动力学稳定的情况下进行手术；充分备血；应用 H_2 受体阻滞剂或质子泵抑制剂。

③ 手术方式如下。a. 胃溃疡：连同溃疡切除远端胃，根据切除范围行 BillrothⅠ式吻合或 BillrothⅡ式吻合；溃疡切除后缝合胃切口，迷走神经切断合并幽门成形术；Ⅴ形溃疡可采用胃远端小弯侧的舌形区域连同溃疡整体切除，行 Roux-en-Y 吻合。b. 十二指肠溃疡出血：溃疡缝合止血并迷走神经干切断是最简单有效的手术；旷置溃疡的 BillrothⅡ式胃大部切除术。

④ 术后康复：a. 术后继续禁食、胃肠减压；b. 根据情况继续补液、营养支持，必要时输血治疗；c. 静脉应用抑酸药物。

（三）瘢痕性幽门梗阻

慢性十二指肠溃疡或幽门管溃疡引起幽门部或十二指肠球部狭窄、变形，或合并周围水肿时引起狭窄者称为瘢痕性幽门梗阻。

1. 病史与体格检查

（1）病史　①大多数有多年的胃、十二指肠溃疡史；②进行性上腹饱胀（食后）、呕吐，呕吐多发生在餐后 30～60min，以下午和夜间多见，呕吐物含大量宿食，不含胆汁，呕吐后症状缓解；③患者体重减轻，甚至极度消瘦。

（2）体格检查　①患者有不同程度的消瘦、失水；②上腹部可见胃型及蠕动波，可闻及上腹振水音；③胃肠减压出大量胃内潴留物，每日减压量大；④盐水负荷试验。通过鼻胃管将 700mL 盐水在 3～5min 注入胃内，关闭胃管，30min 后回抽盐水，超过 350mL 说明有梗阻。

2. 辅助检查

（1）内镜检查　可见胃扩张，含大量液体，幽门狭窄不规则，不能通过胃镜进入十二指肠。需做活检以排除恶性肿瘤。

（2）上消化道造影　可见扩大和无张力的胃，如少量造影剂进入十二指肠可见变形和瘢痕的球部，24 小时后造影剂仍有存留提示瘢痕性幽门梗阻。

（3）实验室检查　患者可有贫血、持续性呕吐引起的代谢性碱中毒伴脱水，血清电解质测定显示低钾、低氯和碳酸氢盐升高。

3. 鉴别诊断

（1）痉挛水肿性幽门梗阻　呕吐为间歇性，经胃肠减压及抑酸治疗后可缓解，胃镜未见明显瘢痕形成。

（2）胃窦部肿瘤引起的梗阻　胃镜活检及钡餐可明确诊断。

（3）十二指肠肿瘤或胰头癌压迫引起上消化道梗阻　十二指肠球部以下梗阻，呕吐物含胆汁，根据 X 线、胃镜可鉴别。

4. 治疗

（1）非手术治疗　①建立鼻胃管吸引；②纠正血容量和水电解质及代谢紊乱，肠外营养纠正营养状态；③抑酸治疗。

（2）手术治疗　瘢痕性梗阻是外科手术的绝对适应证。

术前准备：①完善相关检查；②鼻胃管减压 5～7 天，温盐水洗胃 1～2 天；③纠正水、电解质代谢紊乱，恢复正氮平衡；④预防性使用抗生素；⑤给予 H_2 受体阻滞剂或质子泵抑制剂。

手术方式：①远端胃切除术；②胃窦切除加迷走神经切断；③迷走神经切断并引流术。

术后恢复：①继续加强营养支持；②给予 H_2 受体阻滞剂或质子泵抑制剂。

第四节　胃癌

胃癌是来源于胃黏膜上皮的恶性肿瘤，占胃恶性肿瘤的90%～95%。我国是胃癌的高发地，发病率居全身各种恶性肿瘤的第2位，消化道肿瘤的首位，年死亡率居各种恶性肿瘤的首位，而且目前仍呈上升趋势。

一、病因

（一）癌前期疾病与病变

胃癌的发生与胃的良性慢性疾病和胃黏膜上皮非典型增生有关。

1. 慢性萎缩性胃炎

慢性萎缩性胃炎导致胃酸分泌不足或缺失，为胃内细菌的繁殖提供了有利条件，进而增加了胃内致癌物质的浓度。此病常伴随肠上皮化生现象，并可能引发非典型增生，最终导致癌变的发生。

2. 胃息肉

腺瘤性息肉的癌变率为9%～59%，特别是直径大于2cm者。增生性息肉是以胃黏膜上皮增生为主的炎性病变，很少恶变。

3. 胃溃疡

虽可恶变，但恶变率并不高。以往不少被诊断为胃溃疡癌变的患者，其实是癌性溃疡，经药物治疗后症状暂时消失，甚至溃疡也能缩小、愈合，以致被误认为良性胃溃疡。

4. 胃大部切除术后残胃

因良性病变行胃切除15～20年后残胃发生胃癌的危险性增加2～6倍；间隔时间越长，发病率越高。大多数病例发生在BillrothⅡ式吻合术后。

5. 胃巨皱襞症

癌变率达10%。

6. 恶性贫血

有恶性贫血者发生胃癌的风险较正常人高4倍。

7. 胃黏膜上皮异型增生

胃黏膜上皮异型增生是主要的癌前病变。分轻度、中度和重度3级，重度异型增生易与高分化腺癌混淆。有70%～80%的重度异型增生者可能发展成胃癌。

（二）流行病学因素

1. 幽门螺杆菌感染

幽门螺杆菌是慢性活动性胃炎的病原菌和消化性溃疡的重要致病因子，还可能是胃癌的协同致癌因子，胃癌发病率与幽门螺杆菌感染率呈平行关系。目前认为幽门螺杆菌感染是胃癌发病危险增加的标志，尤其与肠型胃癌发病关系密切。幽门螺杆菌感染→慢性浅表性胃炎→慢性萎缩性胃炎→肠上皮化生及异型增生→肠型胃癌，此演变过程已经明确。

2. 化学致癌物质

亚硝胺类化合物（*N*-亚硝基化合物）及多环芳烃类化合物是强烈的致癌物质。

3. 遗传因素

胃癌有家族聚集性。

4. 饮食和环境因素

饮食习惯对胃癌的发生有重要影响。高盐饮食可损伤胃黏膜，对胃癌的发生与发展起促进作用，新鲜水果、蔬菜和牛奶富含维生素 C 和 β 胡萝卜素，可抑制胃内致癌物质形成、保护胃黏膜。外界环境因素如土壤、水质主要通过食物链进入人体对胃癌的发生产生影响。

5. 微量元素

饮食中镍、铅含量增高与胃癌的发病率呈正相关；硒则能抑制某些致癌物质的致癌作用，血清硒的降低与胃癌的发病率呈正相关。

6. 社会经济状况

流行病学调查发现，胃癌的发生和发展与社会经济状况有关，社会经济状况越低的群体胃癌发病率越高、死亡率越高。

（三）癌基因与抑癌基因

胃癌的发生和发展是化学、物理和生物等多种因素参与的多阶段、多步骤的演变过程，涉及多种癌基因与抑癌基因的异常改变，是多基因变异积累的结果。癌基因的激活和（或）抑癌基因的失活使细胞生长发育失控、功能紊乱，最终导致细胞增殖和分化的失衡而形成肿瘤。

二、病理

（一）大体类型

1. 早期癌变

癌变局限于黏膜或黏膜下层者，不论病灶大小、有无淋巴结转移均为早期胃癌。早期胃癌主要见于胃的远端，肉眼形态分 3 型。①Ⅰ型：隆起型，癌灶隆起高度大于正常黏膜的 2 倍，约突出胃黏膜表面 5mm 以上。②Ⅱ型：浅表型，癌灶微隆与低陷在 5mm 以内。有 3 个亚型：Ⅱa 型为浅表隆起型，癌灶隆起高度小于正常黏膜 2 倍，Ⅱb 型为浅表平坦型，Ⅱc 型为浅表凹陷型，其中Ⅱc 型最为常见。③Ⅲ型：凹陷型，病变从胃黏膜表面凹陷深度超过 5mm。此外还有混合型，即单个癌灶有 1 个以上的基本类型，如Ⅱa＋Ⅱc、Ⅱa＋Ⅱc＋Ⅲ等。癌灶直径 0.6～1.0cm 和＜0.5cm 的早期胃癌分别称为小胃癌和微小胃癌。早期胃癌多中心性病灶不少见，占早期胃癌的 6%～10%，这些病灶常是小胃癌或微小胃癌。早期胃癌的5年生存率在70%～95%，主要影响因素是淋巴结是否转移。

2. 进展期胃癌

癌变超过黏膜下层，浸润达肌层或浆膜，又称中、晚期胃癌。一般把癌组织浸润肌层称为中期胃癌，超出肌层称为晚期胃癌。依据肿瘤在黏膜面的形态和胃壁内浸润方式，Borrmann分型法将其分为4型。①BorrmannⅠ型（结节蕈伞型）：肿瘤呈结节、息肉状，表面可有浅溃疡，主要向胃腔内生长，切面边界清楚，生长慢，向深部组织浸润和转移较晚，此型最少见，预后佳。②BorrmannⅡ型（溃疡局限型）：溃疡较深，边缘略隆起呈环堤样改变，肿块较局限，周围浸润不明显，切面边界清晰，易发生穿孔、出血，易向深部侵入淋巴管，此型最常见。③BorrmannⅢ型（溃疡浸润型）：溃疡底较大，边缘不整齐，癌组织向周围及深部浸润明显，切面边界不清楚，此型较常见。④BorrmannⅥ型（弥漫浸润型）：癌组织沿胃壁各层弥漫性浸润生长，胃壁增厚变硬，黏膜皱襞消失，有时伴浅溃疡，累及全胃时整个胃壁僵硬，胃腔狭窄，如皮革状，称皮革胃；恶性程度最高，发生淋巴转移早。全国胃癌协作组将其分为9型：结节蕈伞型、盘状蕈伞型、局部溃疡型、浸润溃疡型、局部浸润型、弥漫浸润型、表面扩散型、混合型及多发癌。进展期胃癌常发生淋巴转移，或出现远处转移及侵犯邻近组织器官。

（二）组织学类型

1. WHO分型法

根据肿瘤的组织结构、细胞特性及分化程度，可将其分为以下类型：

（1）乳头状腺癌　癌细胞通常呈高柱状，形成大型腺管，表面有明显乳头状突起，多属于早期癌变。

（2）管状腺癌　癌细胞呈低柱状或立方状，形成小型或较大腺管。

（3）低分化腺癌　可能表现为髓样癌、单纯癌、硬癌和索状癌等结构，癌细胞以立方形为主，单层或多层排列，有形成不规则腺管或腺泡的趋势。

（4）黏液细胞（印戒细胞）癌　癌细胞呈圆形，胞质内含不等量黏液，部分黏液量多者将细胞核挤压至一侧，形成新月状或印戒状。

（5）黏液腺癌　癌细胞产生大量黏液，排出细胞外并在间质中聚集成黏液池，癌细胞可漂浮于大片黏液中。

（6）未分化癌　癌细胞呈卵圆形或多边形，弥漫成片，与恶性淋巴瘤相似，但具有呈巢或条索状排列的趋势。

（7）特殊型癌　包括腺鳞癌、鳞状细胞癌、类癌、小细胞癌（神经内分泌癌）等。

2. 芬兰Lauren分型法

采用Lauren分型将胃癌分为肠型与弥漫型，该分类兼具流行病学与预后判断价值。①肠型胃癌：为胃癌高发地区主要的组织形态，多见于老年，往往有较长期的癌前病变过程，以胃窦和贲门居多，局限生长，边界清楚，分化好，恶性程度较低，预后较好。②弥漫型胃癌：为胃癌低发病率地区主要的组织形态，多见于中青年，以胃体居多，浸润生长，边界不清，分化差，恶性程度较高，淋巴结侵犯和腹腔内转移更常见，预后不良。

3. Ming 生长方式分型

（1）膨胀型　癌细胞聚集成团块状，膨胀式生长，与周围组织界限比较清楚，多为分化高的腺癌。

（2）浸润型　癌细胞散在生长或呈条索状向周围浸润，与周围组织分界不清，以分化差的癌多见。

（3）中间型　难以划分为膨胀型或浸润型，或两种类型并存于同一肿瘤。膨胀型预后最佳，中间型次之，浸润型最差。

（三）癌肿部位

胃癌好发于胃窦和幽门部，约占 50%。发生在贲门部和胃食管连接部者近年来呈明显上升趋势。10%～15%的胃癌呈弥漫型（皮革胃），小弯部较大弯部常见。

三、临床表现

（一）症状

早期胃癌多无明显症状，随病情发展可出现一些非特异性上消化道症状，类似胃炎或胃溃疡，包括上腹部饱胀不适或隐痛、消化不良、反酸、嗳气、恶心，偶有呕吐、黑便等。进展期胃癌除上述症状外，还可发生梗阻及上消化道出血。病灶位于贲门部患者可发生进行性吞咽困难。病灶位于幽门部可出现幽门梗阻症状，表现为食后上腹部饱胀、呕吐宿食。上消化道出血的发生率为 30%，表现为黑便或呕血，多数为慢性小量出血，可自行停止，但多有反复出血，大出血的发生率为 7%～9%，但有大出血并不意味着肿瘤已属晚期。胃癌常伴有胃酸低下或缺乏，约有 10%患者出现腹泻，多为稀便，每日 2～4 次。多数进展期胃癌患者有厌食、消瘦、乏力等全身症状，严重者常伴有贫血，下肢水肿、发热、恶病质等。上腹部疼痛和体重下降是最常见的症状，发生率可达 95%和 62%，肿瘤侵及胰腺或后腹壁腹腔神经丛时出现上腹部持续性剧痛并可放射至腰背部，贲门或食管胃连接部肿瘤可有胸骨后或心前区疼痛。约 10%的患者就诊时已有转移性症状，包括锁骨上或盆腔淋巴结肿大、腹水、黄疸或肝大。

（二）体征

早期胃癌多无明显体征，大多数体征是中、晚期胃癌的表现。部分患者上腹部有轻度压痛，位于幽门窦或胃体的进展期胃癌有时可扪及肿块，常呈结节状，质地硬。肿瘤浸润邻近脏器或组织时，肿块常固定，不能推动，提示手术切除可能性小。女性患者于中下腹部扪及可推动的肿块常提示为 Krukenberg 瘤可能。发生肝转移时，有时能在肿大的肝脏中触及结节状肿块。肝十二指肠韧带、胰十二指肠后淋巴结转移或原发灶直接浸润压迫胆总管时，可出现梗阻性黄疸。有幽门梗阻者上腹部可见胃蠕动波并可闻及振水音。胃癌经肝圆韧带转移至脐部时，在脐孔处可触及质硬结节，经胸导管转移可出现左锁骨上淋巴结肿大。晚期胃癌有盆腔种植时直肠指检于膀胱（子宫）直肠窝内可触及结节，有腹膜转移时出现腹水。小肠或系膜转移使肠腔缩窄、胃癌腹膜腔播散造成肠道粘连，可导致部分或完全性肠梗阻，溃疡性癌穿孔可导致弥漫性腹膜炎，亦可浸润邻近空腔脏器形成内瘘。以上各种体征大多提示肿瘤已属晚期，往往已丧失治愈机会。

（三）发展与转归

胃癌一经发生，癌细胞即不断增殖并向周围组织浸润扩散或向远处播散转移，引起全身组织器官的衰竭而导致死亡。胃癌从早期发展到进展期的自然病程为 3～6 年，其发展的快慢主要取决于肿瘤的生物学行为及患者的免疫状态。一般来说，肿瘤呈团块状浸润或膨胀性生长者，淋巴结转移率较低，机体的免疫功能较强；而肿瘤呈浸润性生长者，淋巴结转移率较高，癌周免疫活性细胞反应不明显。因此，胃癌的转归与其类型、生物学行为、机体的免疫功能以及治疗方法等因素密切相关。

四、转移途径

（一）直接浸润

指肿瘤细胞沿组织间隙向四周扩散，是胃癌扩散的主要方式之一。

(1) 癌细胞最初局限于黏膜层，逐渐向纵深浸润发展，穿破浆膜后，直接侵犯大小网膜、肝、胰、横结肠、脾、腹壁等邻近组织脏器，是肿瘤切除困难和不能切除的主要原因。胃癌的浸润深度与预后密切相关。

(2) 癌组织突破黏膜肌层侵入黏膜下层后，可沿黏膜下淋巴网和组织间隙向周围直接蔓延，直接蔓延部位与胃癌部位有关。由于胃贲门和食管的黏膜下淋巴管相通，贲门胃底癌常向上侵及食管引起吞咽困难，浸润距离可达 6cm。胃窦部癌向十二指肠蔓延主要是经由肌肉层直接浸润或经由浆膜下层淋巴管，因此胃癌浸润至十二指肠的病例较少见，而且大多不超过幽门下 3cm。

(3) 胃癌向胃壁浸润时，可侵入血管、淋巴管，形成癌栓。淋巴管有癌栓形成易发生淋巴结转移，血管有癌栓形成易引起器官转移。

（二）淋巴转移

是指肿瘤细胞通过淋巴管向外播散的过程，是胃癌的主要转移途径。胃癌的浸润深度与淋巴结转移频率有明显的正相关关系。早期胃癌的淋巴结转移率为 3.3%～34%，多在 10%左右；进展期胃癌的淋巴结转移率为 48%～89%，其中第 1 站淋巴结转移占 74%～88%，有第 2 站以上淋巴结转移的为 10%～20%。淋巴结转移的部位和程度与胃癌的部位、大小及组织学类别都有关系。

胃癌的淋巴结转移是以淋巴引流方向、动脉分支次序为分站的原则，并在此基础上根据原发肿瘤的不同部位，从胃壁开始由近及远将胃的区域淋巴结进行分组分站。胃癌细胞一般由原发部位经淋巴管网向紧贴胃壁的局部第 1 站淋巴结转移；进一步可伴随支配胃的血管，沿血管周围淋巴结向心性转移，为第 2 站转移；然后再向更远的第 3 站、第 4 站转移。淋巴转移既可是如上述的逐步转移，亦可有跳跃式转移，即第 1 站无转移而第 2 站有转移或未经过第 2 站就直接转移到了第 3、第 4 站。恶性程度较高或较晚期的胃癌可经胸导管转移到左锁骨上淋巴结（Virchow 淋巴结），或经肝圆韧带转移到脐周淋巴结（Sister Mary Joseph 淋巴结）。进展期胃癌的胃周淋巴结转移与预后显著相关。

将胃大、小弯各 3 等分，连接其相应点，可将胃分成 3 区，即上区（胃底贲门，C 或 U)、中区（胃体，M）和下区（胃窦，A 或 L)，食管和十二指肠分别以 E、D 表示。胃癌浸润仅限于 1 区者分别以 C、M、A 表示，如癌浸润 2 个分区或 2 个分区以上则以主要部位在前、次要部位在后表示，如 AM、MC 或 MAC；贲门癌累及食管下端时以 CE 表示，胃窦癌累及十二指肠则以 AD 表示。

（三）血行转移

血行转移是指癌组织浸润破坏局部血管，癌细胞进入血流向远处播散形成新肿瘤病灶的过程。胃癌晚期常发生血行转移，以肝转移最多见，主要是通过门静脉转移。其他依次为肺、胰、肾上腺、骨、肾、脑、脾、皮肤、甲状腺、扁桃体及乳腺。

（四）腹膜种植性转移

癌细胞穿破浆膜后，游离的癌细胞可脱落并种植于腹膜及其他脏器的浆膜面，形成种植性转移，广泛播散时还可导致血性腹水。受累器官依次为卵巢、膈肌、肠、腹膜壁层和胆道，其中盆腔种植的发生率为 8.6%。癌细胞通过腹膜种植或血行转移至卵巢时，称为 Krukenberg 瘤，其病理类型可为黏液细胞癌、低分化腺癌或管状腺癌，且通常为双侧性。若癌细胞脱落至直肠前窝（Douglas 窝)，通过直肠指检可触及肿块。

五、诊断

早期发现、早期诊断、早期治疗是提高胃癌治疗效果的关键。但胃癌的早期诊断困难，85%～90%的病例一经确诊即属中、晚期胃癌。

（一）X 线钡餐检查

是胃癌早期诊断的主要手段之一，具有重要的定位和定性诊断价值，可以确定病灶的位置、形态、浸润范围，有助于术前评估手术切除的范围和术式。

1. 早期胃癌

X 线气钡双重对比造影可观察胃黏膜细微改变，包括局限性隆起、胃小区和胃小凹的破坏消失、浅在龛影、周围黏膜中断和纠集等。早期胃癌的 X 线表现可分为 4 型。①隆起型（Ⅰ型)：肿瘤向腔内凸起形成充盈缺损，外形不整齐。②浅表型（Ⅱ型)：X 线表现为不规则的轻微隆起或凹陷，包括浅表隆起型（Ⅱa)、浅表平坦型（Ⅱb)、浅表凹陷型（Ⅱc）3 个亚型。③凹陷型（Ⅲ型)：肿瘤呈浅溃疡改变，X 线表现为大小不等的不规则龛影，边缘呈锯齿状。④混合型。

2. 进展期胃癌

可表现为不规则充盈缺损或腔内龛影、黏膜中断、破坏、胃腔狭窄、胃壁僵硬、蠕动消失。进展期胃癌的 X 线表现与大体病理分型有密切关系，大致可分为 4 种类型。①增生型：肿瘤呈巨块状，向腔内生长为主，X 线表现为不规则充盈缺损、病灶边缘多清楚，胃壁僵硬蠕动差。②浸润型：肿瘤沿胃壁浸润生长，X 线表现为黏膜紊乱、破坏，胃腔狭窄、胃壁僵硬蠕动消失，严重者呈皮革胃改变。③溃疡型：肿瘤向胃壁生长，中心坏死形成溃疡，X 线表现为不规则腔内龛影。④混合型。

（二）纤维胃镜检查

纤维胃镜检查是目前胃癌定性诊断最准确有效的方法，可直接观察黏膜色泽改变，局部黏膜隆起、凹陷和糜烂，肿块或溃疡的部位、范围和大体形态，胃的扩张度等。多点取材与组织学检查联合应用，可使诊断准确率达 95%。对病变的定位不如 X 线钡餐检查精确。

（三）超声诊断

1. 腹部 B 超检查

随着饮水充盈胃腔方法及胃超声显像液的应用，B 超用于胃癌的诊断日益受到重视。B 超将胃壁结构分为 5 层，可显示胃壁增厚、隆起、蠕动减缓甚至消失，肿瘤呈低回声或等回声，局部黏膜中断，并判断肿瘤对胃壁浸润的深度和广度；对胃外肿块可在其表面见到增厚的胃壁，对黏膜下肿块则在其表面见到 1～3 层胃壁结构，可鉴别胃平滑肌肿瘤；可判断胃癌的胃外侵犯及肝、淋巴结的转移情况。

2. 胃镜超声检查

在观察内镜原有图像的同时，又能观察到胃壁各层次和胃邻近脏器的超声图像，判断胃壁浸润的深度以及邻近器官受侵和淋巴结转移情况。同时也能在超声引导下通过胃镜进行深层组织和胃外脏器穿刺，达到组织细胞学诊断及明确胃周围肿大淋巴结有无转移的目的，有助于胃癌的术前临床分期（cTNM）。胃镜超声对胃癌 T 分期的准确率为 80%～90%、N 分期为 65%～70%，与分子生物学、免疫组化、胃癌组织血管计数等技术相结合，对胃癌的分期诊断及恶性度可进行综合判断。

（四）CT 检查

CT 诊断胃癌的最常见征象是胃壁增厚、肿块，并可显示肿瘤累及胃壁的范围和浸润深度、邻近组织器官侵犯以及有无转移等。胃壁增厚的范围为 0.5～4.0cm，超过 2cm 可确定为恶性。CT 检查能准确分辨直径大于 1cm 的淋巴结、直径大于 2cm 的肝脏病变和受侵的邻近组织器官。几乎所有的胃癌患者都可以进行此项检查，对术前判断肿瘤能否切除有重要价值。根据 CT 所见可将胃癌分为 4 期：Ⅰ期，腔内肿块，无胃壁增厚；Ⅱ期，胃壁增厚超过 1cm，无直接扩散和转移征象；Ⅲ期，胃壁增厚，伴有直接扩散至胃周围脂肪层或邻近脏器，局部有或无淋巴结肿大，无远处转移；Ⅳ期，有远处转移。CT 所见胃癌淋巴结可分为 3 组：1 组为贲门旁、胃大小弯、幽门上下；2 组为脾门、脾动脉、肝总动脉、胃左动脉；3 组为腹腔动脉旁、腹主动脉和肠系膜血管根部。第 3 组淋巴结累及时，手术不能根治。

六、治疗

根治性手术切除是目前唯一有可能治愈胃癌的方法，诊断一旦确立，只要患者全身及局部解剖条件许可，应争取尽早手术治疗。中晚期胃癌由于存在亚临床转移灶而有较高的复发及转移率，必须积极地辅以术前、术后的化疗、放疗及生物治疗等综合治疗，以提高疗效。综合治疗方法应根据病期、肿瘤的生物学特性及患者的全身状况综合考虑，选择应用。如病期较晚或心、肺、肾等主要脏器有严重并发症而不能根治性切除，应视具体情况争取作原发灶的姑息性切除，以利进行综合治疗。对无法切除的晚期胃癌，应积极采用综合治疗，多能取得改善症状、延长生命的效果。应根据局部病灶特点及全身状况，按照胃癌的分期及个体化原则制定治疗方案。

综合治疗方案选择原则。①早期胃癌：无淋巴结转移的早期胃癌（Ia 期），原发病灶切除后一般不需辅助治疗；有淋巴结转移者须行辅助化疗。②进展期胃癌：争取做根治性切除手术；对临床估计为Ⅲ期，尤其肿瘤较大、细胞分化较差者可行术前化疗或放疗，以提高手术切除率和术后疗效；所有进展期胃癌，尤其是浆膜面有明显浸润者应行术中腹腔内化疗，无论根治性切除或姑息性切除，术后均应进行辅助化疗；有条件者可对已做根治切除的Ⅱ、Ⅲ期胃癌行术中放疗。行姑息性切除者可于残留癌灶处以银夹标记定位，术后局部放疗。

（一）外科治疗

外科手术是治疗胃癌的主要手段，根据切除肿瘤的程度分为根治性手术和姑息性手术。根据病灶的位置、大小、大体形态选择合理的手术方式，施行彻底的淋巴结清除是提高疗效的重要环节。手术范围包括整块切除原发肿瘤和超越已有转移站别的淋巴结清除，根治程度取决于胃及其周围淋巴结的切除范围。胃切除和淋巴结清除范围以 D（dissection）表示，可分为 D0～D4 共 5 级：D0 指姑息性手术，未能完全切除胃周淋巴结；D1 表示完全切除胃周第 1 站淋巴结；D2 表示完全切除第 2 站淋巴结；D3 表示完全切除第 3 站淋巴结；D4 是在 D3 的基础上切除腹主动脉旁淋巴结；Da 切除表示根据原发肿瘤部位切除相应站别的淋巴结。

1. 手术指征、术式选择

（1）手术指征　凡临床检查无明显转移征象，各重要脏器无明显器质性病变，估计全身营养状态、免疫功能能耐受麻醉和手术者，均应考虑根治性手术。即使有远处转移，但患者伴有梗阻、出血、穿孔等严重并发症而一般情况尚能耐受手术者，亦应进行姑息性切除，以缓解症状、减轻痛苦。但对于无梗阻、出血而有锁骨上和腹股沟淋巴结肿大、广泛的肝转移、脐周淋巴结肿大、盆腔包块等患者不应手术探查。

（2）早期胃癌的术式选择　①胃切除范围：早期胃癌手术治疗的复发率为 2.7%～9%，其中切缘癌残留是导致手术失败的原因之一。由于早期胃癌在开腹探查时胃浆膜面无明显病灶，且病灶微小或浅表，术者常难以准确扪摸病灶的部位及范围，因此术前需通过胃镜进行色素涂布或在胃壁内注射色素以标记病灶，或通过胃镜检查详细描述病灶大小及其上、下缘距贲门、幽门的距离，为术者确定切除线提供依据。通常，对于分化型癌，要求切缘距病灶至少 3cm；对于未分化癌，则要求 5cm。若怀疑存在多发癌或浅表扩散型早期胃癌，应进行冰冻切片检查，以确保切缘无癌残留。②淋巴结清除范围：由于术中较难确定是否存在局部淋巴结转移，多数学者主张对早期胃癌实施 D2 根治术，但也可根据病灶情况做适当改良。对于仅浸润黏膜层的早期胃窦部癌，以胃左动脉干淋巴结清除为中心的选择性 D2 根治术已足够。

（3）进展期胃癌的术式选择　①胃切除范围：贲门癌行近端胃次全切除时，下切缘应距离肿瘤下缘至少 5cm 处，再切断胃，上切切除 4～5cm 食管下段，如癌累及食管下端，则应在肿瘤上缘 5cm 处切断食管。幽门部癌行远端胃次全切除时，上切缘距肿瘤上方至少 5cm 处断胃，下切缘应切除 3～4cm 十二指肠。病灶浸润范围超过 2 个分区、皮革胃、贲门癌累及胃体或有远隔部位淋巴结转移者，如贲门癌有幽门上淋巴结转移、幽门部癌有贲门旁淋巴结转移均为全胃切除指征。②淋巴结清除范围：进展期胃癌至少应做 D2 根治术，凡有 N3 转移者应做 D3 以上根治术，包括结扎切断腹腔动脉以彻底清除其周围淋巴结的 Appleby 式手术。

2. 根治性手术

根治性手术是指将原发肿瘤连同转移淋巴结及受浸润的周围组织一并切除，从而有可能治愈的切除手术。根治的标准包括 3 个方面：远近切缘无肿瘤残留；淋巴结清除超越已有转移的淋巴结识别（D＞N）；邻近组织器官无肿瘤残留。

（1）远端胃次全切除术　适用于胃下区及部分病灶较小的胃体远端癌。手术采用上腹正中切口，进入腹腔后首先探查肝脏、盆腔是否存在转移或种植灶，随后探查原发灶及区域淋巴结情况。手术步骤如下：①自横结肠缘分离大网膜、结肠系膜前叶及胰腺包膜至胰腺上缘，探查并清除 No.15、No.14 组淋巴结。②根部切断并结扎胃网膜右动、静脉，清除 No.6 幽门下淋巴结及 No.4d 胃大弯淋巴结。③分离结肠肝曲，通过 Kocher 切口切开十二指肠降部外侧腹膜，将十二指肠、胰头内翻，显露下腔静脉，清除 No.13 胰头后淋巴结。④切开脾结肠韧带，切断并结扎胃网膜左动、静脉，分离脾胃韧带，切断并结扎最后 2～3 支胃短动脉，清除 No.4s 胃大弯淋巴结。⑤显露脾门，沿胰尾上缘探查脾动脉周围，如发现 No.10 脾门淋巴结、No.11 脾动脉干淋巴结肿大，则一并清除。⑥于幽门下 3～4cm 处切断十二指肠，近肝缘切开肝十二指肠韧带前叶及小网膜，清除肝固有动脉及胆总管旁脂肪、淋巴结 No.12，根部切断并结扎胃右动、静脉，清除 No.5 幽门上淋巴结，沿肝固有动脉表面显露肝总动脉，清除 No.8 肝总动脉旁淋巴结，向左直达腹腔动脉周围。⑦自贲门右侧向下沿胃小弯清除脂肪及 No.1、No.3 组淋巴结至肿瘤上方 5cm 处。⑧根部结扎并切断胃左动、静脉，清除 No.7 胃左动脉干淋巴结、No.9 腹腔干周围淋巴结。⑨于肿瘤上方 5cm 处切断胃，使用 28mm 管状吻合器进行胃十二指肠端侧吻合。若肿瘤巨大，胃切除范围广泛，难以进行 BillrothⅡ式吻合时，则宜选择 Roux-en-Y 吻合。

（2）近端胃次全切除术　适用于胃底贲门部癌病灶大小未超过 1 个分区者，以及小弯侧上 1/3 癌的患者。首选手术径路为胸腹联合切口，其优点包括：①先在腹部做小切口探查腹部情况，若腹腔内已有广泛转移而不适于手术，可避免开胸；②手术野暴露良好，有利于病灶及淋巴结的彻底清除；③可切除足够的食管下段，降低切缘阳性的风险。对于病灶较小、未累及食管下段，或因年迈伴有心肺功能不全的患者，可考虑经腹手术，若暴露不满意，可切除剑突或劈开胸骨。

手术步骤如下：切开膈肌，游离食管下段，切断迷走神经前、后干，清除 No.110 食管旁淋巴结；分离大网膜及结肠系膜前叶，探查并清除 No.15、No.14 组淋巴结，显露胃网膜右动、静脉，沿大弯向左切开大网膜至肿瘤下缘 5cm 处；近肝缘切开小网膜、右胃膈韧带及部分膈脚，清除 No.1 贲门右淋巴结及 No.3 胃小弯淋巴结，胃右动脉旁如无肿大淋巴结可予保留，沿小弯远端向近端分离小网膜至肿瘤下缘 5cm 处；提起食管下段，切开左侧胃膈韧带、部分膈脚及脾胃韧带，切断结扎胃短动脉，胃网膜左动、静脉，游离胃上部大弯侧，清除 No. 2 贲门左淋巴结及 No. 4 胃大弯淋巴结；将已游离的胃、大网膜及结肠系膜前叶上翻，分离胰包膜至胰腺上缘，结扎切断胃后动脉，清除 No. 10 脾门淋巴结及 No. 11 脾动脉周围淋巴结；于肿瘤上方 5cm 处切断食管，将近端胃向下翻，根部结扎切断胃左动、静脉，清除 No. 7 胃左动脉干淋巴结、No. 8 肝总动脉旁淋巴结及 No. 9 腹腔干周围淋巴结；于肿瘤下方 5cm 处切断胃，以 28mm 管状吻合器进行食管胃端侧吻合。

近端胃大部切除的操作程序基本同远端胃大部切除术，但需保留远端胃及胃网膜右动、静脉，清除贲门左动脉、脾门及脾动脉旁淋巴结。由于贲门癌浸润食管下端远超幽门部癌浸润至十二指肠，故宜于肿瘤上方 5cm 处切断食管，进行胃食管端侧吻合术。

（3）全胃切除术适用于以下情况　胃体部癌、癌灶侵犯两个分区、皮革胃或下区癌伴有贲门旁淋巴结转移、上区癌伴有幽门上下淋巴结转移的患者。手术径路以胸腹联合切口为佳，暴露充分，操作便捷。手术步骤如下：胃中下部游离及淋巴结清除的步骤和方法与远端胃次全切除术相同，十二指肠于幽门下 3～4cm 处切断并关闭；游离食管下段、贲门小弯侧、胃上部大弯侧及淋巴结清除与近端胃次全切除术一致；最后通过食管空肠端侧吻合完成消化道重建。若病灶直接侵犯脾、胰实质或胰上淋巴结，脾动脉干淋巴结与胰实质融合成团且无法彻底清除时，则需行全胃合并脾、胰体尾切除术。

全胃切除后消化道重建的方式多种多样，理想的重建方式应满足以下功能：①代胃具备良好的储存功能，避免食糜过早排入空肠；②重建的消化道尽可能接近正常生理通道；③防止十二指肠液反流，降低反流性食管炎的发生；④维持较好的营养状况和生活质量；⑤手术安全、简便，手术死亡率低。各种重建术式各有优劣。Roux-en-Y 吻合能有效减少十二指肠液反流，但储存功能较差；食管空肠襻式吻合操作简便，但十二指肠液反流发生率较高；双腔、三腔肠管代胃改善了食物储存功能，但操作复杂、手术时间较长。术者应根据患者的具体情况，在术中选择最合适的重建方法。

（4）Appleby 手术　该手术通过结扎腹腔动脉根部，彻底清除第 2 站淋巴结，并将全胃、脾、胰体尾部整块切除，以达到根治目的。其操作与全胃切除合并脾、胰体尾切除术相似，但区别在于根部切断结扎腹腔动脉后，能更彻底地清除腹腔动脉周围的淋巴结，并连同原发灶整块切除。切断腹腔动脉后，肝脏血供依赖于肠系膜上动脉的胰十二指肠前下动脉和后上动脉与胃十二指肠动脉吻合后的动脉弓供应肝固有动脉的血液。因此，术中必须确认并仔细保护胃十二指肠动脉，肝总动脉须在胃十二指肠动脉左侧切断结扎。由于侧支循环供血量常低于肝总动脉，术后易导致胆囊坏死，故应常规进行胆囊切除术。消化道重建方式与全胃切除术相同。肝硬化且肝功能明显不全者不宜施行此手术。

（5）胃癌合并受累脏器联合切除术　适用于肿瘤直接浸润邻近脏器或为彻底清除转移淋巴结而需切除邻近脏器的情况。超过 60%的病例是为了清除脾动脉周围及脾门淋巴结而进行的胰体、尾及脾切除的扩大根治术。由于脾的免疫功能会因此丧失，对无明确脾门淋巴结转移者，应慎重选择此术式。对于胃癌直接浸润食管下端、横结肠、肝、胰等邻近脏器但无远处转移征象者，一般主张积极合并切除受累脏器。

（6）腹主动脉旁淋巴结清除术　适用于癌肿已浸润至浆膜外或浸润至周围脏器且伴有第 2、第 3 站淋巴结明显转移的情况。手术步骤包括：切除大网膜及结肠系膜前叶至胰腺下缘，清除 No.15 结肠中动脉周围淋巴结、No.14 肠系膜上动静脉根部淋巴结；切断结扎胃网膜右动、静脉，清除 No.4d 胃大弯淋巴结、No.6 幽门下淋巴结；在十二指肠降部外侧做 Kocher 切口，将十二指肠、胰头内翻，清除 No.13 胰头后淋巴结，显露下腔静脉、腹主动脉，将结肠肝曲牵向左下，显露肠系膜下动脉，向上清除 No.16b 淋巴结；切除小网膜，清除 No.12、5、7、8、9、1、3 淋巴结；游离食管下段，切开左侧胃膈韧带，切断腹段食管，清除 No.2 贲门左淋巴结，切开脾胃韧带，切断结扎胃短动脉及胃网膜左动、静脉，清除 No.4s、No.19、No.20 和 No.16a 淋巴结；将结肠系膜前叶及胰包膜分离至胰腺上缘，显露脾动脉，由脾门向右沿脾动脉清除 No.10、No.11 淋巴结至腹腔动脉根部；沿脾动脉根部下缘向右分离显露肝总动脉根部下缘，游离胰腺背侧，自脾动脉及肝总动脉根部下缘沿腹主动脉前向下分离至肠系膜上动脉及左肾静脉上缘，清除 No.16az 淋巴结；切断十二指肠，将全胃及 4 站淋巴结全部切除，消化道重建方式同全胃切除术。该术式称为 D4 手术，日本学者报告显示，伴有腹主动脉周围淋巴结转移者行 D4 手术后的 5 年生存率可达 10%～20%。然而，D4 手术创伤大、手术时间长、术后并发症多，且临床实践表明，有第 4 站淋巴结转移者其 5 年生存率难以达到 20%的良好效果，因此对选择 D4 手术应持慎重态度。

3. 姑息性手术

姑息性手术主要指姑息性切除，即仅切除原发病灶和部分转移病灶，但仍有肿瘤残留的手术。胃癌患者因局部浸润、腹膜播散、远处淋巴结转移或血道播散而失去根治性手术机会时，只能通过姑息性切除手术来缓解症状，防止或减少出血、穿孔、梗阻等严重并发症的发生。姑息性切除能够减轻机体的肿瘤负荷，有助于提高术后化疗、生物治疗等综合治疗的疗效，从而提升生活质量、延长生存时间。因此，除非患者一般情况差，无法耐受手术探查，只要原发病灶局部解剖条件允许，应尽量进行姑息性切除术。姑息性切除的原则包括：尽量减小手术创伤；胃切除线不强制要求距肿瘤边缘 5cm 以上，但切缘不可有明显癌残留；淋巴结一般仅清除胃周 N 淋巴结，对明显肿大且易于切除的 N_1 淋巴结也可摘除；消化道重建应尽量采用简便易行的吻合方法，避免手术时间过长和复杂的重建方式；对姑息性全胃切除术应持慎重态度。对于癌灶位于幽门部引起幽门梗阻的患者，若无法进行姑息性切除，可行胃-空肠吻合术以缓解梗阻症状，适当延长生存时间。对于梗阻性胃上部癌伴转移的患者，可采用放置食管内支架或内镜激光治疗，亦可考虑空肠造瘘术，而食管-空肠短路手术较少采用。

4. 内镜手术

内镜手术主要适用于无淋巴结转移的早期胃癌，手术方式包括内镜高频电切术、内镜剥离活检术、内镜双套息肉样切除术、局部注射加高频电切术等。由于癌组织的浸润深度和有无局部淋巴结转移难以准确评估，必须严格掌握手术指征：①隆起型、浅表隆起型、浅表平坦型，病灶未侵及黏膜肌层、直径小于 2cm 的高分化黏膜内早期胃癌；②浅表凹陷型，病灶未侵及黏膜肌层、直径小于 1cm 的中分化黏膜内早期胃癌；③浅表凹陷型，病灶未侵及黏膜肌层、直径小于 0.5cm 的低分化早期胃癌；④因年老体弱不愿接受手术或伴有心、肺、肝、肾严重器质性疾病无法耐受手术的患者。

5. 腹腔镜手术

（1）腹腔镜胃局部切除术　适用于位于胃前壁、直径小于 2cm 的早期胃癌。通过胃镜将癌灶部位胃壁悬吊后，插入腹腔镜自动切割缝合器切除病灶及其周围部分正常胃壁。该手术优点包括创伤小、失血少、恢复快、并发症少、术后生活质量高，但其远期疗效尚需进一步验证。

（2）腹腔镜胃癌根治术　腹腔镜消化道肿瘤根治是目前腹腔镜技术领域的热点问题，许多外科学者已对此进行了探索。腹腔镜胃癌根治术操作复杂，涉及游离胃体、清扫淋巴结、切除标本及消化道重建等多个步骤和操作平面，手术操作需多层面跳跃进行，难度较大。目前关于腹腔镜胃癌根治术的研究多为小样本、非随机的短期试验，亟需开展大宗病例的随机临床试验以进一步验证其效果。

（二）化疗

化疗作为综合治疗的重要组成部分，是治疗胃癌的重要手段之一。

1. 术前化疗（新辅助化疗）

对病期较晚的进展期胃癌，术前化疗可使肿瘤缩小，癌灶局限，消灭亚临床转移灶，增加手术切除率，减少术中播散和术后复发，提高手术治疗效果，延长生存期。

2. 术中化疗

手术操作可能导致癌细胞进入血液循环，进而引发血道播散。浸润至浆膜或浆膜外的癌细胞容易脱落，引起种植性播散。手术过程中，被切断的脉管内癌栓随淋巴液和血液溢入腹腔，可能造成腹膜种植。术中化疗是预防医源性播散的重要措施之一，常用药物为MMC 20mg 静脉注射，次日再静脉注射 MMC 10mg。

消灭腹腔内脱落的癌细胞已成为进展期胃癌外科治疗的关键环节。为此，术中应进行腹腔内化疗。术中持续高温腹腔灌注化疗是近十余年来开展的新方法，通过腹腔灌洗、热效应及化疗药物的作用，杀灭腹腔内残存癌细胞，预防或减少腹膜转移，具有控制腹水、减少局部复发和延长生存期的效果。

CHPP 的主要作用机制包括：①与正常细胞相比，肿瘤细胞的热耐受性较差；②腹腔化疗能使腹腔及门静脉药物浓度升高，药物浓度越高，抗癌效果越强；③热疗与化疗药物具有协同作用，可增加肿瘤细胞对化疗药物的敏感性；④腹腔灌洗能机械性清除腹腔内游离癌细胞。

CHPP 的适应证为：癌肿浸润至浆膜或浆膜外和（或）伴有腹膜播散；术后腹膜复发，或伴有癌性腹水。CHPP 的灌洗液温度设定为：输入温度 44～45℃，腹腔内温度 42～43℃，输出温度 40～42℃。持续灌洗时间为 60～90 分钟。常用化疗药物包括 MMC $20mg/m^2$ 和 DDP $200mg/m^2$。

3. 术后化疗

术后辅助化疗是胃癌最常采用的综合治疗方法，适用于有淋巴结转移的早期胃癌和所有进展期胃癌患者。化疗通常在手术后 4 周开始，2 年内进行 3～4 个疗程。术后化疗多采用联合化疗方案，常见方案包括 FAM、EAP 及 FLP。

FAM 方案：5-Fu $500mg/m^2$ 静脉滴注，第 1、第 8、第 29、第 36 天；ADM $30mg/m^2$ 静脉注射，第 1、第 29 天；MMC $10mg/m^2$ 静脉注射，第 1 天；6 周为 1 个疗程，ADM 总量不超过 550mg。

EAP 方案：ADM 20mg/m^2 静脉注射，第 1、第 7 天；Vp-16 100mg/m^2 静脉滴注，第 4 至第 6 天；DDP 40mg/m^2 水化静脉滴注，第 2、第 8 天；3 周为 1 周期，3 周期为 1 个疗程。EAP 方案疗效较好，但毒性反应明显。

FLP 方案：CF 200mg/m^2 静脉注射，第 1 至第 5 天；5-Fu 500mg/m^2 静脉滴注，第 1 至第 5 天；DDP 30mg/m^2 水化静脉滴注，第 3 至第 5 天；3 周为 1 周期，3 周期为 1 个疗程。联合化疗既可用于术后辅助治疗，也可用于无法切除及术后复发转移胃癌的姑息性化疗。

晚期胃癌化疗：对于无法切除的晚期胃癌，采用以化疗为主的综合治疗，旨在缓解或减轻症状、提高生活质量、延长生存期。

4. 放疗

放疗是进展期胃癌的治疗手段之一，主要目的是减少术后局部复发。

（1）适应证及禁忌症　未分化癌、低分化癌、管状腺癌、乳头状腺癌对放疗有一定的敏感性；癌灶小而浅在、无溃疡者效果最佳，可使肿瘤完全消退；有溃疡者也可放疗，但肿瘤完全消退者较少。黏液腺癌及印戒细胞癌对放疗耐受，为放疗禁忌症。

（2）术前放疗　进展期胃癌病灶直径小于 6cm 者适宜术前放疗，大于 10cm 者则不宜。术前放疗剂量以 4 周 40Gy 为宜，可使 60％以上患者原发肿瘤有不同程度的缩小，提高手术切除率、生存率，降低局部复发率。术前放疗与手术的间隔以 2 周为宜，最迟不超过 3 周。

（3）术中放疗　术中放疗的适应证包括：①Ⅱ、Ⅲ期胃癌原发灶已切除；②无腹膜及肝转移；③淋巴结转移在 2 站以内；④原发灶侵及浆膜面或累及胰腺。剂量以一次性照射 20～30Gy 为宜，能减少术后局部复发和远处转移，提高生存率。

（4）术后放疗　术后放疗一般不作为胃癌的常规辅助治疗手段，但对于姑息性切除者，应在癌残留处以银夹标记定位，术后经病理证实其组织学类型非黏液腺癌或印戒细胞癌者可行局部补充放疗。剂量一般为 5 周 50Gy，因应用较少，疗效尚无法肯定。

（三）生物治疗

生物治疗的适应证包括：①胃癌根治术后适合全身应用免疫刺激剂；②不能切除或姑息切除的病例可在残留癌内直接注射免疫刺激剂；③晚期患者伴有腹水者腹腔内注射免疫增强药物。目前主要有 2 类。

1. 过继性免疫治疗

主要原理是给患者输注大量具有抗肿瘤效应的免疫活性细胞，以淋巴因子激活的杀伤细胞（LAK 细胞）和肿瘤浸润淋巴细胞为代表。

2. 非特异性生物反应调节剂

通过增强机体总体免疫功能达到治疗目的。目前可能有疗效的有 BCG（卡介苗）、OK-432、PS-K、香菇多糖和 N-CWS（奴卡菌壁架）。

七、预后

胃癌是威胁生命健康最严重的恶性肿瘤之一，由于病情发展较快，如出现症状后不进行手术治疗，90%以上的患者在1年内死亡。近年来随着早期胃癌发现率的提高、手术方法的改进和综合治疗的应用，胃癌的治愈率有所提高，但总的5年生存率仍徘徊于20%～30%。

在影响预后的诸多因素中，病灶的浸润深度与淋巴结转移情况是最重要的因素。淋巴结转移与否对预后的影响极大，淋巴结转移的数量与预后的关系尤为密切，淋巴结转移数越多预后越差。其次是治疗方法，包括手术类型、淋巴结清扫范围、综合治疗措施等，其他如肿瘤的病理类型及生物学行为、患者的年龄和性别等对预后亦有一定影响。

提高早期胃癌的诊断率和早期胃癌患者在治疗患者中的构成比，是改善胃癌预后最为有效的措施之一。合理选择手术方式及淋巴结清除范围，加强手术、化疗、放疗及生物治疗的综合治疗措施，亦是改善预后的方法之一。

第五节 肠梗阻

任何原因引起肠内容物通过障碍，并有腹胀、腹痛等临床表现时，称肠梗阻，是外科常见急腹症之一。肠梗阻的病因和类型很多，发病后，不但肠管形态和功能发生改变，还可导致一系列全身性病理改变，严重时可危及患者的生命。

一、病因与分类

1. 按梗阻发生的病因分类

（1）机械性肠梗阻　是机械性因素引起肠腔狭小或不通，致使肠内容物不能通过，是临床上最多见的类型。常见的病因包括：①肠外因素，如粘连及束带压迫、疝嵌顿、肿瘤压迫等；②肠壁因素，如肠套叠、肠扭转、先天性畸形等；③肠腔内因素，如蛔虫梗阻、异物、粪块或胆石堵塞等。

（2）动力性肠梗阻　是由于神经抑制或毒素刺激以致肠壁肌运动紊乱，但无器质性肠腔狭窄。麻痹性肠梗阻较为常见，多发生在腹腔手术后、腹部创伤或弥漫性腹膜炎患者，由严重的神经、体液及代谢（如低钾血症）改变所致。痉挛性肠梗阻较为少见，可在急性肠炎、肠道功能紊乱或慢性铅中毒患者中发生。

（3）血运性肠梗阻　由于肠系膜血管栓塞或血栓形成，使肠管血运障碍，肠失去蠕动能力，肠腔虽无阻塞，但肠内容物停止运行，故可归入动力性肠梗阻之中。但是它可迅速继发肠坏死，在处理上与肠麻痹截然不同。

（4）假性肠梗阻　与麻痹性肠梗阻不同，无明显的病因，属慢性疾病，也可能是一种遗传性疾病，但不明确是肠平滑肌还是肠壁内神经丛有异常。表现有反复发作的肠梗阻症状，但十二指肠与结肠蠕动可能正常，患者有肠蠕动障碍、腹痛、呕吐、腹胀、腹泻等，肠鸣音减弱。假性肠梗阻的治疗主要是非手术方法，仅在并发穿孔、坏死等情况下才进行手术处理。肠外营养是治疗本病的一种方法。

2. 按肠壁血运有无障碍分类

（1）单纯性肠梗阻　仅有肠内容物通过受阻，而肠管无血运障碍。

（2）绞窄性肠梗阻　因肠系膜血管或肠壁小血管受压、血管腔栓塞或血栓形成而使相应肠段急性缺血，引起肠坏死、穿孔。

3. 按梗阻部位分类

分为高位小肠（空肠）梗阻、低位小肠（回肠）梗阻和结肠梗阻，后者因有回盲瓣的作用，肠内容物只能从小肠进入结肠，而不能反流，故又称闭袢性肠梗阻。任何一段肠袢两端完全阻塞，如肠扭转，均属闭袢性梗阻。

4. 按梗阻程度分类

分为完全性和不完全性肠梗阻。根据病程发展快慢，又分为急性和慢性肠梗阻。慢性不完全性肠梗阻是单纯性肠梗阻，急性完全性肠梗阻多为绞窄性肠梗阻。

上述分类在不断变化的病理过程中是可以互相转化的。例如单纯性肠梗阻如治疗不及时可发展为绞窄性肠梗阻；机械性肠梗阻如时间过久，梗阻以上的肠管由于过度扩张，可出现麻痹性肠梗阻的临床表现；慢性不完全性肠梗阻可因炎性水肿而变为急性完全性梗阻所出现的病理生理改变，在低位梗阻的晚期同样能出现。

二、病理生理

肠梗阻发生后，肠管局部和全身将出现一系列复杂的病理生理变化。

1. 局部变化

机械性肠梗阻发生后，一方面，梗阻以上肠段的蠕动会增强，以克服肠内容物通过的障碍；另一方面，肠腔因气体和液体的积聚而膨胀。液体主要来源于胃肠道分泌液，而气体大部分是咽下的空气，部分则由血液弥散至肠腔内及肠道内容物经细菌分解发酵产生。肠梗阻部位越低，持续时间越长，肠膨胀就越明显。梗阻以下的肠管则呈现塌陷、空虚状态，或仅存少量粪便。扩张肠管与塌陷肠管的交界处即为梗阻部位，这对手术中定位梗阻部位至关重要。

正常小肠腔内压力为0.27～0.53kPa，而发生完全性肠梗阻时，梗阻近端的压力可增至1.33～1.87kPa，强烈蠕动时甚至可达4kPa以上。这会导致肠壁静脉回流受阻，毛细血管及淋巴管淤积，肠壁充血水肿，液体外渗。同时，由于缺氧，细胞能量代谢障碍，肠壁及毛细血管的通透性增加，肠壁上出现出血点，并有血性渗出液进入肠腔和腹腔。

在闭袢型肠梗阻中，肠内压可进一步升高。最初主要表现为静脉回流受阻，肠壁充血、水肿，呈现暗红色。继而出现动脉血运受阻，血栓形成，肠壁失去活力，肠管变为紫黑色。由于肠壁变薄和通透性增加，肠内容物和细菌渗入腹腔，引发腹膜炎。最终，肠管可能因缺血性坏死而溃破穿孔。

2. 全身变化

（1）水、电解质和酸碱失衡　肠梗阻时，吸收功能障碍，胃肠道分泌的液体不能被吸收返回全身循环而积存在肠腔中，同时肠壁继续有液体向肠腔内渗出，导致体液在第三间隙丢失。高位肠梗阻引发的大量呕吐使患者更易出现脱水。同时丢失大量胃酸和氯离子，故有代谢性碱中毒；低位小肠梗阻丢失大量碱性消化液加之组织灌注不良、酸性代谢产物剧增，可引起严重的代谢性酸中毒。

（2）血容量下降　肠膨胀可影响肠壁血运，渗出大量血浆至肠腔和腹腔内，如有肠绞窄则丢失大量血浆和血液。此外，蛋白质分解增多、肝合成蛋白能力下降等，都可助长血浆蛋白减少和血容量下降。

（3）休克　严重缺水、血容量减少、电解质紊乱、酸碱平衡失调、细菌感染、中毒等，可引起休克。发生腹膜炎时，全身中毒尤为严重。最后可引起严重的低血容量性休克和感染性休克。

（4）呼吸和心脏功能障碍　肠膨胀时腹压增高，膈肌上升，影响肺内气体交换；腹痛和腹胀可使腹式呼吸减弱；腹压增高和血容量不足可使下腔静脉回流量减少、心排血量减少。

三、临床表现

各种原因引起的肠梗阻临床表现虽不同，但肠内容物不能顺利通过肠腔则是一致的，其共同的临床表现即腹痛、呕吐、腹胀和停止排气排便。但由于肠梗阻的类型、原因、病理性质、梗阻部位和程度各不相同，临床表现各有特点。

1. 症状

（1）腹痛　发生机械性肠梗阻时，由于梗阻部位以上强烈肠蠕动，引发腹痛。由于肠肌过度疲劳而呈暂时性弛缓状态，腹痛也随之消失，故机械性肠梗阻的腹痛是阵发性绞痛。腹痛的同时伴有高亢的肠鸣音，当肠腔有积气积液时，肠鸣音呈气过水声或高调金属音。患者常自觉有气体在肠内窜行，并受阻于某一部位，有时能见到肠型和肠蠕动波。如果腹痛的间歇期不断缩短，发展为剧烈的持续性腹痛，则应该警惕可能发生绞窄性肠梗阻。

麻痹性肠梗阻的肠壁肌呈瘫痪状态，没有收缩蠕动，因此无阵发性腹痛，只有持续性胀痛或不适。听诊时肠鸣音减弱或消失。

（2）呕吐　是肠梗阻的主要症状之一。高位梗阻的呕吐出现较早，在梗阻后短期即发生，呕吐较频繁，吐出物主要为胃及十二指肠内容物。低位小肠梗阻的呕吐出现较晚，初为胃内容物，后期的呕吐物为积蓄在肠内并经发酵、腐败呈粪样的肠内容物。结肠梗阻的呕吐到晚期才出现。呕吐呈棕褐色或血性，是肠管血运障碍的表现。

（3）腹胀　发生在腹痛之后，其程度与梗阻部位有关。高位肠梗阻腹胀不明显，但有时可见胃型。低位肠梗阻及麻痹性肠梗阻腹胀显著，遍及全腹。在腹壁较薄的患者，常可显示梗阻以上肠管膨胀，出现肠型。结肠梗阻时，如果回盲瓣关闭良好，梗阻以上肠袢可成闭袢，则腹周膨胀显著。腹部隆起不均匀对称，是肠扭转等闭袢性肠梗阻的特点。

（4）停止排气排便　完全性肠梗阻，肠内容物不能通过梗阻部位，梗阻以下的肠管处于空虚状态，临床表现为停止排气排便。但在梗阻的初期，尤其是高位，积存的气体和粪便仍可排出，不能误诊为不是肠梗阻或是不完全性肠梗阻。某些绞窄性肠梗阻，如肠套叠、肠系膜血管栓塞或血栓形成，则可排出血性粪便。

2. 体征

单纯性肠梗阻早期全身情况无明显变化。晚期因呕吐、脱水及电解质紊乱可出现唇干舌燥、眼窝内陷、皮肤弹性减退、脉搏细弱等。绞窄性肠梗阻可出现全身中毒症状及休克。

腹部视诊：机械性肠梗阻常可见肠型和蠕动波；肠扭转时腹胀多不对称；麻痹性肠梗阻则腹胀均匀。触诊：单纯性肠梗阻因肠管膨胀，可有轻度压痛，但无腹膜刺激征；绞窄性肠梗阻时，可有固定压痛和腹膜刺激征，压痛的包块常为有绞窄的肠袢。叩诊：绞窄性肠梗阻时，腹腔有渗液，移动性浊音可呈阳性。听诊：肠鸣音亢进，有气过水声或金属音，为机械性肠梗阻表现，麻痹性肠梗阻时，则肠鸣音减弱或消失。

3. 辅助检查

（1）实验室检查　单纯性肠梗阻在早期变化不显著，但随着病情进展，由于失水和血液浓缩，白细胞计数、血红蛋白及血细胞比容均可能升高。尿比重亦会增高。通过血气分析及血清电解质、尿素氮、肌酐的检测，可以评估酸碱失衡、电解质紊乱和肾功能状况。若为高位梗阻，频繁呕吐导致大量胃液丢失，可能出现低钾、低氯血症及代谢性碱中毒；而在低位肠梗阻时，则可能出现电解质普遍降低和代谢性酸中毒。若出现绞窄性肠梗阻或腹膜炎，血象和血生化指标将显著改变。呕吐物和粪便检查中，若发现大量红细胞或隐血阳性，应考虑肠管存在血运障碍。

（2）X 线检查　通常在肠梗阻发生 4～6 小时后，X 线检查即可显示肠腔内存在气体；通过立位或侧卧位透视或摄片，可见气胀肠袢和液平面。由于肠梗阻部位的不同，X 线表现各有特点：空肠黏膜的环状皱襞在肠腔充气时呈鱼骨刺状；回肠扩张的肠袢较多，可见阶梯状液平面；结肠胀气则位于腹部周边，显示结肠袋形。钡灌肠适用于疑似结肠梗阻的患者，能够显示梗阻部位和性质。然而，在小肠梗阻的情况下，应避免使用胃肠钡剂造影，以免加重病情。

四、诊断

首先根据肠梗阻临床表现的共同特点，确定是否为肠梗阻，进一步确定梗阻的类型和性质，最后明确梗阻的部位和原因。

1. 是否有肠梗阻

根据腹痛、呕吐、腹胀、停止排气排便四大症状和腹部可见肠型或蠕动波、肠鸣音亢进等，一般可作出诊断。但有时患者可不完全具有这些典型表现，特别是某些绞窄性肠梗阻的早期，可能与急性胃肠炎、急性胰腺炎、输尿管结石等混淆。除病史与详细的腹部检查外，实验室检查与 X 线检查可有助于诊断。

2. 是机械性梗阻还是动力性梗阻

机械性肠梗阻是常见肠梗阻类型，具有上述典型临床表现，早期腹胀可不显著。麻痹性肠梗阻无阵发性绞痛等肠蠕动亢进的表现，相反是肠蠕动减弱或停止，腹胀显著，肠鸣音微弱或消失。腹部 X 线片对鉴别诊断很有价值，麻痹性肠梗阻显示大、小肠全部充气扩张；而机械性肠梗阻的胀气扩张限于梗阻以上的部分肠管；即使晚期并发肠绞窄和麻痹，结肠也不会全部胀气。

3. 是单纯性梗阻还是绞窄性梗阻

这点极为重要，关系到治疗方法的选择和患者预后（表 6-1）。有下列表现者，应考虑绞窄性肠梗阻的可能：①腹痛发作急骤，初始即为持续性剧烈疼痛，或在阵发性加重之间仍有持续性疼痛，有时出现腰背部痛；②病情发展迅速，早期出现休克，抗休克治疗后改善不明显；③有腹膜炎体征，体温上升，脉率增快，白细胞计数增高；④腹胀不均匀，腹部有局部隆起或触及有压痛的肿块（孤立胀大的肠袢）；⑤呕吐出现早而频繁，呕吐物、胃肠减压抽出液、肛门排出物为血性，腹腔穿刺抽出血性液体；⑥腹部X线检查见孤立扩大的肠袢；⑦经积极的非手术治疗，症状和体征无明显改善。

表 6-1 单纯性与绞窄性肠梗阻鉴别

项目	单纯性肠梗阻	绞窄性肠梗阻
发病	较缓慢，以阵发性腹痛为主	发病急，腹痛剧烈，为持续性绞痛
腹胀	均匀全腹胀	不对称，晚期出现麻痹性肠梗阻
肠鸣音	气过水音、金属音	气过水音
压痛	轻，部位不固定	固定压痛
腹膜刺激征	无	有压痛、反跳痛、肌紧张
一般情况	良好	有中毒症状，如脉快、发热、白细胞及中性粒细胞占比升高
休克	无	中毒性休克，进行性加重
腹腔穿刺	阴性	可见血性液体或炎性渗出液
血性大便	无	可有，尤其乙状结肠扭转或肠套叠时可有频频血便
X线片	小肠袢扩张呈梯形排列	可见孤立、位置及形态不变的肠袢，腹部局限性密度增加等

4. 是高位梗阻还是低位梗阻

高位小肠梗阻的呕吐发生早而频繁，腹胀不明显；低位小肠梗阻的腹胀明显，呕吐出现晚而次数少，并可吐出粪样物；结肠梗阻与低位小肠梗阻的临床表现很相似，因回盲瓣具有单向阀的作用致形成闭袢型梗阻，以腹胀为主要症状，腹痛、呕吐、肠鸣音亢进均不及小肠梗阻明显，体检时可发现腹部有不对称的膨隆。X线检查有助于鉴别，低位小肠梗阻，扩张的肠袢在腹中部，呈阶梯状排列，结肠梗阻时扩大的肠袢分布在腹部周围，可见结肠袋，胀气的结肠阴影在梗阻部位突然中断，钡灌肠检查或结肠镜检查可进一步明确诊断。

5. 是完全性梗阻还是不完全性梗阻

完全性梗阻呕吐频繁，如为低位梗阻则有明显腹胀，完全停止排气排便。X线检查梗阻以上肠袢明显充气扩张，梗阻以下肠内无气体。不完全性梗阻呕吐与腹胀均较轻，X线所见肠袢充气扩张都较不明显，结肠内可见气体存在（表 6-2）。

表 6-2 肠梗阻程度的判断

梗阻程度	症状	X线表现
不完全梗阻	可有少量排气，但排气后症状不缓解	结肠内可有气体
完全性梗阻	排气、排便停止，呕吐剧烈	结肠内无气体或有孤立扩张之肠袢

6. 梗阻的原因

肠梗阻不同类型的临床表现是判断梗阻原因的主要线索，参考病史、年龄、体征、X

线检查。临床上粘连性肠梗阻最为常见，多发生于以往接受过腹部手术、损伤或腹膜炎病史的患者。嵌顿性腹外疝是常见的肠梗阻原因。新生儿以肠道先天性畸形为多见，2 岁以内的小儿多为肠套叠。蛔虫团所致肠梗阻常发生于儿童。老年人则以肿瘤及粪块堵塞为常见。

五、治疗

1. 基础治疗

即不论采用非手术治疗还是手术治疗，均需应用的基本处理。

（1）胃肠减压　作为治疗肠梗阻的主要措施之一，目前多采用鼻胃管减压法。具体操作为先将胃内容物抽空，随后进行持续低负压吸引。抽出的胃肠液需观察其性质，以便鉴别是否存在绞窄及确定梗阻部位。胃肠减压旨在减少胃肠道内积留的气体和液体，减轻肠腔膨胀，促进肠壁血液循环恢复，减少肠壁水肿。此举可使因肠壁肿胀导致的继发性梗阻得以缓解，亦有助于部分轻度扭曲的肠袢复位，从而缓解症状。此外，胃肠减压还能降低腹内压，改善因膈肌抬高引起的呼吸与循环障碍。对于低位肠梗阻，可使用较长的小肠减压管，但操作技术要求较高。

（2）纠正水、电解质紊乱和酸碱失衡　水、电解质紊乱和酸碱失衡是急性肠梗阻最为显著的生理紊乱，需及早纠正。在血液生化检查结果未出炉前，应先给予平衡盐液（如乳酸钠林格液）。待检测结果出来后，再根据情况添加电解质以纠正酸碱紊乱。在无心、肺、肾功能障碍的前提下，初始输液速度可稍快，但需密切监测尿量，必要时进行中心静脉压监测，以防液体过多或不足。对于单纯性肠梗阻晚期或绞窄性肠梗阻，常伴有大量血浆和血液渗入肠腔或腹腔，需及时补充血浆和红细胞。

（3）抗感染　肠梗阻发生后，肠壁血液循环受阻，肠黏膜屏障功能受损，易导致肠道细菌移位，或细菌直接穿透肠壁引发腹腔感染。同时，肠腔内细菌亦可能迅速繁殖。此外，膈肌升高会影响肺部气体交换和分泌物排出，增加肺部感染风险。因此，肠梗阻患者应使用抗生素预防或治疗腹部及肺部感染。

（4）其他治疗　腹胀可能影响肺功能，患者宜接受吸氧治疗。为减轻胃肠道膨胀，可给予生长抑素以减少胃肠液分泌。此外，可酌情使用镇静剂、解痉剂等进行对症治疗，但止痛剂的使用需严格遵循急腹症治疗原则。

2. 手术治疗

手术的目的是解除梗阻、去除病因，手术方式可根据患者的情况与梗阻的部位、病因加以选择。

（1）单纯解除梗阻的手术　包括粘连松解术，肠切开去除粪石、蛔虫等，肠套叠或肠扭转复位术等。

（2）肠切除术　对于肠管肿瘤、狭窄或局部肠袢已失活坏死的患者，应进行肠切除手术。针对绞窄性肠梗阻，应力争在肠坏死前解除梗阻，恢复肠管血液循环。若解除梗阻后出现以下情况，则表明肠管已无生机：①肠壁呈紫黑色并已塌陷；②肠壁失去张力和蠕动能力，肠管扩张，对刺激无收缩反应；③相应的肠系膜终末小动脉无搏动。手术中判断肠袢生机常有一定难度，对于小段肠袢无法确定是否存在血运障碍时，建议切除。然而，对于较长段肠袢，尤其是全小肠扭转，贸然切除将严重影响患者未来的生存。可在纠正血容量不足和供氧的同时，于肠系膜血管根部注射 1%普鲁卡因或酚妥拉明以缓解血管痉挛，将肠管放回腹腔，观察 15～30 分钟后，如仍无法判断生机，可重复一次；确认无生机后再考虑切除。

（3）肠短路吻合术　当梗阻部位难以切除，例如肿瘤广泛侵犯周围组织或粘连致密难以分离，但肠管无坏死现象时，为解除梗阻，可分离梗阻部远近端肠管进行短路吻合，旷置梗阻部位。但需注意，旷置的肠管尤其是梗阻近端肠管不宜过长，以免引发盲袢综合征（图 6-1）。

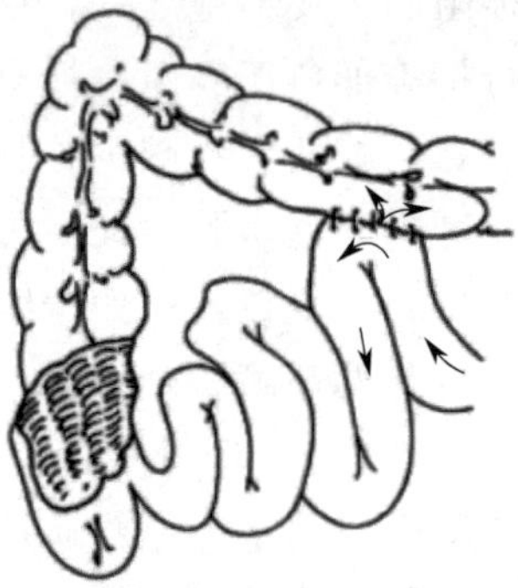

图 6-1　肠短路吻合后形成盲袢

（4）肠造口术　当肠梗阻部位的病变复杂或患者状况较差，不宜进行复杂手术时，可采用肠造口术解除梗阻。具体方法是在梗阻部位近端的膨胀肠管处进行造口，以减轻肠管高度膨胀引起的生理紊乱。此术式主要适用于低位肠梗阻，如急性结肠梗阻。由于回盲瓣的作用，结肠完全性梗阻常形成闭袢性梗阻，肠腔压力极高，且结肠血液供应不如小肠丰富，易发生肠壁血运障碍。此外，结肠内细菌较多，一期肠切除吻合往往不易顺利愈合。因此，选择梗阻近侧造口是解除梗阻的有效方法。在广泛肠切除的情况下（如肠扭转、肠系膜血管栓塞或血栓形成），为减少肠管切除量及术后并发症，可仅切除坏死肠管，将两断端外置行造口术，待二期手术时再重建肠道的连续性。

急性肠梗阻手术多在急诊情况下进行，术前准备不如择期手术完善。由于肠袢高度膨胀、血液循环障碍，肠壁水肿导致愈合能力差，且腹腔内常存在污染，术后易发生肠瘘、腹腔感染、切口感染或裂开等并发症。肠绞窄解除后，循环恢复，肠腔内大量毒素被吸收入血，可能引发全身性中毒症状，部分患者甚至可能出现多器官功能障碍或衰竭。因此，肠梗阻患者术后的监测与治疗至关重要，包括胃肠减压，维持水、电解质及酸碱平衡，抗感染治疗以及加强营养支持等措施均需高度重视。

第六节　急性阑尾炎

急性阑尾炎是腹部外科中最为常见的疾病之一，大多数患者能及时就医，获得良好的治疗效果。但是，有时诊断相当困难，处理不当可发生一些严重的并发症。到目前为止，急性阑尾炎仍有0.1%～0.5%的病死率，因此如何提高疗效、减少误诊，仍然值得重视。

一、病因

（一）阑尾管腔的阻塞

阑尾的管腔狭小而细长，远端封闭呈一盲端，管腔发生阻塞是诱发急性阑尾炎的基础。

（二）细菌感染

阑尾腔内存在大量细菌，包括需氧菌及厌氧菌两大类，菌种与结肠内细菌一致，主要为大肠杆菌、肠球菌及脆弱类杆菌等。

（三）神经反射

各种原因导致的胃和肠道功能紊乱，均可反射性地引起阑尾环形肌和阑尾动脉的痉挛性收缩，进而导致阑尾管腔梗阻。在阑尾狭窄的管腔内，由于食物残渣、毛发团块、肠道寄生虫的滞留，阑尾发生损伤，出现肿胀和扭曲。

阑尾壁上含有丰富的淋巴组织，病菌可通过血液循环进入阑尾，引发急性炎症，表现为红肿和疼痛。饮食生冷或不洁食物、便秘、急速奔走、精神紧张等因素，会导致肠功能紊乱，妨碍阑尾的血液循环和排空，为细菌感染创造了有利条件。常见的致病菌包括大肠杆菌和厌氧菌。

此外，饮食习惯和生活方式也与阑尾炎的发病密切相关。

二、临床表现

大多数急性阑尾炎患者不论病理学类型如何，早期的临床症状都很相似，诊断并无困难，大都能得到及时和正确的处理。

（一）症状

主要表现为腹部疼痛、胃肠道反应和全身反应。

1. 腹痛

迫使急性阑尾炎患者及早就医的主要原因是腹痛。除极少数合并横贯性脊髓炎的患者外，几乎所有患者都会出现腹痛。

2. 胃肠道反应

恶心和呕吐最为常见。早期呕吐多为反射性，常发生在腹痛高峰期，呕吐物为食物残渣和胃液。晚期呕吐则与腹膜炎有关。约1/3的患者会出现便秘或腹泻症状。腹痛早期大便次数增多，可能是肠蠕动增强所致。盆位阑尾炎时，阑尾尖端直接刺激直肠壁，也可导致便次增多。而阑尾穿孔后的盆腔脓肿，不仅便次增多，甚至会出现里急后重。

3. 全身反应

急性阑尾炎初期，部分患者自觉全身疲乏、四肢无力，或伴有头痛、头晕。病程中会出现发热，单纯性阑尾炎的体温多在 37.5～38℃，化脓性和穿孔性阑尾炎时，体温较高，可达 39℃左右。极少数患者会出现寒战高热，体温可升至 40℃以上。

（二）体征

急性阑尾炎腹部检查时，常见体征包括腹部压痛、腹肌紧张和反跳痛等，这些直接体征是诊断阑尾炎的主要依据。此外，部分患者还会出现一些间接体征（如腰大肌征），对判断发炎阑尾的部位有一定帮助。

1. 步态与姿势

患者常采取上身前弯且稍向患侧倾斜的姿势，或以右手轻扶右下腹部，以减轻腹肌动度，缓解腹痛。患者走路时步态也较为缓慢。这些特点在患者就诊时即可观察到。

2. 腹部体征

有时需连续观察、多次比较才能做出较准确的判断。

（1）腹部外形与动度　急性阑尾炎发病数小时后，查体时可发现下腹部呼吸运动稍受限。穿孔后伴弥散性腹膜炎时，全腹部动度可完全消失，并逐渐出现腹部膨胀。

（2）腹膜刺激征　包括腹部压痛、肌紧张和反跳痛。尽管各患者之间腹膜刺激征的程度有差异，但几乎所有患者均有腹部压痛。

① 右下腹压痛：压痛是最常见和最重要的体征。当感染局限于阑尾腔内，患者尚觉上腹部或脐周疼痛时，右下腹已有压痛。感染波及阑尾周围组织时，右下腹压痛范围扩大，程度加重。穿孔性阑尾炎合并弥散性腹膜炎时，虽全腹均有压痛，但以感染最重的右下腹最为明显。盲肠后或腹膜后阑尾炎，前腹壁压痛可能较轻。

② 腹肌紧张：约 70%的患者右下腹有肌紧张。一般认为腹肌紧张是由于感染扩散到阑尾壁外，局部壁腹膜受炎症刺激所致，多见于化脓性和穿孔性阑尾炎，是机体的一种不受意识支配的防御性反应。腹肌紧张常与腹部压痛同时存在，范围和程度大体一致。肥胖者、多产妇和年老体弱患者因腹肌软弱、肌紧张常不明显。

③ 反跳痛：急性阑尾炎患者可出现反跳痛，以右下腹较常见。如患者右下腹反跳痛阳性，表示腹膜炎肯定存在。当阑尾位置较深，压痛和肌紧张较轻时，反跳痛明显，也表示腹腔深部有感染。

（3）右下腹压痛点　传统教材对急性阑尾炎的局部压痛点的具体位置都进行了介绍，并把局部压痛点阳性列为阑尾炎的体征之一。虽然各位学者提出的阑尾炎压痛点都是以阑尾根部在体表的投影为基础，但由于总结的资料不尽相同，所推荐的局部压痛点的位置也不完全一致。临床实践证实，各压痛点的阳性率差异很大，因此仅靠某一压痛点的有无来确诊急性阑尾炎是不切实际的。更多的医师相信，右下腹部固定压痛区的存在，要比压痛点的阳性更有诊断价值。

（4）腹部包块　化脓性阑尾炎合并阑尾周围组织及肠管的炎症时，大网膜、小肠及其系膜与阑尾可相互粘连形成团块；阑尾穿孔后所形成的局限性脓肿，均可在右下腹触到包块。炎性包块的特点是边界不太清楚，不能活动，伴有压痛和反跳痛。深部的炎性包块，在患者充分配合下，仔细触摸才能发现。包块的出现表示感染已趋于局限化，发炎的阑尾已被大网膜等组织紧密地包绕，此时不宜急诊手术。

（三）间接体征

临床上还可以检查其他一些体征（如罗氏征等），只要手法正确并获得阳性结果，对阑尾炎的诊断有一定参考价值。

1. 罗氏征（又称间接压痛）

患者仰卧位，检查者用手掌按压左下腹部，或沿降结肠向上腹用力推挤，如右下腹疼痛加重即为阳性；或用力的方向是朝右下腹部，出现同样结果时也为阳性，迅速松去按压力量的同时疼痛反而加重，更能说明右下腹有炎症存在。关于阳性结果的机制，目前的解释是：前者是因压力将左结肠内的气体向右结肠传导，最后冲击到盲肠，并进入发炎的阑尾腔，引起疼痛加重；后者是借助于下腹部的小肠将压力传导到右下腹，使发炎的阑尾受到挤压。关于罗氏征的临床意义，阳性结果只能说明右下腹部有感染存在，不能判断阑尾炎的病理学类型和程度。当右下腹疼痛需要与右侧输尿管结石等疾病相鉴别时，罗氏征的检查可能有一定的帮助。

2. 腰大肌征

让患者左侧卧位，检查者帮助患者将右下肢用力后伸，如右下腹疼痛加重即为阳性。腰大肌征阳性，提示阑尾可能位于盲肠后或腹膜后，当下肢过伸时，可使腰大肌挤压发炎的阑尾。

3. 闭孔肌征

患者仰卧后，当右侧髋关节屈曲时被动内旋，右下腹疼痛加重即为阳性，表示阑尾位置较低，炎症波及闭孔内肌。

4. 皮肤感觉过敏区

少数患者在急性阑尾炎早期，尤其是阑尾腔内有梗阻时，右下腹壁皮肤可出现敏感性增高现象，表现为咳嗽、轻敲腹壁均可引起疼痛，甚至轻轻触摸右下腹皮肤，也会感到疼痛，当阑尾穿孔后，过敏现象也随之消失。过敏区皮肤的范围呈三角形分布，其边界由右侧髂嵴最高点、耻骨及脐三点依次连接构成。皮肤感觉过敏区不因阑尾位置而改变，故对不典型患者的早期诊断可能有帮助。

（四）肛门指诊检查

非特殊情况，肛门指诊检查应列为常规检查，正确的肛门指诊有时可直接提供阑尾炎的诊断依据。盆位急性阑尾炎，直肠右侧壁有明显触痛，甚至可触到炎性包块。阑尾穿孔伴盆腔脓肿时，直肠内温度较高，直肠前壁可膨隆并有触痛，部分患者伴有肛门括约肌松弛现象。未婚女性患者，肛门指诊检查还能排除子宫和附件的急性病变。

三、辅助检查

（一）血、尿、便常规检查

急性阑尾炎的白细胞总数和中性粒细胞有不同程度的升高，总数大多在 1 万～2 万，中性粒细胞为 80%～85%。老年患者因反应能力差，白细胞总数增高可不显著，但仍有中性粒细胞核左移现象。尿常规多数患者正常，但当发炎的阑尾直接刺激输尿管和膀胱时，尿中可出现少量红细胞和白细胞。

如尿中有大量异常成分，应进一步检查，以排除泌尿系疾病。盆位阑尾炎和穿孔性阑尾炎合并盆腔脓肿时，大便中也可发现血细胞。

（二） X线检查

胸腹透视列为常规，合并弥散性腹膜炎时，为排除溃疡穿孔、急性绞窄性肠梗阻，立位腹部平片是必要的，如出现膈下游离气体，阑尾炎基本上可以排除。急性阑尾炎在腹部平片上有时也可出现阳性结果：5%～6%的患者右下腹阑尾部位可见一块或数块结石阴影，1.4%患者阑尾腔内有积气。

（三）腹部B超检查

病程较长者应行右下腹B超检查，了解是否有炎性包块存在。在决定对阑尾脓肿切开引流时，B超可提供脓肿的具体部位、深度及大小，便于选择切口。

四、病理学类型

急性阑尾炎在病理学上大致可分为三种类型，代表着炎症发展的不同阶段。

（一）急性单纯性阑尾炎

阑尾轻度肿胀，浆膜充血，附有少量纤维蛋白性渗出。阑尾黏膜可能有小溃疡和出血点，腹腔内有少量炎性渗出。阑尾壁各层均有水肿和中性粒细胞浸润，以黏膜和黏膜下层最为显著。阑尾周围脏器和组织炎症尚不明显。

（二）急性蜂窝织炎性阑尾炎

或称急性化脓性阑尾炎，阑尾显著肿胀、增粗，浆膜高度充血，表面覆盖有脓性渗出。阑尾黏膜面溃疡增大，腔内积脓，壁内也有小脓肿形成。腹腔内有脓性渗出物，发炎的阑尾被大网膜和邻近的肠管包裹，限制了炎症的发展。

（三）急性坏疽性阑尾炎

阑尾壁的全部或一部分全层坏死，浆膜呈暗红色或黑紫色，局部可能已穿孔。穿孔的部位大多在血运较差的远端部分，也可在粪石直接压迫的局部，穿孔后或形成阑尾周围脓肿，或并发弥散性腹膜炎。

五、鉴别诊断

急性阑尾炎临床误诊率很高，国内统计为4%～5%，国外报道高达30%。需要与阑尾炎相鉴别的疾病很多，其中最主要的有下列疾病。

（一）与外科急腹症相鉴别的疾病

1. 急性胆囊炎、胆石症急性胆囊炎

有时需和高位阑尾炎相鉴别，前者常有胆绞痛发作史，伴右肩和背部放射痛；而后者为转移性腹痛的特点。检查时急性胆囊炎可出现墨菲征阳性，甚至可触及肿大的胆囊，急诊腹部B超检查可显示胆囊肿大和结石声影。

2. 溃疡病急性穿孔

溃疡病发生穿孔后，部分胃内容物沿右结肠旁沟流入右髂窝，引起右下腹急性炎症，可误诊为急性阑尾炎。但本病多有慢性溃疡病史，发病前多有暴饮暴食的诱因，发病突然且腹痛剧烈。查体时见腹壁呈木板状，腹膜刺激征以剑突下最明显。腹部透视可见游离气体，诊断性腹腔穿刺可抽出上消化道液体。

3. 右侧输尿管结石

输尿管结石向下移动时可引起右下腹部疼痛，有时可与阑尾相混淆。但输尿管结石发作时呈剧烈的绞痛，难以忍受，疼痛沿输尿管向外阴部、大腿内侧放射。腹部检查，右下腹压痛和肌紧张均不太明显，腹部平片有时可发现泌尿系有阳性结石，而尿常规有大量红细胞。

4. 急性梅克尔憩室炎

梅克尔憩室为一种先天性畸形，主要位于回肠的末端，与阑尾很接近。憩室发生急性炎症时，临床症状极似急性阑尾炎，术前很难鉴别。因此，当临床诊断为阑尾炎而手术中的阑尾外观基本正常时，应仔细检查距回盲部100cm远的回肠肠管，以免遗漏发炎的憩室。

（二）与内科急腹症相鉴别的疾病

1. 急性肠系膜淋巴结炎

多见于儿童，常继发于上呼吸道感染。由于小肠系膜淋巴结广泛肿大，回肠末端尤为明显，临床上可表现为右下腹痛及压痛，类似急性阑尾炎。但本病伴有高热，腹痛和腹部压痛较为广泛，有时尚可触到肿大的淋巴结。

2. 右下肺炎和胸膜炎

右下肺和胸腔的炎性病变，可放射性引起右下腹痛，有时可误诊为急性阑尾炎。但肺炎及胸膜炎常有咳嗽、咳痰及胸痛等明显的呼吸道症状，而且胸部体征（如呼吸音改变及湿啰音等）也常存在。腹部体征不明显，右下腹压痛多不存在。胸部X线检查，可明确诊断。

3. 局限性回肠炎

病变主要发生在回肠末端，为一种非特异性炎症，20～30岁的青年人较多见。本病急性期时，病变处的肠管充血、水肿并有渗出，刺激右下腹壁腹膜，出现腹痛及压痛，类似急性阑尾炎。位置局限于回肠，无转移性腹痛特点，腹部体征也较广泛，有时可触及肿大之肠管。另外，患者可伴有腹泻，大便检查有明显的异常成分。

（三）与妇产科急腹症相鉴别的疾病

1. 右侧输卵管妊娠

右侧宫外孕破裂后，腹腔内出血刺激右下腹壁腹膜，可出现急性阑尾炎的临床特点。

但宫外孕常有停经及早孕史，而且发病前可有阴道出血。患者继腹痛后有会阴和肛门部肿胀感，同时有内出血及出血性休克现象。妇科检查可见阴道内有血液，子宫稍大伴触痛，右侧附件肿大和后穹隆穿刺有血等阳性体征。

2. 急性附件炎

右侧输卵管急性炎症可引起与急性阑尾炎相似的症状和体征。但输卵管炎多发生于已婚妇女，有白带过多史，发病多在月经来潮之前。虽有右下腹痛，但无典型的转移性，而且腹部压痛部位较低，几乎靠近耻骨处。妇科检查可见阴道有脓性分泌物，子宫两侧触痛明显，右侧附件有触痛性肿物。

3. 卵巢滤泡破裂

多发生于未婚女青年，常在行经后 2 周发病，因腹腔内出血，引起右下腹痛。本病右下腹局部体征较轻，诊断性腹腔穿刺可抽出血性渗出液。

4. 卵巢囊肿扭转

右侧卵巢囊肿蒂扭转后，囊肿循环障碍、坏死、血性渗出，引起右腹部的炎症，与阑尾炎临床相似。但本病常有盆腔包块史，且发病突然，为阵发性绞痛，可伴轻度休克症状。妇科检查时能触到囊性包块，并有触痛，腹部 B 超证实右下腹有囊性包块存在。

六、治疗方法

（一）治疗原则

1. 急性单纯性阑尾炎

条件允许时可先行中西医相结合的非手术治疗，但必须仔细观察，如病情有发展应及时转为手术治疗。经非手术治疗后，可能遗留有阑尾腔的狭窄，且再次急性发作的机会很大。

2. 化脓性、穿孔性阑尾炎

原则上应立即实施急诊手术，切除病理性阑尾，术后应积极抗感染，预防并发症。

3. 发病已数日且合并炎性包块的阑尾炎

暂行非手术治疗，促进炎症的尽快吸收，待 3～6 个月后如仍有症状者，再考虑切除阑尾。保守期间如脓肿有扩大并可能破溃时，应急诊引流。

4. 高龄患者，小儿及妊娠期急性阑尾炎

原则上应和成人阑尾炎一样进行急诊手术。

（二）非手术治疗

主要适用于急性单纯性阑尾炎、阑尾脓肿、妊娠早期和后期急性阑尾炎、高龄合并有主要脏器病变的阑尾炎。

1. 基础治疗

包括卧床休息、控制饮食、适当补液和对症处理等。

2. 抗菌治疗

选用广谱抗生素和抗厌氧菌的药物。

（三）手术治疗

1. 手术指征

(1) 脉搏加快、体温升高、白细胞计数较前增高。

(2) 腹痛加剧，压痛、反跳痛及腹肌紧张范围扩大及程度加重。

(3) 反复呕吐不止。

(4) 已经较为局限的肿块，在治疗过程中又逐渐增大。

(5) 有连续多次腹泻，粪便内含有大量黏液，表示已有盆腔脓肿形成，应予引流。

2. 术前准备

术前4～6小时应禁饮食，确定手术时间后可给予适量的镇痛药，已化脓和穿孔者应给予广谱抗生素。有弥散性腹膜炎者，需行胃肠减压、静脉输液，注意纠正水和电解质紊乱。心和肺等主要脏器功能障碍者，应与有关科室协同进行适当处理。

3. 手术方法

以局部麻醉下经右下腹斜切口完成手术最为适宜，少数患者也可选择硬膜外麻醉和全身麻醉经右下腹探查切口完成。主要方式为阑尾切除术（常规法和逆行法）。粘连严重者也可行浆膜下切除阑尾。少数阑尾脓肿保守治疗无效时可行切开引流，腹腔渗出多时，放置引流物。

4. 术中注意事项

(1) 采用右下腹斜切口（麦氏切口），视腹壁厚薄和病变情况决定切口长短。若诊断不太肯定时，以取右下腹直肌旁切口为宜。

(2) 寻找阑尾，沿盲肠前壁上结肠带追溯寻找。

(3) 阑尾系膜处理，提起阑尾尖端，逐步贯穿缝合结扎、切断系膜，遇有动脉出血时，应吸除积血，看清出血点后重新钳夹，必要时扩大切口，切忌用血管钳盲目钳夹，以免损伤肠壁。

(4) 阑尾坏死或已穿孔，有较多脓性渗出液，在相应部位应放置烟卷引流条，必要时可放置双套管负压引流管，在切口外另戳口引流。

5. 术后处理

继续支持治疗，包括静脉输液、止痛镇静及抗感染等。引流物要及时拔除，切口按时拆线，注意防治各种并发症。

6. 术后并发SH的防治

术后并发症与阑尾的病理学类型和手术时间的迟早有密切关系，阑尾未穿孔的阑尾切除术，并发症发生率仅5%，而穿孔后的阑尾切除术后并发症则增加到30%以上。发病后24小时和48小时以后的手术者，阑尾穿孔率分别为20%和70%，所以发病24小时内应及时切除阑尾，以降低并发症的发生率。

(1) 内出血　术后24小时的出血为原发性出血，多因阑尾系膜止血不完善或血管结扎线松脱所致。主要表现为腹腔内出血症状（如腹痛、腹胀、休克和贫血等），应立即输血并再次手术止血。有时出血可能自行停止，但又继发感染形成脓肿，也需手术引流。

（2）盆腔脓肿　穿孔性阑尾炎术后，腹腔脓汁吸收不完全，可在腹腔的不同部位形成残余脓肿。盆腔脓肿最常见，大多发生在术后 7～10d，表现为体温再度升高，大便次数增多并伴里急后重，肛门指诊检查可见括约肌松弛、直肠前壁隆起。应及时抗感染，物理治疗无效时切开引流。

（3）粘连性肠梗阻　阑尾术后肠粘连的机会较多，与手术损伤、异物刺激和引流物拔除过晚有关。

（4）粪瘘　可发生在处理不当的阑尾残端，也可因手术粗暴误伤盲肠和回肠而引起。主要表现为伤口感染久治不愈，并有粪便和气体溢出，由于粪瘘形成时感染已局限于回盲部周围，体液和营养丢失较轻。可先行非手术治疗，多数患者粪瘘可自行愈合，如病程超过了 3 个月仍未愈合，应手术治疗。

（5）手术切口的并发症　包括切口感染、慢性窦道和切口疝，三者之间存在一定的内在联系。切口感染通常发生在术后 4～7 天，但也有在 2 周后才出现的情况。其主要表现为切口处跳痛，局部红肿并伴有压痛，体温再度升高。此时应立即拆除缝线，引流伤口，清除坏死组织，并通过更换敷料促进愈合；或者在伤口内肉芽新鲜时进行二期缝合直至愈合。如果伤口内的异物（如线头）未彻底清除，引流不畅，可能导致长期不愈，遗留一处或几处深而弯曲的肉芽创道，即形成慢性窦道。病程可能持续数月，甚至超过 1 年，伤口状况时好时坏。若经过 3 个月非手术治疗仍未能愈合，可考虑再次手术切除窦道并重新缝合。即使感染伤口已愈合，但若腹膜和肌层已裂开，小肠和网膜可能从切口处突出至皮下瘢痕组织处，形成切口疝。若出现明显症状并影响劳动能力，应进行手术修补。

第七节　结肠癌

结肠癌为我国常见的恶性肿瘤之一，发病率为 15.7/10 万（上海），居恶性肿瘤年发病率的第 4～6 位，且有日渐升高的趋势。结肠癌多见于中老年人，30～69 岁者占多数，男性多于女性。

一、病因

1. 饮食因素

在发达国家结肠癌的发病率较发展中国家高，这可能与饮食中肉类、脂肪、精制糖类含量丰富而又缺乏粗纤维有关。

2. 个体因素

研究发现肥胖、饮酒（尤其是终身饮酒的肥胖者）、血高密度脂蛋白过高，均易患大肠癌，可能与能量摄入过多有关。大肠癌与大肠腺瘤之间关系较为密切。一般认为腺瘤恶变与其病理类型、不典型增生程度、位置、数目及大小有关。

3. 家族因素

结肠癌有家族性聚集现象，据估计至少20％～30％的大肠癌患者中家族遗传因素起着重要的作用。对高危患者应用细胞遗传学方法进行分析，是研究大肠癌病因学的一种有效手段。

4. 环境因素

环境因素是大肠癌，特别是结肠癌发病不可忽视的重要原因。

综上所述，饮食、个体、家族、环境因素等都与大肠癌发病有一定关系。在诸多病因中，饮食、生活习惯、环境影响的重要性要大于种族、遗传等因素。

二、病理

结肠癌多为单发，但可在结肠不同部位同时发生，在不同时期先后发生或合并其他脏器癌瘤者亦非罕见。

1. 临床分类

根据肿瘤大体外观分为三类。

（1）肿块型癌　一般生长缓慢，恶性程度较低，局部淋巴转移也较晚，预后较好。

（2）浸润性癌　一般生长较缓慢，但经淋巴管转移较早。

（3）溃疡性癌　50％以上的结肠癌属溃疡性，周围浸润较广，早期侵犯肌层，易发生穿孔。

2. 形态学分类

根据1982年全国大肠癌病理研究协作组讨论决定，在肿块型、浸润型及溃疡型基础上，又将大肠癌分为早期及中晚期两大类，结合其大体形态再分为不同类型。

（1）早期大肠癌　①息肉隆起型（Ⅰ型），为黏膜内癌，又可分有蒂型（Ⅰp）及广基型（Ⅰs）。②扁平隆起型（Ⅱ型），多为黏膜下层癌。③扁平隆起溃疡型（Ⅲ型），仅见于黏膜下层。

（2）中晚期大肠癌　①隆起型，又分为块状型和盘状型。②溃疡型，又分为局限溃疡及浸润溃疡两型。③浸润型。④胶样型，肿瘤组织含有大量黏液，剖面呈半透明胶冻状。

3. 组织学分类

绝大多数为管状腺癌，占比达66％～80％。其次是黏液癌，占16％；印戒细胞癌占3％～7.5％；乳头状腺癌占5％；鳞状细胞癌占1％；腺鳞癌（腺棘细胞癌）占0.6％；未分化癌占1.6％；类癌则更为罕见。

4. 恶性程度

结肠癌的恶性程度一般按Broders分级可分为四级：Ⅰ级属高分化癌，Ⅱ级属中分化癌，Ⅲ级属低分化癌，Ⅳ级指未分化癌。

5. 播散途径

大肠癌有多种播散和转移方式，主要包括直接浸润、淋巴转移、血行转移及种植播散四种途径。

（1）直接浸润　癌细胞沿肠管周径的浸润比沿肠管纵轴的浸润更为明显，同时向深层浸润，由黏膜经黏膜下层、肌层至浆膜层。若突破浆膜层，则扩散转移的风险显著增加。

（2）淋巴转移　这是大肠癌扩散和转移的主要方式。结肠的淋巴引流通常通过四组淋巴结，即结肠上淋巴结、结肠旁淋巴结、中间淋巴结及中央淋巴结。结肠癌的淋巴转移与癌细胞的浸润程度密切相关。

（3）血行转移　结肠癌较少侵入动脉，但侵入静脉十分常见。静脉受侵后，易发生远隔器官的转移。由于大肠静脉回流经过门静脉，肝脏成为血行转移的首要受累器官，随后可转移至肺、脑、骨等部位。

（4）种植播散　癌细胞从浆膜层脱落后，可广泛种植于腹腔其他脏器或大网膜上，形成1～2mm大小的白色硬质结节，外观酷似粟粒型结核。广泛的腹膜种植常伴有血性腹水。肠腔内的癌细胞也可脱落种植于肠腔黏膜上，尤其在破损的肠黏膜上更易发生。神经周围的播散虽然较为少见，但提示预后不佳。

6. 腺瘤癌变、原位癌、多源癌及癌旁移行黏膜

（1）腺瘤癌变　腺瘤癌变的标准在国内外存在较大差异，重度不典型增生与原位癌有时难以区分。

（2）原位癌　部分腺管或绒毛的上皮细胞呈砥柱状或多边形，并伴有明显异型性，细胞核增大变圆，极性消失，核仁增大且深染，核分裂增多并出现病理性核分裂者，被称为原位癌。原位癌是恶性肿瘤最早期的形态学特征，不侵犯固有层，临床预后较好。

（3）多源癌　多源癌并非大肠癌所特有，但多中心生长的肿瘤在大肠中更为常见。大肠多源癌应引起临床医师的高度重视，不应仅满足于明确单一癌灶，尤其在纤维内镜检查时，必须观察到盲肠的盲端。

（4）癌旁移行黏膜　正常肠黏膜与癌灶之间并非界限分明，其间存在一个由恶性上皮黏膜到正常黏膜的过渡区域，这一区域称为癌旁移行黏膜。其与癌细胞沿肠管纵行方向扩散、癌前病变的关系至今仍存在不同看法。移行黏膜在形态和功能上确实与正常黏膜有所不同，例如可表现为腺体扩张、延长、扭曲或分支，癌胚抗原等恶性肿瘤的分子标志物水平也与正常肠黏膜上皮有所区别。

三、分期

1. 国内结肠癌 Dukes 分期

（1）A期　癌细胞局限于肠壁内。

（2）B期　癌细胞浸出肠壁。

（3）C期　在A、B期的基础上淋巴结有转移，其中癌灶邻近淋巴结转移属C_1期，肠系膜淋巴结或肠系膜血管根部淋巴结转移属C_2期。

（4）D期　远处有癌细胞转移。

2. 国际结肠癌 TNM 分期

（1）T代表原发肿瘤　T_x为无法估计原发肿瘤，无原发肿瘤证据为T_0，原位癌为T_{is}，肿瘤侵及黏膜下层为T_1，侵及固有肌层为T_2，穿透肌层至浆膜下为T_3，穿透脏腹膜或侵及其他脏器或组织为T_4。

（2）N 为区域淋巴结　N_x 为无法估计淋巴结，无淋巴结转移为 N_0，转移区域淋巴结 1～3 个为 N_1，4 个及以上区域淋巴结为 N_2。

（3）M 为远处转移　无法估计远处转移位 M_x，无远处转移为 M_0，有远处转移为 M_1。根据上述定义，各期的划分如下所述。

0 期：$T_{iS}N_0M_0$。

Ⅰa：$T_1N_0M_0$。

Ⅰb：$T_2N_0M_0$。

Ⅱ期：$T_{3\sim4}N_0M_0$。

Ⅲa：$T_{1\sim2}N_1M_0$。

Ⅲb：$T_{3\sim4}N_1M_0$。

Ⅲc：任何 TN_2M_0。

Ⅳ期：任何 T 任何 NM_1。

四、临床表现

1. 症状

早期症状多不明显，中晚期患者常见的症状包括腹痛及消化道激惹症状、腹部肿块、排便习惯及粪便性状改变、贫血及慢性毒素吸收所致症状，以及肠梗阻、肠穿孔等。

（1）腹痛及消化道激惹症状　多数患者有不同程度的腹痛及腹部不适，如腹部隐痛、右腹外侧区饱胀、恶心、呕吐及食欲缺乏等。进食后症状常加重，有时伴有间歇性腹泻或便秘，易与右下腹常见的慢性阑尾炎、回盲部结核、回盲部局限性肠炎或淋巴肿瘤相混淆。结肠肝曲癌可表现为右上腹阵发性绞痛，类似慢性胆囊炎。一般认为，右半结肠癌疼痛常放射至脐上部；左半结肠癌疼痛常放射至脐下部；直肠癌疼痛常放射至肛门会阴部。如癌瘤穿透肠壁引起局部炎性粘连，或在慢性穿孔后形成局部脓肿时，疼痛部位即为癌肿所在的部位。

（2）腹部肿块　一般形状不规则，质地较硬，表面呈结节状。横结肠和乙状结肠癌早期有一定的活动度及轻压痛。升、降结肠癌如已穿透肠壁与周围脏器粘连，慢性穿孔形成脓肿或穿破邻近脏器形成内瘘时，肿块多固定不动，边缘不清楚，压痛明显。

（3）排便习惯及粪便性状改变　为癌灶坏死形成溃疡及继发感染的结果。因毒素刺激结肠导致排便习惯改变，排便次数增加或减少，有时腹泻与便秘交替出现，排便前可有腹部绞痛，便后缓解。如癌肿位置较低或位于直肠，可有肛门坠痛、排便不畅或里急后重等直肠刺激症状。粪便常不成形，混有黏液、脓血，有时含血量较大，常被误诊为痢疾、肠炎、痔出血等。

（4）贫血及慢性毒素吸收症状　癌灶表面坏死形成溃疡可有持续性小量渗血，血与粪便混合不易引起患者注意。但可因慢性失血、毒素吸收及营养不良而出现贫血、消瘦、乏力及体重减轻。晚期患者有水肿、肝大、腹腔积液、低蛋白血症、恶病质等现象。如癌肿穿透胃、膀胱形成内瘘，也可出现相应的症状。

（5）肠梗阻和肠穿孔　因肠腔内肿块填塞、肠管本身绞窄或肠腔外粘连、压迫所致，多表现为进展缓慢的不完全性肠梗阻。梗阻的早期患者可有慢性腹痛伴腹胀、便秘，但仍能进食，进食后症状加重。经泻药、洗肠、中药等治疗后症状多能缓解，经过较长时间的反复发作后，梗阻渐趋于完全性。有些患者以急性肠梗阻的形式出现，老年人的急性结肠梗阻 50%以上由结肠癌引起。

当结肠发生完全性梗阻时，因回盲瓣阻挡结肠内容物逆流至回肠而形成闭袢性肠梗阻。从盲肠至梗阻部位的结肠可以极度膨胀，肠腔内压不断增高，迅速发展为绞窄性肠梗阻，甚至肠坏死穿孔，引起继发性腹膜炎。有些患者既往症状不典型，很难在术前明确诊断。位于盲肠、横结肠、乙状结肠的癌肿在肠蠕动剧烈时可导致肠套叠。

结肠癌患者不一定具备上述典型症状，其临床表现与癌肿部位、病理类型及病程长短有一定关系。以结肠脾曲为界可将结肠分为左、右两半部，两半部胚胎起源、血液供应、解剖生理功能、肠内容物性状及常见癌肿类型均有所不同，故临床表现、诊断方法、手术方法及预后均有明显差异。右半结肠胚胎起源于中肠，肠腔较大，肠内容物呈液态，主要功能之一为吸收水分，癌灶多为肿块型或溃疡型，表面易出血，继发感染产生的毒素易被吸收。常见症状为右腹外侧区疼痛及消化道激惹症状、腹部肿块、贫血及慢性毒素吸收后的表现，而出现肠梗阻的机会较少。左半结肠胚胎起源于后肠，肠腔较细，肠内容物呈固态，主要功能为储存及排出粪便，癌肿多属浸润性，易致肠腔环形绞窄。主要症状为排便习惯改变、血性便及肠梗阻。肠梗阻可表现为突然发作的急性完全性梗阻，但多数为慢性不完全性梗阻，腹胀很明显，大便变细形似铅笔，症状进行性加重最终发展为完全性梗阻。当然，这种区分并非绝对，有时仅有 1～2 种临床表现。

2. 体征

（1）体格检查　体征可因病程不同而异。早期患者可无阳性体征，病程较长者腹部可触及肿块，也可有消瘦、贫血、肠梗阻的体征。如患者间断出现腹部肿块，同时伴有绞痛和肠鸣音亢进，应考虑结肠癌引起成人肠套叠的可能性。如发现左锁骨上淋巴结肿大、肝大、腹腔积液、黄疸或盆腔内肿块，多属晚期表现。肝、肺、骨的转移局部均有压痛。

（2）直肠指诊　为常用的检查方法，一般能了解距肛门 8cm 范围内有无息肉、肿块、溃疡。低位乙状结肠癌可经腹部、直肠双合诊触及，同时应注意盆腔内有无转移性肿块。女性患者可行腹部、直肠、阴道三合诊。

五、辅助检查

1. 实验室检查

血常规检查可以了解是否存在贫血，特别要注意红细胞和血红蛋白的情况。便隐血试验简便易行，适合大规模普查。结肠癌患者的便隐血试验通常呈阳性。若消化道癌患者在接受根治术后，便隐血试验仍持续阳性，应高度怀疑癌症复发或消化道其他部位出现新病灶。

2. 乙状结肠镜检查

对于有便血或大便习惯改变且直肠指诊无异常的患者，应常规进行乙状结肠镜检查。乙状结肠镜镜筒长 30cm，能够发现 75%～80%的直肠和乙状结肠癌，是一种高效的检查方法。检查时应注意黏膜色泽变化、局部肠壁是否僵硬等，如发现肿物，需观察其位置、大小、浸润范围及肠壁状况，并取活体组织进行病理检查。为提高乙状结肠的可见度，检查前需常规洗肠，但洗肠可能导致黏膜充血并清除肠腔内的黏液和血液，不利于准确检查和判断。实际上，癌肿以下肠腔内并无大量粪便积存，因此对有肠梗阻症状的患者，洗肠并非必要。乙状结肠镜检查的并发症包括肠出血和肠穿孔。

3. 纤维结肠镜检查

近年来使用的纤维结肠镜长度为165～185cm，能够观察整个结肠，对诊断钡灌肠难以发现的较小病变尤为重要。多发性结肠息肉症或溃疡性结肠炎引发的结肠癌，因其生长方式趋于扁平并向两侧及深部扩展，钡灌肠检查有时难以发现。此外，克罗恩病、缺血性绞窄等复杂结肠病变的钡灌肠表现也难以与癌症区分。纤维结肠镜操作需要一定的技巧和熟练度，成功关键在于肠腔的可见度。检查前需进清淡流质饮食、服用泻剂并清洁洗肠，以充分准备肠道，排净结肠内粪便。操作时必须看清肠腔并在直视下推进内镜，避免穿破肠壁。取活体组织检查时应在溃疡边缘隆起处钳取，避免在溃疡底部操作，以防穿孔或大出血。一般应在不同部位多取几个标本。

4. X线检查

X线检查是诊断结肠癌的重要手段之一。由于结肠癌可能存在多个病灶，即使在乙状结肠镜已发现癌灶的情况下，仍需进行X线钡灌肠检查以了解全部结肠情况。约4%的病例可发现第二个癌灶。钡灌肠检查主要观察肠蠕动、结肠袋形态、肠腔有无绞窄或扩张、肠腔内有无肿块等。钡灌肠的X线表现与癌肿大体形态相关：肿块型表现为肠壁充盈缺损、黏膜破坏或不规则；溃疡型较小病变可见龛影，较大时黏膜完整性被破坏；浸润型累及部分肠壁时表现为肠壁一侧缩小、僵硬，如全周浸润则呈环形绞窄。绞窄呈持续性，用解痉药或手法推移无法缓解，且范围多局限在10cm以内。低张气钡双重造影更为准确。对已出现肠梗阻症状的患者，应进行X线检查，以了解肠腔扩张程度、范围及液平面情况。当怀疑癌肿侵犯或压迫输尿管时，术前还应进行静脉尿路造影检查，有助于确定手术范围和方式。

5. CT与MRI检查

CT检查有助于临床医师了解肿瘤对周围组织和器官的侵犯情况，术前评估切除肿瘤的可能性和风险。对可疑肝转移的患者，CT扫描可精确判断转移病变的位置、数目和大小，有助于评估一期肝切除的可能性。MRI能弥补CT的不足，更易于了解肿瘤对周围脂肪组织的浸润程度。近年来，CT或MRI可进行消化道重建成像，被称为“放射内镜”，能清晰显示肿物的主体状态和深层浸润情况。

6. 超声检查

随着内镜超声波（E-us）检查的出现，超声检查分为经腹壁超声检查（B-us）和经肠腔超声检查（E-us）。B-us在了解肿瘤部位、大小、转移及腹腔积液等方面具有方便、无创、廉价的优点。E-us通过传感器隔水测定，能清晰显示肠壁各层结构，有助于判定肿瘤浸润深度，正确率可达80%左右，是目前对肿瘤进行临床分期的有效手段。

7. 血清肿瘤标志物测定

随着免疫学和分子生物学技术的发展，肿瘤的蛋白和基因标志物种类增多，但大多缺乏特异性。目前，癌胚抗原（CEA）和糖链抗原19-9（CA19-9）在术后复发监测和预后判定方面的作用得到较好认可。CEA是1965年Gold从人结肠癌和胰腺癌组织中提取的细胞膜糖蛋白，因亦存在于胚胎肝、胰、肠组织中而得名。由于CEA缺乏特异性诊断价值，不宜用于普查或早期诊断，但在估计预后、观察疗效及复发方面有一定帮助。结肠癌患者术前CEA水平正常者预后较好；术前CEA水平较高者多有血管壁、淋巴系统侵犯或远处转移，预后较差。术前CEA水平升高的患者，术后4周CEA逐渐降至正常，肿瘤复发或转移时，血清CEA可再度升高，且可在患者出现症状前10周～13个月就出现升高。因此，CEA升高与第二次手术时间间隔是决定手术成功与否的关键，建议术后2～3个月检查一次，以便及时掌握第二次手术时机，提高手术成功率。此外，血清CEA水平越高的大肠腺瘤患者，癌变可能性越大，对癌前病变的预测也有一定价值。CA19-9是1979年Koprowski从结肠癌细胞株中分离出的肿瘤相关抗原，对胰腺癌敏感性和特异性较高，对大肠癌敏感性不如CEA，但特异性较高，两者结合使用，敏感性和特异性可达85%以上。

8. 病理学检查

迄今为止，病理学检查仍是确诊大肠癌的金标准，在治疗方案确定和预后判定中具有无可替代的作用。根据取材不同，术前病理学检查分为脱落法细胞学检查和组织活检病理学检查。肠镜下刷取的脱落细胞如发现恶性细胞则有诊断意义；组织病理学检查能进一步确认恶性细胞的分化程度和组织结构，有助于治疗方案的确定。

六、诊断

1. 结肠癌的高发人群

早期症状不明显常被患者忽视，对于结肠癌的高发人群尤应给予特别注意。一般认为以下人群属于结肠癌高发人群。

（1）大肠癌高发区的成年人，我国长江下游与东南沿海的江苏、浙江、上海、福建，以及我国台湾及香港地区为本病高发区，东北及华北的部分地区发病率也较高。

（2）血吸虫病患者。

（3）大肠腺瘤患者。

（4）慢性溃疡性结肠炎患者。

（5）以前患过大肠癌或其他癌症者，癌症患者的家庭成员，癌症家族综合征患者的家庭成员。

（6）吸烟者或石棉工人。

（7）盆腔接受过放射线治疗者。

（8）免疫功能缺陷者。

2. 进一步检查的人群

上述结肠癌高发人群若出现以下任一症状，应警惕结肠癌的可能性，并需进一步进行详细检查：

（1）近期持续出现腹部不适、腹胀或腹痛。

（2）排便习惯发生改变，如从正常排便转为腹泻、便秘，或两者交替出现，且排便不畅，伴有里急后重感。

（3）粪便性状异常，如不成形，带脓血、黏液，或便血，粪便变细或表面出现沟、槽痕迹。

（4）出现原因不明的贫血、乏力、体重减轻。

（5）腹部触及可疑肿块。

3. 进一步确诊

根据结肠癌的临床表现，经过全面检查，通常能够及时做出诊断。然而，延误诊断的情况仍时有发生，这主要是由于对结肠癌的临床表现缺乏足够的认识和应有的警惕。结肠癌的临床表现常与其他腹腔疾病混淆，鉴别诊断有时极为困难。较为可靠的方法是通过内镜取活体组织进行病理学检查。对于高度怀疑为结肠癌但经过多方检查仍无法确诊的患者，可以考虑进行开腹探查术。

七、治疗

以手术切除为主的综合疗法仍是目前治疗结肠癌的主要且有效的方法。化疗、放疗、生物治疗的效果尚需进一步评估。近年来，术前化疗、放疗等新辅助治疗受到推崇，这些方法增加了晚期结肠癌根治切除的机会，但对于早期和进展期结肠癌是否值得延误手术时机以完成术前治疗，仍需进一步探讨。

（一）治疗原则

就结肠癌的临床治疗水平而言，不同地区或不同等级医院的治疗方案难以统一，但以下治疗原则已被多数学者认同，并证实可有效减少患者痛苦，提高生存率。

（1）隆起型原位癌或息肉隆起型早期癌可在纤维内镜下进行手术摘除治疗，肿瘤直径不足 3cm 者，局部切除的治愈率可达 90%。其他类型早期癌由于其淋巴结转移率仅为 5%～10%，因此，较适合于腹腔镜下行部分结肠切除。

（2）肿瘤局限于肠壁且无明显淋巴结转移时，进行标准的结肠癌根治术即可达到根治目的。而当癌肿侵破肠壁浆膜或已伴有区域淋巴结转移时，在施行根治性手术的基础上，还应在术中及术后使用辅助性化疗或放疗，以清除难以避免的微转移灶或脱落的癌细胞。

（3）对于晚期结肠癌，如果患者一般情况允许，也应采取积极的治疗态度。对于癌灶较为固定、手术切除困难但无远处转移的患者，应采用新辅助化疗等方法使局部肿瘤缩小，争取完成较为彻底的根治手术。对于癌灶情况较好但伴有单发性远处转移灶的患者，可力争行转移灶一期或二期切除；对于伴有多发性转移灶的患者，可在术前通过介入手段进行区域性化疗，争取一期切除主要转移灶，或在术中经胃网膜血管和（或）肝动脉插管置泵进行术后化疗。

（4）对于确实无法根治性切除的癌灶，应争取切除主要癌灶进行姑息性手术，利用腹腔镜等手段进行化疗；或者为解除或预防梗阻进行短路手术或造瘘手术等减症性手术。

（二）手术治疗

通过手术切除癌灶及部分或全部结肠，尽管术后可能改变患者的生活习惯，带来一定的痛苦和不便，但能够保全生命或延长生存时间。

1. 手术适应证及禁忌症

（1）根治性手术适用于 Duke A 期患者，即病灶局限于肠壁内，周围无肉眼可见的浸润及淋巴结转移；对于 Duke B、C 期病灶，虽然已经浸出肠壁或肠系膜淋巴结已有转移，但能做整块切除的患者。根治性手术应确保切除彻底，以争取长期生存。

（2）姑息性手术适用于 Duke C、D 期患者，即癌灶已浸润、转移，根治无望者。切除原发病灶能解除肠梗阻、减少失血、感染、穿孔、内瘘等症状，以减轻患者痛苦并延长生存时间。

（3）患者全身情况极差，无法耐受手术者，禁忌手术治疗。

2. 术前准备

目的在于改善患者全身状况，排出肠腔积粪，减少肠道细菌，提升手术安全性。

（1）一般准备　了解患者是否存在出血倾向及药物过敏史，检查并纠正贫血、低蛋白血症，确保吻合口愈合；检查并调整水、电解质及酸碱失衡；全面评估心、肝、肺、肾等重要器官功能；对于合并高血压、心脏病、糖尿病、甲状腺功能亢进等患者，必须先将并发症控制后再进行手术治疗。

（2）肠道准备　在结肠癌手术中占据重要地位，是避免术中腹腔污染、减少术后感染的关键措施。肠道准备包括饮食准备、机械性肠道准备和化学性肠道准备三部分。饮食准备需患者在术前 1 周开始，采用少渣饮食，术前 48～72 小时改为流质饮食，术前 8 小时禁食。

机械性肠道准备通过物理冲刷作用排空肠内粪便，常用方法包括口服泻剂和逆行性肠道灌洗，如口服 50%（体积分数）硫酸镁（30mL，每晚 1 次）和液状石蜡（30mL，每日 3 次），每晚洗肠 1 次，手术前 1 天晚上及当日清晨进行清洁洗肠。对于低位乙状结肠及直肠癌患者，清洁洗肠时需将肛管插至癌肿以上部位反复灌洗，直至洗出液体不含粪渣。操作需轻柔，灌洗液的温度及压力应适当。

抗生素肠道准备也是减少肠腔细菌数量的重要措施，但需在机械性肠道准备开始后进行。传统方法是在术前 3 天口服肠道不易吸收的抗生素，如新霉素或喹诺酮类药物及抗厌氧菌药物。目前，多数临床医师推荐术前 1 天给药，通常使用甲硝唑 400mg 和卡那霉素 0.5g 或庆大霉素 8 万单位，每 4 小时 1 次，共 4 次，临床验证该方法安全有效。

（3）结肠手术前准备　还包括补充维生素和根据本医院或本地区细菌流行病学情况经验性选用抗生素，抗生素应在术前 30 分钟经静脉滴注或肌内注射，以预防手术期感染。

对于合并肠梗阻的患者，术前肠道准备尤为重要。具体方法因梗阻程度和部位不同而异。不完全性梗阻仍可采用上述机械及药物准备，但需延长进食无渣流质饮食及服用泻剂的时间，避免使用导致肠道剧烈蠕动的药物，如 5%（体积分数）甘露醇溶液，以防肠套叠而被迫行急症手术。

3. 手术方式

结肠癌的手术方式和切除范围应根据癌的部位、病变浸润和转移范围以及有无肠梗阻等情况确定。就手术方式和效果而言，结肠癌手术分为根治性手术和包括减瘤手术、减症手术在内的姑息性手术。根治性手术术式由切除肠段的解剖部位、肿瘤浸润范围和系膜淋巴结清扫程度决定。由于结肠癌的跳跃式淋巴结转移并不罕见，大多数学者建议清扫至系膜血管根部淋巴结（第 3 站淋巴结）作为标准根治手术，称为 D3 式结肠癌根治术。

（1）根治性手术。

① 根治性右半结肠切除术：适用于盲肠、升结肠、结肠肝曲位置的癌。切除范围包括回肠末段 10～15cm、盲肠、升结肠、横结肠肝曲和部分横结肠，连同相关肠系膜及其淋巴结一并切除。在肠系膜根部切断回盲肠动脉、右结肠动脉、结肠中动脉右支或主干，暴露肠系膜上静脉以清扫肠系膜根部淋巴结，然后进行回肠与横结肠对端吻合术。根据具体切除肠段和离断血管情况，根治性右半结肠切除术也有一些变异。如针对盲肠癌可不切断结肠中血管，并保留肝曲，此术式有学者称为右侧结肠切除术。而在肝曲癌时通常需离断结肠中血管主干，于近脾曲切断肠管，被称为扩大右半结肠切除术。

② 根治性横结肠切除术：适用于横结肠癌。切除范围包括肝曲、脾曲的整个横结肠，连同系膜及其淋巴结、胃结肠韧带及其淋巴结一并切除。在根部切断结肠中动脉，然后进行升结肠与降结肠对端吻合术。

③ 根治性左半结肠切除术：适用于结肠脾曲、降结肠。切除范围包括横结肠左半、降结肠、部分乙状结肠，自根部切断左结肠动脉、乙状结肠动脉。在乙状结肠全部切除时，也可从根部切断肠系膜下动脉，然后进行横结肠与直肠对端吻合术。与结肠肝曲癌手术类似，在处理结肠脾曲癌时可离断结肠中血管左支，近肝曲离断肠管，施行扩大左半结肠切除术。

④ 根治性乙状结肠切除术：适用于乙状结肠癌。切除范围包括降结肠远端、乙状结肠和乙状结肠直肠曲，自根部离断肠系膜下动静脉，以便更方便地清扫肠系膜下血管根部淋巴结。进行降结肠与直肠吻合，如降结肠张力较大，可游离脾曲以保证吻合口处于无张力状态，防止吻合口瘘。

⑤ 根治性手术中的注意事项：在实际操作中，若肠袢切除不充分、肠系膜保留过多或未从血管干根部切断，均会影响手术效果。此外，当淋巴管被癌细胞栓塞后，随着淋巴流向改变，可能出现逆向性转移或累及邻近肠袢的结肠旁淋巴结，因此必须严格按照根治性手术要求操作，以达到根治目的。在升、降结肠切除时，必须在 Todt 筋膜深面游离结肠系膜，确保根治手术的彻底性，但需特别注意后腹壁血管及输尿管，防止损伤。

标本的整块切除、无触瘤手术、顺行结肠切除、术中局部化疗等手段无疑提升了根治性手术的质量，确保了根治的彻底性。凡结肠癌与周围脏器有炎性粘连、癌性浸润、穿破至其他器官或肝脏有局限性转移时，只要有切除可能，均应与原发病灶一并切除。近年来，对结肠癌的同时性或异时性肝转移采用肝切除手术积累了丰富经验，患者术后生存时间与 Dukes C 期的预期生存时间相当，从而改变了长期以来对结肠癌肝转移治疗上的消极态度和预后差的悲观观点。

（2）姑息性手术　若结肠癌已浸润至盆壁，出现腹膜广泛种植或弥漫性肝、肺转移等情况，均属晚期，无根治可能。其中，超过 95%的患者在 3 年内死亡。姑息性手术旨在减轻症状、延长生存时间，包括局部切除、短路手术及近端结肠造瘘等，需根据患者具体情况选择适用方案。

（3）紧急性手术　对于结肠癌引起的急性完全性肠梗阻、肠穿孔或内科难以控制的大出血，应在充分准备（如补充血容量、纠正脱水、酸中毒及电解质紊乱、胃肠减压）后，进行紧急手术治疗。

① 结肠造口术：适用于并发急性肠梗阻且有望根治性切除的患者，以及癌肿已固定无法切除或合并急性肠穿孔的患者。若为暂时性结肠造口，造口部位应选在远离癌肿的近

端结肠，避免损伤癌肿局部，为二期手术创造条件。暂时性结肠造口不仅能紧急解除肠梗阻，还能缓解远端肠管压力，短期内改善患者全身状况，以便2周后进行二期切除手术，通常采用双腔造口。对晚期患者行永久性结肠造口时，需事先征得家属同意。

② 癌切除加结肠造口术：适用于可切除的不完全性肠梗阻及腹腔污染严重的肠穿孔患者。因患者一般情况或局部条件较差，吻合口愈合无保障，可在切除癌灶后行肠吻合术，并在近端结肠造口，2～3周后视情况行造口还纳术，既确保手术安全，又实现早期切除癌灶。

③ 急症期一期切除吻合术：对于合并肠梗阻的右半结肠癌，若患者一般情况良好、肠管扩张及炎症水肿不明显，可行右半结肠切除及回肠-横结肠一期吻合术。但左半结肠癌急性梗阻因肠管积粪多、血供少、肠壁薄易穿孔，宜行分期切除以保证安全。若患者一般情况良好、肠管扩张不明显，且术者经验丰富，可在充分排空肠内容物和大量盐水冲洗后，行一期切除及吻合术，并于吻合口近端置细导管。为防吻合口瘘，可于近端加做预防性暂时性结肠袢式造瘘，二期手术时还纳。

（4）影响吻合口愈合的因素　为保障根治性手术成功，除加强术前准备、术后处理及控制感染外，吻合口安全还需依赖良好的肠管血运、正确的操作技术及无张力吻合。结肠由垂直进入肠壁的终末血管供血，右侧结肠血运较好，因回结肠动脉、右结肠动脉及结肠中动脉右支相互连接成网。左侧结肠血运较差，因左结肠动脉与结肠中动脉左支联络线长、吻合支少，与乙状结肠动脉、痔上动脉间侧支循环更少。行根治性手术时，结扎血管干及清除动脉旁淋巴结会进一步破坏肠壁血供。因此，在乙状结肠癌及直肠癌根治术中，应妥善保护降结肠边缘血管弓，必要时可试验性阻断肠系膜下动脉30分钟，确认无缺血后再断离。对颜色苍白、终末血管无搏动的肠管应切除，对系膜缘亦应多切除。操作需轻柔，吻合口缝线疏密适度，避免过紧。

（5）手术过程中癌细胞扩散的途径及其预防　手术操作中，癌细胞可经肠壁、肠腔、静脉、淋巴扩散，或脱落种植于腹膜及吻合口，需采取预防措施以提高手术效果。

① 操作应轻柔，避免挤压触摸癌肿。先用布带结扎癌灶两端肠管，如技术允许，在解剖分离受累肠段前先结扎其干根血管，吻合前用抗癌液冲洗肠腔。

② 肠管切缘应距癌灶10cm，确保断端无癌细胞残留，防止局部复发及肠壁内扩散。

③ 从探查开始即静脉滴注抗癌药物，如氟尿嘧啶10mg/kg，减少血行播散。

④ 术中所用针线用抗癌药液浸泡，减少创面种植，局部以抗癌药液或低渗液（无菌水）冲洗以破坏脱落癌细胞，关闭腹腔前更换器械、手套。

4. 术后处理及并发症防治

（1）术后处理

① 胃肠减压：胃肠减压应持续进行，直至术后2～3天，患者无腹胀、肠鸣音恢复且已有肛门排气时为止。在胃肠减压期间，每日需经静脉补充必要的液体、葡萄糖、电解质和维生素，以维持水、电解质平衡，补充血容量，并密切关注各重要脏器的功能状态。

② 饮食管理：肛门排气后可开始进食流质饮食，若无腹胀，可逐步改为半流质饮食，通常在2周后可进低渣普通饮食。

③ 抗生素应用：多项临床试验已证实，术前预防性应用全身抗生素后，术后无需继续使用抗生素。若术中确实发生肠内容物感染，可在术后极短时间内再应用抗菌药物1～

2次，但切忌长时间使用。选择抗生素时，应根据细菌流行病学情况，确保抗药谱覆盖革兰阴性杆菌和厌氧菌。

④ 引流管的处理：腹部引流管一般留置48～72小时，若渗液量少、非血性且无感染迹象，即可拔除。

⑤ 结肠造口的处理：对于单口造瘘，需注意造口处肠黏膜的血运情况，观察有无出血、缺血、坏死、回缩及周围感染等现象。对于袢式结肠造瘘患者，若腹胀不严重，可在48小时后切开造瘘处肠壁；若腹胀、腹痛严重，应提前切开。近年来，多推荐术中一次性完成造口术式，并用氧化锌软膏保护造口周围皮肤。术后以低渣饮食为主，防止腹泻，并指导患者逐步形成定时排便习惯。

(2) 术后并发症及其防治

① 切口裂开及感染：常见于营养不良、贫血及低蛋白血症患者。切口积血也是导致裂开及感染的常见原因，多发生于术后5～14天。切口一旦裂开，常伴有粉红色液体渗出或肠管膨出，此时应消除患者恐惧心理，以无菌纱垫覆盖伤口，防止肠管进一步膨出，并立即送患者入手术室。在适当麻醉下，对腹壁皮肤及外露肠管进行消毒，将肠管送回腹腔，以张力缝线全层缝合腹壁。若切口部分裂开，可将肠管送回后，在无张力情况下使两侧对合，以宽胶布固定。无论缝合或固定，切勿将肠管或网膜夹于切缘内。术后应补充全血或血清蛋白，并应用抗生素有效控制腹腔感染。

切口感染与肠内容物污染、脂肪或肌肉集束结扎、电刀应用造成的坏死有关。术中妥善保护切口、操作细致轻柔、术前规范预防应用抗生素是防止感染的关键。一旦发生感染，应尽早拆除缝线，敞开伤口充分引流，使用碘伏纱条敷盖感染创面，有助于伤口愈合。

② 非吻合口性肠梗阻：可发生于肠切除、肠造口术时肠系膜关闭不全，小肠进入孔隙形成内疝。乙状结肠切除过多时，膀胱出现较大空腔，若小肠坠入并与周围粘连，可形成梗阻。因此，术中需注意缝合肠系膜空隙，防止小肠脱出。一旦确诊，应立即手术探查并矫正。

③ 吻合口破裂：为结肠癌手术的严重并发症，多见于术前肠道准备不充分、患者贫血或低蛋白血症、吻合口血运不良、张力过大或缝合不严密等情况，常发生于术后4～9天。若破裂发生在腹腔内，表现为弥漫性腹膜炎，全身中毒症状明显，应立即引流，并做吻合口近侧结肠造口。若破裂发生在盆腔，则出现明显的直肠刺激征状，引流处有粪便排出，但腹痛、发热等症状不明显。时间较长者可形成盆腔脓肿甚至直肠阴道瘘。处理时应加强局部引流，控制感染，根据破口大小决定是否做横结肠造口。

④ 吻合口绞窄：在结肠癌手术中不常见，多因术后水肿、机体低蛋白性营养不良所致，一般需2～3周，多能在水肿消退后自行缓解。吻合手术操作对绞窄的产生也有一定影响。使用断端对合型吻合可有效防止肠壁断端内翻过多，避免水肿造成绞窄。

⑤ 结肠造口并发症：术中损伤结肠边缘动脉、腹壁切口太小或拉出肠管及系膜短、张力过大，均可导致结肠造口坏死。若坏死范围较大，需再次手术切除坏死肠管，重新造口。若腹壁切口太小或感染后瘢痕挛缩，可引起造口绞窄。若绞窄处能通过小指，可定期扩张造口；若不能通过小指，则需重新造口。

⑥ 假膜性肠炎：多发生于术后2～5天，临床表现为剧烈腹泻，排出大量暗绿色浑浊

稀薄液体，有时含坏死黏膜组织。因肠液及电解质大量丢失，患者迅速出现脱水、酸中毒、休克。治疗时首先补充血容量，维持水、电解质平衡，纠正酸中毒；停止原用抗生素，改用对难辨梭状芽孢杆菌、金黄色葡萄球菌有效的抗生素，如万古霉素和甲硝唑等；严重时可插肛管注入正常人粪便混悬液，以恢复肠道菌群比例。

⑦ 手术病死率：近年来，随着对结肠癌认识的提高、术前准备充分、手术操作改进及术后管理加强，手术病死率已显著下降。在肿瘤专科医院，手术死亡率为1.7%～1.8%；在综合性医院，因患者病情复杂（如紧急手术较多、合并心脑血管疾病、高血压、糖尿病等），手术耐受能力低下，手术病死率可高达6%～7%。

（三）化疗

作为结肠癌综合性治疗的重要组成部分，化疗可在根治性手术前后作为辅助治疗手段。然而，Dukes A期癌的根治性切除术后，通常不再追加化疗；Dukes B期患者则需根据具体病情决定是否采用化疗。对于无法手术切除的晚期癌以及无法再次手术的复发癌，化疗均为适用方案。目前，普遍认为辅助化疗对Dukes C期结肠癌疗效显著。

（1）氟尿嘧啶（5-FU） 作为目前治疗大肠癌最常用且疗效较高的药物，单药治疗的客观有效率约为20%。氟尿嘧啶属于抗代谢类药物，对增生细胞各阶段均有杀伤作用。其在体内可转化为氟尿嘧啶脱氧核苷，通过抑制胸腺嘧啶核苷合成酶，阻断氟尿嘧啶脱氧核苷转化为胸腺嘧啶脱氧核苷，从而影响DNA的合成。四氢叶酸钙（LV）作为生物化学调节剂，能显著提升氟尿嘧啶的抗癌效果。因此，5-FU/LV被国际推荐为大肠癌的标准治疗方案，目前仍是大肠癌最基本的治疗方案。氟尿嘧啶的使用剂量因给药方式而异，静脉推注剂量为370～600mg/m^2，持续静脉滴注剂量为600mg/m^2；LV的临床应用剂量范围为20～500mg/m^2，一般认为每日200mg/m^2效果最佳，既能增强疗效，又能减少毒副反应，且经济负担适中。目前临床上常用的方案包括：①氟尿嘧啶370～450mg/(m^2·d)静脉推注×5天+LV 200mg/(m^2·d)×5天，4周为1疗程。②氟尿嘧啶400mg/m^2静脉推注+600mg/m^2持续静脉滴注22小时+LV 200mg/(m^2·d)(第1～2天)，每2周为1疗程。

（2）奥沙利铂（L-OHP） 作为继顺铂和卡铂之后的第三代铂类抗癌新药，其结构中含有1,2-二氨环己烷（DACH）基因，属于新型细胞毒物家族，具有独特的抗癌谱、细胞内靶分子、作用机制和耐药机制。由于构效关系，L-OHP具备以下特点：更强的效力、更广的抗癌谱，且与顺铂和卡铂无交叉耐药性，具有协同作用和较高的安全性。临床研究表明，L-OHP单药治疗展现出显著的抗癌活性，且与氟尿嘧啶无交叉耐药，两者存在协同作用。L-OHP与5-FU/LV联合的FOLFOX系列方案在晚期大肠癌治疗中显示出确切疗效，临床研究证实该方案可显著降低术后复发率和死亡率，风险相对降低。其中，FOLFOX4、FOLFOX6、FOLFOX7方案尤为值得关注。

① FOLFOX4方案

奥沙利铂：剂量为85mg/m^2，通过静脉输注给药，输注时间持续2小时，在每个周期的第1天使用。

亚叶酸钙：剂量为200mg/m^2，通过静脉输注给药，在每个周期的第1天和第2天使用。

氟尿嘧啶

负荷剂量：每次 400mg/m^2，通过静脉推注给药，在第 1 天和第 2 天使用。

持续输注：每次 600mg/m^2，通过便携式泵进行持续静脉输注，持续 22 小时（覆盖第 1 天和第 2 天）。

（注：氟尿嘧啶在两天的总剂量为负荷剂量 800mg/m^2＋持续输注剂量 1200mg/m^2）

② FOLFOX6 方案

奥沙利铂：剂量为 100mg/m^2，通过静脉输注给药，输注时间持续 2 小时，在每个周期的第 1 天使用。

亚叶酸钙：剂量为 400mg/m^2，通过静脉输注给药，在每个周期的第 1 天和第 2 天使用。

氟尿嘧啶

负荷剂量：每次 400mg/m^2，通过静脉推注给药，仅在每个周期的第 1 天使用一次。

持续输注：总剂量为 2400～3000mg/m^2，通过便携式泵进行持续静脉输注，总时间持续 46 小时（从第 1 天开始）。

③ FOLFOX7 方案

奥沙利铂：剂量为 130mg/m^2，通过静脉输注给药，输注时间持续 2 小时，在每个周期的第 1 天使用。

亚叶酸钙：剂量为 400mg/m^2，通过静脉输注给药，在每个周期的第 1 天和第 2 天使用。

氟尿嘧啶：持续输注，总剂量为 2400mg/m^2，通过便携式泵进行持续静脉输注，总时间持续 46 小时（从第 1 天开始）。

L-OHP 的主要毒副反应为神经毒性。

（3）伊立替康（CPT-11） 这是一种半合成的喜树碱类可溶性衍生物，能在体内迅速水解生成具有活性的代谢物 SN-38，该代谢物是产生抗肿瘤效应的关键。CPT-11 在体内和体外实验中均展现出广谱抗瘤活性，即便对多药耐药的肿瘤也保持有效性。研究表明，CPT-11 与 5-FU/LV 方案的联合使用安全且高效，常用的治疗方案包括以下几种。

① IFL 方案（每周方案）。该方案每 6 周（42 天）为一个完整的治疗周期。

伊立替康

剂量：125mg/m^2。

用法：静脉输注，输注时间持续 30～90min。

用药日期：在每个周期的第 1、8、15、22 天使用（即连续用药 4 周、休息 2 周）。

亚叶酸钙

剂量：20mg/m^2。

用法：静脉输注，输注时间持续 2 小时。

用药日期：与伊立替康同步，在每个周期的第 1、8、15、22 天使用。

氟尿嘧啶

剂量：500mg/m^2。

用法：静脉输注（通常为短时间输注，如十几分钟到几十分钟）。

用药日期：与伊立替康、亚叶酸钙同步，在每个周期的第 1、8、15、22 天使用。

周期总结：此方案采用“用药 1 周、休息 1 周”的节奏，连续 4 周后，集中休息 2 周，完成一个 6 周的总周期。

② Douilard 方案（每周方案，持续 6 周）。该方案每 8 周（56 天）为一个完整的治疗周期，其特点是连续给药 6 周后，有一个较长的休息期。

伊立替康

剂量：每周 180mg/m^2。

用法：静脉输注，输注时间持续 90min。

用药日期：在每个周期的第 1 天使用，每周一次，连续 6 周（即在周期开始的 6 周内，每周都用一次药）。

亚叶酸钙

剂量：每周 500mg/m^2。

用法：静脉输注，输注时间持续 2 小时。

用药日期：与伊立替康同步，在每个周期的第 1 天使用，每周一次，连续 6 周。

氟尿嘧啶

剂量：每周 2300mg/m^2。

用法：持续静脉输注（通常指通过便携式输液泵在 24 小时内持续给药）。

用药日期：与伊立替康、亚叶酸钙同步，在每个周期的第 1 天使用，每周一次，连续 6 周。

周期总结：此方案为“用药 6 周、休息 2 周”的模式，完成一个 8 周的总周期。

③ FOLFIR1 方案

伊立替康

剂量：150～180mg/m^2。

用法：静脉输注，输注时间持续 30～90min。

用药日期：在每个周期的 第 1 天 使用。

亚叶酸钙

剂量：200mg/(m^2 · d)。

用法：静脉输注，输注时间持续 2 小时。

用药日期：在每个周期的 第 1 天和第 2 天使用。

氟尿嘧啶

用法：采用“推注＋持续输注”的联合方式。

负荷剂量（推注）

剂量：400mg/(m^2 · d)。

用法：静脉输注（短时输注）。

用药日期：在第 1 天和第 2 天，于持续输注开始前给药。

维持剂量（持续输注）

剂量：600mg/(m^2 · d)。

用法：通过便携式输液泵进行持续 22 小时的静脉输注。

用药日期：在第 1 天和第 2 天进行。

总剂量：氟尿嘧啶在两天的总剂量为：负荷剂量 800mg/m^2＋持续输注剂量 1200mg/

$m^2=2000mg/m^2$。

CPT-11 最常见的不良反应包括中性粒细胞减少、迟发性腹泻、脱发、乏力、恶心、呕吐以及急性胆碱能综合征等，但这些反应无蓄积性，易于处理。特别需要注意的是迟发性腹泻的处理。

（4）卡培他滨（Cap） 是一种新一代口服选择性氟尿嘧啶甲氨酸盐抗肿瘤药，属于嘧啶类抗代谢药物，是氟尿嘧啶的前体。该药物以原形自胃肠道吸收，经过一系列代谢过程，可选择性地转变为 5′-脱氧-5-氟胞嘧啶（5′-DFCR）和 5′-脱氧-5-氟尿嘧啶（5′-DFUR），最终在肿瘤细胞内转化为氟尿嘧啶。从理论上讲，卡培他滨在肿瘤治疗中属于靶向药物。其优点在于能够提高局部药物浓度，从而增强抗肿瘤作用；同时降低常见受影响器官的药物浓度，减轻全身毒性。

卡培他滨既可以单独使用，也可以与 L-OHP 或 CPT-11 联合应用。单独使用时的推荐剂量为每日 $2500mg/m^2$，连续用药 14 天、休息 7 天为一个周期。联合化疗时的推荐剂量一般为每日 $800\sim1250mg/m^2$。常用的联合化疗方案有以下几种。

① XELOX 方案。该方案每 3 周（21 天）为一个治疗周期。

奥沙利铂

剂量：$130mg/m^2$。

用法：静脉输注。

用药日期：在每个周期的第 1 天使用。

卡培他滨

剂量：$1000mg/m^2$/次，每日两次。

用法：口服。

用药日期：从每个周期的第 1 天至第 14 天连续服用，每日两次，之后休息 7 天。

周期总结：此方案为“用药两周，休息一周”的经典模式。

② CAPOX 方案。该方案与 XELOX 方案药物组成相同，但奥沙利铂的给药方式不同，每 3 周（21 天）为一个周期。

奥沙利铂

剂量：$70mg/m^2$。

用法：静脉输注。

用药日期：在每个周期的 第 1 天和第 8 天使用（将总剂量分两次给予）。

卡培他滨

剂量：$1000mg/m^2$/次，每日两次。

用法：口服。

用药日期：从每个周期的第 1 天至第 14 天连续服用，每日两次，之后休息 7 天。

周期总结：同样是“用药两周，休息一周”的模式，但奥沙利铂的给药更为分散。

③ XELIRI 方案。该方案每 3 周（21 天）为一个治疗周期。

伊立替康

剂量：$1250mg/m^2$（此为方案原文剂量，临床实际常用剂量可能较低，需遵医嘱）。

用法：静脉输注。

用药日期：在每个周期的第 1 天使用。

卡培他滨

剂量：1000mg/m^2/次，每日两次。

用法：口服。

用药日期：从每个周期的第 1 天至第 14 天连续服用，每日两次，之后休息 7 天。

周期总结：采用“用药两周，休息一周”的模式。

④ CAPIRI 方案。该方案与 XELIRI 方案药物组成相同，但伊立替康的给药方式不同，每 3 周（21 天）为一个周期。

伊立替康

剂量：1100mg/m^2（此为方案原文剂量，临床实际常用剂量可能较低，需遵医嘱）。

用法：静脉输注。

用药日期：在每个周期的第 1 天和第 8 天使用（将总剂量分两次给予）。

卡培他滨

剂量：1000mg/m^2/次，每日两次。

用法：口服。

用药日期：从每个周期的第 1 天至第 14 天连续服用，每日两次，之后休息 7 天。

周期总结：同样是“用药两周，休息一周”的模式，但伊立替康的给药更为分散。

Cap 的主要毒性反应包括手足综合征、腹泻、黏膜炎以及偶发性骨髓抑制等。

(5) 化疗时间　若作为根治性手术的辅助治疗，化疗应在患者伤口完全愈合、血红蛋白及肝功能检查正常、体力基本恢复后开始。通常开始时间为术后 2～4 周。

(6) 化疗注意事项　治疗期间需加强营养支持，并配合使用升白细胞药物；定期检测肝功能，若药物毒副反应显著，应暂时停药。

（四）放疗

近年来，放疗作为中晚期直肠癌综合治疗手段之一，屡见报道且评价良好。术前放疗可缩小癌肿局部，有助于预防复发，并能将 5 年生存率提高 10%～15%。然而，结肠癌对任何放疗均不适宜。目前，国外已开始尝试使用射频区域透热治疗体内深部肿瘤。

（五）生物治疗

生物治疗通过肿瘤宿主防御机制或生物制剂的作用，调节和消除肿瘤生长，主要包括肿瘤免疫治疗和肿瘤基因治疗两部分。前者涵盖肿瘤的细胞因子治疗、肿瘤疫苗和肿瘤靶向治疗，是生物治疗的基础，也是当前研究的热点；后者则是肿瘤生物治疗的发展方向。

目前临床上常用的生物制剂主要包括以下几种：

(1) 细胞因子，如干扰素（IFN）、白介素（IL）、造血生长因子。

(2) 肿瘤疫苗，如卡介苗（BCG）等。

(3) 肿瘤靶向治疗药物，如 IMC-C225、贝伐单抗等。

然而，目前面临的主要挑战包括缺乏合适的靶标、缺乏经济且长期有效的方案以及正确的治疗观念。综合治疗已成为肿瘤治疗的最佳和最流行模式。

第七章

肝胆外科疾病

第一节　肝脓肿

肝脏继发感染后，若未及时处理，形成的脓肿称为肝脓肿。临床上常见的肝脓肿类型包括细菌性肝脓肿和阿米巴性肝脓肿，较少见的类型则有棘球蚴病、分枝杆菌感染和真菌性肝脓肿。总体而言，肝脓肿的发生与以下因素密切相关：疫区旅游或长期居住史、腹部感染史、糖尿病、恶性肿瘤、AIDS、移植免疫抑制药物使用史、慢性肉芽肿病以及炎性肠病史等。本章主要以临床上常见的肝脓肿类型为例，阐述其发病机制、诊断、治疗及预防措施。

一、细菌性肝脓肿

（一）概述

细菌性肝脓肿是由化脓性细菌引起的肝内化脓性感染，亦称化脓性肝脓肿。由于肝脏接受肝动脉和门静脉双重血液供应，并通过胆管与肠道相通，当人体抵抗力减弱时，入侵的化脓性细菌可引发肝脏感染，形成脓肿。最常见的致病菌为大肠杆菌和金黄色葡萄球菌，其次为链球菌和类杆菌属，偶见放射菌和土壤细菌。胆管源性和经门静脉播散的感染以大肠杆菌最为常见，其次为厌氧性链球菌；经肝动脉播散及“隐源性”感染则以葡萄球菌尤其是金黄色葡萄球菌最为常见。

病原菌可通过以下途径侵入肝脏：

1. 胆管系统

这是最主要的入侵途径，也是细菌性肝脓肿最常见的原因。如胆囊炎、胆管炎、胆管结石（特别是泥沙样结石）、胆管狭窄、肿瘤、蛔虫或华支睾吸虫等引起的胆管梗阻并发急性化脓性胆管炎，细菌可沿胆管上行，感染肝脏形成脓肿。对恶性肿瘤所致梗阻性黄疸患者行内镜逆行胆管内放置支撑管引流，也易发生急性化脓性胆管炎。细菌性肝脓肿中，肝胆管结石并发肝脓肿最为常见，且多发于左外叶。

2. 门静脉系统

腹腔感染（如坏疽性阑尾炎、憩室炎、化脓性盆腔炎等）、肠道感染（如溃疡性结肠炎、细菌性痢疾）、痔核感染及脐部感染等可引起门静脉属支的化脓性门静脉炎，病原菌随血液回流进入肝脏，引发肝脓肿。随着抗生素的广泛应用，这种途径的感染已较为少见。

3. 肝动脉

体内任何部位的化脓性感染，如急性上呼吸道感染、亚急性细菌性心内膜炎、化脓性骨髓炎和疖等并发菌血症时，病原菌可经肝动脉入肝。若患者全身抵抗力低下，细菌在肝内繁殖，可形成多发性肝脓肿。

4. 淋巴系统

与肝脏相邻部位的感染，如化脓性胆囊炎、急性胃十二指肠穿孔、膈下脓肿、肾周围脓肿等，病原菌可经淋巴系统侵入肝脏。

5. 肝外伤后继发感染

开放性肝损伤时，细菌从创口直接侵入肝脏，引发肝脓肿。闭合性肝损伤形成肝内血肿时，易导致内源性细菌感染，特别是合并有肝内小胆管断裂时，更易发生细菌感染，形成肝脓肿。

6. 其他

一些原因不明的肝脓肿，如隐源性肝脓肿，可能与肝内已存在的隐匿病变有关。在机体抵抗力减弱时，病原菌在肝内繁殖，引发肝脓肿。

化脓性细菌侵入肝脏后，可引发炎症改变，或形成多个小脓肿。在适当治疗下，散在的小脓肿能吸收机化，但在病灶较密集部位，小脓肿可融合成一个或数个较大的脓肿。细菌性肝脓肿可多发也可单发，血源性感染者常多发，病灶多见于右肝或全肝；医源性感染由于炎症反复发作后纤维增生，很少形成巨大脓肿或脓肿穿破。肝胆管蛔虫在化脓早期易穿破形成多个脓肿；肝外伤血肿感染和隐源性脓肿多单发。肝脓肿形成过程中，大量毒素被吸收，可导致严重的毒血症，患者出现寒战、高热、精神萎靡，病情危重。转为慢性后，脓腔四周肉芽组织增生、纤维化，此时毒血症状可减轻或消失。肝脓肿可向膈下、腹腔或胸腔穿破，甚至引发胆管出血等严重并发症。

（二）诊断

1. 病史要点

肝脓肿通常起病急骤，全身毒性反应显著。临床上常见于某种先天性疾病（如胆管蛔虫病）之后，突发寒战、高热和肝区疼痛等症状，患者短期内即呈现严重病容。

（1）寒战和高热　最为常见，多为首发症状。通常寒热反复发作，多表现为一日数次的弛张热，体温在38～40℃之间，最高可达41℃。

（2）肝区疼痛　由于肝脏肿大，肝被膜急性膨胀，肝区常出现持续性钝痛。炎症刺激横膈或感染扩散至胸膜、肺时，可引起胸痛或右肩牵拉痛，以及刺激性咳嗽和呼吸困难等症状。

（3）乏力、食欲缺乏、恶心和呕吐　因脓毒性反应及全身消耗，患者短期内即出现严重病容，少数患者还可能出现腹泻、腹胀以及难以忍受的呃逆等症状。

2. 查体要点

肝区压痛和肝大最为常见，肝区有叩击痛，有时出现右侧反应性胸膜炎或胸腔积液。若脓肿移行至肝表面，相应部位可见皮肤红肿、凹陷性水肿；若脓肿位于右肝下部，常见右季肋部或上腹部饱满，甚至局限性隆起，且可触及肿大的肝脏或波动性肿块，伴有明显触痛及腹肌紧张。左肝脓肿时，上述体征则局限于剑突下。并发胆管梗阻的患者常见黄疸，其他原因的化脓性肝脓肿一旦出现黄疸，提示病情严重，预后不良。

细菌性肝脓肿若未得到及时、有效治疗，脓肿可向各脏器穿破，引发严重并发症，表现出相应症状和体征。右肝脓肿可穿破至膈下间隙形成膈下脓肿，或再穿破膈肌形成脓胸，甚至穿破肺组织至支气管，脓液从气管排出，形成支气管胸膜瘘；若同时穿破胆管，则形成支气管胆瘘。左肝脓肿可穿入心包，导致心包积脓，严重者可引发心脏压塞。脓肿向下穿破入腹腔可引起腹膜炎。少数病例脓肿可穿破胃、大肠，甚至门静脉、下腔静脉等；若同时穿破门静脉或胆管，可表现为上消化道大出血。细菌性肝脓肿一旦发生并发症，死亡率显著增加。

3. 辅助检查

（1）常规检查

① 血常规及肝功能检查：多数细菌性肝脓肿患者白细胞计数显著升高，总数为（10～20）$\times 10^{12}$ 个/L，中性粒细胞比例超过 90%，伴有核左移现象或中毒颗粒；血清丙氨酸氨基转移酶、碱性磷酸酶及胆红素水平升高。

② 血培养：急性期约 1/3 患者血培养呈阳性。

③ X 线检查：可见肝脏阴影增大，右膈肌抬高和活动受限；肝脏表面的大脓肿可见膈肌局限性隆起，并伴有右下肺受压、肺段不张、胸膜反应或胸腔积液，甚至脓胸等。少数产气性细菌感染或与支气管穿通的脓肿内可见气液面。

④ B 超检查：可测定脓肿部位、大小、距体表深度及液化程度等，阳性率高达 96% 以上，操作简单、安全、方便，为目前首选检查方法。

（2）其他检查　CT、磁共振成像（MRI）和肝动脉造影对多发性肝脓肿的定位诊断有辅助作用。放射性核素肝扫描对较大脓肿的存在与定位具有诊断价值。

4. 诊断标准

在急性肠道与胆管感染病例中，突发寒战、高热、肝区疼痛、肝大且有触痛和叩击痛等症状时，应考虑肝脓肿可能，需进一步详细检查。本病诊断并不困难，依据病史、临床表现及辅助检查结果可作出诊断。

5. 鉴别诊断

（1）阿米巴肝脓肿　阿米巴性肝脓肿常伴有阿米巴性肠炎和脓血便病史；脓肿发生后，病程较长，全身状况较轻，但贫血、肝大明显，肋间水肿，局部隆起及压痛显著。若粪便中找到阿米巴包囊或滋养体，可确诊。

（2）胆囊炎、胆石症　常有反复发作病史，全身反应较轻，可有右上腹绞痛并放射至右背或肩胛部，伴恶心、呕吐；右上腹肌紧张，胆囊区压痛明显，或触及肿大的胆囊；X 线检查膈肌不升高，运动正常；B 超检查无液性暗区。

（3）右膈下脓肿　一般有先驱病变，如胃、十二指肠溃疡穿孔后弥漫性或局限性腹膜炎史，或有阑尾炎急性穿孔史及上腹部手术后感染史等。膈下脓肿的全身反应和肝区压痛、叩痛等局部体征不如肝脓肿显著，主要表现为胸痛和深呼吸时疼痛加重，肝脏多不大，亦无压痛；X线检查膈肌普遍抬高、僵硬，运动受限明显，或膈下出现气液平面。当肝脓肿穿破并发膈下脓肿时，鉴别有时困难，可结合病史、B超、CT等加以鉴别。

（4）原发性肝癌　巨块型肝癌中心区液化坏死、继发感染，易与孤立性肝脓肿混淆。炎症型肝癌可有畏寒、发热，有时与多发性化脓性肝脓肿相似，但肝癌患者的病史、体征与肝脓肿不同，详细询问病史，仔细查体，结合甲胎蛋白（AFP）检测和B超、CT等影像学检查可明确诊断。

（5）肝囊肿并发感染　肝包虫病和先天性肝囊肿并发感染时，临床表现与肝脓肿相似，不易鉴别，需详细询问病史和进行特异性检查。

（6）右下肺炎　有时可与肝脓肿混淆。但其寒战、发热、右侧胸痛、呼吸急促、咳嗽、肺部可闻啰音、白细胞计数增高等表现与细菌性肝脓肿不同，胸部X线检查有助于诊断。

（三）治疗

1. 非手术治疗

（1）对急性期但尚未局限的肝脓肿和多发性小脓肿，宜采用非手术治疗。在治疗原发病灶的同时，使用大剂量有效抗生素和全身支持疗法，以控制炎症，促使脓肿吸收自愈。在应用大剂量抗生素控制感染的同时，应积极补液，纠正水与电解质紊乱，给予B族维生素、维生素C、维生素K，必要时可反复多次输入小剂量新鲜血液和血浆，改善肝功能和增强机体抵抗力。由于病原菌以大肠杆菌和金黄色葡萄球菌、厌氧性细菌多见，在未确定致病菌以前，可首先选用广谱抗生素，如氨苄西林或头孢类加氨基糖苷类抗生素（如链霉素、卡那霉素、庆大霉素、妥布霉素等），再根据细菌培养及抗生素敏感试验结果，选用针对性药物。同时可加用中医、中药辅助治疗。

（2）单个较大的脓肿可以在B超引导下行长针穿刺吸脓，尽可能吸尽脓液，并注入抗生素，将脓液送细菌培养和进行抗生素敏感试验，此法可反复使用；也可穿刺置管引流，冲洗脓腔和注入抗菌药物，而不需手术切开引流。

（3）多发小脓肿全身抗生素治疗不能控制者，可以考虑肝动脉或门静脉内置导管滴注抗生素治疗，但此种方法极少使用。

2. 手术治疗

（1）脓肿切开引流术　对于较大的脓肿，估计有穿破可能，或已有穿破并发腹膜炎、脓胸以及胆源性肝脓肿或慢性肝脓肿，在应用抗生素治疗的同时，应积极进行脓肿切开引流术。常用的手术途径有以下几种。

① 经腹切开引流术：这种方法引流充分有效，不仅可明确诊断，还可探查确定原发灶，予以及时处理。如对伴有急性化脓性胆管炎患者，可同时进行胆总管切开引流术。

② 经前侧腹膜外脓肿切开引流术：适用于位于肝右叶前侧和左外叶的脓肿，与前腹膜发生紧密粘连者。方法是：做右肋缘下或右腹直肌切口，不切开前腹膜，用手指在腹膜外推开肌层，直达脓肿部位。穿刺吸到脓液后，切开脓腔，处理方法与经腹切开引流

相同。

③ 经后侧腹膜外脓肿切开引流术：适用于肝右叶后侧脓肿。

（2）肝叶切除术　适用于慢性厚壁脓肿、脓肿切开引流后脓壁不塌陷、留有无效腔或窦道长期流脓不愈者以及肝内胆管结石并发左外叶多发性脓肿，且该肝叶已严重破坏、失去正常功能者。急诊肝叶切除术，因有使炎症扩散的危险，一般不宜施行。但对部分肝胆管结石并发左叶脓肿、全身情况较好、中毒症状不严重的患者，在应用大剂量抗生素的同时，可急诊行左外叶肝切除。

（四）预后

细菌性肝脓肿为继发病变，多数病例可找到原发病灶，如能早期确诊、早期治疗，可防止其发生；即使在肝脏感染早期，如能及时合理应用抗生素，加强全身支持，采用中西医结合治疗，也可防止脓肿形成或促进脓肿的吸收消散。一旦形成大的脓腔，应及时引流。合理充分的引流加合理的抗生素治疗，肝脓肿预后较好，多能治愈。

二、阿米巴性肝脓肿

（一）概述

阿米巴性肝脓肿是肠阿米巴病最常见的并发症，多见于温、热带地区。多数在阿米巴痢疾期间形成，部分发生在痢疾愈后数周或数月，甚至个别长达二三十年之久，农村高于城市。

溶组织阿米巴是人体唯一致病型阿米巴。阿米巴包囊随被污染的食物或饮水进入胃，在小肠被碱性肠液消化，虫体脱囊而出，经二次分裂即形成 8 个小滋养体。机体或肠道局部抵抗力低，则滋养体侵入肠壁，寄生在黏膜或黏膜下层，并分泌溶组织酶，使肠黏膜形成溃疡。常见部位为盲肠、升结肠，其次为乙状结肠和直肠。阿米巴滋养体可经由破损的肠壁小静脉或淋巴管进入肝脏；大多数滋养体到达肝脏后即被消灭。少数存活者在门静脉内迅速繁殖而阻塞门静脉小分支，造成肝组织局部缺血性坏死，加之阿米巴滋养体不断分泌溶组织酶、破坏静脉壁、溶解肝组织，致使肝组织呈点状或斑片状坏死，周围充血，以后坏死斑点逐渐融合成团块状病变，此即阿米巴性肝炎或脓肿前期。此时如能及时有效治疗，坏死灶可被吸收；如得不到及时治疗，病变继续发展，使变性坏死的肝组织进一步溶解液化形成肝脓肿。

阿米巴性肝脓肿多单发，脓腔多较大，多位于肝右叶，约占 94%，右肝顶部常见。脓肿分 3 层：外层早期为炎性干细胞，随后有纤维组织增生形成纤维膜；中间层为间质；内层为脓液。脓液内充满溶解和坏死的肝细胞碎片和血细胞。典型的阿米巴肝脓肿呈果酱色（即巧克力色），较黏稠，无臭。滋养体在脓液中很难找到，但在脓肿壁上常能找到。

慢性阿米巴性脓肿常招致葡萄球菌、链球菌、肺炎链球菌、大肠杆菌等继发感染。如穿破则感染率更高。感染后的脓液呈黄色或绿色，有臭味，临床上有高热，可呈脓毒症表现。

（二）诊断

1. 病史及查体要点

本病的发展过程较为缓慢。主要为发热、肝区疼痛及肝大。体温多持续在 38～39℃，常为弛张热或间歇热，在肝脓肿后期，体温可正常或仅低热。如继发细菌感染，体温可达40℃以上，伴有畏寒、多汗，患者尚有食欲缺乏、腹胀、恶心、呕吐，甚至腹泻、痢疾等症状。体重减轻、衰弱乏力、消瘦、贫血等亦常见，10%～15%出现轻度黄疸。肝区常有持续性钝痛与明显叩痛。如脓肿位于右肝顶部，可有右肩胛部或右腰背放射痛。较大的右肝脓肿可出现右下胸部膨隆、肋间饱满、局部皮肤水肿、压痛、肋间隙增宽。脓肿在右半肝下部时可见右上腹膨隆，有压痛、肌肉紧张，或扪及肿块。肝脏常呈弥漫性肿大，触之边缘钝圆，有充实感，触痛明显，少数患者可出现胸腔积液。

2. 辅助检查

（1）常规检查　①反复检查新鲜大便，寻找阿米巴包囊或滋养体。②乙状结肠镜检查发现结肠黏膜有特征性凹凸不平的坏死性溃疡或愈合后的瘢痕，自溃疡面刮取材料做镜检，有时能找到阿米巴滋养体。③B超检查：可显示不均质液性暗区，与周围肝组织分界清楚。④B超：在B超引导定位下，对肝脏进行穿刺，如果抽吸出了典型的果酱色、没有臭味的脓液，则诊断确立。脓液中查阿米巴滋养体阳性率很低（仅3%～4%），脓液中加入链激酶，孵育后再检查，可提高阳性率。⑤血清学试验：血清阿米巴抗体检测，以间接血凝法较灵敏，阳性率可在90%以上，且在感染后多年仍为阳性，故对阿米巴性肝脓肿的诊断有一定价值。⑥血常规及红细胞沉降率检查：急性期白细胞计数可达15×10^9个/L左右，中性粒细胞在80%以上，病程长者可有贫血、红细胞沉降率增快。

（2）其他检查　①肝功能检查：多正常，偶见丙氨酸氨基转移酶、碱性磷酸酶轻度升高，少数患者胆红素可增高。②X线检查：可见到肝脏阴影增大、右膈肌抬高、运动受限或横膈呈半球状隆起等，有时尚能见到胸膜反应或积液。

（3）CT、MRI　有助于做出肝脓肿的诊断，并定位。

3. 诊断标准

有长期不规则发热、出汗、乏力、食欲缺乏、贫血、肝区疼痛、肝大伴压痛及叩痛者，特别是有痢疾病史时，应疑为阿米巴性肝脓肿。但缺乏痢疾病史，不能排除本病可能，应结合各种检查全面分析。经上述检查，高度怀疑本病者，可试用抗阿米巴药物治疗，如治疗后临床症状、体征迅速改善，可确诊本病，视为治疗性诊断。典型的阿米巴性肝脓肿较易诊断，但不典型病例诊断困难。肝脓肿诊断治疗流程见图7-1。

4. 鉴别诊断

（1）细菌性肝脓肿　细菌性肝脓肿病程急骤，脓肿以多发为主，全身毒血症状较明显，一般不难鉴别，其鉴别要点见表7-1。

表7-1　阿米巴性肝脓肿与细菌性肝脓肿的鉴别

项目	阿米巴性肝脓肿	细菌性肝脓肿
病史	有阿米巴痢疾史	常继发于胆管感染(如化脓性胆管炎、胆管蛔虫等)或其他化脓性疾病
症状	起病较缓慢、病程较长	起病急骤，全身浓度血症症状明显，有寒战、高热等
体征	肝大显著，可有局限性隆起	肝大显著，一般多无局限性隆起
脓肿	脓肿较大，多为单发性，位于肝右叶	脓肿较小，常为多发性

续表

项目	阿米巴性肝脓肿	细菌性肝脓肿
脓液	呈巧克力色，无臭味，可找到阿米巴滋养体，若无混合感染，脓液细菌培养阴性	多为黄白色脓液，涂片和培养大都有细菌，肝组织为化脓性病变
血常规	白细胞计数可增加	白细胞计数及中性粒细胞均明显增加
血培养	若无混合感染，细菌培养阴性	细菌培养可阳性
粪便检查	部分患者可找到阿米巴滋养体或包囊	无特殊发现
诊断性治疗	抗阿米巴药物治疗后症状好转	抗阿米巴药物治疗无效

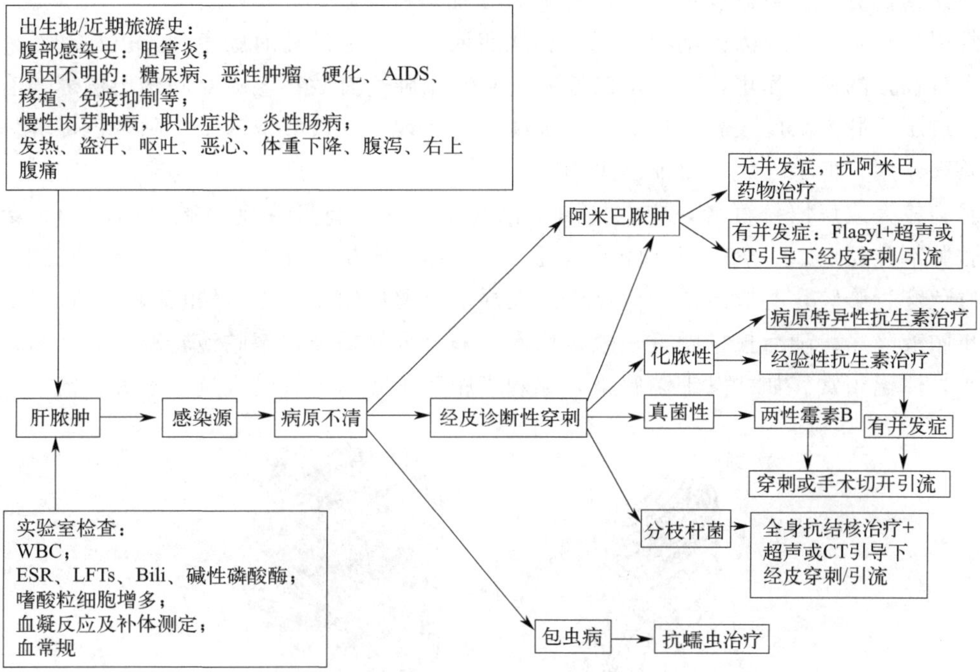

图 7-1　肝脓肿诊断治疗流程

（2）原发性肝癌　原发性肝癌可有发热、右上腹痛和肝大等，但原发性肝癌常有肝炎史，并发肝硬化者占 80%以上，且肝质地较硬，常触及癌块，可结合 AFP 检测、B 超、CT 或肝动脉造影检查等以鉴别。

（3）膈下脓肿　常继发于胃十二指肠穿孔、阑尾炎穿孔或腹腔手术之后，X 线检查见肝脏向下推移，横膈普遍抬高，活动受限，但无局限性隆起，膈下可发现气液面。

5. 并发症

（1）继发细菌感染　多见于慢性病例，常见细菌为葡萄球菌、链球菌、大肠杆菌或肺炎链球菌等。继发细菌感染后即形成混合性肝脓肿，症状明显加重，毒血症症状明显，体温可高达 40℃以上，呈弛张热，血液中白细胞计数及中性粒细胞显著增高。吸出脓液为黄色或黄绿色，有臭味，镜检有大量脓细胞。

（2）脓肿破溃　如治疗不及时，脓肿逐渐增大，脓液增多，腔内压不断升高，即有破溃危险，靠近肝表面的脓肿更易破溃，向上可穿入膈下间隙形成膈下脓肿，或再穿破膈肌形成脓胸；也可穿破至肺、支气管，形成肺脓肿或支气管胆管瘘。左肝叶脓肿可穿入心包，引起心包积脓；向下穿破则产生急性腹膜炎。阿米巴肝脓肿破入门静脉、胆管或胃肠道者罕见。

（三）治疗

1. 非手术治疗

首先考虑非手术治疗，以抗阿米巴药物治疗和反复穿刺吸脓以及支持疗法为主。由于本病病程较长，全身情况较差，常有贫血和营养不良，应给予高糖、高蛋白、高维生素和低脂肪饮食；有严重贫血或水肿者，需多次输血浆和全血。

常用抗阿米巴药物为甲硝唑、氯喹和盐酸依米丁。甲硝唑对肠道阿米巴病和肠外阿米巴原虫有较强的杀灭作用，对阿米巴性肝炎和肝脓肿均有效；氯喹对阿米巴滋养体有杀灭作用，口服后肝内浓度较高，排泄慢、毒性小、疗效高；盐酸依米丁对阿米巴滋养体有较强的杀灭作用，但毒性大，目前已少用。

脓肿较大或病情较重者，应在抗阿米巴药物治疗下行肝穿刺吸脓（图 7-2）。穿刺点应视脓肿部位而定。一般以压痛较明显处，或在超声定位引导下，离脓腔最近处刺入。需注意避免穿过胸腔，并应严格无菌操作。在局部麻醉后用 14～16 号粗穿刺针进入脓腔内，尽量将脓液吸净。随后根据脓液积聚得快慢，隔日重复抽吸，至脓液转稀薄，B 超检查脓腔很小，体温正常。如并发细菌感染，穿刺吸脓后于腔内置管注入抗生素并引流。

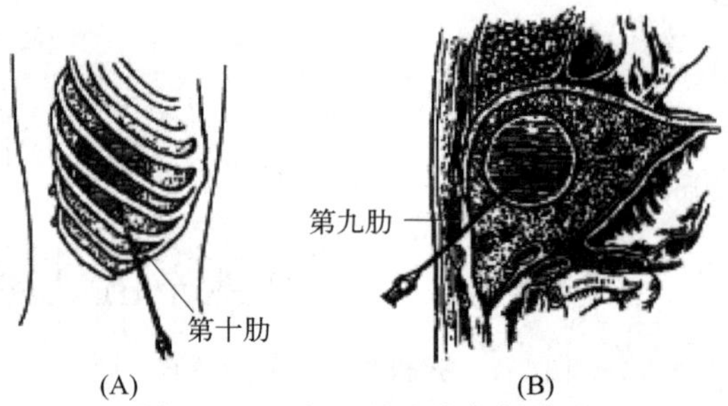

图 7-2　阿米巴肝脓肿穿刺抽脓

（A）侧面观；（B）正面观

2. 手术治疗常用的三种方法

（1）闭式引流术　对病情较重、脓腔较大、积脓较多者，或位于右半肝表浅部位的较大脓肿，或多次穿刺吸脓而脓液不减少者，可在抗阿米巴药物治疗的同时行闭式引流术。穿刺选择脓肿距体表最近处，行闭式引流术。

（2）切开引流　阿米巴性肝脓肿切开引流后，会继发细菌感染、增加死亡率。但下列情况下，仍应考虑手术切开引流：①经药物治疗及穿刺排脓后高热不退者；②脓肿伴有继发细菌感染，综合治疗不能控制者；③脓肿穿破入胸腔或腹腔，并发脓胸及腹膜炎者；④左外叶肝脓肿，穿刺易损伤腹腔脏器或污染腹腔者；⑤脓肿位置较深，不易穿刺吸脓者。切开排脓后，应放置多孔乳胶管或双套管持续负压吸引。

（3）肝叶切除术　对慢性厚壁脓肿，药物治疗效果不佳，切开引流腔壁不易塌陷者，或脓肿切开引流后形成难以治愈的残留无效腔或窦道者，可考虑行肝叶切除术。

（四）预后

阿米巴性肝脓肿如及时治疗，预后较好。国内报道，抗阿米巴药物治疗加穿刺抽脓者死亡率为7.1%，但如并发细菌感染或脓肿穿破则死亡率成倍增加。

（五）预防

对阿米巴性肝脓肿的预防，主要是防止阿米巴痢疾感染。严格粪便管理，讲究卫生，对阿米巴痢疾进行及时而彻底的治疗，可防止阿米巴性肝脓肿发生。即使发生阿米巴性肝炎，及时用抗阿米巴药物治疗，也可以防止肝脓肿的形成。

其他少见肝脓肿类型包括棘球蚴病性脓肿、分枝杆菌性脓肿、真菌性脓肿。除用上述方法诊断外，可结合ESR、LFTs、Bili、碱性磷酸酶、嗜酸粒细胞、ERCP等检查。治疗上棘球蚴病性脓肿，以抗蠕虫治疗为主；分枝杆菌性肝脓肿采用全身抗结核治疗加B超或CT引导下穿刺引流；真菌性脓肿以抗真菌治疗辅以穿刺引流或手术切除。

第二节 肝硬化

肝硬化是临床常见的慢性进行性肝病，由一种或多种病因长期或反复作用形成的弥漫性肝损害。在我国大多数为肝炎后肝硬化，少部分为酒精性肝硬化和血吸虫性肝硬化。病理组织学上有广泛的肝细胞坏死、残存肝细胞结节性再生、结缔组织增生与纤维隔形成，导致肝小叶结构破坏和假小叶形成，肝脏逐渐变形、变硬而发展为肝硬化。早期由于肝脏代偿功能较强可无明显症状，后期则以肝功能损害和门静脉高压为主要表现，并有多系统受累，晚期常出现上消化道出血、肝性脑病、继发感染、脾功能亢进、腹水、癌变等并发症。

一、病因

引起肝硬化的病因很多，可分为病毒性肝炎肝硬化、酒精性肝硬化、代谢性肝硬化、胆汁淤积性肝硬化、肝静脉回流受阻性肝硬化、自身免疫性肝硬化、毒物和药物性肝硬化、营养不良性肝硬化、隐源性肝硬化等。

（一）病毒性肝炎

目前在中国，病毒性肝炎尤其是慢性乙型、丙型肝炎，是引起门静脉性肝硬化的主要因素。

（二）酒精中毒

长期大量酗酒，是引起肝硬化的因素之一。

（三）营养障碍

多数学者承认营养不良可降低肝细胞对有毒和传染因素的抵抗力，而成为肝硬化的间接病因。

（四）工业毒物或药物

长期或反复地接触含砷杀虫剂、四氯化碳、黄磷、氯仿等，或长期使用某些药物如双醋酚汀、异烟肼、辛可芬、四环素、氨甲蝶呤、甲基多巴，可产生中毒性或药物性肝炎，进而导致肝硬化。黄曲霉毒素也可使肝细胞发生中毒损害，引起肝硬化。

（五）循环障碍

慢性充血性心力衰竭、慢性缩窄性心包炎可使肝内长期淤血缺氧，引起肝细胞坏死和纤维化，称淤血性肝硬化，也称为心源性肝硬化。

（六）代谢障碍

如血色病和肝豆状核变性（亦称 Wilson 病）等。

（七）胆汁淤积

肝外胆管阻塞或肝内胆汁淤积时高浓度胆红素对肝细胞有损害作用，久之可发生肝硬化，肝内胆汁淤积所致者称原发胆汁性肝硬化，由肝外胆管阻塞所致者称继发性胆汁性肝硬化。

（八）血吸虫病

血吸虫病时由于虫卵在汇管区刺激结缔组织增生导致血吸虫病性肝纤维化，可引起显著的门静脉高压，亦称为血吸虫病性肝硬化。

（九）原因不明

部分肝硬化原因不明，称为隐源性肝硬化。

二、临床表现

（一）代偿期

部分患者可无任何不适。多数患者早期以乏力、食欲缺乏较为突出，可伴有恶心、厌油腻、腹胀、腹泻及上腹不适等症状。症状多呈间歇性，常与劳累有关，休息和治疗后可缓解。患者多消瘦，肝脏可轻度肿大、质硬，伴轻度压痛。脾亦可有轻、中度肿大。肝功能正常或轻度异常。

（二）失代偿期

失代偿期主要表现为肝功能减退和门静脉高压所致症状和体征。

三、诊断

失代偿期肝硬化诊断并不困难，依据下列各点可做出临床诊断：

(1) 有病毒性肝炎、长期大量饮酒等可导致肝硬化的有关病史。

(2) 有肝功能减退和门静脉高压的临床表现。

(3) 肝功能试验有血清白蛋白下降、血清胆红素升高及凝血酶原时间延长等指标提示肝功能失代偿。

(4) B 超或 CT 提示肝硬化以及内镜发现食管胃底静脉曲张。必要时肝穿刺活检可获确诊。

四、治疗

本病目前无特效治疗方法，关键在于早期诊断，针对病因给予相应处理，阻止肝硬化进一步发展，后期积极防治并发症，至终末期则只能有赖于肝移植。

（一）支持疗法

病情严重、进食量少、营养状况差的患者，可通过静脉途径纠正水分及电解质平衡，适当补充营养，并根据具体情况输注白蛋白或血浆。

（二）限制钠和水的摄入

钠摄入量应限制在 60～90mmol/d（相当于食盐 1.5～2g/d）。部分轻、中度腹水患者通过此治疗可出现自发性利尿，使腹水消退。在使用利尿药时，可适当放宽钠摄入量。对于稀释性低钠血症（<125mmol/L）患者，应同时限制水摄入，摄入水量控制在 500～1000mL/d。

（三）利尿药

临床常用的利尿药包括螺内酯和呋塞米。螺内酯为潴钾利尿药，长期大量单独使用可能导致高钾血症；呋塞米为排钾利尿药，单独应用时需同时补钾。初始治疗可先用螺内酯 40～80mg/d，4～5 天后根据利尿效果加用呋塞米 20～40mg/d，后续再根据利尿效果逐步增加两药剂量（最大剂量分别为螺内酯 400mg/d、呋塞米 160mg/d）。理想的利尿效果为每日体重减轻 0.3～0.5kg（无水肿者）或 0.8～1.0kg（有下肢水肿者）。

（四）提高血浆胶体渗透压

对于低蛋白血症患者，每周定期输注白蛋白或血浆，通过提高胶体渗透压促进腹水消退。

（五）难治性腹水的治疗

(1) 大量排放腹水并输注白蛋白，在 1～2 小时内排放腹水 4～6L，同时输注白蛋白 8～10g/L，继续使用适量利尿药。

(2) 自身腹水浓缩回输。

（3）经颈静脉肝内门体分流术（TIPS）。

（六）肝移植

肝移植是治疗晚期肝硬化的最佳选择，掌握手术时机并尽可能充分做好术前准备，可提高手术成功率。

第三节　肝癌

一、肝癌的分类

（一）原发性肝癌

原发性肝癌是我国常见恶性肿瘤之一，病死率高。在我国，肝癌发病率仅次于肺癌，居第 2 位。

1. 原发性肝癌的主要组织类型

有肝细胞癌、胆管细胞癌、混合型（肝细胞、胆管细胞）肝癌。

（1）肝细胞癌　在肝叶的肝细胞发生的癌变，我国绝大多数肝癌是肝细胞癌。

（2）胆管细胞癌　在胆管上皮细胞发生的癌变。

2. 原发性肝癌病理形态分类

主要有结节型、巨块型、弥散型，较少见的有带蒂型、纤维板型。

3. 原发性肝癌大小分类

有微小肝癌（＜2cm）、小肝癌（2～5cm）、大肝癌（5～10cm）和巨大肝癌（≥10cm）。

（二）转移性肝癌

也称继发性肝癌，常见于胃癌、直肠结肠癌、乳腺癌、肺癌的肝转移。

二、肝癌病因

我国肝癌的主要病因是病毒性肝炎感染、食物中的黄曲霉毒素污染及农村中的饮水污染。

（一）已知的肝炎病毒

至少有 A、B、C、D、E、G 等类型，病毒性肝炎与肝癌的关联主要涉及乙型肝炎（HBV）和丙型肝炎（HCV）。肝癌患者中约有 1/3 有慢性肝炎史，澳抗（HBsAg）阳性率明显高于低发区，目前发现丙型肝炎病毒感染和乙型感染一样，与肝癌发病有密切的关系，乙型肝炎病毒和丙型肝炎病毒是肯定的促癌因素。

（二）合并肝硬化

肝癌患者中合并有肝硬化者占50%～90%，乙型、丙型病毒性肝炎都有类似比例发展为肝硬化。肝硬化是一种癌前病变。

（三）黄曲霉毒素的代谢产物

黄曲霉毒素 B_1 有强烈的致癌作用，存在于霉变的玉米、花生等食品中，食品被黄曲霉毒素 B_2 污染严重的地区肝癌发病率也较高。亚硝胺类、偶氮芥类、酒精、有机氯农药等均是可疑的致癌物质。

（四）一些饮用水污染

常被多氯联苯、氯仿等污染，近年来发现池塘中生长的蓝绿藻是强烈的致癌植物，可污染水源。寄生虫病如（华支睾吸虫感染）可刺激胆管上皮增生，可导致原发性胆管癌。

（五）化学致癌物

一些清洁剂、化妆品、有机氯杀虫剂、多氯联苯等为肝毒性致癌物。

（六）辐射和二氧化钍

α、β射线有致癌性，使用胶质二氧化钍做血管造影剂后观察，10年左右可致肝癌。有下列因素者患肝癌的概率大：①慢性肝炎病史5年以上；②家族中已有确诊肝癌患者；③长期酗酒者；④长期食用腌制、烟熏、霉变等食品者；⑤长期工作压力过大、工作负荷过重或长期精神压抑者。

20世纪70年代我国结合国情提出“改水、防霉、防肝炎”的肝癌一级预防方针，至今仍然有益。在世界范围内，预防肝癌的主要措施为乙型肝炎疫苗接种，此外避免上述导致肝癌的因素。

三、肝癌症状体征

起病常隐匿，在肝病体检和普通查体中应用AFP及B超检查偶然发现肝癌。小肝癌患者既无症状，体格检查亦缺乏肿瘤本身的体征，此期称为亚临床期。肝癌一旦出现症状就诊者其病程大多已进入中晚期。肝癌的症状有肝痛、乏力、食欲缺乏、消瘦等。

（一）早期症状

肝癌从第一个癌细胞形成发展到有自觉症状，大约需要2年时间，在此期间，患者可无任何症状或体征，少数患者会出现食欲缺乏、上腹闷胀、乏力等，有些患者可能出现轻度肝大。

（二）中、晚期症状

肝癌的典型症状和体征一般出现在中、晚期，主要有肝痛、乏力、消瘦、黄疸、腹腔积液等。

1. 肝区疼痛

最常见的是间歇持续性钝痛或胀痛，为由于癌细胞迅速生长使肝包膜绷紧和肿瘤侵犯膈肌所致疼痛，可放射至右肩或右背；向右后生长的肿瘤可致右腰疼痛；突然发生剧烈腹痛和腹膜刺激征提示癌结节包膜下出血或向腹腔破溃。

2. 消化道症状

食欲缺乏、消化不良、恶心呕吐和腹泻等因缺乏特异性而易被忽视。

3. 乏力、消瘦、全身衰弱

晚期少数患者可呈恶病质状。

4. 发热

一般为低热，偶达 39℃或以上，呈持续发热或午后低热或弛张型高热。发热与癌肿坏死产物吸收有关。癌肿压迫或侵犯胆管可并发胆道感染。

5. 肝增大

肝增大为中、晚期肝癌的典型体征，多有结节或凹凸不平，肝质较硬。

6. 转移灶症状

肿瘤转移之处有相应症状，有时为肝癌的首发症状。如转移至肺可引起咳嗽、咯血；胸膜转移可引起胸痛和血性胸腔积液；癌栓栓塞肺动脉可引起肺梗死，可突然发生严重呼吸困难和胸痛；癌栓阻塞下腔静脉可出现下肢严重水肿，甚至血压下降；阻塞肝静脉可出现 Budd-Chiari 综合征，亦可出现下肢水肿；转移至骨可引起局部疼痛或病理性骨折；转移到脊柱或压迫脊髓神经可引起局部疼痛和截瘫等；颅内转移可出现相应的定位症状和体征，如颅内高压可导致脑疝而突然死亡。

7. 其他

由癌肿本身代谢异常或癌组织对机体产生的各种影响引起的内分泌或代谢方面的症候群，称为伴癌综合征，有时可先于肝癌本身的症状出现。常见的有以下几种。

（1）自发性低血糖症　10%～30%的患者可出现此症状，原因包括肝细胞癌异常分泌胰岛素或胰岛素类似物，以及肿瘤抑制胰岛素降解酶的功能、分泌胰岛 B 细胞刺激因子、糖原储存过多，或因肝癌组织过多消耗葡萄糖。严重者可致昏迷、休克甚至死亡，正确判断和及时处理可挽救患者生命。

（2）红细胞增多症　约 10%的患者可发生此症状，可能与循环中促红细胞生成素增加有关。

（3）其他　较为罕见的有高脂血症、高钙血症、类癌综合征、性早熟和促性腺激素分泌综合征、皮肤卟啉症和异常纤维蛋白原血症等，这些症状与肝癌组织的异种蛋白合成、异位内分泌及卟啉代谢紊乱有关。

（4）伴癌综合征　由于肿瘤本身代谢异常，进而影响机体，导致内分泌或代谢异常的症候群，称为伴癌综合征。其中，低血糖症和红细胞增多症较为常见，其他还包括少见的高血脂、高血钙、促性腺激素分泌综合征、类癌综合征等。

（5）黄疸　黄疸是部分中晚期肝癌的体征，占 5%～44%。弥散性肝癌、胆管细胞癌、巨大肝癌致肝胆管受压或侵犯胆管，引起阻塞性黄疸。肝细胞癌侵犯胆管的途径可能包括：肿瘤直接浸润肝内胆管；癌细胞侵入静脉或淋巴管，逆行侵入肝管；肿瘤细胞沿神经末梢间隙侵入肝管。肿瘤细胞进入肝内胆管后，继续生长阻塞胆总管，或脱落的肿块进入肝外胆管造成填塞。当肿瘤阻塞一侧肝出现黄疸时，可伴有皮肤瘙痒、大便间歇呈陶土色、食欲缺乏，少数患者可表现为右上腹绞痛、畏寒、发热、黄疸，极个别出现重症胆管炎症状。肝癌患者伴发阻塞性黄疸在临床上并不少见，但其临床表现并无特殊之处，因此误诊率较高（可达 75%）。慢性肝病患者出现阻塞性黄疸时，需考虑肝癌的可能性。部分患者的黄疸也可因肝功能损害所致，此种黄疸经保肝治疗后可部分缓解，而癌肿所致的黄疸，保肝治疗无效。

四、肝癌的诊断

（一）病理诊断

1. 肝组织学检查

证实为原发性肝癌者。

2. 肝外组织的组织学检查证实为肝细胞癌者

根据病理分化恶性程度及侵犯能力由低到高分为Ⅰ、Ⅱ、Ⅲ、Ⅳ级。

（二）临床诊断

（1）如无其他肝癌证据，AFP 对流法阳性或放免法 AFP>400mg/mL 持续 4 周以上，并能排除妊娠、活动性肝病、生殖腺胚胎源性肿瘤及转移性肝癌者。同时，影像学检查证实肝有占位性病变。

（2）影像学检查有明确肝内实质性占位病变，能排除肝血管瘤和转移性肝癌并具有下列条件之一者：①AFP>20mg/mL；②典型的原发性肝癌影像学表现；③无黄疸而 AKP 或 γGT 明显增高；④远处有明确的转移性病灶或有血性腹腔积液或在腹腔积液中找到癌细胞；⑤明确的乙型肝炎标志物阳性的肝硬化。

（3）临床 TNM 分期

T：原发肿瘤。

T_1：单个结节，<2cm，无血管侵犯。

T_2：单个结节，<2cm，侵犯血管；或多个，局限一叶，≤2cm，未侵犯血管；或单个，>2cm，未侵犯血管。

T_3：单个结节，>2cm，侵犯血管；或多个，局限一叶，<2cm，侵犯血管；或多个，一叶内，>2cm，伴或不伴侵犯血管。

T_4：多个，超出一叶；或侵犯肝门静脉主要分支或肝静脉；或穿破内脏腹膜。

N：区域淋巴结。

N_0：区域淋巴结无转移。

N_1：区域淋巴结有转移。

M：远处转移。

M_0：无远处转移。

M_1：有远处转移。

(4) 临床分期

Ⅰ期：$T_1N_0M_0$。

Ⅱ期：$T_2N_0M_0$。

Ⅲ期：Ⅲ$_a$ $T_3N_0M_0$。

Ⅲb：$T_{1\sim3}N_1M_0$。

Ⅳ期：VAT，任何 NM_0。

ⅣB：任何 T，任何 NM_1。

1999 年在大连和成都召开的中国抗癌协会肝癌专业委员会会议上，许多专家考虑临床影响因素和预后，提出肝癌临床分期的建议。

这一分期方案中除了如 UICC 方案中的 T、N、M 外，加入了肝门静脉、肝静脉、下腔静脉、胆管的癌栓与肝功能的因素，是因为肝门静脉、肝静脉、下腔静脉及胆管的癌栓与肝癌的预后关系密切。

我国临床医师另一套简易肝癌临床分期标准如下。Ⅰ期：无明显症状和体征，又称亚临床期。Ⅱ期：出现临床症状或体征但无Ⅲ期表现者。Ⅲ期：有明显恶病质、黄疸、腹腔积液或远处转移之一者。

五、小肝癌的治疗选择

小肝癌的治疗首选手术，若肝功能代偿良好，应争取切除肿瘤；无法切除者可选择局部治疗，如术中无水酒精瘤内注射（PEI）、冷冻治疗、微波治疗、激光气化等。对于肝功能失代偿或肿瘤数目较多患者，首选超声引导无水酒精瘤内注射，部分患者可尝试经导管肝动脉化疗栓塞（TACE）。尽管 TACE 对小肝癌的疗效较差，但对于伴有肝门静脉癌栓的患者，TACE 仍值得一试。

小肝癌治疗以局部切除为主，这不仅提高了切除率，降低了手术病死率，还显著提升了生存率。局部切除的 10 年生存率为 51.5%（$n=313$），而肝叶切除者仅为 39.6%（$n=94$）。肝门区小肝癌手术切除难度较大，但近年来随着经验的积累，切除率已显著提高，通常通过阻断第一肝门即可完成。对于位于肝第 V 段、紧靠下腔静脉的肿瘤，有时需在肝上和肝下的下腔静脉处放置纱带以控制出血。小肝癌的切除率已从 20 世纪 70 年代的 75.0%提升至 80 年代的 93.3%。赖仁纯等在肝癌微波消融术中应用了异丙酚-芬太尼全静脉麻醉。冷冻治疗、射频消融、微波消融等均为小肝癌的可选治疗方法。

对于术中无法切除的小肝癌，冷冻治疗也是一种有效手段。一组 30 例小肝癌患者冷冻治疗的 5 年生存率达 50%，关键在于冰球需完全覆盖肿瘤，通常需进行两次冻融。

（一）射频消融（RFA）

射频消融对小肝癌疗效显著，通过电极针穿刺肿瘤，利用高频率射频波激发组织细胞进行等离子振荡，局部产生热量导致肿瘤坏死。射频消融与其他介入治疗结合，可进一步提升临床治疗效果。在单孔免气腹腹腔镜手术辅助下应用射频消融治疗肝癌，是一种新兴的微创手术方式。

（二）经肝动脉栓塞（TAE）

TAE 对小肝癌的疗效相对较差。Kumda 研究发现，直径≤2cm 的小肝癌经 TAE 治疗后进行手术切除，14 个手术切除标本中有 9 个存在残癌。对于可切除的小肝癌，切除后的 5 年生存率为 54.6%（$n=67$），而 TAE 组（$n=20$）仅为 17.5%。Yamasaki 等也报道，对于直径<3cm 的肝癌，切除与 PEI 的 3 年生存率相当，且均优于 TAE 组。进行肝动脉栓塞时，应同时注入化疗药物。

六、大肝癌的治疗选择

对大肝癌肝功能代偿者，单侧肿瘤应力争根治性切除；若无法实现根治性切除，则可进行肿瘤缩小后切除，术中可采取肝动脉结扎（HAL）、插管（HAI）及冷冻等局部治疗；若术前评估无切除可能，亦可考虑 TACE，或结合局部外放疗、放射免疫治疗、生物治疗、中药治疗等，待肿瘤缩小后再行切除。肿瘤累及两侧者，也可采用 HAL、TACE 等治疗手段。有报道显示，86 例特大肝癌（直径 15cm）切除后，1 年、3 年、5 年生存率分别为 58.82%、35.29%和 17.64%。

在肝癌治疗中，大肝癌也可能通过治疗由大变小。大肝癌研究的一个延伸是通过综合疗法使不可切除的大肝癌缩小为小肝癌，从而实现切除。一组不可切除的肝癌经综合治疗后肿瘤缩小并切除，其 5 年生存率达 62.1%（72 例）。这表明，综合疗法使肝癌由大变小后再切除，是提高生存率的可行方法。缩小肿瘤的方法包括肝动脉化疗栓塞、肝动脉结扎基础上结合抗体导向治疗、^{131}I-碘油或超分割局部外放射等。杨甲梅观察发现，大肝癌术后接受干扰素、胸腺素、多糖类免疫刺激药等免疫治疗的患者（$n=776$），无瘤生存期平均为 23 个月，而未接受免疫增强治疗的对照组（$n=949$）仅为 9.3 个月（$P<0.01$）。

然而，Llovet 等报道的非双盲随机对照研究证实，免疫疗法并未带来生存获益。此外，术后抗肝炎病毒治疗日益受到重视，核苷类药物抗病毒治疗在预防肝癌术后复发方面已显示出较高价值。

对于一般大肝癌肝功能失代偿者，少数可尝试 TACE，多数则适宜中药治疗或结合生物治疗；已有黄疸、腹腔积液或广泛远处转移者，仅适宜中药、生物治疗及对症治疗等。

三维适形放射治疗与肝动脉化疗栓塞术治疗原发性肝癌的疗效对比研究分析显示，两组的毒性反应均为疲乏、肝肾功能损害、血白细胞下降。何晓洪等报道，采用三维适形放疗治疗大肝癌 19 例、小肝癌 6 例，每次 5～8Gy，连续照射至总剂量 30～40Gy，有效率为 88%，1 年、2 年、3 年生存率分别为 92%、80%、68%。郑青平等观察发现，3DCRT 组与 TACE 组近期有效率分别为 68.8%与 76.9%，差异无统计学意义（$P>0.05$），提示 3DCRT 可作为非手术治疗肝癌的选项。

七、肝癌特殊情况的治疗选择

对于有肝门静脉主干癌栓者，若肿瘤小且单一，可尝试切除并摘除癌栓；若肝功能良好，亦可尝试 TACE；多数适宜非手术治疗。

通常，有黄疸、腹腔积液者仅适宜中药、生物治疗及对症治疗。但对于个别因肝门区肝癌压迫导致梗阻性黄疸，且无腹腔积液、肝功能尚可者，亦可尝试 HAL、HAI、TACE 等治疗，极少数患者肿瘤缩小后黄疸消退，可实现切除。

有远处转移者多采用非手术治疗，但对于单个不大的转移灶且肝原发灶尚有治疗可能者，仍应采取积极治疗措施。对肝原发灶采用 TACE 治疗，兼顾远处转移癌的抑制治疗，待病情稳定且身体状况许可时，考虑切除癌灶。

第四节　胆囊炎

胆道系统感染是一种常见的急腹症，可分为胆囊炎和胆管炎，按其病程发展又可分为急性和慢性。胆囊炎又根据胆囊内有无结石，分为结石性胆囊炎和非结石性胆囊炎。

一、急性结石性胆囊炎

（一）病因

急性结石性胆囊炎的起病可能源于结石阻塞胆囊管，导致由结石引起的局部黏膜糜烂和严重水肿，进而造成梗阻，引发胆囊急性炎症。急性胆囊炎的主要致病菌为革兰阴性杆菌（如大肠埃希菌、克雷伯杆菌），少数为革兰阳性球菌（如粪链球菌）和真菌，多数为混合感染，两种以上细菌混合感染的比例约占60%。其他可能的致病因素包括：①潴留在胆囊内的胆汁高度浓缩，浓缩的胆汁酸盐损伤胆囊黏膜，导致急性胆囊炎；②胰液反流入胆囊，被胆汁激活的胰蛋白酶损伤胆囊黏膜，也可引发急性胆囊炎。

（二）病理

仅在胆囊黏膜层产生炎症、充血和水肿的情况，称为急性单纯性胆囊炎。若炎症波及胆囊全层，胆囊内充满脓液，浆膜面出现脓性纤维素性渗出，则称为急性化脓性胆囊炎。胆囊因积脓极度膨胀，导致胆囊壁缺血和坏疽，称为急性坏疽性胆囊炎。坏死的胆囊壁可能发生穿孔，引发胆汁性腹膜炎。胆囊穿孔多发生于胆囊底部或结石嵌顿的胆囊壶腹部或颈部。若胆囊穿孔至邻近脏器（如十二指肠、结肠和胃），可形成胆内瘘。此时，胆囊内的急性炎症可通过内瘘口引流，炎症迅速消退，症状缓解。胆囊内脓液排入胆总管可引发急性胆管炎，少数患者还可能发生急性胰腺炎。

（三）临床表现

胆囊炎的临床表现主要为胆囊区上腹部持续性疼痛，约85%的急性胆囊炎患者在发病初期伴有中上腹和右上腹阵发绞痛，并伴有右肩胛区的牵涉痛。常见恶心和呕吐。发热一般在37.5～38.5℃，无寒战。10%～15%的患者可能出现轻度黄疸。体格检查发现右上腹有压痛和肌紧张，墨菲征呈阳性。约40%的患者在中、右上腹可触及肿大和触痛的胆囊。白细胞计数通常轻度升高，一般为（10～15）$\times10^9$ 个/L。若病变发展为胆囊坏疽、穿孔，并导致胆汁性腹膜炎，全身感染症状会明显加重，可能出现寒战高热、脉搏增快和白细胞计数显著增加（一般高于20×10^9 个/L）。此时，局部体征表现为右上腹压痛和肌紧张范围扩大、程度加重。一般急性胆囊炎较少影响肝功能，或仅有轻度肝功能损害表现，如血清胆红素和谷丙转氨酶含量略有升高。

（四）诊断

急性结石性胆囊炎的确诊主要依赖临床表现和B超检查。B超检查可显示胆囊体积增大，胆囊壁增厚，厚度常大于3mm，在85%～90%的患者中能显示结石影。CT检查有助于急性胆囊炎的诊断。在诊断不明确时，可应用^{99m}Tc-IDA进行胆系扫描和照相，造影片上常显示胆管，而胆囊因胆囊管阻塞而不显示，从而确诊急性胆囊炎。此方法正确率可达95%以上。

（五）治疗

急性胆囊炎的经典治疗方法是胆囊切除。但在起病初期症状较轻时，可考虑先用非手术疗法控制炎症和症状，待病情稳定后再择期手术治疗。对于较重的急性化脓性或坏疽性胆囊炎，或胆囊穿孔，应及时进行手术治疗，但必须做好术前准备，包括纠正水、电解质和酸碱平衡失调，以及应用抗菌药物等。

1. 非手术疗法

非手术疗法对大多数（80%～85%）早期急性胆囊炎患者有效。该方法包括禁食，解痉镇痛，抗菌药物应用，纠正水、电解质和酸碱平衡失调，以及全身支持疗法。在非手术疗法治疗期间，必须密切观察病情变化，如症状和体征加重，应及时改为手术治疗。特别是老年人和糖尿病患者，病情变化较快，更需注意。关于应用抗感染药物治疗急性胆囊炎，由于胆囊管已阻塞，抗感染药物不能随胆汁进入胆囊，对胆囊内感染的控制效果有限。但抗感染药物在血中可达一定的治疗浓度，能减少胆囊炎症引起的全身性感染，有效降低手术后感染性并发症。对发热和白细胞计数较高者（尤其是老年人，或伴有糖尿病和长期应用免疫抑制剂等高感染风险患者），全身抗感染药物的应用仍非常必要。一般选用广谱抗菌药物，如庆大霉素、氨苄西林、氨苄西林-舒巴坦、甲硝唑，对于病情较重、合并败血症者可选用第二代、第三代头孢菌素等，并常联合应用。

2. 手术治疗

关于手术时间的选择曾有争议。目前认为，患者早期手术并不增加手术死亡率和并发症发生率，且住院和恢复工作时间较短。早期手术并非急诊手术，而是患者在入院后经过一段非手术治疗和术前准备，并借助B超和核素等检查进一步确诊后，在发病时间不超过72小时的前提下进行手术。对非手术治疗有效的患者，可采用延期手术（或称晚期手术）防止再次发作，一般在6周后进行。手术方法有两种。①首选胆囊切除术，可采用腹腔镜或开腹方式。腹腔镜胆囊切除手术创伤小、恢复快，但不适于心脏病、心肺功能欠佳者，且局部粘连广泛时操作困难，一旦发生胆管损伤，严重程度常较开腹手术重。若腹腔镜操作无法安全完成，可中转开腹胆囊切除术。急性期胆囊周围组织水肿，解剖关系不清，操作需细致，以免误伤胆管和邻近重要组织。有条件时，术中应进行胆管造影，以发现胆管结石和可能的胆管畸形。②另一种为胆囊造口术，主要适用于老年患者，一般情况较差或伴有严重心肺疾病、估计无法耐受全身麻醉者，或胆囊与周围组织严重粘连、解剖不清致手术操作极为困难者。其目的是通过简单方法消除胆囊炎症，帮助患者度过危险期，待情况稳定后，一般于胆囊造口术后3个月再行胆囊切除以根治病灶。对胆囊炎并发急性胆管炎者，除胆囊切除术外，还需同时进行胆总管切开探查和 T 形管引流。随着老年人群中胆石症发病率增加，老年胆囊炎患者也不断增多。老年胆囊炎具有以下特点：①临床表现模糊，一般化验检查结果常不能准确反映病变严重程度，易发生胆囊坏疽和穿孔，常伴有心血管、肺和肾等并发症。②全身抗病能力和免疫功能低下，对手术耐受性差，手术后并发症和死亡率较高，特别是急症手术后的死亡率可达 6%～7%。因此，对老年胆囊炎患者的治疗，应首先考虑非手术治疗，如需手术，则争取在感染控制后择期进行胆囊切除术。但在明确手术指征时，仍应积极早期手术，手术内容从简，如在 B 超或 CT 引导下经皮胆囊穿刺置管引流术、胆囊造口术，以暂时缓解急症情况。

二、急性非结石性胆囊炎

急性非结石性胆囊炎非常少见，发病率约占所有外科治疗胆道疾病的 3%，常发生于手术（腹部或胸部大手术后 2～14 天）、创伤、烧伤、全身感染后和部分腹膜炎患者，也见于肿瘤、糖尿病、腹腔血管炎和充血性心力衰竭患者，与胆汁淤积、全胃肠外营养的应用、低血压、低灌流和胆囊缺血等因素有关。胆汁淤积是该病形成的重要因素，而脱水和反复输血引起的胆色素代谢异常可增加胆汁的黏滞度也是重要诱因，还有其他发病因素（如胆囊血运障碍）。急性非结石性胆囊炎患者多无慢性胆囊炎的组织学证据，病理学可见多发动脉闭塞和轻度甚或无静脉充盈。急性非结石性胆囊炎无特异性症状，其表现易被原发病所掩盖，常漏诊，确诊比较困难。诊断的关键在于创伤或腹部手术后出现上述急性胆囊炎的临床表现时，要想到该病的可能性，对少数由产气杆菌引起的急性气肿性胆囊炎，胆囊区 X 线片检查可发现胆囊壁和腔内均有气体。超声扫描是对危重患者的主要诊断方法。胆囊壁厚＞4.0mm 有诊断价值。如有胆囊周围积液、腔内存在气体和提示壁内水肿的“晕轮”征象时，更可确诊。急性非结石性胆囊炎易发展成胆囊坏疽、积脓和穿孔，病死率高，应提高警惕。所有急性非结石性胆囊炎患者均应手术治疗，但患者全身情况欠佳往往是经治医师的顾忌，可选择在局部麻醉下行胆囊造口引流术，若情况允许可考虑切除胆囊。

三、慢性胆囊炎

98%的有症状慢性胆囊炎患者胆囊内存在结石，通常只要存在结石，便被视为慢性胆囊炎。慢性胆囊炎的病理改变往往是急性胆囊炎多次发作的结果，或是结石长期刺激胆囊黏膜导致的黏膜慢性溃疡、修复及瘢痕挛缩所致。胆囊壁纤维组织增生、胆囊壁增厚、黏膜出现不同程度的萎缩，胆囊也可能萎缩变小，并与周围组织粘连，这种情况称为胆囊萎缩。若壶腹部或胆囊管存在结石，影响胆汁流入胆囊，导致胆囊体积缩小，则称为萎缩性胆囊。胆囊管完全阻塞时，可引发胆囊积水。较大的胆囊结石压迫胆囊壁，致囊壁坏死、穿孔入邻近器官，可能引发胆囊十二指肠瘘、胆囊结肠瘘、胆囊胆管瘘。

胆囊慢性炎症导致黏膜上皮反复损伤、再生修复及上皮异型化，是癌变的重要因素。其临床表现和诊断基本与胆囊结石相似。

治疗以择期手术为主，首选腹腔镜胆囊切除术。在胆囊和胆管解剖不清，或遇到出血、胆汁渗漏无法满意控制时，应及时中转开腹手术。对于可能增加手术风险的合并症，如心血管疾病、肝硬化，应及时纠正。患者应定期进行 B 超随访，若发现囊壁增厚超过

5mm 或有局限性不规则隆起，应考虑手术切除胆囊。

慢性非结石性胆囊炎的病因至今尚不完全明确。其临床表现与结石性慢性胆囊炎相似，但需与以下疾病进行鉴别。

（一）胆囊管部分梗阻

胆囊管部分梗阻是一种由胆囊管的慢性炎症和纤维化病变引起的疾病，表现为胆囊内胆汁淤滞和排空不畅，容易促发急性或慢性胆囊炎以及胆结石的生成。

正常人的胆囊及其 Heister 瓣并不具备控制胆汁流动方向的功能，胆汁流动主要受胆囊和胆总管之间的压力调控。胆囊与胆道口括约肌之间存在协调作用，其中自主神经和缩胆囊素对二者的运动起重要调节作用。若缩胆囊素分泌不足，导致支配肝外胆道的作用受损，或胆囊与其邻近脏器粘连、胆囊管过长且扭曲，均可引起胆汁排空障碍。细菌感染进一步引发胆囊管炎症、纤维性变和管腔狭窄，最终导致该病的发生。

在进食油腻食物或其他因素促使胆囊收缩时，胆汁排空不畅加剧，即引发胆绞痛。腹痛通常位于右上腹或中上腹，可向右肩背部放射，发作突然且持续时间短暂。此类疼痛不伴随发热或血白细胞计数升高等感染征象，体征仅表现为右上腹轻度压痛。若腹痛加重或持续时间延长，应考虑慢性胆囊炎急性发作的可能。

常规胆囊 B 超检查常无异常发现。口服碘番酸后 12 小时再次摄片，若仍见胆囊显影，即可确定胆囊排空受阻，提示存在胆囊部分性梗阻的可能。静脉注射缩胆囊素 1.5μg/kg，若 10 分钟内引发类似症状即为阳性。^{99m}Tc-HIDA 胆系扫描检查可见胆囊内核素放射物质的排空时间延长至 5～6 小时（正常为 2 小时），有助于诊断。对于无胆囊结石但有类似胆绞痛病史的患者，可进行上述检查。确诊后应考虑行胆囊切除术。

（二）胆心综合征

胆心综合征是指慢性胆囊炎或胆石症与心脏疾病之间存在的关联。例如，偶尔有胆道炎症或结石患者出现类似冠心病心绞痛的不典型表现，或胆道疾病发作加重了原有心脏病的症状。其发病机制与胆汁淤积、胆道压力升高及肝细胞损害导致心肌抑制因子的产生有关，同时伴发的水、电解质和酸碱平衡失调可引起心脏自动调节缺陷或心肌缺血等情况。患者多为老年人，且均有较长期的胆道疾病史。若通过手术解除胆道病变后，心肌缺血等症状在短期内得到改善，应考虑本综合征的可能性。

第五节　胆囊结石

一、病因与发病机制

胆囊结石是全球范围内常见的疾病，其发病率总体呈上升趋势。近年研究显示，胆囊结石与胆囊癌关系密切。因此，对胆囊结石发病机制的研究越来越受到重视，旨在找出相关因素以更好地预防其发生，减少并发症，并可能对降低胆囊癌发病率有所助益。我国胆石症的平均发病率约为 8%，部分城市普查甚至超过 10%，其中 80%以上为胆囊结石。

胆囊结石的发病与年龄、性别、肥胖、生育、种族和饮食等因素相关，同时也受用药史、手术史和其他疾病的影响。

（一）发病年龄

多数流行病学研究表明，胆囊结石发病率随年龄增长而增加。儿童期少见，可能与溶血或先天性胆管疾病有关。一项调查显示，40～69 岁人群的 5 年发病率是低年龄组的 4 倍，40 岁为高发与低发的分界线，尽管各国报道存在差异，但高峰年龄多集中在 40～50 岁。

（二）发病性别差异

近年超声诊断结果显示，男女发病比例约为 1∶2，性别差异主要体现在胆固醇结石发病上，胆色素结石发病率无明显性别差异。女性胆固醇结石高发可能与雌激素降低胆流、增加胆汁中胆固醇分泌、降低总胆汁酸量和活性，以及孕酮影响胆囊动力导致胆汁淤滞有关。

（三）发病与肥胖的关系

临床和流行病学研究显示，肥胖是胆囊胆固醇结石的重要危险因素，肥胖人群发病率是正常体重人群的 3 倍。肥胖者更易患胆囊结石，因其体内胆固醇合成量绝对增加，或胆汁酸和磷脂相对增加，导致胆固醇过饱和。

（四）发病与生育的关系

妊娠可促进胆囊结石形成，且妊娠次数与发病率呈正相关，这一观点已得到临床和流行病学研究的证实。妊娠易发生结石的原因包括：①孕期雌激素增加，改变胆汁成分，提高胆固醇饱和度。②孕期胆囊排空滞缓，B 超显示孕妇空腹时胆囊体积增大，收缩后残留体积增大，收缩速率减小。③孕期和产后体重变化影响胆汁成分，改变胆汁酸的肠肝循环，促进胆固醇结晶形成。

（五）发病的地区差异

不同国家和地区发病率存在差异，西欧、北美和澳大利亚胆石症患病率高，而非洲许多地区罕见。我国以北京、上海、西北和华北地区发病率较高。结石类型亦因地而异，瑞典、德国以胆固醇结石为主，英国则碳酸钙结石发病率较高。

（六）发病与饮食因素

饮食习惯是影响胆石形成的主要因素，进食精制食物、高胆固醇食物者胆囊结石发病率显著增高。精制糖类增加胆汁胆固醇饱和度。随着我国生活水平提高，胆囊结石已占胆石症的主导地位，且以胆固醇结石为主。

（七）发病与遗传因素

胆囊结石发病在种族间的差异提示遗传因素是发病机制之一。单卵双胎研究显示，胆石症患者亲属中发病风险亦高，家族内发病率及发病年龄提前，支持胆石症可能具有遗传倾向。

（八）其他因素

胆囊结石发病还与肝硬化、糖尿病、高脂血症、胃肠外营养、手术创伤及某些药物应用有关。如肝硬化患者胆石症发病率是无肝硬化的 3 倍，糖尿病患者是无糖尿病的 2 倍。

二、病因及发病机制

胆囊结石的主要成分是胆固醇，但其形成原因至今尚未完全明了，目前认为与脂类代谢、成核时间、胆囊运动功能、细菌基因片段等多种因素密切相关。

人类对胆囊结石形成机制的研究已历近百年，且在相当长的时间内一直停留在假说层面。20 世纪 60 年代，Small 等提出胆囊结石中的胆固醇主要成分是其单水结晶，结石的形成实际上是单水结晶形成、生长、凝固的过程。他们详细研究了胆汁中胆固醇的溶解过程，发现胆固醇与胆盐、磷脂酰胆碱三者以微胶粒形式溶解于胆汁中，并于 1968 年提出了著名的“Admirand-Small”三角理论。1979 年，Holan 等通过实验将人体胆汁进行超速离心，用偏光显微镜观察胆汁中出现单水结晶所需的时间，即“成核时间”。发现胆囊结石患者胆汁的成核时间明显短于正常胆汁，正常胆囊胆汁的成核时间平均长达 15 天，因而胆固醇成分可通过胆管系统而不被析出；相反，胆囊结石患者的胆汁成核时间可能缩短至 2.9 天。目前的研究表明，胆汁中的黏液糖蛋白、免疫球蛋白等均有促成核的作用。至于抑制成核时间的物质可能与小分子蛋白质有关，但具体性质尚未确定。因此，初步发现胆囊结石的形成与胆汁中胆固醇过饱和程度无关，这一结果与 Small 等的研究明显矛盾，使胆石成因研究一度陷入停滞。

在后续的胆石成因探讨中，人们发现胆囊结石的形成不仅与胆固醇有关，还与细菌感染存在一定联系，细菌在胆石形成中的作用开始受到重视。过去的研究显示，细菌在棕色结石的病因中起关键作用，典型证据是细菌多在胆总管而非胆囊中发生。然而，约 10%～25%的胆囊结石手术患者可获得胆汁阳性细菌培养结果，并发胆囊炎时比例更高。由于过去研究集中于胆固醇，细菌的作用被忽视。Vitetta 注意到这一点，并在胆囊结石相关胆汁中发现了胆色素沉积，进一步研究发现近半数胆囊结石虽以胆固醇为主，但其核心存在类似胆色素样沉积，部分甚至是胆汁细菌培养阴性的患者。

Stewart 通过扫描电镜发现，细菌不仅存在于色素型胆囊结石中，也存在于混合型胆囊结石中。在这些探讨中，Goodhart 的研究最为接近，其实验中约半数无症状胆囊结石患者的胆石、胆汁及胆囊壁培养出短棒菌苗生长，但因细菌浓度低且缺乏生物学性状，结果被归结为细菌污染，未深入探讨。

尽管前人研究接近真相，但因方法限制，未能从胆囊结石中可靠繁殖大量细菌，传统方法培养的细菌亦不能代表原始菌群。现代分子生物学的发展为胆囊结石成因研究提供了新途径，尤其是 16S rRNA 的发现，为分析细菌序列同源性提供了有力手段。Swidsinski

通过对 20 例胆汁培养阴性患者的胆囊结石标本进行 PCR 扩增，发现胆固醇含量为 70%～80%的 17 例患者中 16 例存在细菌基因片段，而胆固醇含量 90%以上的 3 例则未发现细菌 DNA。此后，细菌在胆囊结石形成中的作用才真正受到关注，相关报道日渐增多。由此认为，细菌是胆石症患者结石中的重要分泌物，初步揭示其在胆囊结石形成初期的重要作用。然而，16S rRNA 同源性分析仅适用于属及以上菌群亲缘关系，无法确定具体细菌种类及其不同作用。因此，确定胆囊结石形成中细菌种类成为研究关键。目前需在改良传统培养方法的基础上，确定常见胆囊结石核心细菌菌种，设计不同引物，进行更深入探讨。

国内学者研究胆固醇结石与载脂蛋白 B 基因多态性的关系，发现胆固醇组 X+等位基因频率明显高于对照组，且 X+等位基因者血脂总胆固醇、低密度脂蛋白胆固醇及 ApoB 水平显著高于非 X+者，提示 X+等位基因可能是胆固醇结石的易感基因。

三、临床表现

约 60%的胆囊结石患者无明显临床表现，通常在体检或进行上腹部其他手术时被发现。当结石嵌顿导致胆囊管梗阻时，患者常表现为右上腹胀闷不适，症状类似胃炎，但服用治疗胃炎药物无效，且多数患者厌油腻食物。部分患者在夜间卧床变换体位时，结石堵塞胆囊管，暂时性梗阻引发右上腹和上腹疼痛，因此部分胆囊结石患者常有夜间腹痛。

由于胆囊结石多伴有不同程度的慢性胆囊炎，疼痛可能加剧且不缓解，进而引发化脓性胆囊炎或胆囊坏疽、穿孔，出现相应症状与体征。胆囊结石还可能排入胆总管，形成继发性胆总管结石和胆管炎。当结石嵌顿于胆囊颈或胆囊管，压迫肝总管和胆总管时，可导致胆管炎症、狭窄、胆囊胆管瘘，甚至引发继发性胆总管结石及急性重症胆管炎，这是一种少见的肝外梗阻性黄疸，国外报道其发生率为 0.7%～1.8%，国内则为 0.5%～0.8%。

四、鉴别诊断

1. 慢性胃炎

慢性胃炎的主要症状包括上腹闷胀疼痛、嗳气、食欲减退及消化不良史。纤维胃镜检查对诊断至关重要，可发现胃黏膜水肿、充血，黏膜色泽变为黄白或灰黄色，甚至黏膜萎缩。肥厚性胃炎可见黏膜皱襞肥大，或有结节，并可见糜烂及表浅溃疡。

2. 消化性溃疡

患者有溃疡病史，上腹痛与饮食规律性相关，而胆囊结石及慢性胆囊炎常在进食后疼痛加重，尤其是高脂肪食物。溃疡病多在春秋季节急性发作，而胆石型慢性胆囊炎多于夜间发病。钡餐检查及纤维胃镜检查具有显著鉴别价值。

3. 胃神经官能症

虽有长期反复发作病史，但症状与进食油腻无明显关联，常与情绪波动密切相关。患者常有神经性呕吐，进食后突然呕吐，一般无恶心，呕吐量不多且不费力，吐后即可进食，不影响食欲及食量。本病常伴有全身性神经官能症状，心理暗示疗法可缓解症状，鉴别不难。

4. 胃下垂

本病可伴有肝、肾等其他脏器下垂。上腹不适在饭后加重，卧位时症状减轻，立位检查可见中下腹部胀满，上腹部空虚，有时可见胃型并伴有振水音，钡餐检查可明确诊断。

5. 肾下垂

常表现为食欲不佳、恶心呕吐等症状，以右侧多见。右侧上腹及腰部疼痛在站立及行走时加重，可出现绞痛，并向下腹部放射。体格检查时，卧位、坐位及立位触诊，如发现右上腹肿物因体位改变而移位则有鉴别意义，卧位及立位肾 X 线平片及静脉尿路造影有助于诊断。

6. 迁延性肝炎及慢性肝炎

患者有急性肝炎病史，伴有慢性消化不良及右上腹不适等症状，可有肝大及肝功能不良，慢性肝炎可出现脾肿大、蜘蛛痣及肝掌，B 超检查显示胆囊功能良好。

7. 慢性胰腺炎

常为急性胰腺炎的后遗症，上腹痛向左肩背部放射，X 线平片有时可见胰腺钙化影或胰腺结石，纤维十二指肠镜检查及逆行胆胰管造影对诊断有一定价值。

8. 胆囊癌

本病可合并胆囊结石。病史短，病情发展迅速，很快出现肝门淋巴结转移及直接侵犯附近肝组织，多表现为持续性黄疸。右上腹痛为持续性，症状明显时，多数患者于右上腹肋缘下可触及硬性肿块，B 超及 CT 检查有助于诊断。

9. 肝癌

原发性肝癌出现右上腹或上腹痛时多已晚期，常可触及肿大并有结节的肝脏。B 超检查、放射性核素扫描及 CT 检查可发现肝脏肿瘤图像及放射缺损或密度减低区，甲胎蛋白阳性。

五、治疗

胆囊结石的治疗方法众多，自 1882 年 Langenbuch 在德国首次实施胆囊切除术以来，这一方法已沿用 100 多年，至今仍被视为一种安全有效的治疗手段。然而，对于患者和医生而言，手术并非最理想的方案。因此，在过去的 100 多年里，医务工作者不断探索非手术治疗胆囊结石的方法，如溶石、碎石、排石等，但这些方法均存在一定的局限性和不利因素。

（一）非手术治疗

1. 溶石治疗

自 1891 年 Walker 首次采用乙醚溶石治疗以来，医务工作者不断研究溶石药物，如辛酸三酰甘油、甲基叔丁醚等。这些药物在体外溶石试验中具有一定疗效，但体内效果不佳，且存在一定毒性。灌注溶石药物主要用于术后 T 管灌注治疗胆管残余结石，而对胆囊结石的溶解则需要穿刺插管再灌注，其复杂性不亚于手术，且溶石后易复发。

1972 年，美国 Danzinger 等成功使用鹅去氧胆酸溶解胆囊结石。此后，口服鹅去氧胆酸和熊去氧胆酸作为溶石方法被广泛使用。其机制是通过降低胆固醇合成限速酶和还原酶的活性，减少内源性胆固醇合成，扩大胆酸池，降低胆固醇吸收与分泌，从而使胆固醇结晶在不饱和胆汁中溶解。然而，此方法溶石率较低、用药时间长、费用高。1983 年，全美胆石协作组报道连续服药 2 年的完全溶石率仅为 5%～13%，停药后复发率达 50%，多在 1～2 年内复发，且药物对肝脏有一定毒性，可能导致 GTP 升高、腹泻及肝脏和血浆胆固醇蓄积。

2. 体外冲击波碎石术

20 世纪 70 年代中期，慕尼黑大学医学院首次采用体外冲击波碎石方法治疗肾结石，并得到广泛应用。在此基础上，1984 年医务工作者开始用该方法治疗胆囊结石。然而，实验和临床结果表明，胆结石的排出与肾结石截然不同。胆汁量少且黏稠，胆囊管细且内有多数螺旋瓣，且常有一定迂曲，阻碍结石排出。体外震波碎石后，胆囊壁常受冲击导致水肿充血，影响胆囊收缩，进而引发胆囊炎，部分病例需行急诊胆囊切除术。因此，体外震波碎石术在胆囊结石治疗中的应用已较少，但对肝内结石和胆总管单发结石仍有一定疗效。

（二）手术治疗

鉴于非手术治疗效果不理想，胆囊切除术作为治疗胆囊结石的有效措施已被公认 100 多年。

1. 胆囊切开取石术

简化手术方法的同时治疗外科疾病一直是外科医师的目标。相比胆囊切除，胆囊切开取石创伤小、简便，但并非治疗胆囊结石的理想方法。胆囊结石形成多因胆汁成分改变、胆囊运动功能障碍及感染等因素导致。胆囊切开取石术后易致胆囊周围粘连，增加胆囊运动功能障碍和感染风险，复发率高。随着影像学发展，有人采用硬质胆管镜在 B 超定位下经皮肝胆囊穿刺取石，虽创伤小，但操作难度大，不易推广，适应证与胆囊切开取石相同。

2. 开腹胆囊切除术

（1）适应证　胆囊结石根据临床症状可分为三类：无症状胆囊结石、有消化不良症状的胆囊结石和典型胆绞痛的胆囊结石。除无症状胆囊结石外，其余两类均为手术适应证。无症状胆囊结石无任何上腹不适，仅在体检或其他疾病检查时发现。对于此类结石是否采取手术存在争议。无症状胆石可暂不治疗，但随着病程延长，多数会转为有症状，且胆囊结石致胆囊癌风险增加，故是否手术值得探讨。胆囊结石并发症随年龄增长而增加，所谓“静止”结石很少终生静止，70%以上会发生并发症，且癌变风险增加。胆囊结石并发胆囊炎少有自愈可能，因此，目前较一致的意见是采用选择性预防性胆囊切除术。综合国内外研究，以下患者应行预防性胆囊切除术：年龄大于 50 岁的女性、病程 5 年以上、B 超提示胆囊壁局限性增厚、结石直径 2cm 以上、胆囊颈部嵌顿结石、胆囊萎缩或囊壁明显增厚、瓷器样胆囊、既往行胆囊造瘘术者。

（2）手术方法　胆囊切除术可分为顺行胆囊切除术、逆行胆囊切除术和顺逆结合胆囊切除术。对于 Calot 三角粘连严重、解剖结构不清晰的病例，通常采用顺逆结合法进行胆囊切除。此方法既能防止胆囊管未处理导致小结石挤入胆总管，又能减少因解剖不清引起的胆管或血管损伤。下面以顺逆结合法为例介绍胆囊切除术。

麻醉和体位：常用持续硬膜外腔阻滞麻醉，对高龄、危重或精神过度紧张的患者，近年来更倾向于选择全身麻醉。患者一般取仰卧位，无需背后加垫或使用腰桥。

切口：可采用右上腹直切口或斜切口。多选用右侧肋缘下斜切口，这种切口术野暴露良好，术后疼痛轻，且较少发生切口裂开、切口疝或肠粘连梗阻等并发症。切口起自上腹部中线，距肋缘下 3～4cm，与肋弓平行向右下方延伸，长度根据患者的肥胖程度、肝脏高度等具体情况选择。

显露胆囊和肝十二指肠韧带。

游离胆囊管：将胆囊向右侧牵引，在 Calot 三角表面切开肝十二指肠韧带腹膜，沿胆囊管方向解剖分离，明确胆囊管、肝总管和胆总管三者关系。用 4 号丝线靠近胆囊壁结扎胆囊管，并用于牵引，胆囊管暂不离断。

游离胆囊动脉：在胆囊管后上方的 Calot 三角内解剖分离找到胆囊动脉，亦应在靠近胆囊壁处结扎。若局部炎性粘连严重，不要勉强解剖胆囊动脉，以防不慎离断回缩后出血难止或损伤肝右动脉。

游离胆囊：自胆囊底部开始，距肝脏约 1cm 处切开胆囊浆膜层，用钝性结合锐性法从肝床上分离胆囊壁，直至胆囊完全游离。此时再明确胆囊动脉的位置和走行，贴近胆囊壁离断胆囊动脉，近心端双重结扎；另外，仅剩的胆囊管在距胆总管约 0.5cm 处双重结扎或缝扎。

对于胆囊结石合并慢性炎症严重及肥胖的病例，胆囊壁明显水肿、萎缩或坏死，Calot 三角处脂肪厚、解剖关系难辨，胆囊从肝床上分离困难，可行逆行切除或胆囊大部切除术。逆行切除至胆囊颈部时，不必勉强分离暴露胆囊动脉，在靠近胆囊壁处钳夹、切断、结扎胆囊系膜即可，只留下胆囊管与胆囊和胆总管相连，便于在适当部位切断结扎。有时胆囊炎症反复发作导致 Calot 三角明显纤维化，或胆囊壁萎缩纤维化与肝脏紧密粘连，不宜勉强行常规胆囊切除术，可行胆囊大部切除术，保留小部分后壁，用电刀或石炭酸烧灼使黏膜坏死。胆囊管距胆总管适当长度予以结扎，留存的胆囊壁可缝合或敞开。

胆囊床的处理：慢性胆囊炎的胆囊浆膜层较脆，切除后缝合胆囊床存在争议。主张缝合的理由是防止出血和预防术后粗糙的胆囊床创面引起粘连性肠梗阻。但根据作者经验，胆囊去除后对胆囊窝创面认真进行结扎或电凝止血，并用大网膜填塞，数百例未缝合胆囊床的患者无一例发生此类并发症。

放置引流管：在 Winslow 孔处常规放置双套管引流，自右侧肋缘下腋中线引出体外。对于病变复杂的胆囊切除术，应常规放置引流，以减少渗出液吸收，减轻局部和全身并发症。此外，胆囊切除术后大量渗胆和胆外瘘仍有发生报道，引流在诊治方面可起重要作用。

部分胆囊结石患者同时合并胆管结石，当有以下指征时，应在胆囊切除术后行胆总管探查术：既往有梗阻性黄疸病史；有典型胆绞痛病史，特别是伴有寒战和高热；B 超、MRCP、PTC 检查发现胆总管扩张或胆总管结石；术中扪及胆总管内有结石、蛔虫或肿瘤；术中见胆总管扩张大于 1.5cm，胆管壁炎性增厚；术中胆管穿刺抽出脓性胆汁、血性胆汁，或胆汁内有泥沙样胆色素颗粒；胰腺呈慢性炎症而无法排除胆管内病变者。

3. 腹腔镜胆囊切除术

自1987年法国Mouret实行了第一例腹腔镜胆囊切除术以来，经过30余年的发展，腹腔镜胆囊切除术迅速风靡全世界，同时也促进了微创外科的发展。腹腔镜胆囊切除术有创伤小、恢复快、方法容易掌握等优点，其手术适应证基本同开腹胆囊切除术。但是必须清楚地认识到腹腔镜不能完全代替开腹胆囊切除术，有报道腹腔镜胆囊切除术合并胆管损伤率明显高于开腹手术，所以腹腔镜胆囊切除术具有一定适应证，特别是对于初学者应选择胆囊结石病程短、B超提示胆囊壁无明显增厚的胆囊结石患者。腹腔镜探查时若发现胆囊周围粘连较重，胆囊三角解剖不清，应及时中转开腹手术。即使对于熟练者也应有一定的选择，对于老年、病程长、胆囊壁明显增厚、不排除早期癌变患者，最好不要采用腹腔镜手术，以免延误治疗。

第六节　胆管炎

一、急性胆管炎

胆道炎症中，以胆管炎症为主者称为胆管炎，通常是在胆汁淤积的基础上继发细菌感染（主要为大肠埃希菌、副大肠埃希菌和葡萄球菌等）所致。细菌可通过淋巴道或血道到达胆道，也可从肠道经十二指肠乳头逆行进入胆道，在我国以后者更为常见。胆管炎可分为急性和慢性两种类型。

急性胆管炎（AC）是临床上的常见病和多发病，属于胆道感染和急性炎症的一种病理状态。该病病理1877年由夏科首次报道并提出三联征，他认为胆道细菌几乎全部来自肠道，可经血行、淋巴和自壶腹部肠液向上反流进入胆道。由于胆道压力梯度差的改变，细菌可由肝内小胆管经肝窦入血。当胆道梗阻后，感染在高压下可引发暴发性败血症和脓毒性休克。1959年雷劳德提出五联征，并认为中枢神经抑制和脓毒性休克是由于胆道完全梗阻后脓性物质蓄积所致。急性胆管炎是一种全身严重感染性疾病，需迅速处理且死亡率较高。其病死率由1980年前的50%降低至1980年后的10%～30%，20世纪90年代初，美国和日本等国的病死率已降至5%左右。过去称为“急性化脓性梗阻性胆管炎（AOSC）”的诊断，现改为“急性重症胆管炎（ACST）”，涵盖急性胆管炎和AOSC的病理过程，二者是同一疾病的不同病理阶段。ACST是胆道感染中最严重的一种疾病，若胆道梗阻未解除，感染未控制，病情进一步发展，将导致大量细菌、毒素和胆红素进入人体循环，内毒素可直接或间接触发过度炎症反应，不仅引起高代谢状态，还导致免疫功能紊乱，最终引发呼吸衰竭、肾衰竭、心力衰竭、弥散性血管内凝血（DIC）、多器官功能障碍甚至死亡。尽管近年来抗生素及介入、内镜治疗、重症监护和营养支持等治疗手段取得显著进步，但ACST的病死率仍达到20%～30%。因此，急性胆管炎仍是外科医师面临的一大挑战，需高度关注。

（一）病因

ACST 的病变特点是在胆道梗阻基础上伴发胆管急性化脓性感染、积脓和胆道高压，大量细菌内毒素进入血液，导致多菌种、强毒力、厌氧菌与需氧菌混合感染的败血症、内毒素血症、氮质血症、高胆红素血症、中毒性肝炎、感染性休克及多器官功能衰竭等一系列严重并发症。其中，感染性休克、胆源性肝脓肿、脓毒败血症及多器官功能衰竭是导致患者死亡的三大主要原因。

在我国，AC 最常见的原因是肝内外胆管结石，其次为胆道蛔虫病、胆管良性狭窄、胰腺肿瘤、原发性硬化性胆管炎（PSC）、胆-肠吻合或胆道内支架置入术后；经 T 管造影术、经皮肝穿刺胆道造影术（PTC）或内镜逆行胰胆管造影术（ERCP）等亦可引起。近期的报道显示，胆道恶性肿瘤和 PSC 引起 AC 的发病率呈上升趋势。恶性肿瘤引起的 AC 占 10%～30%，AC 最常见的菌种包括大肠埃希菌、肠球菌、克雷伯杆菌等，厌氧菌占比超过 50%，主要为梭状芽孢杆菌、脆弱类杆菌和产气荚膜杆菌。

1. 胆管内细菌感染

正常人的胆管远端 Oddi 括约肌和近端毛细胆管两侧紧密排列的肝细胞，分别构成了肠道与胆道、胆流与血流之间的解剖屏障。生理性胆汁流动可阻碍细菌在胆管黏膜上的存留；在生理浓度下，胆汁酸盐能抑制肠道菌群的生长；肝库普弗细胞和免疫球蛋白共同形成免疫防御屏障。因此，正常人的胆汁中无细菌生存。当上述屏障受到破坏（如结石、蛔虫、狭窄、肿瘤和胆道造影等因素）时，可导致细菌在胆道内大量繁殖，形成持续性菌胆症。

2. 胆道梗阻和胆压升高

导致胆道梗阻的原因多种多样。我国常见的病因依次为：①结石、寄生虫感染（如蛔虫、华支睾吸虫）、纤维性狭窄；②其他较少见的梗阻病因，包括胆-肠吻合术后吻合口狭窄、医源性胆管损伤狭窄、先天性肝内外胆管囊性扩张症、先天性胰胆管汇合畸形、十二指肠乳头旁憩室、原发性硬化性胆管炎以及各种胆道器械检查操作等；③西方国家则以胆管继发结石和壶腹周围癌较为常见。

3. 内毒素血症和细胞因子的作用

内毒素是革兰阴性菌细胞壁的一种脂多糖，其毒性存在于类脂 A 中，在 ACST 的发病机制中起重要作用。内毒素可直接损害细胞，导致白细胞和血小板凝集，损害血小板膜和血管内膜，使纤维蛋白沉积于血管内膜上，增加血管阻力。此外，肝细胞坏死释放的组织凝血素会严重阻碍凝血机制；内毒素刺激巨噬细胞系统产生肿瘤坏死因子（TNF），在 TNF 作用下引发一系列由多种介质参与的有害作用；内毒素激活补体反应，补体过度激活并大量消耗，丧失其生物效应，从而加重感染和扩散，其降解产物亦可刺激嗜碱性粒细胞和肥大细胞释放组胺，加重血管壁损伤；产生免疫复合物，导致强烈的免疫反应，引起细胞蜕变、坏死，加重多器官功能损害；此外，氧自由基对机体也有损害作用。

4. ACST 的基本病理过程

胆道梗阻、感染、内毒素休克和器官功能衰竭、组织缺血再灌注等均可引起氧自由基与过氧化物的产生。氧自由基的脂质过氧化作用会改变生物膜的流动液态性，影响镶嵌在生物膜上的各种酶的活性；也可改变生物膜的离子通道，导致大量细胞外钙离子内流，造成线粒体及溶酶体的破坏。

5. 高胆红素血症

正常肝脏分泌胆汁的压力为 3.1kPa（32cmH_2O），当胆管压力超过约 3.43kPa（35cmH_2O）时，肝毛细胆管上皮细胞坏死、破裂，胆汁经肝窦或淋巴管逆流入血（胆小管静脉反流），胆汁内结合和非结合胆红素大量进入血循环，引起以结合胆红素升高为主的高胆红素血症。若胆管高压和严重化脓性感染未及时控制，肝组织损害将进一步加剧，肝细胞摄取与结合非结合胆红素的能力急剧下降，非结合胆红素水平显著升高。

6. 机体应答反应

（1）机体应答反应异常　临床常观察到，手术中所见患者的胆道化脓性感染情况与其临床表现的严重程度常不完全一致。仅针对细菌感染的措施，往往难以纠正脓毒症并改善患者预后。

（2）免疫防御功能减弱　本病所导致的全身和局部免疫防御系统损害是感染恶化的关键影响因素。

（二）诊断

根据典型的腹痛、寒战高热、黄疸（夏科三联征），即可明确诊断；如伴有休克，中枢神经系统受抑制的表现（雷诺五联征），可诊断为重症胆管炎。据文献报道，急性胆管炎最常出现的临床症状是发热和腹痛，其发生率达 80％以上，夏科三联症的发生率不超过 72％，雷诺五联征仅占 3.5％～7.7％。因此 2006 年东京会议对急性胆管炎的诊断标准做了重新修订。除夏科三联征可诊断急性胆管炎外，如有胆道疾病史（包括胆道手术或胆道支架置入），临床表现有寒战高热、黄疸、右上腹或上腹疼痛中任意两项或两项以上，可诊断急性胆管炎可疑；如再伴有肝功能异常及胆道梗阻等影像学表现，急性胆管炎的诊断即可成立。

（三）治疗

对急性胆管炎严重程度的评估是制定治疗方案的重要依据。根据东京会议分型及临床上常用的各种评分系统对急性胆管炎的严重程度和预后进行评估，如急性生理学及慢性健康状况评分系统Ⅲ作为重症胆管炎预后预测和治疗方案可行性的量化指标，其分值与实际病死率呈正相关。Ⅰ型可先行非手术治疗，病情恶化者及Ⅱ、Ⅲ型应尽早解除梗阻，待病情稳定后再行相关的病因治疗。

1. 非手术治疗

急性胆管炎的非手术治疗主要包括抗炎、纠正水电解质平衡、补液抗休克及对症治疗。尽管非手术治疗无法解除梗阻或进行有效引流，但对于不能耐受手术、拒绝手术或病情较轻的患者仍具有一定的疗效。急性胆管炎最常见的致病菌包括大肠埃希菌、肠球菌、克雷伯杆菌等，其中厌氧菌占比约 20％～30％，主要为脆弱类杆菌等革兰阴性菌。鉴于多重感染和耐药菌株的出现，临床治疗多采用联合用药，常用药物包括三代头孢菌素、氨基糖苷类抗生素、喹诺酮类，并辅以甲硝唑。必要时，根据血液和胆汁细菌培养及药敏试验结果调整用药方案。外科手术或 ERCP 操作前预防性使用抗生素，可显著降低感染并发症的发生。对于接受支架置入术、内镜下逆行括约肌切开术（EST）及鼻胆管引流术（ENBD）的患者，术后给予抗生素治疗，可有效降低急性胆管炎的发生率。

2. 内镜治疗

内镜治疗能够解除约 90%急性胆管炎患者的胆道梗阻，尤其是胆道远端梗阻，主要方法包括 ENBD 和支架置入术。两者在成功率、疗效及病死率方面无明显差异。重症胆管炎病情凶险，病死率高，因此早期预测是否需行急诊胆道减压及正确选择引流时机至关重要。年龄超过 75 岁、有慢性吸烟史、经非手术治疗无效的患者，应尽早进行胆道减压。B 超提示胆总管扩张、血糖升高、心率超过 100 次/分、白蛋白低于 30g/L、血清总胆红素超过 50μmol/L、凝血酶原时间超过 14 秒，均为需急诊减压的预测因素。

临床上常用的内镜手术包括 ENBD、EST、内镜下十二指肠乳头气囊扩张术（EPBD）。单纯的 ENBD 操作简单、安全，并发症少，成功率高。对于病情危重、EST 困难或结石不易取出者，可直接行 ENBD，待病情稳定后再进一步治疗。若病情允许，可将 EST、机械碎石、取石及 ENBD 同步进行。ENBD 对良性和恶性梗阻性急性胆管炎均有效。通常在 EST 后常规行 ENBD，以引流残留结石并避免胆管壁脓痂、脓栓阻塞胆道。ENBD 还可动态观察引流胆汁情况，并可通过鼻胆管进行定期冲洗、注入抗生素以及留取胆汁进行细菌培养和药敏试验，以指导临床用药。是否行 EST 应根据患者具体情况及胆总管结石的数目和大小决定。EPBD 操作与 EST 相似，其优点在于不破坏乳头括约肌结构，术后括约肌功能基本恢复，减少了出血和穿孔风险，避免了远期胆肠反流性胆管炎、胆囊炎等并发症。

对于恶性肿瘤、老年人及手术高危患者，以支架置入术为主。与 ENBD 相比，支架置入术减轻了不适感、不易滑脱、引流更通畅、不丢失胆汁，因此可较长时间放置。对于恶性梗阻引起的急性胆管炎、一般情况差、结石巨大或坚硬者，经内镜胆管内引流术（ERBD）较为适宜。由于 EST 出血发生率较高，对于凝血功能障碍及重症胆管炎患者，最好行单纯支架置入术，如有结石梗阻，可在引流术后择期取石。支架置入术后亦可能发生急性胆管炎，预防性应用抗生素可显著降低其发生率。

介入治疗方面，经皮经肝胆管引流术（PTBD）为有创性治疗，适用于良、恶性胆道梗阻及胆-肠吻合术后狭窄等引发的急性胆管炎，或内镜治疗失败后的患者。PTBD 包括外引流、内外引流和内引流。其主要并发症有败血症、气胸、胆道内出血、胰腺炎、胆汁腹腔内瘘等。多项临床研究表明，PTCD 是治疗重症胆管炎简单有效的方法，可显著改善症状，为手术创造条件，也可作为肿瘤患者长期姑息治疗手段，延长患者寿命。

手术治疗旨在解除梗阻和引流胆道，手术方式是决定患者预后的重要因素，因此应力求简单、安全有效，避免复杂术式。急性重症胆管炎的传统手术方式包括胆总管切开取石、T 管引流，胆总管切开取石、T 管引流加胆囊切除，胆总管切开取石、T 管引流加胆囊造口术等。术式选择应根据患者的全身情况、局部解剖、病理改变而定。对于一般情况较好、术中麻醉效果满意的年轻患者，可在严密监护下行彻底性手术，术中需仔细探明梗阻位置；对单纯胆管梗阻，一般采用胆总管切开取石、T 管引流术；对合并胆囊结石、胆囊炎者，可辅以胆囊切除或胆囊造口术；对于肝内型重症急性胆管炎患者，应解除肝内胆管梗阻，尽量取净结石，必要时将细径引流管置入梗阻部位以上胆管，以达到充分减压的目的；对可能导致结石残留的肝内外胆管结石，应放置大管径的T形管；对壶腹周围癌引起的重症急性胆管炎，如可行根治性切除，可先行胆总管切开、T管引流，再择期行切除手术；对于肿瘤已无法切除者，除行胆总管切开、T管引流外，可加做胆肠吻合术；对于情况较差的患者，宜行简单的胆囊空肠吻合，不主张复杂、耗时的胆管空肠吻合术。手术时必须注意解除引流口以上胆管梗阻或狭窄，确保引流口上方胆管有胆汁流出。若病变为肝胆管及胆总管下端双重梗阻，胆道引流管一端必须放置于肝管梗阻处上方，手术才能达到目的。术后需维持全身治疗，待病情平稳后，进行逆行胆道造影，并根据结果准备进一步治疗。

二、急性梗阻性化脓性胆管炎

急性梗阻性化脓性胆管炎（AOSC）亦称急性重症型胆管炎（ACST）。该病多继发于胆管结石、肿瘤、蛔虫或Oddi括约肌炎性水肿、痉挛引起的胆道阻塞。病情凶险，进展迅速，病死率高，是导致良性胆道疾病患者死亡的主要原因。最常见的死亡原因是胆道感染所致多系统器官功能不全，器官衰竭的发生频率依次为肝、肾、肺、胃肠道、心血管、凝血系统和中枢神经系统。

（一）病因

急性梗阻性化脓性胆管炎的基本病理改变是胆道梗阻和在此基础上发生的胆道感染。任何引起胆道梗阻的因素均可成为该病的发病原因。诱发急性梗阻性化脓性胆管炎的原因因地区而异，主要病变和诱因包括胆道蛔虫病、胆管结石和胆管狭窄。引起该病的细菌种类与一般胆道感染相同，主要为革兰阴性菌，如大肠杆菌、变形杆菌和铜绿假单胞菌等，其中以大肠杆菌最为常见，厌氧性细菌感染也较多见，厌氧菌中以类杆菌属为主。

胆道的梗阻和感染是急性梗阻性化脓性胆管炎的基本病理改变。胆管梗阻可发生在肝外胆管、左肝管或右肝管。梗阻早期，胆汁淤滞，胆总管扩张多不明显。由于化学刺激等因素，胆管黏膜充血、水肿。随着病变的进一步发展，胆道压力升高，可见胆总管显著扩张，但胆管扩张的程度与病情无明显相关性。肠道内细菌可逆行感染，胆道黏膜充血、水肿更加明显，黏膜面上常出现溃疡。当胆管内压升高至20cmH_2O时，即可发生胆血反流，大量内毒素及细菌经肝内毛细胆管破溃进入血循环，造成菌血症和败血症，引发严重的全身感染，急性梗阻性化脓性胆管炎的死亡原因多由此引发。

肝脏受感染表面常充血、肿大，镜下见肝细胞肿胀、胞质疏松不均，肝索紊乱，胆管壁及周围有炎性细胞浸润，可有大片的肝细胞坏死以及多发性肝脓肿。含游离胆红素颗粒的胆汁可经坏死的肝细胞进入肝窦、肝静脉等，临床上引起程度不同的急性肝静脉阻塞综合征。这些病理改变一旦发生，即使手术解除了胆管高压，但在肝实质和胆管仍会留下损害。胆石性血栓还可经下腔静脉进入肺循环，造成肺局部梗死。晚期患者可发生感染性休克、多脏器功能损害等一系列病理生理性变化。

（二）临床表现

1. 临床特征

（1）症状　起病急骤，进展迅速。急性梗阻性化脓性胆管炎患者多表现为典型的夏科三联征，常见症状为上腹痛，腹痛性质因原发疾病不同而有所差异，如胆总管结石、胆道蛔虫病常表现为剧烈绞痛，而肝管狭窄、胆道肿瘤梗阻则可能表现为右上腹胀痛。患者常伴有寒战，继之出现体温升高，一般可达 39℃以上，有时每日可出现多次寒战和高热。黄疸亦是常见症状，但其程度随病程长短和胆道梗阻部位不同而异，由一侧肝胆管阻塞引起的急性梗阻性化脓性肝胆管炎，可能不表现黄疸或黄疸较轻。病程较长者，多有明显黄疸。约半数患者在夏科三联征后迅速出现烦躁不安、意识障碍、昏睡及昏迷等神志改变，同时伴有血压下降，有时血压可一度略升高，随后迅速下降，即雷诺五联征。后期患者可能并发肝脓肿、多器官功能衰竭，并出现相应症状和体征，严重者可出现中毒性休克，甚至在发病后数小时内死亡。

（2）体征　多数患者有不同程度的黄疸，约 20%的患者亦可无明显黄疸。腹部检查可见右上腹压痛和肌紧张，肝脏可肿大，若梗阻位于一侧肝管，则肝脏常呈不均匀肿大，肝区可有叩击痛，有时胆囊亦肿大。

2. 辅助检查

（1）实验室检查　类似一般胆道感染，白细胞计数常高于 20×10^9 个/L，其升高程度常与胆道感染的严重性成正比，白细胞核左移，可出现中毒颗粒。尿中常含蛋白及颗粒管型。肝功能常表现为损害，血清胆红素、转氨酶、碱性磷酸酶值升高。血气分析显示明显的酸碱平衡紊乱，常伴有严重的水、电解质紊乱，代谢性酸中毒及低血钾较为常见。血培养常发现细菌生长。

（2）影像学检查　B 超最为实用，操作简单、无创，结果即时可见，检查时可观察到梗阻近段胆管扩张，并可了解梗阻部位及性质，必要时可行 MRCP、ERCP 或 CT 检查。

（三）诊断及鉴别诊断

1. 诊断

根据急性梗阻性化脓性胆管炎患者的临床表现可初步诊断，同时可进行以下检查。

（1）白细胞计数通常显著升高，其上升幅度与胆道感染的严重程度成正比。

（2）部分患者的血培养结果显示有细菌生长。

（3）肝功能检查常表现为受损。

（4）尿液中常含有蛋白质及颗粒管型。

（5）代谢性酸中毒及低钾血症较为常见。

2. 鉴别诊断

本病需与急性胆囊炎、消化性溃疡穿孔、急性坏疽性阑尾炎、重症急性胰腺炎以及右侧胸膜炎、右下大叶肺炎等疾病进行鉴别诊断。在这些疾病中，均难以具备重症急性胆管炎的基本特征，通过综合分析，不难得出正确结论。

（四）治疗

急性梗阻性化脓性胆管炎是一种紧急病症，严重威胁患者生命，及时解除胆道梗阻是救治急性梗阻性化脓性胆管炎患者的关键。

1. 非手术治疗

非手术治疗既是治疗手段，也是为手术治疗做准备。部分患者经上述紧急处理后，若病情趋于稳定，生命体征保持平稳，可于度过急性期之后，再择期施行手术。但当存在胆管梗阻、胆管内积脓时，非手术治疗多不能达到预期效果，延长非手术治疗时间反而会加重感染及休克对全身的不良影响。若经过紧急处理，病情未能稳定，则应积极进行急症手术，非手术治疗应控制在 6 小时之内。

（1）疾病早期　在严密观察下可试行非手术治疗，包括以下几项：

① 补充血容量，改善组织灌注，预防急性肾功能不全等脏器功能障碍，必要时应用血管活性药物，常用药物如多巴胺、多巴酚丁胺等。

② 依据血气分析等化验室检查结果，纠正代谢性酸中毒及水、电解质平衡紊乱。

③ 使用肾上腺皮质激素，抑制全身炎症反应。

④ 抗感染：宜早期、足量应用广谱抗生素及对厌氧菌（特别是类杆菌属）有效的抗生素，如有可能，可依据细菌培养药敏试验选用敏感抗生素。近年来，随着强力有效抗生素的问世和普遍应用，急性梗阻性化脓性胆管炎患者死亡率明显下降，但不可盲目过分依赖抗生素而错过最佳手术时机。

⑤ 全身营养支持治疗，静脉内给予维生素 K。

（2）经内镜鼻胆管引流术（ENBD）　通过十二指肠镜经十二指肠乳头于胆道内置入导管，如可跨越胆道梗阻平面，即可有效引流梗阻近段胆管内高压感染的胆汁，达到胆道减压目的，部分患者可避免急诊手术。鼻胆管引流术一般只适用于胆管下端的梗阻，在高位胆管阻塞时，引流常难以达到目的，如经 ENBD 治疗，病情无改善，应及时改行手术治疗。

2. 手术治疗

（1）手术原则　积极做好术前准备，紧急手术、解除胆管梗阻、通畅引流。手术力求简单、有效，选择有利时机施行才能达到目的。如果已出现严重并发症，则单纯的引流胆道不能达到目的，治疗策略上需做相应调整。

（2）手术方式　通常采用胆总管切开减压、T 管引流。手术时必须注意解除引流口以上的胆管梗阻或狭窄，胆道引流管的一臂必须放置于最高梗阻平面的上方，手术才能达到目的，在梗阻远端的引流是无效的，病情不能得到缓解。如病情条件允许，还可切除炎症的胆囊，待患者度过危险期后，再彻底解决胆管内的病变。禁忌手术中的造影、加压冲洗和反复搔刮，甚至对于胆总管下端结石引起的梗阻，如手术中患者情况不允许，不必强行取石，可待术后 6～8 周，患者病情稳定，经胆道镜取石。多发性肝脓肿是本病严重而常见的并发症，应注意发现和及时处理。胆囊造瘘术因胆囊管细、迂曲，不能有效引流胆管，手术常常无效，应不予采用，因此强调对胆总管的直接减压、引流。

第七节　胆管结石

胆管结石多为色素性结石，棕黑色，不定形，易碎，小者呈泥沙样，大者呈铸管形。结石形成常与寄生虫有关，男女无差异。肝外胆管结石包括左右肝管、肝总管、胆总管内结石，可以引起完全性或者不完全性胆管梗阻、继发胆管系统感染导致急性化脓性胆管炎、胆源性肝脓肿、胆源性胰腺炎等疾病。

一、诊断

（一）症状

症状取决于有无梗阻及感染。一般平时无症状，继发胆管梗阻伴有胆管感染时，其典型表现为夏科三联征，即腹痛、寒战高热、黄疸。

1. 腹痛

发生在剑突下及右上腹部，多为绞痛，呈阵发性发作或持续性疼痛加剧，可以向右肩背部放射，常伴恶心呕吐。

2. 寒战

约 2/3 的患者在发病过程中出现寒战高热，一般表现为弛张热，体温高者可达 39～40℃。

3. 黄疸

其轻重程度、发生和持续时间取决于胆管梗阻的程度及有无感染。胆石梗阻所致黄疸多呈间歇性和波动性。

（二）体征

1. 一般情况

体征与梗阻及感染的程度有关。发作时多有不同程度的黄疸，患者呈急性病容，感染严重时有体温升高、脉搏加快等感染中毒征象，AOSC 患者可出现血压下降、神志不清。如有呕吐及进食困难者可有脱水和酸中毒。

2. 腹部情况

发作期间腹部多有压痛，压痛多在剑突下偏右，如胆总管下端梗阻，有时可扪及胀大的胆囊。

（三）检查

1. 实验室检查

并发感染时白细胞及中性粒细胞升高，白细胞计数可达 20×10^9 个/L 以上；长期胆管梗阻可导致肝功能明显损害，血清胆红素、碱性磷酸酶及 γ-谷氨酰转肽酶升高，尿胆红素升高、尿胆原降低，粪中尿胆原减少。

2. 特殊检查

超声检查可发现肝内、外胆管扩张，胆总管结石。PTC 和 ERCP 可更进一步了解结石和梗阻的情况。PTC 的优点是可清楚显示梗阻以上胆管的解剖结构，还能在造影的基础上进行 PTCD，做术前准备；ERCP 还能显示胰管但不能了解梗阻近端情况。

（四）诊断要点

（1）长期反复发生的上腹痛及胆管炎史；
（2）腹痛、寒战高热及黄疸症候群；
（3）病情进展快，常并发脓毒血症；
（4）肿大且触痛的胆囊。

（五）鉴别诊断

1. 肾绞痛

始发于腰部或胁腹部，疼痛可放射至股内侧或外生殖器，伴有血尿，无发热症状，腹部柔软，无腹膜刺激征，肾区叩痛显著。腹部X线片常显示肾或输尿管区结石，超声检查有助于明确诊断。

2. 肠绞痛

主要表现为脐周疼痛，多由机械性肠梗阻引起。腹部X线片可见阶梯状气液平面。

3. 壶腹癌和胰头癌

起病较为缓慢，腹部仅感轻度不适。黄疸逐渐加深、加重。通常无寒战高热，无腹膜刺激征，肝脏肿大，常可触及肿大的胆囊；晚期可能出现腹腔积液及恶病质表现。ERCP、MRCP或CT检查有助于诊断。

二、治疗

（一）肝外胆管结石的治疗以手术治疗为主

1. 手术治疗原则

（1）术中尽可能取尽结石；
（2）解除胆管狭窄和梗阻，去除感染病灶；
（3）术后保持引流通畅，预防结石再发。

2. 手术方法

（1）胆总管切开取石加T管引流术　可以采用开腹手术或者腹腔镜手术。适用于单纯胆管结石、胆管上下端通畅、无狭窄和其他病变者。若伴有胆囊结石和胆囊炎，可同时行胆囊切除术。

（2）胆肠吻合术　适用于胆总管扩张≥2.5cm，下端有炎性狭窄等梗阻性病变，难以用手术方法解除者，但上端胆管必须通畅无狭窄；泥沙样结石。常用的为胆管空肠Roux-en-Y吻合术。

（3）Oddi括约肌成形术　适应证同胆肠吻合术。

（4）经内镜下括约肌切开取石术　适用于胆石嵌顿于壶腹部和胆总管下端良性狭窄，尤其是已经行胆囊切除的患者。

（二）非手术治疗

（1）肝外胆管结石并发感染应先控制感染，待控制感染后再择期手术；

（2）本病多见于老年人，应该注意并发症的治疗；

（3）营养支持及其他治疗。

三、注意事项

（一）医患沟通

（1）胆管结石是一种常见且多发的疾病，患者通常需要接受胆总管切开探查手术。术后需较长时间放置 T 形管，因此在术前应向患者详细说明 T 管放置时间长的原因，以避免引起不必要的误解。

（2）胆总管手术的风险相对较高，术后并发症较多，患者需长期携带 T 管，这会带来相当程度的不便。因此，术前必须充分向患者阐明相关情况。

（3）尽管当今医疗技术不断进步，但仍无法完全根除患者的疾病，也无法完全消除手术风险。作为医师，应时刻铭记：良好的医患沟通是弥补诊疗不足的最佳途径。

（4）在进行医患交流时，必须重视患者的知情同意权，对于重要的诊疗活动，均需获得患者的知情同意并签署相关文件。

（二）经验指导

（1）因结石的阻塞程度不同及是否伴有感染，患者症状轻重不一。轻者可能无明显症状，重者则可能表现为急性梗阻性化脓性胆管炎。具备典型夏科三联征的患者易于诊断，而对于无典型症状者，需结合影像学检查，诊断通常不难。超声检查对胆总管下端阻塞的判断效果不佳，但胆总管扩张基本可提示下端阻塞。PTC 及 ERCP 的诊断价值更高，能提供更全面的信息。

（2）术前应通过超声、ERCP 等手段，详细了解结石的位置、范围及是否存在胆管狭窄。对于黄疸患者，需特别强调维生素 K 的补充及肝功能的保护。手术时机应尽量选择在患者全身状况较好时，因为急诊手术往往难以彻底清除结石或纠正其他病变，且手术风险增加。除非患者伴有严重的急性病变，如胆囊坏疽等，才考虑急诊手术。

第八章

泌尿外科疾病

第一节　肾脏损伤

肾脏位置较深，受到腰肌、椎体、肋骨及腹腔脏器的良好保护，一般不易受伤。只有当暴力直接作用于肾区或肾脏本身存在病变时，才容易发生损伤。肾损伤多见于成年男性，常作为严重多发性损伤的一部分。

一、病因

在所有泌尿生殖道创伤中，由外部创伤引起的肾损伤最为常见。尽可能多地了解创伤时的情况至关重要，因为创伤类型（钝挫伤或穿透伤）将决定评估和治疗方案。

钝性肾创伤大多源于车祸、高处坠落和袭击。在外伤史中，最重要的信息或许是相关的减速程度。急剧减速能引发肾血管创伤，导致肾动脉栓塞、肾静脉断裂或肾蒂撕脱伤。在高速碰撞伤中，多器官复合性创伤常会发生。

肾贯通伤最常见于火器伤和刺伤。对于上腹部和下胸部的火器伤，医师应考虑到肾创伤的可能性；大量报道显示，在所有肾创伤原因中，火器伤占 4%。最初评估火器伤时，武器特征和弹道走行是重要因素。子弹速度对软组织创伤的影响最大。

穿刺伤通常是暴力袭击或自身创伤的结果。上腹部、两肋及下胸部的刺伤常引起肾创伤。应当找回凶器，仔细测量和检查，因为其长度和宽度可以判断刺入的深度和受损情况。

二、临床表现

血尿是泌尿系统创伤最重要的表现，其特点为镜下血尿或肉眼血尿。然而，血尿程度与肾创伤严重程度并不成正比：在钝性创伤所致肾血管创伤中，接近 36%的患者无血尿。尽管肾挫伤时可观察到肉眼血尿，但血尿更可能是并发的肾实质创伤引起的。严重的肾创伤，包括血管和肾实质的裂伤，可能仅表现为镜下血尿。若仅表现为镜下血尿且合并有休克的钝性肾创伤（收缩压＜90mmHg），应考虑为严重肾创伤。此外，血尿已被用作判断钝性创伤后腹内组织创伤的指标。

肾创伤有多种分类，其中被广泛接受和使用的分类（表 8-1）是由美国创伤外科协会提出的。增强 CT 的广泛应用为临床提供了影像学形态信息，使肾创伤更容易被准确分级。相反，排泄性尿路造影（静脉肾盂造影，IVP）具有较低的敏感性和更低的特异性。

表 8-1　肾损伤分期体系

分类	类型	损伤特征
Ⅰ	挫伤	肉眼或镜下血尿，其他泌尿系检查正常
	血肿	无肾实质裂伤的包膜下血肿
Ⅱ	血肿	腹膜后肾周血肿
	撕裂伤	≤1cm 的肾皮质裂伤，无尿外渗
Ⅲ	撕裂伤	>1cm 的肾皮质裂伤，无尿外渗及集合系统裂伤
Ⅳ	撕裂伤	肾皮质、髓质及集合系统全层裂伤
	血管	肾动脉或静脉主干损伤，伴出血
Ⅴ	撕裂伤	肾碎裂
	血管	肾蒂撕脱伤，肾无血供

所有创伤的分级量化均存在一定的模糊性，肾创伤分级也不例外。Ⅰ级至Ⅲ级的界定较为明确，而Ⅳ级和Ⅴ级则存在部分重叠。例如，血管和实质创伤均涵盖在这两级内。具体而言，Ⅳ级肾实质创伤定义为从肾实质延伸至肾集合系统的撕裂伤；Ⅳ级中的血管创伤则指并发出血的肾动脉主干血栓形成，即钝性创伤导致的血管内膜瓣撕裂及肾动脉主干损伤并出血。此外，节段性肾动、静脉创伤亦被纳入Ⅳ级范畴。

尽管不同报道存在细微差异，但这一分类系统确立了一个共同标准。依据该标准，可根据创伤破坏的范围对肾创伤进行分级，且已证实其有效性。

肾创伤分期的确定需借助适当的影像学检查。综合病史和体检信息，能为决策者提供最大限度的指导。

Ⅴ级肾实质创伤指“粉碎肾”，即多处Ⅳ级撕裂伤。然而，部分学者认为，只要存在多于 1 处的肾实质撕裂伤即可判定为Ⅴ级。此外，Ⅴ级创伤还包括肾蒂撕脱伤。

三、诊断及鉴别诊断

体格检查必须全面涵盖各个系统。若患者神志清楚，检查过程中应同步采集病史。对于多发性创伤患者，需紧急进行复苏。钝性创伤患者需进行颈椎固定，直至影像检查确认颈椎无损伤。必须仔细检查患者的腹部、胸部和背部；在下位肋骨、上位腰椎和下位胸椎骨折时，应考虑并发肾创伤的可能。火器伤常被误诊，因其小射入创口难以发现体内大范围的破坏。弹道出口通常远大于入口，且子弹路径很少呈直线。软组织和骨骼可改变弹道方向，且子弹爆炸后的弹片常导致多个出口。在进行胸腹部 X 线摄片时，应在出入口处放置小金属物体，以确定伤口在 X 线片上的位置。

如前所述，血尿是肾创伤的重要观测指标，多数学者认为 5RBC/HPF 具有临床意义。尽管过去血尿被视为肾影像学检查的唯一适应证，但实践中ⅣP 和其他检查发现肾异常的比例较低。San Francisco 总医院通过前瞻性研究探讨了放射影像学检查的适应证，该研究持续超过25年，至少有3项研究结果与以往不同。分析显示，所有伴有肉眼血尿的钝性外伤患者，以及伴有镜下血尿和休克（评估和复苏期间收缩压<100mmHg）的患者，均应接受肾影像学检查，通常是增强CT检查。

对于伴有镜下血尿但未发生休克的患者，可进行临床观察而无需影像学检查。正如Miller和McAninch所指出，这类患者极少有显著创伤（<0.0016%）。然而，任何根据病史和检查怀疑存在肾创伤的患者，均应进行影像学检查。例如，因快速减速导致的钝性外伤患者（如正面汽车碰撞或高处坠落），可能存在血管创伤，且可能不伴有镜下血尿。

伴有任何程度血尿的贯通伤患者均应行影像学检查。在Carroll和McAninch（1985）的报道中，50例贯通伤患者中有27例伴有镜下血尿，3例患者表现为0～3RBC/HPF，其中1例存在肾蒂创伤。休克、血尿程度、伤口位置和创伤类型均不能作为分级的可靠依据。

对于有钝性撕裂性外伤的儿童患者（<18岁），必须仔细评估其血尿程度。Brown及其助手认为，腹部钝性创伤后，儿童发生肾创伤的风险高于成人。尿液镜检<50RBC/HPF时，185例儿童中无一例发生显著肾创伤。创伤后，儿童血清儿茶酚胺水平会升高，能够维持血压直至丢失50%的血容量。因此，对于儿童，休克并非决定是否进行影像学检查的可靠指标，应采用多种检查手段进行全面评估。

影像学检查肾创伤时，首选的检查是增强CT。CT具有高敏感性和特异性，为分级提供了最有价值的信息：肾实质裂伤可清晰确认；对比增强的尿液外渗可明确识别。并发的肠、胰腺、肝、脾和其他器官创伤能被鉴别诊断。通过腹膜后血肿的大小和范围评估腹膜后出血的程度。肾实质造影剂摄取不足提示有肾动脉创伤。

目前，许多医学中心已运用螺旋CT评估肾创伤。虽然检查迅速（2～3min）且对显示动、静脉创伤有价值，但它在诊断肾实质创伤时也有缺点，即造影剂没有时间充分排泄到肾实质和集合系统中；不易检测出实质裂伤和尿外渗。注射造影剂10min后再次扫描能较为准确地显示肾实质和大部分集合系统的创伤。

以下CT检查结果提示创伤严重：①中度血肿，提示血管创伤；②中度尿外渗，提示肾盂或肾盂输尿管移行部撕脱伤；③肾实质显影较差，提示动脉创伤。

CT检查的主要局限性是不能够充分确定有无肾静脉创伤。随着正常动脉灌注，肾实质表现正常，肾集合系统也含有造影剂。先前发现的异常影像加上中度血肿高度提示静脉创伤。

多年来排泄性尿路造影用来检查泌尿系统创伤，但现在很大程度上已被CT所取代。例外的是术中“单次摄片”ⅣP，但其适应证是很罕见的，当外科医师在腹部探查中遇到一个未曾预料到的腹膜后肾外周血肿时，就有必要进行该检查。这项技术的关键是获得重要的信息并缩短检查时间，在静脉注射2mL/kg造影剂10min后进行X线摄片。如果发现异常，应探查肾创伤分级，并修复肾创伤。

CT检查疑有动脉创伤时应用动脉造影有助于诊断，后者亦可用于确定栓塞治疗的动脉出血部位。

创伤后即刻行超声检查，可以明确两肾的情况，也易于显示腹膜后血肿。在急性创伤时，该检查不能清楚地显示肾实质裂伤、血管或集合系统的创伤，也不能显示尿外渗。随着彩色多普勒的临床应用，也许在将来它能够为急性肾创伤的诊断提供更多有价值的信息。

四、治疗

1. 非手术治疗

在肾创伤病例中，仅有5.4%的患者出现严重损害。对于血流动力学稳定的患者，经过CT分级后，通常可采用非手术治疗，无需进行肾探查术。事实上，98%的肾钝性伤患者无需手术治疗。Ⅳ至Ⅴ级创伤患者则需行肾探查术，但即便是重度创伤患者，在经过仔细分级和筛选后，仍有可能采取非手术治疗。

在孤立肾创伤中，肾实质撕裂，甚至伴有活动性出血的节段动脉伤，可通过动脉血管造影栓塞进行止血。介入放射技术能够选择性栓塞肾实质中最细小的动脉，从而最大限度地保护肾实质功能。需要注意的是，肾血管为终末血管，任何一项选择性血管栓塞都可能导致供血区域坏死。

对于局限性血肿的Ⅳ级肾实质撕裂伤，可以继续观察，并密切监测出血情况、生命体征、血细胞比容及脉搏。若出现尿外渗，应及时进行肾CT检查。若尿外渗持续超过48小时，需放置引流管，以防止尿外渗延续及尿囊肿形成。

对于肉眼血尿的患者，经影像学检查准确分级后选择非手术治疗的，需住院并进行卧床休息。待血尿转清亮后，患者方可离床活动。若肉眼血尿复发，仍需卧床休息。当患者能够活动且无任何后遗症时，方可出院，但需密切随访。

2. 手术治疗

肾探查术的适应证分为绝对和相对两种。绝对适应证包括持续性肾出血、肾周血肿扩大及肾周搏动性血肿。相对适应证则涵盖尿外渗、组织坏死、延迟诊断的动脉创伤、节段动脉创伤以及分级不明确的情况。

对于Ⅳ级实质撕裂伤或穹窿疝伴尿外渗的患者，87.1%可自行缓解。然而，若组织坏死超过20%，且伴有实质撕裂伤或尿外渗，或两者同时存在，并发症的风险将显著增加，可能不适合内科处理。同时伴有多种相对适应证的患者，需进行肾探查术。

节段肾动脉创伤伴随实质撕裂伤常导致组织坏死（发生率常>20%），通常需要尽早手术切除坏死组织。与未手术组相比，手术能够降低并发症的发生率。

分级不明确是进行手术探查的重要依据。若患者病情危重，需在影像学检查前立即手术；肾创伤明显时（如肾周血肿或血尿），需在术中进行单次摄片ⅣP。若检查结果异常，肾探查术可防止病情进一步恶化，修复显著创伤。200余例肾探查术的实践证明，该方法安全可靠，无一例肾切除，并为严重肾创伤提供了修复机会，减少了术后并发症。

急性肾创伤的手术探查最佳途径为经腹途径，以便同时探查腹腔脏器和肠管。肾贯通伤合并周围器官组织创伤的发生率高达94%。在探查肾脏之前，如有必要，应先对大血管、肝、脾、胰腺和肠管创伤进行探查及处理。

肾探查术的手术径路详见图8-1。在探查前，应先分离肾蒂血管，以便打开肾周筋膜，遇大量出血时能迅速阻断肾蒂，控制出血。开腹后，将横结肠向上推移，小肠向右侧放置，暴露后腹膜。在肠系膜下动脉上方、腹主动脉前方切开，切口向上延伸至十二指肠悬韧带。暴露腹主动脉前壁和左肾静脉，左肾静脉穿过主动脉前方。由于肾动、静脉的解剖关系允许分离肾静脉，可使用血管夹阻断肾静脉。如右肾静脉暴露不充分，则需分离十二指肠降部。

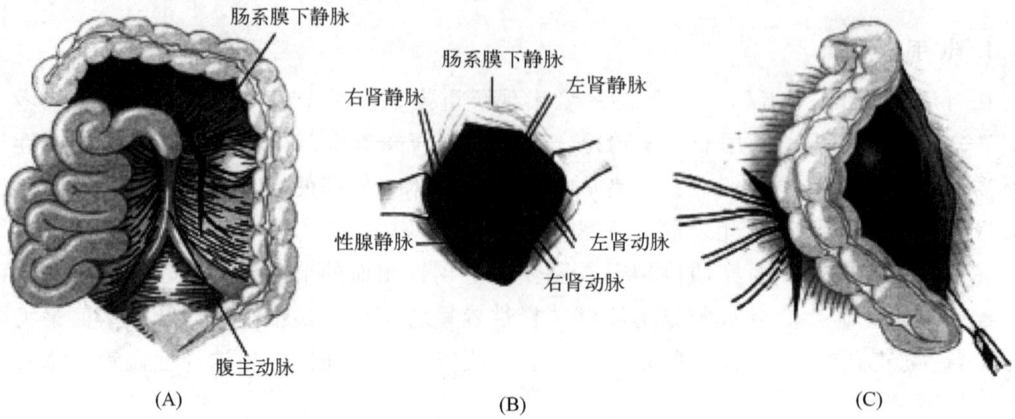

图 8-1 肾和肾血管的手术入路

（A）肠系膜下静脉和腹主动脉中间的腹膜后切口；（B）肾血管解剖关系；（C）结肠一侧的腹膜后切口、暴露肾（右）

腹膜后大血肿可以发展超出主动脉范围，且使常见的腹膜后切口解剖标志模糊。此时则以肠系膜下静脉作为切口的解剖标志。通过做肠系膜下静脉上的腹膜后切口，经血肿分离解剖，主动脉的前表面能够被较好地显露，接着即可分离左肾静脉。

切开结肠外侧的腹膜显露肾，并游离肾周筋膜。该法常需要松解脾结肠韧带（左）或肝结肠韧带，然后切开肾周筋膜，从外周血肿中彻底显露受损的肾。此时出血可能会加重，可用血管夹或血管环状止血带暂时阻断已分离的肾蒂血管。

在肾创伤中，出血是导致肾切除的主要原因。在切开肾周筋膜前尽早控制肾蒂血管能够减少肾切除的发生率：一项对照研究显示总的肾切除率由56%减少到18%。Carroll和其他学者（1989）在评价早期血管控制时指出，肾探查术中12%需要阻断血管。在133例肾创伤病例中，在切开肾周筋膜前早期分离和阻断肾蒂血管，手术均取得成功，McAninch和其助手（1991）报道肾挽救率达到88.7%。早期血管阻断的必要性也已受到质疑。Corriere和助手（1991）报道指出，在切开肾周筋膜后，只有必要时才阻断血管。在该组中，总的肾切除率为37.1%。Atala和助手（1991）报道了类似病例总的肾切除率为36.2%。总体而言，目前的文献支持早期血管阻断可以增加肾保留率。

肾创伤后的修复原则包括闭合肾创面、清除坏死组织、缝扎出血血管、严密闭合肾集合系统，防止尿液外渗、覆盖或压迫受损的肾实质部位。

肾实质撕裂伤的修复及缝合（图8-2）包括创面闭合、坏死组织清除、用可吸收缝线（4-0）对创伤血管行缝扎止血（同时使用止血药物可能效果更好）、严密闭合集合系统以及用肾被膜和可吸收的凝胶海绵覆盖或压迫创缘（用3-0可吸收缝线）。

当肾一极受损严重无法修复时，必须行肾部分切除术时应清除所有坏死组织、止血及严密闭合集合系统。如有可能，可以取部分网膜做一个瓣状物覆盖在开放性肾实质创面上。利用蛛网膜瓣丰富的血管及淋巴供应，能够加快创伤愈合并减少再出血和尿外渗的发生率。当没有可用的网膜瓣时，应用可吸收网、腹膜或腹膜后脂肪覆盖也已有成功的报道。

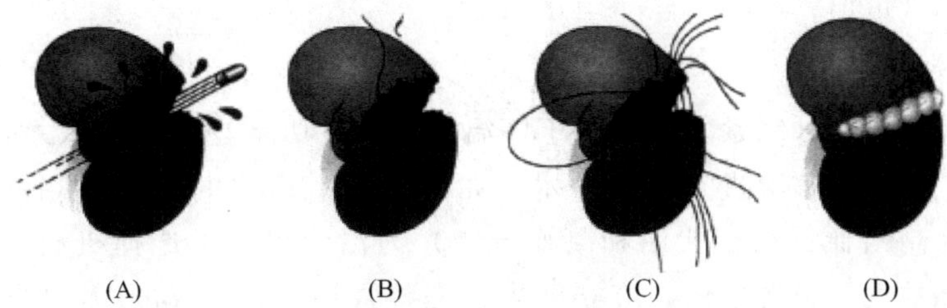

图 8-2　肾撕裂伤修复术

（A）肾中部典型损伤；（B）清创、止血、闭合集合系统；（C）实质损伤边缘的闭合；（D）凝胶海绵的压迫，收紧缝线

严重肾创伤多数合并有腹腔内脏器创伤，其中以肝、脾最为常见。结肠、胰腺及胃的创伤也很常见，以往因为保肾后的并发症发生率较高，所以通常建议行肾全切术。复合伤的肾创伤修复手术都很成功，且手术并发症发生率非常低。这类创伤修复手术应充分引流。

肾血管创伤修复血管时需要用血管夹阻断受损的血管。贯通伤所造成的肾大血管穿孔可用 5-0 不可吸收血管缝线修补。钝器伤引起肾大动脉血栓的发生率仅次于减速伤。肾移位使得肾动脉被拉长，进而动脉内膜也被拉长，从而使得血管弹性纤维减少容易发生破裂，最终形成血栓堵塞了血管，表现为肾缺血。对于某些适于保肾的病例，CT 或血管造影快速诊断后，应急诊行肾探查术。

在血管造影中有利用血管内支架成功进行肾血管再通术的案例，为解决由钝伤引起的肾动脉内皮破损形成瓣状物导致动脉血栓形成的并发症，提供了一个很有前景的新方法。该方法最大的缺点就是凝血障碍，典型的表现是肾外的创伤脏器不易止血。利用各种方法外科修复肾动脉血栓的尝试大多都失败了。

如果诊断不及时（＞8 小时），肾脏通常无法保留。拥有 15 年治疗经验的 Haas 及其合作者曾报道，肾动脉血栓形成后进行外科血管再通术的成功率极低，且术后患者高血压的发生率高达 43%。在采用非手术观察治疗的肾动脉血栓患者中，高血压也较为常见。在对肾动脉血栓的创伤血管进行修复时，应切除创伤部位（可通过血管表面的挫伤痕迹确定），并用移植物替代，首选髂内动脉或脾动脉。肾血管创伤的患者通常伤情较重，常伴有多处脏器的复合伤；由于时间紧迫，限制了血管修复的尝试，此时必须行肾切除术。

节段性动脉创伤会导致肾的节段性缺血性梗死。除非合并肾实质撕裂伤，若节段性动脉创伤诊断明确，患者可进行非手术观察。当梗死范围超过 20%时，应考虑外科手术。

肾静脉的主要分支受损时，需进行血管缝合（5-0）。最理想的修复状态是不完全夹闭静脉，但在某些情况下，需要用血管夹将静脉完全夹闭，同时暂时阻断肾动脉。

对于节段性肾静脉创伤，最佳处理方法是结扎该静脉。这是因为肾静脉具有丰富的侧支循环。

3. 紧急处理

紧急处理肾创伤对保留肾脏功能具有重要意义。通过剖腹填塞纱布垫控制创口和肾周组织的出血，并在伤后 24 小时内取出，以便探查和评估创伤程度。该方法常被创伤外科医师用于治疗广泛创伤的患者，并已被普外科医师采纳，尤其在处理复杂肾创伤以避免肾切除方面具有重要价值。

4. 肾切除术的适应证

肾创伤修补术受多种因素影响。对于体温低、凝血功能差且病情不稳定的患者，若对侧肾功能良好，则不应冒险进行肾修补术。如前所述，24 小时内有计划的紧急处理（包括处理伤口以控制出血、纠正代谢和凝血异常）为治疗提供了选择机会。对于广泛肾创伤，若行肾修补术危及患者生命，应立即采取完整肾切除术。Nash 及其同事回顾因肾创伤行肾切除的病例发现，77%的肾切除是由于肾实质、血管创伤及严重复合伤所致，其余 23%则是在肾修补术中因血流动力学不稳定而被迫施行。

持久的尿外渗可能导致尿囊肿、肾周感染和肾功能受损。此类患者应早期接受全身抗生素治疗，并严密观察病情。多数情况下，尿外渗会自然消退。若尿外渗持续存在，置入输尿管支架常可解决问题。非手术治疗结合严密观察病情，通常能够保留肾脏。

迟发性肾出血可能在创伤后数周内发生，但通常不超过 21 天。基本处理方法为绝对卧床和补液。若出血持续，则需行血管造影以确定出血部位，并进行相应的血管栓塞。

肾创伤后肾周围脓肿虽极少发生，但持续尿外渗和尿囊肿是其典型前兆。早期可通过经皮穿刺引流处理，必要时切开引流。

创伤后早期高血压较少见，原因在于创伤后血压测量难以持续，患者常因无法随访评估而未能复诊。创伤后合并高血压的机制如下：

（1）肾血管创伤，导致肾主要血管或其分支的狭窄或阻塞；

（2）外渗血液或尿液压迫肾实质；

（3）创伤后的动静脉瘘。在以上因素的作用下，肾素-血管紧张素系统由于部分肾缺血而受到刺激，从而引起高血压。

5. 肾损伤治疗术后注意事项

（1）注意观察生命体征，包括血压、脉搏、体温、尿量、尿颜色、伤口出血、血红蛋白、血细胞比容等变化，必要时可用止血药物。

（2）保持卧床 2 周以上，直到尿液变清。

（3）引流管无血性液体或尿外渗等分泌物排出，可于术后 5～10 天拔除。

（4）采用抗感染治疗 1 个月。

（5）定期检测肾功能及影像学检查。

（6）观察可能发生的并发症，如延迟性出血、局部血肿、尿性囊肿、脓肿形成及高血压等，必要时应用超声及 CT 检查。根据不同情况选用穿刺引流、选择性肾动脉栓塞或再次手术肾切除等方法治疗。

五、并发症

1. 早期并发症

（1）延迟出血　1.5%的钝性伤术后患者、4%的穿刺伤术后患者、1%～6%的钝性伤非手术治疗患者及 20%经规范处理后的穿刺伤患者可能出现延迟出血。出现延迟出血后，75%的患者需要再次接受手术，而其中 60%的患者需行肾切除。

（2）尿液外漏及尿性囊肿形成　存在于 2%～20%的钝性伤和 10%～25%的穿透伤患

者。体积小而无感染者常自愈；体积大者需考虑留置双J管，持续漏尿者需行修复手术。

(3) 脓肿形成　易感因素包括创伤急性期后腰痛、发热、肠梗阻。CT和超声可用于脓肿的确诊，确诊后需经皮引流。

(4) 肾动静脉瘘　最常见原因为医源性损伤，包括肾活检、经皮肾镜技术（PCNL）及开放性的结石或肿瘤手术。肾动静脉瘘通常较小并可自愈，但也可能出现腹膜后出血、集合系统出血（表现为严重血尿）、镜下血尿、腹部听诊杂音、高血压、心动过速、高输出量性心力衰竭。可通过选择性肾动脉造影确诊，确诊后可行动脉栓塞（首选）、部分或完全肾切除。

2. 晚期并发症

(1) 肾功能下降。

(2) 高血压　在肾动脉受损、肾动脉血栓、血肿压迫、肾纤维化（Page肾）中，肾缺血后引起过多的肾素释放，可能引起肾损伤数月或数年后出现高血压。创伤后高血压的确切发病率不详（<1%）。

第二节　肾结石

肾结石男性比女性多见，多发生在中壮年。左右侧发病相似，双侧结石占10%。肾结石可能长期存在而无症状，特别是较大的鹿角状结石。较小的结石活动范围大，小结石进入肾盂输尿管连接部或输尿管时，引起输尿管剧烈的蠕动，以促使结石排出，于是出现绞痛和血尿。

一、病史

虽然近年经尿常规及B超检查发现无症状肾结石者明显增多，但典型的临床表现常常是肾结石诊断的重要依据，一般询问病史应注意以下几个方面。

1. 结石易感因素的问诊

患者可能有各种代谢性疾病的病史，例如痛风、胱氨酸尿、甲状旁腺功能亢进和肾小管酸中毒等。

2. 疼痛的特点

肾结石引起的疼痛可分为钝痛和绞痛。40%～50%的患者都有间歇发作的疼痛史。疼痛常位于脊肋角和腰部，也有少数患者表现为腹痛，多数呈阵发性发作，亦可为持续性疼痛。疼痛时，可能仅表现为腰部酸胀或不适，活动或劳动可促使疼痛发作或加重。而如果出现突然发生的严重刀割样痛往往提示并发输尿管结石，疼痛可向下腹部、阴囊或阴唇放射，有时仅表现为睾丸疼痛，但此时阴囊检查无异常。患者常呈急性病容，蜷曲在床上，双手紧压腹部或腰部，甚至在床上翻滚，呻吟不已。发作常持续数小时，但亦可数分钟即行缓解。严重时可出现面色苍白、全身出冷汗，甚至血压下降。因疼痛引起的内脏神经反射，同时多伴恶心呕吐、腹胀便秘等症状。追问病史，多数患者既往常有同样发作史。

3. 有无血尿等伴随症状

血尿是肾结石另一主要伴随症状，疼痛时往往伴发肉眼血尿或镜下血尿，以后者居多。体力活动后血尿可加重。肾结石患者偶可因无痛血尿而就医，此时首先要警惕泌尿系统肿瘤的可能。不同于肿瘤引起的血尿，肾结石引起血尿的出血量一般不大，尿中较少有血块出现。

尿中排出细小的砂石，特别在疼痛和血尿发作时，也是肾结石常见的伴随症状。结石通过尿道时，可发生阻塞或刺痛。

4. 注意有无结石引起的并发症

肾结石的常见并发症是梗阻和感染，不少病例因尿路感染症状就医。梗阻则可引起肾积水，出现上腹部或腰部肿块。长期积水可导致感染，严重可致脓积肾的发生，也有少数病例因肾积脓引起的感染性休克而就诊，来势凶险，往往需提高警惕。孤立肾或双肾结石因梗阻而引起无尿，导致急性肾衰竭，出现相应临床表现。

二、体格检查

多数没有梗阻的肾结石病例，可无明显体征。一般状况良好，脉搏、血压正常或稍高，无尿路感染者一般无发热。肾绞痛发作静止期仅有患侧脊肋角叩击痛。绞痛发作时，患者身体屈曲，脊肋角可有压痛及局部肌紧张，有明显的叩击痛。并发肾积水者于腹肌放松时可触及肿大而有压痛的肾脏。虽然肾绞痛发作时疼痛严重，但腹部触诊一般较软，无明显腹肌紧张表现，是区别各种其他原因引起的腹膜炎导致腹痛的重要鉴别点。

三、辅助检查

肾结石的诊断一般不难，通过病史、体格检查、必要的辅助检查，一般可得出正确的诊断。但不能仅仅满足于诊断肾结石，同时应了解结石大小、数目、形态、部位、有无梗阻或感染、肾功能情况、结石成分及潜在病因，以预防结石的复发。

1. 血和尿常规及生化检查

单纯的肾结石一般血常规无明显异常，肾绞痛发作或合并感染时可出现白细胞升高。尿常规检查是怀疑肾结石时的必做检查，一般会出现程度不等的镜下血尿，无症状患者尿常规也可正常。如结石合并感染，尿中会出现多量白细胞。有时尿中可见到肾结石的特殊结晶和结晶团块。而对双肾多发结石、复发结石以及尿酸、胱氨酸和感染时常需要做深入检查，如钙、磷、尿酸、血浆蛋白、血二氧化碳结合力、钾、钠、氯、尿素氮、肌酐等检查。

2. 影像学检查

对所有具有泌尿系统结石临床症状的患者都应该做必要的影像学检查，其结果对于结石的进一步检查和治疗具有重要的价值。

(1) B超　超声检查简便、经济、无创伤，可以发现2mm以上X线阳性及阴性结石，是泌尿系统结石的首选筛查手段，尤其是在肾绞痛时作为首选方法。此外，超声检查还可以了解结石以上尿路的扩张程度，间接了解肾实质和集液系统的情况。B超检查有助于对囊性、占位性、积水、结石等病变的诊断，特别是对无症状而较大的鹿角状结石及X线不显影的尿酸结石意义更大。

(2) 尿路平片（KUB） 可以发现90%左右X线阳性结石，能够大致确定结石的位置、形态、大小和数量，并且初步提示结石的化学性质。显影的深浅和结石的化学成分、大小和厚度有关。因此，可以作为结石检查的常规方法。但单纯性尿酸结石和黄嘌呤结石能够透过X线（阴性结石）。结石在平片上显影程度受到很多因素的影响，如结石小、肠气多、肥胖患者，显影结果常不满意，当然与投照技术也有关系。在判断结石时应注意与腹腔内其他钙化灶相鉴别。

(3) 静脉尿路造影（IVU） 静脉尿路造影应该在尿路平片的基础上进行，其价值在于了解尿路的解剖，确定结石在尿路的位置，发现尿路平片上不能显示的X线阴性结石，鉴别平片上可疑的钙化灶。此外，还可以了解分侧肾脏的功能，确定肾积水程度。在一侧肾脏功能严重受损或者使用普通剂量造影剂而肾脏不显影的情况下，采用加大造影剂剂量或者延迟拍片的方法往往可以达到肾脏显影的目的。肾绞痛发作时，根据典型的临床表现和血尿常规化验结果，必要时辅助B超检查一般可明确诊断，可不考虑行IVU检查，因为急性尿路梗阻往往会导致尿路不显影或显影不良，会给结石的诊断带来困难。

(4) CT扫描 肾结石的诊断通常不需要做CT检查。但是，由于CT扫描不受结石成分、肾功能和呼吸运动的影响，能够检出其他常规影像学检查中容易遗漏的小结石。CT诊断结石的敏感性比尿路平片及静脉尿路造影高，尤其适用于急性肾绞痛患者的诊断，可以作为X线检查的重要补充。另外，结石位置、肾盂肾盏的情况等可作为进一步治疗如PCNL的重要参考资料。增强CT能够显示肾脏积水的程度和肾实质的厚度，从而反映了肾功能的改变情况。

(5) 磁共振水成像（MRU） 磁共振对尿路结石的诊断效果极差，因而一般不用于结石的检查。但是，磁共振水成像（MRU）能够了解上尿路梗阻的情况，而且不需要造影剂即可获得与静脉尿路造影同样的效果，不受肾功能改变的影响。因此，对于不适合做静脉尿路造影的患者（例如造影剂过敏、严重肾功能损害、儿童和孕妇等）可考虑采用。

(6) 放射性核素 放射性核素检查虽然不能直接显示泌尿系统结石，但是，它可以显示泌尿系统的形态，提供肾脏血流灌注、肾功能及尿路梗阻情况等信息，肾动态显影还可以用于分侧肾功能的情况检查，对手术方案的选择以及手术疗效的评价具有重要价值。一般认为，如一侧肾功能只有10%而对侧正常时可考虑患肾切除，但如患者仍保持20%功能时应行手术取石并保留该肾。

(7) 膀胱镜检查和逆行肾盂造影 膀胱镜检查具有一定痛苦，且有引发感染的风险，因此不作为常规检查手段。该方法适用于静脉尿路造影后诊断仍不明确的病例。对于对碘附过敏患者，可改用优维显50mL进行替代。

四、治疗

治疗肾结石的目的不仅是解除病痛、保护肾脏功能，还应该找到并解除病因，防止结石复发。根据每个患者全身状况、结石大小、结石成分、有无梗阻、感染、积水、肾实质损害程度以及结石复发趋势等，制定防治方案。

1. 肾绞痛的治疗

（1）药物治疗　肾绞痛是泌尿外科的常见急症，需紧急处理，应用药物前注意与其他急腹症仔细鉴别。目前缓解肾绞痛的药物较多，各地可以根据自身条件和经验灵活应用药物。

一般肾区钝痛可通过非甾体类镇痛抗炎药物进行治疗，常用药物包括双氯芬酸钠和吲哚美辛等。这些药物能够抑制体内前列腺素的生物合成、降低痛觉神经末梢对致痛物质的敏感性，具备中等程度的镇痛效果。然而，对于肾功能不全及有胃溃疡病史的患者，应尽量避免使用此类药物。

在严重肾绞痛发作时，可采取肌内注射哌替啶（杜冷丁）50mg，或联合使用异丙嗪25mg。若症状未见改善，每4小时可注射一次吗啡10mg并配合阿托品0.5mg，以达到解痉止痛的效果。此外，硝苯地平（心痛定）10mg口服或舌下含化，对缓解肾绞痛效果显著。黄体酮能够抑制平滑肌收缩，从而缓解痉挛，对止痛和排石具有一定疗效。

对于首次发作的肾绞痛，治疗应首先从非甾体抗炎药物开始。若疼痛持续不缓解，可考虑更换其他药物。吗啡及其他阿片类药物应与阿托品等解痉药物联合使用。此外，针灸刺激肾俞、京门、三阴交或阿是穴，也能有效缓解痉挛和疼痛。

（2）外科治疗　当疼痛不能被药物缓解或结石直径大于6mm时，应考虑采取外科治疗措施。其中包括：①体外冲击波碎石治疗（extracorporeal shock-wave lithotripsy，ESWL），将ESWL作急症处置的措施，通过碎石不但能控制肾绞痛，而且还可以迅速解除梗阻。②输尿管内放置支架，还可以配合ESWL治疗。③经输尿管镜碎石取石术。④经皮肾造口引流术，特别适用于结石梗阻合并严重感染的肾绞痛病例。

治疗过程中注意有无合并感染，有无双侧梗阻或孤立肾梗阻造成的少尿，如果出现这些情况需要积极的外科治疗，以尽快解除梗阻。

2. 排石治疗

临床上绝大多数尿路结石可以通过微创的治疗方法将结石粉碎并排出体外，只有少数比较小的尿路结石可以选择药物排石。

（1）排石治疗的适应证　①结石直径小于0.6cm；②结石表面光滑；③结石未引起尿路完全梗阻，停留于局部少于2周；④结石以下尿路无梗阻；⑤特殊成分的结石，对尿酸结石和胱氨酸结石推荐采用排石疗法；⑥经皮肾镜、输尿管镜碎石及ESWL术后的辅助治疗。

（2）排石方法　包括一般方法、中医中药法、溶石疗法和中西医结合法等。

① 每日饮水2000～3000mL，昼夜均匀。

② 双氯芬酸钠栓剂肛塞：双氯芬酸钠能够减轻输尿管水肿，减少疼痛发作风险，促进结石排出，推荐应用于输尿管结石。

③ 口服α受体阻滞药（坦索罗辛）或钙离子通道拮抗药：坦索罗辛是一种高选择性α_1肾上腺素能受体阻滞药，使输尿管下段平滑肌松弛，促进输尿管结石排出。

④ 中医中药：治疗以清热利湿、通淋排石为主，佐以理气活血、软坚散结。常用的成药有尿石通等；常用的方剂有八正散、三金排石汤和四逆散等。

⑤ 溶石疗法：适用于尿酸结石和胱氨酸结石的治疗。对于尿酸结石，患者需口服别

嘌醇，并根据血尿酸和尿尿酸的检测结果调整用药剂量；同时口服枸橼酸氢钾钠或碳酸氢钠片，以碱化尿液，维持尿液的 pH 值在 6.5～6.8。针对胱氨酸结石，患者同样需口服枸橼酸氢钾钠或碳酸氢钠片，以碱化尿液，保持尿液 pH 值在 7.0 以上。若上述治疗无效，可考虑使用青霉胺，但需密切注意药物的潜在不良反应。

⑥ 适度运动：根据结石部位的不同选择体位排石。

3. 肾结石的治疗

（1）治疗选择　目前常用的治疗方法包括体外冲击波碎石术（ESWL）、经皮肾镜取石术（PNL）、输尿管软镜取石术、腹腔镜取石术以及开放手术等。上述治疗方法都可供临床选择使用，但是，对于具体患者来说，应该根据结石在肾脏内的具体位置，选择损伤相对更小、并发症发生率更低的治疗方式。

20 多年来，随着腔内泌尿外科手术成功治疗肾结石经验的积累增多，目前开放性手术仅适用于一些特殊病例，其中主要是那些需要同时进行解剖重建的结石患者。另外，尽管腹腔镜取石手术在减轻手术损伤程度方面具有一定优势，但是目前尚不能成为治疗肾结石的标准手段。

由于 ESWL 具有创伤小、并发症少、无需麻醉等优点，成为目前治疗直径≤20mm 或表面积≤300mm^2 的肾结石的标准方法。对于体积较大的结石，ESWL 虽然也能够成功碎石，但采用 PNL 能够更快更有效地碎石，但需要术者具有相当的专业技术和经验。

采用 ESWL 治疗巨大肾结石的缺点是需要反复多次的治疗，并且治疗后容易发生结石碎片的残留。因此一定要慎重选用。推荐使用 PNL 治疗该类患者。

残留结石可以发展为新的结石，但是有报道认为这种危险性其实是相当低的。对于治疗后仍有结石碎片残留的患者，应该进行跟踪随访。

经皮穿刺行介入溶石治疗可以完全清除感染性结石的残留碎片，降低结石复发的危险性。这种治疗方法也可作为胱氨酸结石的辅助治疗手段。

对于尿酸结石，口服溶石药物是首选治疗措施。另外，碎石后再行溶石治疗可提高溶石的速度，因而适用于较大的尿酸结石患者。

（2）体外冲击波碎石术（ESWL）　ESWL 已应用于临床 20 余年，随着临床经验的积累和碎石机技术的发展，对 ESWL 的适应证、治疗原则及并发症的认识有了新的改变。第三代碎石机实现了多功能化，除了 ESWL 外，还可用来进行泌尿系统影像学诊断和辅助治疗。目前，ESWL 治疗的禁忌证（对象）包括孕妇、不能纠正的出血性疾病、结石以下尿路有梗阻、严重肥胖或骨骼畸形、高危患者等。

ESWL 的疗效除了与结石的大小有关外，还与结石的位置、化学成分以及解剖异常有关。

① 结石的大小：结石越大，需要再次治疗的可能性越大。直径小于 20mm 的肾结石应首选 ESWL 治疗；直径大于 20mm 的结石和鹿角形结石可采用经皮肾镜取石术（PNL）或联合应用 ESWL。若单用 ESWL 治疗，建议于 ESWL 前插入双 J 管，防止“石街”形成阻塞输尿管。

② 结石的位置：肾盂结石容易粉碎，对肾中盏和肾上盏结石的疗效较下盏结石好。对于下盏漏斗部与肾盂之间的夹角为锐角、漏斗部长度较长和漏斗部宽度较窄者，ESWL 后结石的清除不利。

③ 结石的成分：磷酸铵镁和二水草酸钙结石容易粉碎，尿酸结石可配合溶石疗法进行 ESWL，一水草酸钙和胱氨酸结石较难粉碎。

④ 解剖异常：马蹄肾、异位肾和移植肾结石等肾脏集合系统的畸形会影响结石碎片的排出，可以采取辅助排石治疗措施。

⑤ ESWL 治疗次数和治疗间隔时间：推荐 ESWL 治疗次数不超过 5 次（具体情况依据所使用的碎石机而定），否则应该选择经皮肾镜取石术。治疗的间隔以 10～14 天为宜。

（3）经皮肾镜取石术（percutaneous nephrolithotomy，PNL） 自 20 世纪 80 年代中期以来，随着光学和电子工程技术的进步，以及超声、放射介入、CT 和 MRI 等技术的广泛应用，经皮肾镜技术在临床上的应用取得了飞跃性发展。1997 年，国外学界提出采用微创经皮肾镜取石术（minimally invasive percutaneous nephrolithotomy，MPNL），旨在减少手术并发症和肾实质损伤，但其主要适用于治疗直径≤2cm 的结石、小儿肾结石或需建立第二通道的病例，使用指征较为局限。

在国内，自 1992 年起开始采用"经皮肾微造瘘、二期输尿管镜碎石取石术"。随着手术技巧的日益熟练和腔镜设备的不断改进，1998 年提出了具有中国特色的微创经皮肾镜取石术，并逐步在全国范围内推广应用，从而显著扩大了经皮肾镜取石技术的适应范围，尤其适用于大部分 ESWL 和开放手术难以处理的上尿路结石。近年来，大宗回顾性临床报告显示，该方法相较于标准 PNL 更易于掌握和开展，成功率高，且并发症发生率低于国外技术。

现今，经皮肾镜取石技术（无论 PNL 还是 MPNL）在上尿路结石的治疗中发挥着越来越重要的作用。

① 适应证：所有需开放手术干预的肾结石，包括完全性和不完全性鹿角结石、≥2cm 的肾结石、有症状的肾盏或憩室内结石、体外冲击波难以粉碎及治疗失败的结石；输尿管上段 L_4 以上、梗阻较重或长径＞1.5cm 的大结石；因息肉包裹及输尿管纡曲、ESWL 无效或输尿管置镜失败的输尿管结石；特殊类型的肾结石，包括小儿肾结石梗阻明显、肥胖患者的肾结石、肾结石合并肾盂输尿管连接部梗阻或输尿管狭窄、孤立肾合并结石梗阻、马蹄肾合并结石梗阻、移植肾合并结石梗阻以及无积水的肾结石等。

② 禁忌症：未纠正的全身出血性疾病；严重心脏疾病和肺功能不全，无法承受手术者；未控制的糖尿病和高血压者；盆腔游走肾或重度肾下垂者；脊柱严重后凸或侧弯畸形、极肥胖或不能耐受俯卧位者亦为相对禁忌症，但可以采用仰卧、侧卧或仰卧斜位等体位进行手术；服用阿司匹林、华法林等抗凝药物者，需停药 2 周，复查凝血功能正常才可以进行手术。

（4）输尿管镜取石术 逆行输尿管镜治疗肾结石以输尿管软镜为主，其损伤介于 ESWL 和 PNL 之间。随着输尿管镜和激光技术的发展，逆行输尿管软镜配合钬激光治疗肾结石（＜2cm）和肾盏或憩室结石取得了良好的效果。

① 适应证：ESWL 定位困难的、X 线阴性肾结石（＜2cm）；ESWL 术后残留的肾下盏结石；嵌顿性肾下盏结石，ESWL 治疗的效果不好；极度肥胖、严重脊柱畸形，建立 PNL 通道困难；结石坚硬（如一水草酸钙结石、胱氨酸结石等），不利于 ESWL 治疗；伴盏颈狭窄的肾盏憩室内结石。

② 禁忌证：不能控制的全身出血性疾病；严重的心肺功能不全，无法耐受手术；未

控制的尿路感染；严重尿道狭窄，腔内手术无法解决；严重髋关节畸形，截石位困难。

（5）开放性手术　近年来，随着体外冲击波碎石和腔内泌尿外科技术的发展，特别是经皮肾镜和输尿管镜碎石取石术的应用，使肾结石的治疗取得了突破性的进展，开放性手术在肾结石治疗中的运用已经显著减少。在一些结石治疗中心，肾结石病例中开放手术仅占1%～5.4%。但是，开放性手术取石在某些情况下仍具有极其重要的临床应用价值。

① 适应证：ESWL、URS和（或）PNL作为肾结石治疗方式存在禁忌症；ESWL、PNL、URS手术治疗失败，或上述治疗方式出现并发症需开放手术处理；存在需要同时开放手术处理的疾病，例如肾内集合系统解剖异常、漏斗部狭窄、肾盂输尿管交界处梗阻或狭窄、肾脏下垂伴旋转不良等。

② 可供选择的手术方式：单纯性肾盂或肾窦内肾盂切开取石术，肾外型肾盂较肾内型肾盂更适于行此手术，对单个结石可保证一次取净，疗效较好。肾盂肾实质联合切开取石术，多用于不能通过肾窦切开取出的多发性或鹿角状肾结石，国内外采用阻断肾血液循环，静脉注入肌苷，在室温下于90min内取净肾结石，对肾功能无不良影响，如局部降温至15～20℃再阻断肾蒂则可保证2～3小时的手术，术后肾功能无改变。无萎缩性肾实质切开取石术。放射状肾实质切开取石术。肾脏部分切除术和全切除术，对限于一极的，尤其是肾下盏多发结石或有肾盏颈部狭窄的多发结石与肾盏黏膜粘连严重的结石，可采用肾部分切除术；肾切除术现已很少使用，只有一侧肾结石合并肾积脓或肾功能丧失而对侧肾正常时，可考虑行此手术。肾造瘘术适用于双肾结石并发急性梗阻引起无尿、少尿，治疗的首要原则是早解除肾功能较好一侧的梗阻。患者一般状况较差，或结石位置不明，可先行经皮插管引流或行肾造瘘术，术后2周左右再做取石手术。

（6）溶石治疗　溶石治疗是通过化学方法溶解结石或结石碎片，以达到完全清除结石的目的，是一种有效的辅助治疗方式，常用于体外冲击波碎石、经皮肾镜取石、输尿管镜碎石及开放手术取石后的辅助治疗。特别是对某些部分或完全性鹿角形结石的病例，化学溶石与取石手术联合治疗是一种可行的治疗选择。此外，口服药物治疗尿酸结石也是一种很有效的方法。

经皮化学溶石时至少应该有两个肾造瘘管，目的是在对肾脏集液系统进行灌注时，避免和减少溶石液体流入膀胱和肾脏内导致压力升高所产生的危害。对于结石比较大的病例，在溶石治疗时应留置输尿管双J管。

第三节　肾癌

肾癌亦称肾细胞癌，是最常见的肾实质恶性肿瘤。肾癌的高发年龄为50～60岁，男女比例为2∶1。由于平均寿命延长和医学影像学的发展，肾癌的发病率较以往增高，临床上无明显症状而在体检时偶然发现的肾癌日渐增多。

一、病因

肾癌的确切病因尚不清楚。吸烟可能是导致肾癌发生的危险因素。有些化学物质，如二甲胺、铅、镉等可使动物发生肾癌，能否使人发生肾癌尚未证实。肾癌亦有家族发病倾向，已发现有视网膜血管瘤家族性肾癌染色体异常，尤其是第3、11染色体异常家族性肾癌。

二、病理

肾癌常为单侧，有1%～2%同时或先后发生双肾癌。肾癌从肾小管上皮细胞发生，外有假包膜，肉眼观可有不同的改变。有些肿瘤切面呈橘黄色、棕色；有些可见出血、坏死、钙化和纤维化斑块。肾癌有三种基本细胞类型，即透明细胞、颗粒细胞和梭形细胞。单个肿瘤内可有多种细胞，其中以透明细胞最为常见。梭形细胞较多的肿瘤恶性度高，预后差。

肾癌外常有假包膜，肿瘤细胞穿透假包膜后可经血液和淋巴转移。肿瘤可破坏全部肾，并可侵犯邻近脂肪、肌组织、血管、淋巴管等。肾癌容易向静脉内扩散形成癌栓，可以延伸进入肾静脉、下腔静脉甚至右心房。远处转移常见部位为肺、脑、骨、肝等。淋巴转移最先到肾蒂淋巴结。

三、临床分期

T：原发肿瘤。

T_x：不能估计原发肿瘤。

T_0：未发现原发肿瘤。

T_1：肿瘤局限于肾，最大直径超过2.5cm。

T_2：肿瘤局限于肾，最大直径超过2.5cm。

T_3：肿瘤侵犯主要静脉，或侵犯肾上腺或肾周围组织，但未超过Gerota膜。

T_{3a}：肿瘤侵犯肾上腺或肾周围组织，但未超过Gerota膜。

T_{3b}：肿瘤侵犯肾上腺或下腔静脉。

T_4：肿瘤穿过Gerota氏膜。

N：局部淋巴结。

N_x：不能评估局部淋巴结。

N_0：无局部淋巴结转移。

N_1：单个淋巴结转移，最大直径不超过2cm。

N_2：单个淋巴结转移，最大直径在2～5cm之间，或多个淋巴结转移，直径均未超过5cm。

N_3：淋巴结转移，直径超过5cm。

M：远处转移。

M_x：不能评估远处转移。

M_0：无远处转移。

M_1：有远处转移。

Ⅰ期：$T_1N_0M_0$。

Ⅱ期：$T_2N_0M_0$。

Ⅲ期：$T_1N_1M_0$，$T_2N_1M_0$，$T_{3a}N_0$，N_1M_0，$T_{3a}N_0$，N_1M_0。

Ⅳ期：T_4 任何 NM_0，任何 TN_2，N_3M_0，任何 T，任何 NM_1。

四、临床表现

1. 无痛性血尿

呈肉眼血尿，反复发作间歇出血，一般不伴有疼痛。是最常见的症状。

2. 腰部疼痛

一般呈钝痛和隐痛，是由于巨大肿瘤扩张肾被膜或压迫附近神经引起。当较大血块沿输尿管下行时，也能发生绞痛。

3. 肿块

见于20%～30%的患者，可在腰部或上腹部触及包块，包块呈光滑、分叶状，较硬，可有轻度压痛。肿物增长迅速，有出血时可变软呈囊性。患者肥胖或瘤体较小者均不易发现。

4. 肾外表现

血尿、疼痛、肿块这三大典型症状，也只是在50%～80%的病例中见到，肾癌肾外表现率较高，症状多样，如发热、恶心、呕吐、血压上升、衰弱、贫血、红细胞增多、高血钙、神经系或骨转移症状、精索静脉曲张、红细胞沉降率快、肝功能异常等。易致延误诊断，日益受到关注。

五、实验室及其他检查

1. 尿常规

可见肉眼血尿及镜下血尿。“尿三杯”试验呈全程血尿。

2. 尿细胞学检查

尿脱落法细胞学检查对肾癌早期诊断有一定价值，但要求判断正确，对假阳性应认真分析。

3. 血钙可增高

可能由于癌细胞产生甲状旁腺激素或多肽类物质，也可能是产生活化维生素 D 的物质而影响钙磷代谢所致。当肾癌被切除，血钙可恢复正常。

4. 肿瘤标记物

已广泛用于普查、筛选、早期诊断、辅助分期、评估预后、随访观察。目前文献报道的有血清标记物（如 γ-烯醇酶）、αFP、β2M、FDP、红细胞沉降率及产生肾外表现的各种内分泌激素及激素类似物。

5. B 超检查

由于超声检查方法简便，无创伤，可反复进行，在肾脏肿瘤的诊断及普查中被广泛应用。由于肿瘤因组织结构不同，超声图像比较复杂，表现为多种声像图，大体可分为 4 种类型：①低回声型，肿瘤内部回声与皮质回声相等，边界不清晰。②高回声型，肿瘤内部为较强的光点。③强回声型，肿瘤内部回声呈密集光点。边界清晰，无声影，这类回声仅见于血管平滑肌脂肪瘤（又称错构瘤）。④不均匀回声型，肿瘤内部回声为不均匀分布的光点，是因肿瘤内部不均匀或有坏死、出血、钙化或囊性变所致。肾癌具有多种超声图像，根据肿瘤大小有很大的差异。瘤体较大、无坏死的肿瘤回声较正常肾组织有明显的增高，内部有强烈的高回声波，而直径<1.5cm 的肿瘤回声较低。

6. X 线检查

是诊断肾肿瘤非常重要的方法，随着现代化诊断设备的应用和诊断水平的提高，X 线检查已不是唯一的诊断手段，但仍是常规的诊断方法。

（1）尿路平片　在平片上可见肾影增大或不规则，腰大肌影模糊，少数肾恶性肿瘤有钙化。静脉肾盂造影和逆行肾盂造影是诊断肾肿瘤最基本的方法。肾肿瘤在肾盂造影片上常显示肾盂和肾盏受压、变形、拉长和扭曲，使肾盂之间距离扩大，呈新月形或蜘蛛足样等改变。有时肾盂和肾盏充盈不全，一个或一组肾盂缺如，当肿瘤完全阻塞肾盂时，患肾功能丧失，在肾盂造影片上不显影，此时可作逆行肾盂造影。如肿瘤较小或位于肾脏边缘时，应进行不同体位（斜位、侧位）摄片。少数肾癌突向肾盂时，X 线片上酷似肾盂肿瘤，应注意鉴别。

（2）动脉造影　应用 Seldinger 导管，经股动脉穿刺，先行腹主动脉-肾动脉造影，确定肾动脉的位置，并将导管插入肾动脉，作选择性肾动脉造影。对肾癌的早期诊断，特别是对 CT 检查不典型的肿瘤，可明确病变性质和部位。数字减影血管造影（digital subtraction angiography，DSA）可以消除其他组织的重叠影，使血管系统清楚地显影，提高诊断的准确率。肾动脉造影的同时可根据需要进行肾动脉栓塞术。

（3）下腔静脉造影　5%～15%肾癌发生静脉瘤栓，造影可了解下腔静脉内、肾静脉内有无瘤栓，下腔静脉有无受到肿瘤压迫和浸润等改变。

7. CT 检查

能清楚地显示直径 1cm 以上的肾实质肿块，对肾脏的占位性病变，即囊性和实性占位的鉴别有重要价值，准确率达 93%。肾癌的 CT 图像特点：①肿瘤边缘不规则，呈圆形或分叶状。②平扫时肿瘤的密度随肿瘤细胞成分不同而表现为不同的密度，透明细胞癌密度低于正常肾组织，而颗粒细胞癌密度高于正常。③增强扫描时，肿瘤密度不同程度地增强，但仍低于正常肾组织。由于增强后肾肿瘤与组织之间的密度差加大，可以更清楚地显示肿瘤的大小与分界线。④肿瘤内常有出血、液化和坏死区，使肿瘤密度不均。少数肿瘤内见密度增强的钙化灶，位于肿瘤内或其边缘。⑤CT 能精确测量肾细胞癌病变的范围和大小，还可了解肾周有无浸润、淋巴结转移，从而为肾癌分期提供依据。⑥囊性肾癌，与肾囊肿的图像酷似，易误诊。但囊肿壁厚，囊液 CT 值较肾囊肿内的囊液高，应注意鉴别。

8. MR 检查

MR 检查的优点在于一次扫描可获得肾脏横断面、冠状面、矢状面的图像，没有 CT 存在的伪影，不需注射造影剂。MR 可十分清楚地显示肾实质肿块，肾囊肿表现为均一的低密度团块，边界光滑，与肾实质分界清楚。肾癌密度高低不等，信号强度不均匀，肿块边界不规则。肾细胞癌的 T_1 比正常肾实质的 T_1 长，T_2 相同或稍长。MR 显示肿瘤侵犯的范围优于 CT，可用于肿瘤的术前分级和术后随访。

9. 膀胱镜检查

可明确血尿来源及膀胱内的情况，观察输尿管口有无喷出血尿，有此征象时肾癌的诊断颇有意义。

10. 同位素肾扫描

用 ^{203}Hg、^{131}I、^{99m}TC 均能显示缺损阴影。

11. 肾穿刺活检

可明确肾肿瘤的性质，但有创伤且可造成癌肿播散，故应慎用。

六、诊断和鉴别诊断

1. 诊断

根据病史、症状、体征以及影像学检查即可确诊。

2. 鉴别诊断

本病需与肾积水、多囊肾、肾囊肿、肾结核、泌尿系结石、肾上腺肿瘤等相鉴别。

七、治疗

1. 手术治疗

手术治疗为肾癌首选和唯一有效的治疗方法，但因肾癌病体增大，肾周血管相当扩张，肾蒂附近有广泛而紧密的粘连，增加了手术切除的难度，死亡率较高。手术范围应较一般肾切除术广泛，并将肾周围筋膜以及周围可能被侵犯的组织和淋巴组织整块切除。为避免手术时肿瘤扩散，应先结扎肾蒂血管。

（1）根治性肾切除术　包括肾及其周围脂肪组织与局部淋巴结的切除。对Ⅰ～Ⅲ期的病例均可行根治性肾切除。手术时选用下列 4 种途径。经腹途径：适用于体型瘦长、瘤体不是很大的病例，易探查肾病变及转移情况，特别适用于肾静脉和下腔静脉瘤栓的处理及淋巴清除。经胸腹联合切口：适用于肥胖患者及瘤体较大的病例。经 11 肋间切口：对患者损伤小，暴露也较好，但需对肾脏部分游离后才可控制肾蒂。经腰切口：暴露较差，肿瘤较小者可采用。上述途径可因人而异加以选用。除Ⅰ期患者术后不需化疗及放疗外，Ⅱ、Ⅲ期病例最好在术后辅以化疗、放疗及中医中药治疗。

（2）姑息性切除术　对已发生远处转移的肾癌患者，根据具体情况如有大量血尿、剧烈疼痛时，手术切除癌肿可缓解症状，对肺、肝、骨等部位的转移灶，应争取切除。

2. 肾动脉栓塞术

经皮穿刺导管技术，经股动脉插管，选择性插入肾动脉内，在电视监视下证实导管位置无误，然后注射栓塞物质。其主要作用和适应证：根治性肾切除术前做栓塞，可使瘤体缩小，癌周血管萎缩纤维化，有利于手术操作；晚期肾癌作姑息性栓塞，可控制症状，抑制肿瘤生长。肾动脉栓塞术要严格掌握适应证、技术操作规程和要求，防止插管及栓塞的并发症，如下肢远端血管栓塞、结肠坏死、急性肾衰、多器官损害及严重感染等。

3. 放疗

术前、术后或不能切除的肾癌可进行放疗，以起到减轻痛苦、延长生存期的作用。

4. 化疗

化疗肾癌的效果目前普遍认为不理想，应用与否视个体差异而定。

5. 内分泌治疗

实验观察到黄体酮和睾酮有抑制肿瘤生长的作用，导致了激素在肾癌治疗中的应用。目前临床常用乙酸甲羟孕酮（安宫黄体酮）100mg 口服，每日 3 次；或 400mg 肌内注射，每周 1 次。丙酸睾酮 100mg 肌内注射，每周 2 次。

6. 生物治疗

有人用干扰素治疗肾癌 747 例，完全缓解 16 例，部分缓解 107 例，总有效率 16.5%。此外，卡介苗、肿瘤坏死因子以及前列腺素合成酶抑制剂等具有调节机体抗肿瘤生物反应作用，对肾癌有一定的疗效。

八、预防

避免接触化学工业中可能的致癌物质。预防和及时治疗病毒感染，早期治疗肾结石症及并发的感染。避免使用免疫抑制剂，不要长期服用解热止痛等有损害尿路作用的药物。加强身体锻炼，增强机体抵抗力。避免纵欲，戒烟。老年人每半年至 1 年做 1 次 B 超检查是早期发现肾癌的较好办法。肾癌术后要使患者尿呈酸性，患者要多吃含维生素 C 的食物和水果、蔬菜。

第四节　膀胱结石

膀胱结石是较常见的泌尿系结石，好发于男性，男女比例约为 10∶1。膀胱结石的发病率有明显的地区和年龄差异。总的来说，在经济落后地区，膀胱结石以婴幼儿为常见，主要由营养不良所致。随着我国经济的发展，膀胱结石的总发病率已显著下降，多见于 50 岁以上的老年人。

一、病因

膀胱结石分为原发性和继发性两种。原发性膀胱结石多由营养不良所致，现在除了少数发展中国家及我国一些边远地区外，其他地区该病已少见。继发性膀胱结石主要继发于下尿路梗阻、膀胱异物等。

1. 营养不良

婴幼儿原发性膀胱结石主要发生于贫困饥荒年代，营养缺乏，尤其是动物蛋白摄入不足是其主要原因。只要改善婴幼儿的营养，使新生儿有足够的母乳或牛乳喂养，婴幼儿膀胱结石是可以预防的。

2. 下尿路梗阻

一般情况下，膀胱内的小结石以及在过饱和状态下形成的尿盐沉淀常可随尿流排出。但当有下尿路梗阻时，如良性前列腺增生、膀胱颈部梗阻、尿道狭窄、先天畸形、膀胱膨出、憩室、肿瘤等，均可使小结石和尿盐结晶沉积于膀胱而形成结石。

此外，造成尿流不畅的神经性膀胱功能障碍、长期卧床等，都可能诱发膀胱结石的出现。尿液潴留容易并发感染，以细菌团、炎症坏死组织及脓块为核心，可诱发晶体物质在其表面沉积而形成结石。

3. 膀胱异物

医源性的膀胱异物主要有长期留置的导尿管、被遗忘取出的输尿管支架管、不被机体吸收的残留缝线、膀胱悬吊物、由子宫内穿至膀胱的 Lippes 环等，非医源性异物如发夹、蜡块等。膀胱异物可作为结石的核心而使尿盐晶体物质沉积于其周围而形成结石。此外，膀胱异物也容易诱发感染，继而发生结石。

当发生血吸虫病时，其虫卵亦可成为结石的核心而诱发膀胱结石。

4. 尿路感染

继发于尿液潴留及膀胱异物的感染，尤其是分泌尿素酶的细菌感染，由于能分解尿素产生氨，使尿 pH 升高，使尿磷酸钙、铵和镁盐的沉淀而形成膀胱结石。这种由产生尿素酶的微生物感染所引起、由磷酸镁铵和碳磷灰石组成的结石，又称为感染性结石。

含尿素酶的细菌大多数属于肠杆菌属，其中最常见的是奇异变形杆菌，其次是克雷伯杆菌、假单胞菌属及某些葡萄球菌。少数大肠埃希菌、某些厌氧细菌及支原体也可以产生尿素酶。

5. 代谢性疾病

膀胱结石由人体代谢产物组成，与代谢性疾病有着极其密切的关系，包括胱氨酸尿症、原发性高草酸尿症、特发性高尿钙、原发性甲状旁腺功能亢进症、黄嘌呤尿症、特发性低柠檬酸尿症等。

6. 肠道膀胱扩大术

肠道膀胱扩大术后膀胱结石的发生率高达 36%～50%，主要原因是肠道分泌黏液所致。

7. 膀胱外翻-尿道上裂

膀胱外翻-尿道上裂患者在膀胱尿道重建术前因存在解剖及功能方面的异常，易发生膀胱结石。在重建术后，手术引流管、尿路感染、尿液潴留等又增加了结石形成的危险因素。

二、病理

膀胱结石的继发性病理改变主要表现为局部损害、梗阻和感染。由于结石的机械性刺激，膀胱黏膜往往呈慢性炎症改变。继发感染时，可出现滤泡样炎性病变、出血和溃疡，膀胱底部和结石表面均可见脓苔。偶可发生严重的膀胱溃疡，甚至穿破阴道、直肠，形成尿瘘。晚期可发生膀胱周围炎，使膀胱和周围组织粘连，甚至发生穿孔。

膀胱结石易堵塞于膀胱出口、膀胱颈及后尿道，导致排尿困难。长期持续的下尿路梗阻可使膀胱逼尿肌出现代偿性肥厚，并逐渐形成小梁、小房和憩室，使膀胱壁增厚和肌层纤维组织增生。

长期下尿路梗阻还可损害膀胱输尿管的抗反流机制，导致双侧输尿管扩张和肾积水，使肾功能受损，甚至发展为尿毒症。肾盂输尿管扩张积水可继发感染而发生肾盂肾炎及输尿管炎。当尿路移行上皮长期受到结石、炎症和尿源性致癌物质刺激时，局部上皮组织可发生增生性改变，甚至出现乳头样增生或者鳞状上皮组织转化，最后发展为鳞状上皮癌。

三、临床表现

大多数膀胱结石，由于对膀胱局部的刺激、创伤、梗阻和继发感染，可产生各种症状，但也有少数病例，尤其是下尿路梗阻且已有残余尿者，结石有时虽然较大，却无明显症状，仅在做X线尿路检查时被发现。

膀胱结石的主要症状为尿痛、排尿障碍和血尿。疼痛可为下腹部和会阴部钝痛，亦可为明显或剧烈疼痛，常因活动和剧烈运动而诱发或加剧。如疼痛系结石刺激膀胱底部黏膜引起，常有尿频和尿急。排尿终末时疼痛加剧，且可伴终末血尿。患者常欲卧位以求疼痛缓解。结石嵌于膀胱颈口，出现明显排尿困难，排尿时常呈滴沥状，亦可尿流中断或发生急性尿潴留。

出现排尿困难时，患者必须改变体位或摇晃身体，才能继续排尿，此时突然发生剧痛，可放射至阴茎、阴茎头和会阴部。尿流中断后再继续排尿时伴有血尿。

小儿患者，常疼痛难忍，大汗淋漓，大声哭叫，用手牵拉或搓揉阴茎或排尿时伴有血尿，或变换体位以减轻痛苦。疼痛有时可放射至背部和髋部，甚至可放射至足跟和足底。患者因排尿困难当用力排尿时，可使尿粪同时排出，甚至可引起直肠脱垂或疝。

老年男性膀胱结石多继发于前列腺增生症，可同时伴有前列腺增生症的症状；神经性膀胱功能障碍、尿道狭窄等引起的膀胱结石亦伴有相应的症状。

膀胱结石合并感染时，出现膀胱刺激征状、血尿和脓尿。

四、诊断

膀胱结石的诊断，主要是根据病史、体检、B超、X线检查，必要时做膀胱镜检查。虽然不少病例可根据典型症状，如疼痛、排尿时突然尿流中断和终末血尿，做出初步诊断。但这些症状绝非膀胱结石所独有。

体检对膀胱结石的诊断帮助不大，多数病例无明显的阳性体征。结石较大者，经双合诊可扪及结石。婴幼儿直肠指检有时亦可扪及结石。目前此法已被B超及X线等检查取代。

实验室检查可发现尿中有红细胞或脓细胞，伴有肾功能损害时可见血肌酐、尿素氮升高。腹部X线平片亦是诊断膀胱结石的重要手段，结合B超检查可了解结石大小、位置、形态和数目，还可了解双肾、输尿管有无结石。应注意区分腹部X线平片上的盆部静脉石、输尿管下段结石、淋巴结钙化影、肿瘤钙化影及粪石。必要时行静脉肾盂造影检查以了解上尿路情况，做膀胱尿道造影以了解膀胱及尿道情况。纯尿酸和胱氨酸结石为透X

线的阴性结石，用淡的造影剂进行膀胱造影有助于诊断。

膀胱镜检查是诊断膀胱结石最可靠的方法，尤其对于透 X 线的结石。结石在膀胱镜可一目了然，不仅可查清结石的大小、数目及其具体特征，还可明确有无其他病变，如前列腺增生、尿道狭窄、膀胱憩室、炎症改变、异物、癌变、先天性后尿道瓣膜及神经性膀胱功能障碍等。膀胱镜检查后，还可同时进行膀胱结石的气压弹道及钬激光碎石。

五、治疗

膀胱结石的治疗应根据结石体积大小选择合适的治疗方法。一般来说，直径＜0.6cm，表面光滑，无下尿路梗阻的膀胱结石可自行排石或通过口服排石中药排石。但绝大多数的膀胱结石均需行外科治疗，方法包括体外冲击波碎石、内镜手术和开放性手术。手术治疗取出结石后，应做结石成分分析后同时进行病因治疗，合并感染时，应用抗生素控制感染。

1. 中药排石

排石颗粒（市面有售），每次 6～12g，冲服，连服 2 天，同时服用 654-2 10mg，连服 2 天，疗效更好。

2. 体外冲击波碎石

小儿膀胱结石多为原发性结石，可首选体外冲击波碎石术；成人原发性膀胱结石 2.5～3cm 者亦可以采用体外冲击波碎石术。

膀胱结石进行体外冲击波碎石时多采用俯卧位或蛙式坐位，对阴囊部位应做好防护。由于膀胱空间大，结石易移动，碎石时应注意定位。较大的结石碎石前膀胱需放置气囊尿管，如需再次碎石，间断时间应＞7 天。

3. 经尿道钬激光碎石术

目前比较常用，操作简便，碎石效果理想，适合 2cm 以下膀胱结石。钬激光碎石优势在于它能够将结石击破成米粒状大小，随尿排出体外。也能将＞2cm 结石击碎，但较费时。

4. 经尿道气压弹道碎石术

气压弹道碎石于 1990 年首先在瑞士研制成功，至今已发展到第四代（同时兼备超声碎石和气压弹道碎石的超声气压弹道碎石清石一体机）。当膀胱结石直径＞2cm 时，可选用经尿道气压弹道碎石术，其碎石速度较钬激光碎石快，尤其是第四代混合动力气压弹道碎石机，可同时碎石及清理结石，碎石后需要用 Ellik 冲洗器冲洗或用取石钳将结石碎片取出，取石过程中注意动作要轻巧，防止损伤尿道及膀胱黏膜。

5. 开放性手术取石

耻骨上膀胱切开取石术不需特殊设备，简单易行，安全可靠，但随着腔镜技术的发展，目前采用开放手术取石已逐渐减少，开放手术取石不应作为膀胱结石的常规治疗方法，仅适用于需要同时处理膀胱内其他病变或结石直径（或最大径）＞4cm 时方可采用。

此外，开放性手术尤其适用于患有尿道狭窄、前列腺增生、膀胱颈挛缩、膀胱憩室内结石及经腔内碎石失败者，但不适用于膀胱内有严重感染、全身情况差，如患有糖尿病或重要器官有严重器质性病变者。

第五节　膀胱癌

膀胱癌是人类常见的恶性肿瘤之一。根据美国癌症协会统计，2006年在美国，膀胱癌在男性是继前列腺癌、肺癌和直肠癌之后排第4位的恶性肿瘤，占男性恶性肿瘤的5%～10%，在女性排名第9位。我国膀胱癌的发病率也较高，且呈逐年上升趋势。

一、病因

膀胱癌可发生于任何年龄段，但主要发病人群为中年及以上人群。膀胱癌的发生是一个复杂、多因素、多步骤的病理演变过程，涉及内在的遗传因素和外在的环境因素。已明确的两大主要致病危险因素是吸烟和长期接触工业化学产品。吸烟是目前最肯定的膀胱癌致病因素，30%～50%的膀胱癌由吸烟引起，吸烟可使膀胱癌风险增加2～4倍，且风险与吸烟强度和持续时间成正比。另一重要的致病因素是长期接触工业化学产品，职业暴露是最早被认知的膀胱癌致病因素，约20%的膀胱癌由此引发，涉及行业包括纺织、染料制造、橡胶化学、药物制剂和杀虫剂生产，以及油漆、皮革及铝、铁和钢生产。此外，柴油机废气累积也可能增加膀胱癌的发生风险。

其他潜在致病因素还包括慢性感染（如细菌、血吸虫及HPV感染等）、使用化疗药物环磷酰胺（潜伏期6～13年）、长期服用含非那西汀的镇痛药（10年以上）、盆腔放疗、长期饮用高矿物质含量水及氯消毒水、咖啡、人造甜味剂及染发剂等。另外，膀胱癌的发生可能与遗传因素有关，有家族史的人群患膀胱癌的风险显著增加，遗传性视网膜母细胞瘤患者的膀胱癌发生率也明显升高。对于肌层浸润性膀胱癌，慢性尿路感染、残余尿及长期异物刺激（如留置导尿管、结石）与其密切相关，此类情况主要见于鳞状细胞癌和腺癌。

二、组织病理学

1. 膀胱癌的组织学类型

膀胱癌包括尿路上皮细胞癌、鳞状细胞癌和腺细胞癌，其次还有较少见的转移性癌、小细胞癌和癌肉瘤等。其中，膀胱尿路上皮癌最为常见，占膀胱癌的90%以上。膀胱鳞状细胞癌比较少见，占膀胱癌的3%～7%。膀胱腺癌更为少见，占膀胱癌的比例<2%，膀胱腺癌是膀胱外翻患者最常见的癌。

2. 膀胱癌的组织学分级

2004年WHO正式公布了这一新的分级法。肿瘤的分类主要基于光镜下的显微组织特征、相关形态特征的细胞类型和组织构型。此分级法将尿路上皮肿瘤分为低度恶性倾向尿路上皮乳头状肿瘤（PUNLMP）、低分级和高分级尿路上皮癌。

3. 膀胱癌的分期

膀胱癌的分期指肿瘤浸润深度及转移情况，是判断膀胱肿瘤预后最有价值的参数。膀胱癌可分为非肌层浸润性膀胱癌（T_{Is}、T_a、T_1）和肌层浸润性膀胱癌（T_2 以上）。局限于黏膜（T_a～T_{Is}）和黏膜下（T_1）的非肌层浸润性膀胱癌（以往称为表浅性膀胱癌）占 75%～85%，肌层浸润性膀胱癌占 15%～25%。而非肌层浸润性膀胱癌中，70%为 T_a 期病变、20%为 T_2 期病变、10%为膀胱原位癌。

三、诊断

1. 症状

血尿是膀胱癌最常见的症状，尤其是间歇性全程无痛血尿，近 15 年平均增长速度为 68.29%、数目及形态并不一致。膀胱癌患者也可能以尿频、尿急、尿痛即膀胱刺激征和盆腔疼痛为首发症状，这类症状常与弥漫性原位癌或浸润性膀胱癌相关，而 T_a、T_1 期肿瘤通常无此类症状。

其他症状还包括因输尿管梗阻引起的腰骶部疼痛、下肢水肿、盆腔包块和尿潴留。部分患者就诊时已表现为体重减轻、肾功能不全、腹痛或骨痛，这些均为晚期症状。

2. 影像学检查

（1）超声检查　多普勒超声检查可显示肿瘤基底部血流信号，不仅能发现膀胱癌，还有助于肿瘤分期，了解有无局部淋巴结转移及周围脏器侵犯，尤其适用于造影剂过敏者。

（2）泌尿系统平片和静脉尿路造影（KUB＋IVU）　泌尿系统平片及静脉尿路造影检查一直被视为膀胱癌患者的常规检查，旨在发现并存的上尿路肿瘤。

（3）CT 检查　传统 CT（平扫＋增强扫描）对诊断膀胱肿瘤具有一定价值，可发现较大肿瘤，并能与血块鉴别。尽管螺旋 CT 分辨率显著提高，但对于较小肿瘤（如＜5mm）和原位癌仍不易发现，且无法详细了解输尿管情况，分期准确性不高，肿大淋巴结难以区分是转移还是炎症，也不能准确区分肿瘤是局限于膀胱还是侵犯到膀胱外。此外，既往有肿瘤切除史的患者可能因局部炎症反应导致分期过高。因此，若膀胱镜发现肿瘤为实质性（无蒂）、有浸润肌层的可能，或需了解肝脏有无病变时，可进行 CT 检查。

（4）MRI 检查　MRI 有助于肿瘤分期。动态 MRI 在显示尿路上皮癌存在及肌层侵犯程度方面的准确性高于 CT 或非增强 MRI。在分期方面，应用增强剂进行 MRI 检查，可区分非肌层浸润性肿瘤与肌层浸润性肿瘤及其浸润深度，也能发现正常大小淋巴结有无转移征象。例如，使用铁剂作为增强剂可鉴别淋巴结有无转移：良性增大的淋巴结可吞铁剂，在 T_2 加权像上信号强度降低，而淋巴结转移则无此征象。

3. 尿脱落细胞学

尿脱落法细胞学检查方法简便、无创、特异性高，是膀胱癌诊断和术后随访的主要方法。尿标本的采集一般通过自然排尿，也可以通过膀胱冲洗，这样能得到更多的肿瘤细胞，有利于提高检出率。尿脱落细胞学检测膀胱癌的敏感性为 13%～75%、特异性为 85%～100%。

4. 荧光原位杂交（FISH）

采用荧光标记的核酸探针检测 3.7、17、9p21 号染色体上的着丝点，以确定染色体有无与膀胱癌相关的非整倍体，检测膀胱癌的敏感性和特异性分别为70%～86%和66%～93%。与BTA、NMP22相比，特异性较高，FISH比膀胱镜能够更早地发现膀胱癌复发。

5. 膀胱镜检查和活检

目前膀胱镜检查仍然是诊断膀胱癌最可靠的方法。通过膀胱镜检查可以发现膀胱是否有肿瘤，明确肿瘤数目、大小、形态和部位，并且可以对肿瘤和可疑病变部位进行活检以明确病理诊断。如有条件，建议使用软性膀胱镜检查。与硬性膀胱镜相比，软性膀胱镜检查具有损伤小、视野无盲区、检查体位舒适等优点。

6. 诊断性经尿道电切术（TUR）

诊断性经尿道电切术（TUR）作为诊断膀胱癌的首选方法，已逐渐被采纳。如果影像学检查发现膀胱内有肿瘤病变，并且没有明显的膀胱肌层浸润征象，可以酌情省略膀胱镜检查，在麻醉下直接行诊断性TUR，这样可以达到两个目的，一是切除肿瘤，二是对肿瘤标本进行组织学检查以明确病理诊断、肿瘤分级和分期，为进一步治疗以及判断预后提供依据。

四、治疗

（一）非肌层浸润性膀胱癌的治疗

非肌层浸润性膀胱癌或表浅性膀胱癌占全部膀胱癌的75%～85%，根据复发风险及预后的不同，非肌层浸润性膀胱癌可分为以下3组。①低危非肌层浸润膀胱尿路上皮癌：单发、T_a、G_1（低级别尿路上皮癌）、直径<3cm（注：必须同时具备以上条件才是低危非肌层浸润性膀胱癌）。②中危非肌层浸润膀胱尿路上皮癌：除以上2类的其他情况，包括肿瘤多发、T_a～T_1、G_1～G_2（低级别尿路上皮癌）、直径>3cm等。③高危非肌层浸润膀胱尿路上皮癌：多发或高复发、T_1、G_3（高级别尿路上皮癌）、T_{Is}。

1. 手术治疗

（1）经尿道膀胱肿瘤切除术　经尿道膀胱肿瘤切除术（TUR-BT）既是非肌层浸润性膀胱癌的重要诊断方法，同时也是主要的治疗手段。膀胱肿瘤的确切病理分级和分期需要依赖首次TUR-BT后的病理结果。该手术有两个主要目的：一是切除肉眼可见的全部肿瘤，二是获取组织进行病理分级和分期。TUR-BT术应彻底切除肿瘤，直至露出正常的膀胱壁肌层。肿瘤切除后，建议进行基底部组织活检，以便准确病理分期和确定后续治疗方案。有报道指出，T_1期膀胱癌患者在术后2～6周再次进行TUR-BT，可以降低术后复发的风险。

（2）经尿道激光手术　激光手术既能凝固也能汽化肿瘤，其疗效和复发率与经尿道手术相近。但术前需进行肿瘤活检以进行病理诊断。激光手术在肿瘤分期上存在一定困难，通常适用于乳头状瘤级别尿路上皮癌，以及病史为低级别、低分期的尿路上皮癌。目前临床常用的激光类型包括钬激光和绿激光等。

（3）光动力学治疗　光动力学治疗（PDT）是通过膀胱镜将激光与光敏剂结合的治疗方法。肿瘤细胞摄取光敏剂后，在激光作用下产生单态氧，导致肿瘤细胞变性坏死。该疗法适用于膀胱原位癌、控制膀胱肿瘤出血、肿瘤多次复发以及无法耐受手术治疗等情况。

治疗风险及防范措施如下。

① 闭孔神经反射及处理：部分肿瘤好发于膀胱侧壁，而闭孔神经在盆腔中与膀胱侧壁相邻。电切时电流刺激闭孔神经，常引发突发性大腿内收肌群收缩的神经反射，这是膀胱穿孔的主要原因。一般 TUR-BT 手术采用的腰麻或硬膜外麻醉无法防止闭孔神经反射，若对手术区受刺激部位的闭孔神经远端进行阻滞，可以有效减弱或避免反射发生。在切除膀胱侧壁肿瘤时，应警惕闭孔反射，避免膀胱过度充盈，采用最小有效切割电流，肿瘤较小时可改用电凝摧毁。手术时电切环稍伸出电切镜鞘，进行短促电切，以便在发生闭孔反射时及时回收电切环。

② 膀胱肿瘤复发的再次电切：有学者认为，首次 TUR-BT 时肿瘤分期被低估的比例高达 9%～49%，再次电切可以纠正分期错误并发现残存肿瘤。建议在首次电切后 2～6 周进行再次电切，此时首次电切引起的炎症已消退。

2. 术后辅助治疗

（1）术后膀胱灌注化疗　TUR-BT 术后有 10%～67%的患者会在 12 个月内复发，术后 5 年内有 24%～84%的患者复发，非肌层浸润性膀胱癌 TUR-BT 术后复发有 2 个高峰期，分别为术后的 100～200 天和术后的 600 天。建议所有的非肌层浸润性膀胱癌患者术后均进行辅助性膀胱灌注治疗。

① TUR-BT 术后即刻膀胱灌注化疗：TUR-BT 术后 24 小时内完成表柔比星或丝裂霉素等膀胱灌注化疗可以使肿瘤复发率降低 40%，因此推荐所有的非肌层浸润性膀胱癌患者 TUR-BT 术后 24 小时内均进行膀胱灌注化疗，TUR-BT 术后即刻膀胱灌注化疗对单发和多发膀胱癌均有效。术后早期膀胱灌注化疗及维持膀胱灌注化疗：对于中危和高危的非肌层浸润性膀胱癌，术后 24 小时内即刻膀胱灌注治疗后，建议继续膀胱灌注化疗，每周 1 次，共 4～8 周，随后进行膀胱维持灌注化疗，每个月 1 次，共 6～12 个月。

② 灌注药物治疗风险及防范：膀胱灌注治疗的不良反应与药物剂量和灌注频率有关。膀胱灌注治疗主要用于减少膀胱肿瘤的复发，没有证据显示其能预防肿瘤进展。化疗药物对肿瘤细胞的杀伤作用都遵循一级动力学原理，即只能杀死（伤）大部分肿瘤细胞，而不是全部，故对相对高危的膀胱肿瘤患者，推荐采用维持膀胱灌注化疗的方案。另外，对于术中有膀胱穿孔，或多发膀胱肿瘤手术创面大的患者，为避免化疗药物吸收带来的不良反应，也不主张行即刻膀胱灌注化疗。若灌注期间出现严重的膀胱刺激征状时，应延迟或停止灌注治疗，以免继发膀胱挛缩。

（2）术后膀胱灌注免疫治疗

① 卡介苗（BCG）：BCG 的确切作用机制尚不清楚，多数研究认为是通过免疫反应介导的。BCG 适合于高危非肌层浸润性膀胱癌的治疗，可以预防膀胱肿瘤的进展。BCG 治疗一般采用 6 周灌注诱导免疫应答，再加 3 周的灌注强化以维持良好的免疫反应。BCG 灌注用于治疗高危非肌层浸润膀胱尿路上皮癌时，一般采用常规剂量（120～150mg）；BCG 用于预防非肌层浸润膀胱尿路上皮癌复发时，一般采用低剂量（60～75mg）。研究发现采用 1/4 剂量（30～40mg）BCG 灌注治疗中危非肌层浸润膀胱尿路上皮癌时，其疗效与全剂量疗效相同，不良反应却明显降低。

② BCG 药物治疗风险及防范：BCG 不能改变低危非肌层浸润性膀胱癌的病程，而且

由于 BCG 灌注的不良反应发生率较高，对于低危非肌层浸润膀胱尿路上皮癌不建议行 BCG 灌注治疗。BCG 膀胱灌注的主要不良反应为膀胱刺激征状和全身流感样症状，少见的不良反应包括结核败血症、前列腺炎、附睾炎、肝炎等。因此，TUR-BT 术后膀胱有开放创面或有肉眼血尿等情况下，不能进行 BCG 膀胱灌注。

③ 免疫调节药：一些免疫调节药与化疗药物一样可以预防膀胱肿瘤的复发，包括干扰素、白介素等。

（3）复发肿瘤的灌注治疗　膀胱肿瘤复发后，一般建议再次 TUR-BT 治疗。依照 TUR-BT 术后分级及分期，按上述方案重新进行膀胱灌注治疗。对频繁复发和多发者，建议行 BCG 灌注治疗。

（4）膀胱原位癌的治疗　膀胱原位癌的治疗方案是行彻底的 TUR-BT 术，术后行 BCG 膀胱灌注治疗。BCG 灌注每周 1 次，每 6 周为 1 个周期，1 个周期后有 70%完全缓解。休息 6 周后，进行膀胱镜检查和尿脱落法细胞学检查，结果阳性者再进行 1 个周期、共 6 周的灌注治疗。

（二）肌层浸润性膀胱癌的治疗

1. 根治性膀胱切除术

根治性膀胱切除术同时行盆腔淋巴结清扫术，是肌层浸润性膀胱癌的标准治疗，是提高浸润性膀胱癌患者生存率、避免局部复发和远处转移的有效治疗方法。该手术需要根据肿瘤的病理类型、分期、分级、肿瘤发生部位、有无累及邻近器官等情况，结合患者的全身状况进行选择。

（1）根治性膀胱切除术的指征　根治性膀胱切除术的基本手术指征为 T_2～T_{4a}、N_0～N_x、M_0 浸润性膀胱癌，其他指征还包括高危非肌层浸润性膀胱癌 T_1、G_3 肿瘤，BCG 治疗无效的 T_{is}，反复复发的非肌层浸润性膀胱癌，非手术治疗无法控制的广泛乳头状病变等，以及保留膀胱手术后非手术治疗无效或肿瘤复发者和膀胱非尿路上皮癌。

（2）根治性膀胱切除术的生存率　根治性膀胱切除术围术期的病死率为 1.8%～2.5%，主要死亡原因有心血管并发症、败血症、肺栓塞、肝衰竭和大出血。患者的总体 5 年生存率为 54.5%～68%，10 年生存率为 66%。若淋巴结阴性，T_2 期的 5 年和 10 年生存率分别为 89%和 78%，T_3 期为 87%和 76%，T_{3a} 期为 62%和 61%，T_4 期为 50%和 45%。而淋巴结阳性患者的 5 年和 10 年生存率只有 35%和 34%。

（3）治疗风险及防范　根治性膀胱切除术的手术范围包括膀胱及周围脂肪组织、输尿管远端，并行盆腔淋巴结清扫术；男性应包括前列腺、精囊，女性应包括子宫、附件和阴道前壁。如果肿瘤累及男性前列腺部尿道或女性膀胱颈部，则需考虑施行全尿道切除。国内有学者认为若肿瘤累及前列腺、膀胱颈、三角区，或多发肿瘤、原位癌，应行全尿道切除术。对于性功能正常的年龄较轻男性患者，术中对周围神经血管的保护可以使 50%以上患者的性功能不受影响，但术后需严密随访肿瘤复发情况及 PSA 变化情况，并且患者的长期转归有待进一步证实。

淋巴结清扫不仅是一种治疗手段，而且为预后判断提供重要的信息。目前主要有局部淋巴结清扫、常规淋巴结清扫和扩大淋巴结清扫 3 种。有学者认为扩大淋巴结清扫对患者有益，可以提高术后的 5 年生存率，但该方法仍存在争议。阳性淋巴结占术中切除淋巴结的比例（淋巴结密度）可能是淋巴结阳性高危患者的重要预后指标之一。

2. 保留膀胱的手术

对于身体条件无法耐受根治性膀胱切除术，或不愿接受该手术的浸润性膀胱癌患者，可以考虑保留膀胱的手术方案。施行保留膀胱手术的患者需经过严格筛选，评估肿瘤性质及浸润深度，选择恰当的手术方式，并辅以术后放疗和化疗，术后还需密切随访。

保留膀胱的手术方式主要有两种：经尿道膀胱肿瘤切除术（TUR-BT）和膀胱部分切除术。多数保留膀胱的浸润性膀胱癌患者可通过经尿道途径切除肿瘤。但对于肿瘤位于膀胱憩室内、输尿管开口周围，或位于经尿道手术操作盲区的患者，以及有严重尿道狭窄和无法承受截石位的患者，应考虑行膀胱部分切除术。近期有学者认为，对于 T_2 期患者，初次 TUR-BT 术后 4～6 周再次行 TUR-BT 并结合化疗与放疗，有助于保全膀胱。浸润性膀胱癌患者施行保留膀胱手术的 5 年生存率为 58.5%～69%，T_2 期的 3 年生存率为 61.2%，T_1 期的 3 年生存率为 49.1%。

（三）尿流改道术

尿流改道术有多种方法可选，包括不可控尿流改道、可控尿流改道和膀胱重建等。手术方式的选择需根据患者的具体情况，如年龄、伴发病、预期寿命、盆腔手术及放疗史等，并结合患者的要求及术者经验认真选择。泌尿外科医师应与患者充分沟通，术前告知可选的手术方式，达成一致后再决定手术方案。保护肾功能、提高患者生活质量是治疗的最终目标。神经衰弱、精神病、预期寿命短、肝或肾功能受损的患者，对复杂操作的尿流改道术属于禁忌症。

1. 不可控尿流改道

回肠膀胱术是一种简单、安全、有效的术式。乙状结肠膀胱术适用于有原发性肠道疾病或严重放射性盆腔炎，且不愿接受可控性膀胱术的患者，可作为回肠膀胱术的替代方案。横结肠膀胱术适用于进行过盆腔放疗或输尿管短的患者。输尿管皮肤造口术适用于预期寿命短、有远处转移、姑息性膀胱全切、肠道疾病无法利用肠管进行尿流改道或全身状态不能耐受其他手术的患者。

不可控尿流改道手术的主要缺点是需腹壁造口、终身佩戴集尿袋。长期随访显示，患者出现肾功能损害概率约为 27%，造瘘口并发症发生率约为 24%，输尿管回肠吻合口并发症发生率约为 14%，病死率约为 1.0%。因此，伴有短肠综合征、小肠炎性疾病、回肠受到广泛射线照射的患者不适用此术式。

2. 可控尿流改道

（1）可控贮尿囊　在无原位新膀胱术适应证的情况下，可控贮尿囊是一种可选术式。可控贮尿囊需满足肠道去管重建成高容量低压贮尿囊、抗反流和控尿、能自行插管导尿的原则。推荐术式包括使用缩窄的末段回肠作输出道的回结肠贮尿囊，使用原位阑尾作输出道的回结肠贮尿囊，以及取代盲升结肠贮尿囊。可控贮尿囊适用于预期寿命较长、能耐受复杂手术、双侧肾脏功能良好、无上尿路感染、肠道无病变、能自行导尿的患者。

（2）治疗风险及防范　主要缺点是需要腹壁造口。随访发现该术式早、晚期并发症发生率分别为 12%和 37%。晚期并发症主要包括输尿管狭窄或梗阻、尿失禁、导尿困难和尿路结石，代谢并发症也较常见。正确的病例选择、术前指导以及选用合适的肠段和早期治疗，可减少大多数患者的这些并发症。

(3) 利用肛门控制尿液术式　利用肛门括约肌控制尿液的术式包括尿粪合流术，如输尿管乙状结肠吻合术，输尿管结肠、结肠直肠吻合术；尿粪分流术，如直肠膀胱术，直肠膀胱、结肠腹壁造口术。输尿管乙状结肠吻合术因易出现逆行感染、高氯性酸中毒、肾功能受损和恶变等并发症，现已较少使用，但其改良术式可减少并发症，仍被一些治疗中心选用。采用肛门括约肌控制尿液的术式患者，肛门括约肌功能必须良好。

3. 膀胱重建或原位新膀胱

原位新膀胱术因患者术后生活质量高，近10年内已被许多治疗中心作为尿流改道的首选术式。此术式的主要优点是不需腹壁造口，患者可通过腹压或间歇清洁导尿排空尿液。原位新膀胱术主要包括回肠原位新膀胱术、回结肠原位新膀胱术、去带回盲升结肠原位新膀胱术。有学者认为，回肠收缩性少、顺应性高，可达到良好的控尿率，黏膜萎缩使尿液成分吸收减少，手术操作相对简单，比利用其他肠道行原位新膀胱术更为优越。乙状结肠原位新膀胱易形成憩室和有癌变风险，因此不适合作为长期尿流改道，在其他改道术失败时可选用。

治疗风险及防范：原位膀胱重建的主要治疗风险是夜间尿失禁和需要间歇性自我导尿。早期较少发生尿潴留，但长期随访发现50%的患者出现尿潴留。早、晚期并发症发生率分别为20%～30%和30%，主要由输尿管与肠道或新膀胱与尿道吻合口引起。另一缺点是尿道肿瘤复发，复发率为4%～5%，如膀胱内存在多发原位癌或侵犯前列腺尿道，则复发率高达35%。建议术前男性患者行常规前列腺尿道组织活检，女性行膀胱颈活检，或术中行冷冻切片检查，术后应定期行尿道镜检查和尿脱落法细胞学检查。原位新膀胱的先决条件是完整无损的尿道和外括约肌功能良好，术中尿道切缘阴性。前列腺尿道有侵犯、膀胱多发原位癌、骨盆淋巴结转移、高剂量术前放疗、复杂尿道狭窄，为原位新膀胱术的禁忌症。

4. 腹腔镜手术

腹腔镜手术已应用于多种尿流改道术。现多采用在腹腔镜下行膀胱切除术后通过小切口在腹腔外行尿流改道术。目前的技术条件下是否有必要完全在腹腔镜下完成尿流改道仍存在争议。腹腔镜下尿流改道方式选择原则与开放性手术基本相同。腹腔镜下膀胱全切-尿流改道术可在熟练掌握腹腔镜技术、掌握严格的适应证并且在患者的自愿下选择。

（四）膀胱癌的化疗与放疗

1. 膀胱癌的化疗

肌层浸润性膀胱癌行根治性膀胱切除术后，高达50%的患者会出现转移，5年生存率为36%～54%。对于T_3～T_4和（或）$N+M_0$膀胱癌高危患者，5年生存率仅为25%～35%。膀胱癌对含顺铂的化疗方案比较敏感，总有效率为40%～75%，其中12%～20%的患者局部病灶获得完全缓解，有10%～20%的患者可获得长期生存。

(1) 新辅助化疗　对于可手术的T_2～T_{4a}期患者，术前可行新辅助化疗。新辅助化疗的主要目的是控制局部病变，使肿瘤降期，降低手术难度和消除微转移灶，提高术后远期生存率。新辅助化疗后，患者死亡率可下降12%～14%、5年生存率提高5%～7%、远处转移率降低5%，对于T_3～T_4患者，其生存率提高可能更明显。

（2）辅助化疗　针对临床T_2或T_3期患者，若在根治性膀胱切除术后病理检查发现淋巴结阳性或为pT_3，且术前未接受新辅助化疗，术后可考虑采用辅助化疗。对于膀胱部分切除的患者，若术后病理结果显示淋巴结阳性、切缘阳性或为pT_3，同样可在术后进行辅助化疗。辅助化疗有助于延缓疾病进展并预防复发，然而，由于相关研究样本量较小、统计及方法学存在混乱，其研究结果仍存在较大争议。

（3）对于临床T_{4a}及T_{4b}期患者，若CT检查显示淋巴结阴性，或发现异常淋巴结但经活检证实为阴性，可采取化疗、化疗联合放疗，或手术联合化疗（仅适用于选择性cT_{4a}患者）。若CT检查显示肿大淋巴结且活检结果为阳性，则应进行化疗或化疗联合放疗。

（4）转移性膀胱癌　应常规行全身系统化疗，尤其是无法切除、弥漫性转移、可测量的转移病灶。身体状况不宜或不愿意接受根治性膀胱切除术者也可行全身系统化疗＋放疗。

（5）动脉导管化疗　通过对双侧髂内动脉灌注化疗药物达到对局部肿瘤病灶的治疗作用，对局部肿瘤效果较全身化疗好，常用于新辅助化疗。化疗药物可选用MTX/CDDP或单用CDDP或5-FU＋ADM＋CDDP＋MMC等。

（6）化疗方案如下

① GC（吉西他滨和顺铂）方案：此联合化疗方案目前被认为是标准的一线治疗方案，适用于更多患者。具体用药方案为吉西他滨800～1000mg/m^{2}在第1、8、15天静脉滴注，顺铂70mg/m^{2}在第2天静脉滴注，每3～4周重复一次，共进行2～6个周期。

② MVAC（氨甲蝶呤、长春碱、多柔比星、顺铂）方案：这是传统上膀胱尿路上皮癌的标准一线治疗方案。具体用药方案为氨甲蝶呤30mg/m^{2}在第1、15、22天静脉滴注，长春碱3mg/m^{2}在第2、15、22天静脉滴注，多柔比星30mg/m^{2}在第2天静脉滴注，顺铂70mg/m^{2}在第2天静脉滴注，每4周重复一次，共进行2～6个周期。

③ 其他化疗方案　包括TC（紫杉醇和顺铂）方案、TCa（紫杉醇和卡铂）方案、DC（多西紫杉醇和顺铂）方案、GT（吉西他滨和紫杉醇）方案，以及CMV（氨甲蝶呤联合长春碱和顺铂）方案和CAP（环磷酰胺联合多柔比星和顺铂）方案。

2. 膀胱癌的放疗

肌层浸润性膀胱癌患者在某些情况下，为了保留膀胱而不愿接受根治性膀胱切除术，或因全身条件无法耐受该手术，或当根治性手术无法彻底切除肿瘤时，可选择膀胱放疗或化疗联合放疗。然而，对于肌层浸润性膀胱癌，单纯放疗患者的总生存期通常短于根治性膀胱切除术。

（1）根治性放疗　膀胱外照射方法包括常规外照射、三维适形放疗及调强适形放疗。单纯放疗的剂量通常为60～66Gy，每日剂量为1.8～2Gy，整个疗程不超过7周。目前常用的放疗日程有以下几种：50～55Gy，分25～28次完成（不超过4周）；64～66Gy，分32～33次完成（不超过6.5周）。放疗的局部控制率为30%～50%，肌层浸润性膀胱癌患者5年总生存率为40%～60%，肿瘤特异生存率为35%～40%，局部复发率约为30%。

临床研究显示，基于顺铂的联合放化疗的反应率为60%～80%，5年生存率为50%～

60%，约50%的患者可能保留膀胱，但目前尚缺乏长期的随机研究结果。一项大规模的Ⅱ期临床研究提示，联合放化疗相比单纯放疗能提高保留膀胱的可能性。对于保留膀胱的患者，应密切随访，一旦出现复发，应积极行补救性的膀胱根治性切除术。

欧洲文献报道，T_1/T_2 期小肿瘤患者可通过膀胱切开（无论是否行膀胱部分切除）显露肿瘤后，置入放射性碘、铱、钽或铯进行组织内近距离照射，再联合外照射和保留膀胱的手术，以达到治疗目的。根据分期不同，5年生存率可达60%～80%。

（2）辅助性放疗　根治性膀胱切除术前放疗无明显优越性。对于膀胱全切或部分切除手术未切净的残存肿瘤，或术后病理切缘阳性者，可行术后辅助放疗。

（3）姑息性放疗　通过短程放疗［7Gy×3天；（3～3.5）Gy×10天］可减轻因膀胱肿瘤巨大造成的无法控制症状，如血尿、尿急、疼痛等。然而，这种治疗可能增加急性肠道并发症的风险，包括腹泻和腹部痉挛疼痛。

五、预后与随访

1. 生活质量

健康相关生活质量（HRQL）研究目前已被广泛应用于肿瘤和慢性病临床治疗方法的筛选、预防性干预措施效果的评价以及卫生资源分配的决策等方面。然而，在国内，针对膀胱癌患者生活质量的研究尚未引起泌尿外科医师的足够重视。

膀胱癌患者的生活质量评估应涵盖身体、情绪、社会活动方面的内容以及相关的并发症（如排尿问题、尿流异常、皮肤问题、性功能问题等）。生活质量测定主要通过适宜的量表来完成。目前，膀胱癌研究中应用较多的生活质量测定量表包括FACT-G、EORTC QLQ-C30和SF-36。

2. 膀胱癌的预后因素

膀胱癌的预后与肿瘤分级、分期、肿瘤大小、肿瘤复发时间和频率、肿瘤数目以及是否存在原位癌等因素密切相关，其中肿瘤的病理分级和分期是影响预后的最重要因素。国内一项研究显示，各期膀胱癌患者5年生存率分别为 T_a～T_1 期91.9%、T_2 期84.3%、T_3 期43.9%、T_4 期10.2%。各分级膀胱癌患者5年生存率分别为 G_1 级91.4%、G_2 级82.7%、G_3 级62.6%。

3. 膀胱癌患者的随访

膀胱癌患者治疗后随访的目的是尽早发现局部复发和远处转移，如有适应证且可能，应及早开始补救治疗。膀胱癌的随访方案应根据预后评估和所采取的治疗方式（如TUR-BT、膀胱切除术、尿流改道方式等）来决定。

（1）非肌层浸润性膀胱癌的随访　在非肌层浸润性膀胱癌的随访中，膀胱镜检查目前仍是金标准。所有非肌层浸润性膀胱癌患者必须在术后3个月接受第一次膀胱镜检查，但如果手术切除不完整、创伤部位有重症或肿瘤发展迅速，则需适当提前。后续随访应根据肿瘤的复发与进展风险程度决定。一旦患者出现复发，治疗后的随访方案须重新开始。

（2）根治性膀胱切除术后的随访　膀胱癌患者接受根治性膀胱切除术和尿流改道术后必须进行长期随访，随访重点包括肿瘤复发和与尿流改道相关的并发症。

根治性膀胱切除术后肿瘤复发和进展的风险主要与组织病理学分期相关，局部复发和进展以及远处转移在手术后的前 24 个月内最高，24～36 个月时逐渐降低，36 个月后则相对较低。肿瘤复发通过定期影像学检查容易发现，但检查间隔时间仍存在争议。有学者推荐：pT_1 期肿瘤患者每年进行一次体格检查、血液生化检查、胸部 X 线片检查和 B 超检查（包括肝、肾、腹膜后等）；pT_2 期肿瘤患者每 6 个月进行一次上述检查；pT_3 期肿瘤患者每 3 个月进行一次。此外，pT_3 期肿瘤患者应每半年进行一次盆腔 CT 检查。特别指出的是，上尿路影像学检查对于排除输尿管狭窄和上尿路肿瘤具有重要价值，尽管上尿路肿瘤不常见，但一旦发现往往需手术治疗。

根治性膀胱切除术后尿流改道患者的随访主要涉及手术相关并发症（如反流和狭窄）、替代物相关代谢问题（如 B 族维生素缺乏所致贫血和外周神经病变）、尿液贮存相关代谢问题（水电解质紊乱）、尿路感染以及继发性肿瘤问题（如上尿路和肠道）等方面。

第六节 前列腺增生症

前列腺增生症是老年男性的常见疾病。正常功能的睾丸和不断增长的年龄是前列腺增生症发病的必备条件。国内外统计资料表明，前列腺增生症的发病率随年龄增长而增加。国内章大钧等（1993 年）调查了 2217 名 40 岁以上男性，发现前列腺增生者 456 人，发病率为 20.57%，其中 70 岁以上 362 人中，前列腺增生症 176 人，发病率为 48.6%。国外 Coolsaet 报道，55 岁以上男性发病率为 50%，而 80 岁以上者达 75%。

一、病因

迄今为止，前列腺增生症的病因尚不明确。在众多学说中，双氢睾酮学说曾长期受到重视。从前列腺增生症患者的前列腺组织中检出的双氢睾酮（DHT）含量较正常人前列腺组织中的 DHT 高出 3～4 倍。然而，后续研究证明，上述两种前列腺组织中的 DHT 含量接近，过去出现的差异源于分别从尸检和活体取材。Walsh（1992 年）在探讨病因时明确指出前列腺增生的两个特点：一是对雄激素敏感度增加；二是伴有细胞死亡率的减少，这属于细胞凋亡（Apoptosis）学说。这是一个新领域，可能揭开前列腺增生的病因之谜。此外，对雄激素受体及其密度的研究，以及对靶细胞生物化学的了解也达到一定深度。例如，Cunha 指出，DHT 诱发前列腺增生的靶位在间叶细胞而非上皮细胞。前列腺生长因子是一种多肽类物质，可引起前列腺纤维基质结节增生，但更深层次的关系尚不清楚。催乳素和雌激素对前列腺增生的发生和发展可能起到某种调节和影响作用，这有实验和临床依据。

二、病理及发病机制

学者们普遍认为，前列腺增生的病理特征为基质增生。前列腺增生后，增生的结节逐渐长大，将正常腺体挤压成所谓“外科包膜”，为手术摘除增生部分提供了明显界限。McNeal 的研究指出，男性从 40 岁开始在尿道周围组织及移行带内形成结节，尿道周围组织中的结节完全是基质成分，当尿道周围腺管发生的腺泡侵入其中后才缓慢生长，且多向尿道近端发展，形成中叶增生。移行带的结节由腺组织构成，是前列腺增生的好发部位。70 岁以前，移行带弥漫性增大，结节仅占 14%；70 岁以后，结节明显增大并向两侧扩展，形成侧叶增生。

前列腺增生的病理改变是缓慢、长期的过程，因此对尿路的影响和危害是隐匿性的。每次排尿期间，前列腺尿道的阻力不断增大及膀胱内压的持续增高是前列腺增生的基本病理过程。膀胱排空时逼尿肌肥厚进一步发展到小梁憩室形成，是由代偿过渡到失代偿，最终导致膀胱功能减退，膀胱容量增加。逼尿肌功能失代偿主要表现为膀胱残余尿量不断增加；膀胱内压持续升高引起的输尿管反流或其下段受压导致的肾输尿管积水不断加重，最终可致肾功能逐渐减退，直至肾功能衰竭。合并尿路感染时，病程将加速发展。

急性尿潴留是前列腺增生患者常见的临床表现，需紧急处理。为减少此症状发生，应避免以下诱因：酒精影响最常见，因此患者须严格限制饮酒，避免受凉和感冒；谨慎使用抗副交感神经或肾上腺素作用剂；戒除憋尿习惯；糖尿病患者应注意膀胱神经功能状态。因膀胱颈、前列腺包膜及平滑肌中富含 α-肾上腺素能受体，上述不良因素可引起交感神经兴奋，使前列腺腺体收缩，张力增加，从而诱发急性尿潴留。多数情况下，前列腺急性尿潴留以动力性因素为主，机械性梗阻因素较少参与，因此不宜轻易手术治疗，急诊手术需更慎重。目前，药物和微介入性治疗对以动力性为主的前列腺增生患者更易取得良好疗效。

吴永安（1984 年）认为，前列腺增生引起的下尿路梗阻发展到一定程度时，若逼尿肌有持续存在的无抑制性收缩，则易发展成低顺应性或高顺应性膀胱。对这类患者，术后逼尿肌功能常难以恢复正常，值得临床重视。

三、临床表现

排尿困难和尿频是最常见且最早出现的临床表现。Boyarsky 及其同事（1977 年）为了对临床情况进行严格的定量分析，将因前列腺增生引起的梗阻症状和激惹症状分别进行描述，为诊断和治疗提供了更明确的依据。

（1）梗阻症状　以渐进性排尿困难最为常见。①排尿困难：作为早期表现，也是持续存在的特点。随着增生腺体的不断增大，尿道逐渐被压缩，导致前列腺部尿道口径变小，逼尿肌收缩力减弱。②尿踌躇：由于逼尿肌需要更长时间才能启动，使起始的膀胱内压增加到超过尿道阻力的程度。③间歇排尿：表明逼尿肌的收缩能力难以维持增加的膀胱内压直至完全排空。④终末尿滴沥：由膀胱逼尿肌收缩压力不足引起。⑤排空不全：常因增生的中叶堵塞膀胱颈处，类似于“球状瓣”效应所致。

（2）激惹症状　①尿频：因每次排尿不完全排空，导致二次排尿间隔时间缩短，表现为排尿次数增加。最初以夜尿增多为主，这是因入睡后大脑皮质抑制能力减弱所致。突向膀胱腔生长的增生前列腺，可引起更频繁的激惹反应，因此尿频更为常见。②尿痛：常在合并结石或感染时出现。③尿急：多伴随尿频出现，严重时可导致急迫性尿失禁。④夜尿增多：特指夜间排尿频繁。

（3）其他症状　①血尿：是常见的临床表现，可在合并尿路感染或膀胱结石时出现，也可单独出现。重要的是必须警惕与前列腺增生并存的尿路肿瘤，尤其是膀胱癌，此时应考虑进行膀胱镜检查。②尿路感染：前列腺增生引起的下尿路梗阻，常合并膀胱残余尿，残余尿量随梗阻加重而增加，易导致上尿路感染。③膀胱结石：约10%的前列腺增生患者可继发膀胱结石，尤其在尿路感染后更易形成，此时常出现排尿中断这一特有表现。④肾功能减退：长期排尿困难的老年男性，可能出现疲乏、食欲减退及嗜睡等症状。就诊时，必须首先考虑前列腺增生引起的肾功能损害的可能性。

必须指出，缓慢增生的前列腺在不断加重膀胱出口狭窄的同时，膀胱逼尿肌会出现代偿性肥厚。每次排尿时，逼尿肌力图排空膀胱，不仅使膀胱内压增加，而且其刺激的感应性也随之增强，导致逼尿肌不稳定，产生不稳定性膀胱。当逼尿肌的收缩与括约肌的松弛不协调时，可出现共济失调性排空。

四、诊断

由于前列腺增生具有明显的年龄和症状特征，临床诊断相对简单。然而，其逐步发展的症状往往不被患者察觉，导致就诊时间延误，错失治疗良机。要全面、清晰地了解每位前列腺增生患者所处的阶段及可能伴发的其他疾病，必须通过认真细致的检查来确诊。

（1）直肠指诊　膀胱排空后的直肠指诊是最简便且最重要的诊断方法。它能轻易感知到一个在长度和宽度上均显著增大的前列腺，表面光滑，中央沟变浅或消失。前列腺增生的腺体硬度通常以“质中”表示，有时能感受到一定弹性，但硬度增加常提示纤维肌肉成分比例可能增大，或反映既往慢性炎症病史。需特别注意的是，若出现坚硬而不规则的硬结，弥漫且有结石般感觉，应怀疑前列腺癌的可能。直肠指诊最易触及的是周边带，而前列腺癌正多发于此区域，即使触及的是局限的小结节也必须高度重视。

（2）超声检查　前列腺增生的超声检查不仅能详细观察前列腺的形态和结构，更重要的是能较准确地测定其体积和重量，并可能早期发现可疑的前列腺癌。常用的检查方法包括经腹检查和经直肠检查两种，后者最为准确，可通过排尿期声像图判断尿道的变形和移位，动态观察下尿路梗阻的变化。目前，经腹检查仍较为普遍。测得三径长度后，可按公式计算体积：前列腺体积＝0.52×(三径之积)。

（3）尿流动力学检查　尿流动力学检查是客观评估排尿功能的方法。最大尿流率是最重要的诊断指标，直接反映膀胱逼尿肌收缩力、膀胱内压及尿道阻力状况。为使检出的最大流率数据（正常值＞15mL/s）准确，检查时一次尿量应超过200mL，并排除影响患者排尿的任何因素。当尿量低于200mL时，膀胱难以产生足够压力，所测最大尿流率不能客观反映排尿功能。此时可根据吴阶平（1982）提出的相对排尿阻力进行换算，计算公式为：RVR＝T/MFR（RVR为相对排尿阻力；T为排尿时间；MFR为最大尿流率）。分析时需注意，RVR随年龄增加而增大，小于49岁者RVR≤1.6，大于50岁者≤2.2为正常范围。有学者提出，尿流率测定至少需两次以上结果，因某些变化受患者健康状况和情绪影响。文献报告显示，梗阻症状明显的前列腺增生患者，尽管排尿频率增加、排尿量减少，仍有近7%出现正常尿流率，这些患者膀胱内压显著增高。一般认为，MFR＜10mL/s应作为进一步确定有无前列腺增生的指标。

（4）膀胱残余尿测定　膀胱残余尿的出现及其量客观反映膀胱排尿功能障碍。在诊断前列腺增生过程中，膀胱残余尿测定是必不可少的步骤。通常最简单的方法是超声测定，也可用导尿管测量。当残余尿量达60mL时，表明膀胱逼尿肌已处于代偿状态，目前仍作为手术治疗的一项指征。即使残余尿量低于60mL，也需选择适当治疗方法积极治疗。

（5）泌尿系X线检查　前列腺增生患者应常规行静脉尿路造影，血尿及可疑膀胱结石者应加照腹部平片。前列腺增生时，造影片上可见膀胱底部抬高、增宽，两侧输尿管口间距拉宽，输尿管下段呈钩形弯曲，有时可见肾及输尿管积水。尽管CT和MRI代表影像学发展趋势，但对前列腺增生的诊断并无特殊价值，对前列腺癌的早期鉴别也作用有限。

（6）膀胱镜检查　在前列腺增生诊断中，膀胱镜检查并非常规检查。但有血尿，尤其是无症状性血尿时，膀胱镜检查是必要的。当下尿路梗阻症状明显，而直肠指诊前列腺无增大时，更有必要通过膀胱镜检查了解前列腺是否向膀胱腔内生长。考虑经尿道前列腺电切除时，术前也应进行膀胱镜检查，以明确输尿管开口位置，了解膀胱容量及可能存在的膀胱小梁和憩室情况，评估预后。膀胱镜检查还可复查膀胱残余尿，有时可发现膀胱结石和可能并存的小膀胱肿瘤。

五、鉴别诊断

（1）前列腺癌　临床报告指出，约8%～12%的前列腺癌被误诊为前列腺增生。由此可见，前列腺癌的实际发病率更高。因此，诊断前列腺增生时务必认真鉴别。其中，直肠指诊、经直肠B超及前列腺特异性抗原（PSA）检查最为重要；必要时对指诊所见可疑硬结进行穿刺细胞活检，具有决定性诊断价值。

（2）膀胱颈挛缩　膀胱颈挛缩常继发于前列腺炎性病变，膀胱颈平滑肌被结缔组织瘢痕替代，有时也可因膀胱颈部肌肉结构异常所致。这些患者均有较长时间的下尿路梗阻病史。膀胱镜下可见后唇高，后尿道与膀胱三角区距离变短，患者年龄偏轻。高龄患者可同时伴有前列腺增生，常有严重下尿路梗阻症状，但直肠指诊或B超检查前列腺并不很大。若药物治疗效果不佳，宜选择经尿道前列腺电切除，开放手术常难获满意疗效。

（3）膀胱颈部解剖异常　当异位于膀胱内或精阜的前列腺发展到一定大小时，可出现排尿功能障碍。膀胱镜下可见这些部位有息肉状肿物，TURP治疗可获良好效果。苗勒氏管囊肿也可引起尿线无力和尿频，直肠指诊时可见前列腺底部正中有囊性肿物，不同于偏侧的精囊囊肿，超声及CT均可确诊。

（4）神经源性膀胱功能障碍　糖尿病、中央型椎间盘突出症、亚临床型脑血管意外及中枢神经系统肿瘤、多发性硬化、肌萎缩侧索硬化等均可引起排尿功能障碍，易与前列腺增生症混淆。

（5）尿道狭窄、膀胱癌、前列腺炎　尿道狭窄引起的排尿困难也应与前列腺增生鉴别，且常被忽视。膀胱癌，尤其是膀胱原位癌常表现明显刺激症状，炎性前列腺病有时也需认真鉴别。

六、治疗

截至目前，手术治疗仍是主要手段，且具有确切的治疗效果。另有研究表明，随着时间的推移，约1/3的前列腺增生患者的症状可能有所改善。然而，这种改善究竟是前列腺增生在实质上的逆转，还是逼尿肌收缩能力的提升，尚不明确。如今，越来越多的人开始接受一个观点：不能将手术视为最佳治疗方法，更不能认为患前列腺增生后迟早要做手术，晚做不如早做。

必须肯定的是，前列腺增生的危害不仅在于影响老年人的生活质量，更重要的是它所引起的下尿路梗阻最终可能导致双肾功能损害，危及生命。因此，积极有效的治疗仍是最基本的态度。然而，治疗前列腺增生时，应根据患者所处的不同阶段及症状的严重程度和合并症情况，采取不同的措施。多数泌尿学者和患者倾向于早期采用非手术治疗相关症状，以提高生活质量，避免下尿路梗阻引起的严重后果。因此，药物治疗和微介入疗法的应用日益增多。在选择非手术治疗时，主要应遵循以下三项原则：①安全且疗效良好；②患者可接受的轻微不良反应；③经济负担可承受。

1. 药物治疗

自人们认识到前列腺增生是雄激素依赖性疾病以来，一系列药物相继问世，去势疗法也曾一度流行。然而，经过长期的临床观察和对照性研究，现已明确：雌激素在治疗前列腺增生时无效，且不良反应大，甚至可能刺激前列腺基质增生，而前列腺增生的重要病理变化恰恰发生在基质；同时，雌激素还会促进膀胱颈部平滑肌β-受体的兴奋，不利于解除下尿路梗阻。

无论哪类药物，都只能缓解前列腺增生引起的症状，无法替代手术。判断药物疗效的主要依据有三条：第一，是否能改善症状，增加尿流率；第二，是否能缩小增生的前列腺，减少残余尿；第三，是否能提高患者的生活质量。临床使用的药物大体分为以下六类，临床实践表明，为取得较好疗效，主张将病因治疗和对症治疗结合，联合使用其中2～3种药物。

（1）α-肾上腺素能阻滞剂　Marco Caine（1975）证实，前列腺肌层及前列腺包膜中含有丰富的α-肾上腺素能受体，以α受体为主。α-肾上腺素能阻滞剂可阻断前列腺及膀胱颈部的α受体，使前列腺部的平滑肌松弛，缓解前列腺包膜的紧张性，从而解除下尿路梗阻症状。α-阻滞剂在治疗前列腺增生时已显示出良好的临床效果，但无法逆转前列腺增生的病程，也不能缩小增生的前列腺。常见不良反应为直立性低血压，多数患者可耐受，但以下情况者需慎用：①大量尿潴留、膀胱高度充盈或有尿路感染者；②有直立性低血压或昏厥史者；③前列腺增生引起的肾功能低下；④近期有脑血管疾病发作史者。常用药物包括：

① 酚苄明（Dibenzyline）：又称酚苄胺，属非选择性α受体阻滞剂，可明显改善症状，减少残余尿，提高尿流率，但约30%的患者会出现头晕、直立性低血压和逆行射精。每日剂量10～30mg。

② 酚妥拉明：为短效α受体阻滞剂，作用及不良反应与酚苄明类似。

③ 哌唑嗪（Prazosin）：是选择性α受体阻滞剂，疗效较好且不良反应少，多数患者可耐受，偶尔出现直立性低血压，因此临床使用广泛。每日剂量2～3mg。有文献报道，与前列康配伍可获更佳临床效果。

④ 特拉唑嗪（Hytrin）：又称四喃唑嗪（Terazosin），是选择性长效α1受体阻滞剂，对排尿不适等早期症状改善最为明显。使用剂量：一疗程为7周，第1～2周1mg/晚，第3周2mg/晚，第4～7周早晚各2mg。

（2）5α-还原酶抑制剂　此类药物用于阻断5α-还原酶活性，使睾酮不能转化为双氢睾酮（DHT），同时不减少血浆睾酮含量。

保列治（Finasteride）是一种强效可逆性 5α-还原酶抑制剂，又名 Proscar，属 4-氮类固醇，无激素作用，仅抑制血清中的 DHT，不影响血清睾酮水平。长期用药后，前列腺内 DHT 抑制率可达 80%～90%，上皮退化，增生前列腺体积缩小 64%。为取得良好效果应长期服药，无明显不良反应，但影响 PSA 表达，有碍前列腺癌诊断。使用剂量为 5mg/日，疗程 1 年。

(3) 促黄体释放激素类似物（LHRHA） 此类药物通过阻断睾酮及 DHT 的产生，起到药物去睾作用。虽已证实可抑制前列腺增生，但因降低睾酮水平而导致性欲减退、发热甚至阳痿等不良反应，故临床仅限于年迈体弱患者使用。

亮丙瑞林是此类药的代表。用药 4 个月后症状改善，尿流率增加，腺体缩小。停药后腺体复增大，长期使用可致垂体功能消耗、睾丸功能下降。常用量 3.75mg 皮下注射，每月 1 次。目前临床较少使用。

(4) 抗高胆固醇类药 前列腺增生患者前列腺组织中的胆固醇含量明显高于正常人，抗霉菌药可降低血清胆固醇，从而降低前列腺内胆固醇，达到降雄激素目的以治疗前列腺增生。

美帕曲星是代表性药物，为半合成聚烯抗霉菌抗生素，抑制激素在肝肠循环中的吸收。常用制剂为益列康片，口服肠溶片，每片含美帕曲星 5 万单位。每日 3 次，每次 1 片，2 个月 1 疗程。

(5) 植物制剂 我国应用最广泛的是前列康。它是一种天然花粉制剂，内含 21 种氨基酸及除维生素 K 外的多种维生素，临床应用对尿流率有一定改善，相对排尿阻力减少，部分患者症状好转。因无不良反应，可长期使用。剂量：每次 2 克，每日 3 次，3 个月 1 疗程。

(6) 抗雄激素类 通过与睾酮和 DHT 竞争前列腺中的雄激素受体结合位点，阻断 DHT 活性达到治疗作用。临床应用的缓退瘤（Fugerel），又称氟硝酰胺（Flu-tamide），为非类固醇类抗雄激素制剂。通过干扰雄激素吸收及与细胞核结合，并与睾酮和 DHT 争夺雄激素受体。约半数患者可能出现乳房增大、肠道不适，但无肌萎等不良反应。剂量：每次 0.25 克，每日 3 次，每疗程 4～6 个月。疗程结束后腺体才会缩小。

2. 轻微介入性治疗

几十年来，传统的手术治疗仍有约 20%的患者症状无法改善，且需面临麻醉和手术的风险，忍受手术及潜在并发症的痛苦，导致许多老年人对手术心生畏惧。此外，这些高龄前列腺增生患者中，约 70%合并不同程度的心、肺、脑等疾病，确实难以承受手术和麻醉的负担。尽管快速发展的药物治疗解决了不少临床问题，但目前仍未出现理想的特效药物，长期服药也带来了沉重的经济压力。

关于轻微介入性治疗的效果，各家报道不一，但从临床使用情况来看，疗效普遍较好。其前景将取决于实践中的深入研究、经验总结和规律探寻，以确立最佳适应证。当然，临床长期密切的疗效观察同样至关重要。

这类治疗大致可分为以下六项：

(1) 热疗 用于治疗前列腺增生的热疗分为射频和微波治疗两种。射频波段较长，穿透力强，热辐射区深达 2～3cm，临床应用显示其疗效更显著。微波则适于结合 TURP 术中止血，单独治疗效果不佳。当前先进的前列腺射频治疗采用微型尿道电极和测温传感器，全程电脑自动控制，使测温控温简单、直接、准确可靠，使用安全，无需麻醉，患者在无痛苦情况下完成3小时疗程。

① 适应证：病史至少3个月，年龄超过45岁；前列腺重量在60g以内，非单纯中叶增生，最大尿流率低于15mL/s；前列腺部尿道延长超过3.5cm。

② 禁忌证：前列腺癌为主要禁忌症，另有TURP手术史者；膀胱残余尿超过250mL，单纯中叶肥大及神经病原性膀胱，单纯射频治疗效果不佳。

③ 并发症：射频治疗后几乎100%出现轻微血尿，但1～2天内消失；一过性膀胱痉挛和痛性尿滴沥在7～10天内偶有发生，对症治疗可缓解；部分患者可能出现急性尿潴留，需留置导尿管3～5天并服药预防尿路感染。

④ 疗效评价：Corica指出，65岁以下、前列腺重不超过60g的患者中，约92.2%可获得显著效果。国内报道疗效在75%～80%，Homnia和Aso报道有效率为60%，持续至少两年。若病例选择得当，效果更佳。射频治疗后症状缓解是受体和感觉神经破坏的结果，前列腺组织收缩改善尿流率。专家普遍认为，射频是简易、安全的治疗手段，适用于病变早期及高龄高危患者，前景良好。

（2）经尿道球囊扩张　球囊扩张后，增生的前列腺组织受均匀压迫而萎缩，包膜伸展，辐射状压力牵拉扩张纤维组织和平滑肌，降低弹性回缩力，导致部分肌丝断裂，解除尿道压迫，扩大前列腺部尿道腔隙，有助于解除梗阻。研究认为，球囊扩张广泛破坏α受体，前列腺前联合部挫裂有助于打开尿道间隙。

① 适应证：确诊的前列腺增生，非中叶增生，前列腺重量在40g以下者，尤其适用于不愿或不能耐受手术的高危患者。

② 评价：国内外学者认为，扩张后近期效果良好，症状及客观参数明显改善。适应证选择恰当，球囊扩张安全简单、痛苦小、并发症少、花费低、易推广、远期疗效理想则前景乐观。

（3）前列腺尿道支架　增生前列腺压迫尿道腔隙致下尿路梗阻。近年来，多种材料制成的尿道支撑物用于解除梗阻，部分病例取得疗效。这些支撑物组织相容性好，耐腐蚀、无刺激，如特制IUO、特殊金属或不锈钢管状支撑物，置入后尿道缓解尿路刺激症状。该方法多用于高龄多病的前列腺增生患者，尤其适用于急性尿潴留、排尿困难的尿道狭窄和神经性膀胱。缺点是位置不易固定，易滑入膀胱或脱出，合并感染或形成异物需取出，可能并发尿道结石。

（4）激光治疗　新疗法通过膀胱镜将激光探头伸至前列腺增生组织处照射，激光束度可偏移，能量集中于增生组织，表面组织蒸发汽化，热凝固坏死组织3～6周脱落，解除尿路梗阻。激光有凝血作用，治疗过程无出血。

（5）注射疗法　20世纪70年代用石炭酸、冰醋酸配甘油经会阴注入前列腺治疗增生，因注射深度和部位难掌握，出现并发症而停用。近年有人经直肠注入中药，疗效不佳，且影响后续手术，多数学者持否定态度。

（6）冷冻治疗　用深低温冷冻探头经尿道使前列腺组织坏死腐脱，缓解下尿路梗阻，减少残余尿。文献报道，冷冻加TURP能更彻底清除残留腺体，术中出血少，但治疗盲目性大，冷冻范围、宽度和深度不易掌握。

3. 手术治疗

手术治疗前列腺增生症有多种术式，通常可分为经尿道电切除术（TURP）和开放性手术。在开放手术中，耻骨上经膀胱前列腺增生部切除术应用最广，因其操作相对简单，易被一般泌尿外科医师掌握。耻骨后前列腺增生部切除术虽未广泛应用，但具有在直视下止血彻底的优点，尤其适合较大增生。经会阴进路的术式因其操作难度和较多并发症而很少采用。

（1）经尿道前列腺电切除术（TURP） 在我国，TURP 于 20 世纪 80 年代初开始发展，由于设备购置困难和技术操作要求高于开放手术，至今仅在大中城市的较大医院开展。

TURP 的并发症发生率约为 10%，死亡率极低，仅为 0.2%。在 80 岁以上的患者中，并发症和死亡率显著增加，除年龄因素外，增生腺体的大小和手术者的操作技巧也是重要影响因素。最严重且需防范的并发症是 TURP 综合征，发生率约为 2%。其他常见并发症包括排尿困难、术后出血、血凝块堵塞和尿路感染。晚期并发症则以阳痿、逆行射精、尿失禁和膀胱挛缩为主。

随访资料显示，80%～90%的患者在 1 年内排尿症状消失，但 5 年后这一比例可降至 60%～70%，约有 5%的患者在 5 年内需再次接受 TURP。

国内外均有专家推荐，有时为了改善症状，在拟行 TURP 时，不如选择经尿道前列腺切开术（TUIP）。TUIP 能达到 TURP 的治疗效果，且较少出现膀胱颈挛缩等并发症。该方法由 Ahmed0-randiC 于 1973 年首次提出，从输尿管口开始经膀胱颈部的 5、7 两点直切至精阜两旁，充分切开前列腺组织，避免伤及膀胱颈以防止逆行射精。近年有人改良，仅在 6 点处作切开。此术式尤其适用于症状明显、前列腺小于 30 克且以纤维化为主的前列腺增生患者，以及希望保持性功能、年迈体衰或麻醉风险较大者。

（2）开放手术

适应证包括：①梗阻症状显著，保守治疗效果不佳；②残余尿超过 60mL，肾功能损害逐渐加重；③增生前列腺主要突入膀胱腔生长；④继发性膀胱结石，或需手术处理的巨大膀胱憩室。

手术常见并发症以术中出血和术后排尿困难为主。为避免术中术后出血，需采取以下措施：①对残余尿多及尿路感染者，术前需充分引流，控制感染，膀胱冲洗可用 0.25%醋酸液或 0.2%呋喃西林；②适当控制高血压、血糖，妥善处理主要脏器功能，严格控制前列腺增生症的急诊手术；③术中彻底止血；④紧贴增生腺体剥离，避免伤及被膜；⑤充分压迫腺窝，必要时采用药物止血，常用 1%明矾溶液、20%孟氏溶液或 3%过氧化氢液浸透纱布填塞腺窝，也可用 6000～8000P 凝血酶原溶于 20mL 生理盐水，纱布浸润后填压 5～10 分钟。

术后排尿困难的预防措施包括：①术前充分评估膀胱功能，认真选择适应证，对长期膀胱过度充盈、膀胱肌肉纤维化者，需考虑膀胱逼尿肌功能障碍，可能影响术后排尿功能恢复；②避免膀胱颈口过多过深的缝合，尤其是横行缝合过多，以免引起出口狭窄；③抬高的后唇必须切平，包括输尿间嵴隆起也须楔形切除；④术中仔细检查腺窝和摘除的腺体是否完整，确保增生腺体摘除干净。

第九章

血管外科疾病

第一节　血栓闭塞性脉管炎

血栓闭塞性脉管炎（TAO），又称 Buerger′s 病或 von Winiwarter-Buerger 综合征，是一种以中、小动脉节段性非化脓性炎症和动脉腔内血栓形成为特征的慢性闭塞性疾病。该病主要侵袭四肢，尤其是下肢的中、小动脉和静脉，导致患肢远侧段缺血性病变。TAO 患者多为男性，好发于青壮年，绝大多数有吸烟史，常伴有患肢游走性血栓性浅静脉炎和雷诺综合征。

1879 年，Felix von Winiwarter 在尸体解剖时首次发现此病患者。该患者有 12 年小腿慢性缺血史，因自发性下肢坏疽而截肢。病理检查显示：①广泛性静脉和小动脉因血栓而闭塞；②受累动脉的内弹性层完好无损。这两个特征与动脉粥样硬化和其他形式的动脉炎明显不同。

1908 年，Leo Buerger 系统地报道了来自波兰和俄罗斯年轻犹太移民的 11 例下肢截肢标本的病理检查结果。他注意到，广泛的血管周围炎症累及肢体远侧段的动脉、静脉和神经，并有纤维组织长入和聚集。动脉病变的特征是从正常动脉段突然转变为病变动脉段，呈现节段性血栓闭塞。急性期可见巨细胞聚集，内弹性层完整，无管壁坏死；亚急性和慢性病变时，表现为非特异性血栓机化和闭塞性血栓形成，无急性炎症细胞，受累血管偶有部分再通。由此正式提出“血栓闭塞性脉管炎”的命名，后人亦称其为 Buerger 病，国内简称脉管炎。

一、流行病学

血栓闭塞性脉管炎见于世界各地，男女及各种族均可发病，但存在性别和地理分布差异，可能存在种族易感性。由于 TAO 在中欧、北美、南美和非洲罕见，且缺乏普遍认可的诊断标准，流行病学研究受限。多数研究基于专科研究所的高度选择性患者系列，而非普通人群。

综合文献报道，TAO 在北美洲的患病率为 11.6/10 万人，占周围血管病患者的 0.75%；东欧为 3.3%；日本曾高达 16.6%。太平洋地区，尤其是东南亚、印度及以色列有大量病例报道，而黑色人种患病率较低。20 世纪 50 年代以来，北美洲患病率显著下降，但女性患者相对增加，可能与女性吸烟者增多有关。据美国 Mayo 医疗中心统计，

1947 年至 1986 年，每 10 万人中 TAO 患者数量逐年下降，但尚不能确定是否真正反映患病率下降，或因诊断标准严格所致。相反，亚洲尤其是远东和中东地区仍不断有大样本病例报道，原因不明。值得注意的是，女性患者数量明显增加，有学者认为这与女性吸烟人数增加有关。我国各地均有 TAO 发病报道，以黄河以北特别是东北地区最为常见。

二、病因和发病机制

TAO 的病因尚未明确，自身免疫机制、基因易感性、高凝状态及口腔感染-炎症途径均为潜在因素。综合文献报道，多认为本病由多种综合因素导致，主要包括：

1. 吸烟

烟碱使血管收缩，患者中有吸烟史者占 80%～95%。戒烟可改善病情，再吸烟则复发。吸烟虽与本病密切相关，但非唯一致病因素，因女性吸烟者发病率不高，且少数患者从不吸烟。

2. 口腔细菌感染和牙周炎

TAO 患者口腔内和牙齿表面牙菌斑及动脉管壁内检出致病菌，细菌感染引发局部和全身免疫反应，损伤血管内皮，促进病情进展。

3. 寒冷和感染

寒冷使血管收缩，北方发病率高于南方。许多患者有皮肤真菌感染，可能通过免疫反应增加血液纤维蛋白原含量，易致血栓形成。

4. 激素影响

患者多为男性青壮年，可能与前列腺素功能紊乱引起的血管舒缩失常有关。

5. 血管神经调节障碍

自主神经系统对内外刺激的调节功能失常，使血管处于痉挛状态，导致管壁增厚和血栓形成。

6. 其他

人类白细胞抗原等遗传基因异常，或动脉抗原、菌体抗原等自身免疫功能紊乱，也可能与本病有关。临床值得注意的是，持久血管痉挛状态可能是致病因素，且持久痉挛显著减少管壁滋养血管血供，引发缺血性损害、炎症反应和血栓形成。

目前主流理论认为，TAO 由吸烟、口腔和牙周细菌感染引发的全身免疫介导损伤所致，表现为血管炎症、血栓形成和血管闭塞。患者外周血液和病变血管壁中发现的免疫复合物支持这一观点。近年文献报道，TAO 患者存在对人类胶原成分的细胞和（或）体液免疫反应，但因这些反应也见于其他自身免疫性疾病，尚不能确定其为病因或炎症非特异性指标。

1992 年，Papa 等报道，50%的患者和 38%的健康吸烟者对烟草糖蛋白（TGP）发生淋巴细胞增殖反应，而不吸烟者无此反应，提示烟草可能具有免疫作用，但遗传等因素亦参与发病。吸烟还可能通过非免疫机制如血管收缩、激活因子和激肽系统起作用。TAO 患者 HLA 分型研究发现，某些亚型如 HLA-A1、HLA-A9、HLA-B5、HLA-B8 和 HLA-DR4 频率增加，提示发病与 MHC 基因连锁，某些人群存在遗传易感性。HLA-B12 几乎不出现在 TAO 患者中，可能为抵抗基因。

近年来，上海某医院血管外科临床研究证实烟草糖蛋白与TAO密切相关。该中心还研究了抗磷脂蛋白抗体（APA）与TAO的关系，发现IgM-ACL与早期患者自身免疫反应密切相关。

口腔细菌感染与多种全身血管疾病相关，牙周炎和牙齿表面菌斑亦与慢性静脉功能不全、腹主动脉瘤、动脉粥样硬化和TAO等相关。鉴于TAO患者多有大量吸烟习惯，吸烟加重口腔细菌感染，戒烟和治疗口腔感染对TAO治疗有效。

三、病理解剖

病变主要发生于中、小动脉和静脉，以动脉为主。通常先从动脉开始，随后侵袭静脉。

分析一组血栓闭塞性脉管炎126例动脉造影资料。结果显示：累及趾动脉、足背动脉、胫动脉、腓动脉者71例；累及腘动脉和股浅动脉者51例；累及髂股动脉者2例；累及肱动脉者1例；累及尺动脉或桡动脉者1例。大多数患肢在闭塞段远侧无动脉主干可见。在发病早期，即出现病变肢体末梢微循环的破坏。真皮乳头下层毛细血管后静脉节律改变和血液反流，导致微循环扩张、瘀血，临床表现为本症特有的皮肤青紫色（Buerger's color）。血管呈现反复发作的小血管炎症，累及中膜和外膜，管腔内血栓形成，伴血管周围纤维化。受累动脉质地变硬且缩窄，表现为非感染性浅层炎症。管壁内膜广泛内皮细胞增生和淋巴细胞浸润；中层和外膜显著纤维组织增生。管腔内血栓形成，机化后可伴有细小的再管化。管壁结构一般仍保存，内弹力层增厚；管壁交感神经发生变性。病变常呈节段性分布，介于两个病变节段之间的血管结构正常。病变后期，管壁及其周围广泛纤维化，动脉、静脉和神经均被包埋在一起，形成坚硬的条索，其周围有侧支循环形成。受累静脉的病理变化与动脉大致相同。此外，神经、肌肉和骨骼等均可出现缺血性退行性变化。

血栓闭塞性脉管炎的病理进展常分为三个阶段：隐性期、进展期和终末期。①急性期：其病理变化最具特点和诊断价值，主要表现为血管壁全层的炎症反应，伴有血栓形成、管腔闭塞，血栓周围多形核白细胞浸润；血栓周围有微脓肿；内膜增厚；神经血管束中广泛中性粒细胞浸润。②进展期：主要为闭塞性血栓逐渐机化，伴有部分血管再通和微脓肿消失，血管壁炎性反应明显减轻。③终末期：病变特点主要是血栓机化后的血管再通，血管壁中、外膜层的再管化，显著的毛细血管生成及血管周围纤维化。同时，血管壁交感神经可发生神经周围炎、神经退行性变和纤维化。此期病理改变通常缺乏特异性，易与动脉硬化引起的血管闭塞晚期改变相混淆。

与动脉粥样硬化和其他类型的系统性血管炎相比，无论哪个病理阶段，TAO患者的血管弹力层和血管壁结构均保存完好。此外，炎性细胞浸润主要发生在血栓和内膜，血管壁中未发现钙化和动脉粥样硬化斑块，但存在玻璃变性。

四、临床表现

血栓闭塞性脉管炎起病隐匿，病情进展缓慢，常呈周期性发作，经过较长时间病情才逐步加重。病理生理改变可归纳为中、小血管炎症所产生的局部影响，以及动脉闭塞引起的供血不足的临床表现。

1. 疼痛

这是最突出的症状。初期疼痛源于动脉痉挛，因血管壁和周围组织中的神经末梢感受器受刺激引起。疼痛一般不严重，当动脉内膜发生炎症并形成血栓闭塞后，即可产生缺血性疼痛。疼痛程度不等，轻者休息后可减轻或消失，行走时出现或加重，有时形成间歇性跛行；重者疼痛剧烈且持续，形成静息痛，尤以夜间为甚，常使患者屈膝抱足而坐，或将患肢垂于床沿以减轻疼痛。

2. 肢体发凉和感觉异常

患肢发凉、怕冷是常见的早期症状，体表温度降低，尤以趾（指）端最明显。因神经末梢受缺血影响，患肢的趾和（或）指可出现胼胝感、针刺感、烧灼感或麻木等感觉异常。

3. 皮肤色泽改变

因动脉缺血可致皮色苍白，伴有浅层血管张力减弱而皮肤变薄者，尚可出现潮红或青紫。

4. 游走性血栓性浅静脉炎

约一半以上患者可反复出现游走性血栓性浅静脉炎，多位于足背和小腿浅静脉。

5. 营养障碍性病变

因缺血引起程度不同的皮肤干燥、脱屑、皲裂，汗毛脱落，趾（指）甲增厚、变性和生长缓慢，小腿周长缩小、变细，肌肉松弛、萎缩，趾（指）变细。

6. 动脉搏动减弱或消失

足背动脉或胫后动脉和桡动脉或尺动脉的搏动常减弱或消失。

7. 坏疽或溃疡

这是肢体缺血的严重后果，常发生于趾（指）端。

据国外报道，本症的临床表现与国内患者不尽相同。据 Mills 等报道，小腿间歇性跛行较少见，而约 80% 患者有患足跛行；病变累及多处肢体是 TAO 的一般特征，在确诊时，上肢、下肢中至少有两个肢体，甚至有 3 或 4 个肢体被累及；在踝部和腕部的近侧常可扪及正常的动脉搏动；足部动脉搏动一般均消失，而腕部动脉搏动可在一侧或双侧消失；1/3～1/2 的患者病变累及上肢；1/3 的患者伴有游走性血栓性浅静脉炎和雷诺综合征。

五、病理和临床分期

本症起病隐匿，病情进展缓慢，呈周期性发作，一般要经过 5 年左右才有明显和较重的临床表现。按患肢缺血的程度可分为 3 期。

1. 第一期（局部缺血期）

患肢麻木、发凉、怕冷，开始出现间歇性跛行，通常在行走 500～1000m 后出现症状，休息数分钟后疼痛缓解。检查发现患肢皮肤温度降低，色泽较苍白，足背或胫后动脉搏动减弱，可反复出现游走性血栓性浅静脉炎。

2. 第二期（营养障碍期）

患肢除有上述症状并日益加重外，间歇性跛行越来越明显，无痛行走的间距越来越短，最后疼痛可转为持续性静息痛，夜间更为剧烈。皮肤温度显著下降，更显苍白或出现潮红、紫斑。皮肤干燥、无汗，趾（指）甲增厚变形，小腿肌肉萎缩，足背和胫后动脉搏动消失。各种动脉功能试验呈阳性；做腰交感神经阻滞试验后，患肢仍可出现皮肤温度升高，但不能达到正常水平。

3. 第三期（坏疽期）

症状越发加重，患肢趾（指）端发黑、干瘪、干性坏疽、溃疡形成。如并发感染，可变为湿性坏疽，疼痛程度更加剧烈，迫使患者日夜屈膝抚足而坐。湿性坏疽加上这种体位，可使患肢出现肿胀。并发感染后，严重者可出现高热、畏寒、寒战、烦躁不安等毒血症症状。

第一期中，动脉首先受病变侵袭，出现临床缺血性的表现，其原因主要是受累动脉的功能性变化（痉挛）而非器质性原因（闭塞）。进入第二期后，受累动脉已处于闭塞状态，患肢依靠侧支循环而保持存活；消除交感神经作用后，仍能促使侧支进一步扩张，提供稍多的血量。所以在这一时期，以器质性变化为主。第三期患肢的动脉已完全闭塞，侧支已无法发挥代偿功能，仅能使坏疽与健康组织分界平面的近侧肢体保持存活，趾（指）端则因严重缺血而发生坏疽。

六、临床检查和诊断

根据临床表现，诊断一般并不困难。诊断要点：①多数患者是青壮年男性，多有吸烟史；②患肢有不同程度的缺血性临床表现和游走性血栓性浅静脉炎表现；③患肢足背和（或）胫后动脉，以及腕部动脉的搏动减弱或消失。为了进一步明确诊断，确定受累动脉闭塞的部位、性质和程度，以及侧支形成和患肢远侧段有无开放的动脉主干等情况，可做下列各种检查。

1. 一般检查

包括跛行距离和时间测定、患肢抬高试验及皮肤测温等。患肢抬高试验（又称 Buerger 试验）要求患者平卧，将患肢抬高至 45°，3min 后观察患足皮肤的色泽变化。若试验呈阳性，足部尤其是足趾和足掌的皮肤会呈现苍白色或蜡黄色，手指压迫时更为明显，并伴有麻木或疼痛感；此时让患者坐起，患肢自然下垂于床沿（避免压迫腘窝部），患足皮肤色泽逐渐变为潮红或斑块状青紫色。这提示患肢存在严重的循环障碍，组织供血显著不足。

针对上肢动脉，可行 Allen 试验，以评估 TAO 患者手部动脉的闭塞情况。具体操作为压住患者桡动脉，令其反复进行松拳握拳动作。若原手指缺血区皮色恢复，表明尺动脉来源的侧支循环健全；反之则提示存在远端动脉闭塞。同理，此试验也可用于检测桡动脉的侧支循环状况。

此外，还可进行神经阻滞试验，即通过腰椎或硬膜外麻醉阻滞腰交感神经节，然后用皮肤测温计在患肢同一位置对比麻醉前后的温度变化。麻醉后温度升高越明显，说明痉挛因素所占比重越大；若温度升高不明显或不升高，则提示病情严重，受累血管已处于闭塞状态。但此试验为有创操作，目前临床上较少应用。

2. 无创检查

主要包括四项检查方法：光电容积描记、四肢节段测压、多普勒超声动脉血流检测和节段气体容积描记。

（1）光电容积描记（PPG） 主要用于检测患肢末端的动脉血供情况。检查时，患者取平卧位，将光电容积描记探头置于足趾趾腹处，通过描记仪记录动脉血流曲线。正常曲线表现为陡直快速的上升支、中度尖锐峰和下降支的重搏切迹；动脉管腔狭窄时，曲线波幅降低，上升支和下降支延缓，顶峰圆钝，重搏切迹消失；完全闭塞时，曲线呈直线状。

（2）四肢节段测压（SEG） 主要用于确定病变部位。患者取平卧位，用 8MHz 多普勒超声探头分别检测双侧肱动脉、双下肢踝部、膝下、膝上和大腿上端的动脉压力，计算踝肱指数（患侧最高踝部动脉压与最高上臂动脉压之比），以及各节段间动脉的压力差。正常情况下，踝肱指数≥1，＜0.9 提示动脉供血不足，严重缺血者＜0.6；各节段间正常动脉压力差在 20mmHg 以内，超过 30mmHg 提示远侧动脉有明显狭窄或闭塞。

（3）多普勒超声血流波形记录（CW） 主要用于评估动脉管腔病变程度。患者取平卧位，将 8MHz 或 4MHz 多普勒超声探头置于受检动脉的体表位置，保持 45°角以获取最佳信号，观察屏幕上的血流波形。正常波形表现为快速上升支和下降支、舒张反向血流和舒张期振荡；动脉狭窄时，收缩期上升支变钝，下降支延缓，舒张期振荡受阻，无反向血流；管腔闭塞时，波幅消失呈平坦直线。

（4）节段气体容积描记（APG） 主要用于在无法触及受检动脉搏动而无法进行 SEG 检测时，确定病变部位。患者取平卧位，分别于下肢踝部、膝下、膝上和大腿上段置空气袖带，充气至 60mmHg，然后描记波形。正常波形为陡直上升支、适中顶峰状态和下降支的转折舒张波；动脉狭窄时，上升支延缓，顶峰圆钝，放射波消失，下降支延缓；动脉闭塞时，波形消失。

无创检查虽不能提供详尽的肢体动脉闭塞症病变资料，不能完全作为手术方法选择的依据，但能大体了解病变范围和程度。因此，在患者筛选、术前病情评估、术后疗效评价和长期随访等方面，具有重要作用和价值。

3. 彩超

与其他肢体动脉闭塞症一样，彩超在检测和诊断 TAO 方面具有高准确率。主要可检测肢体末端小动脉的广泛闭塞，而其近侧动脉保持通畅。由于这是一种安全、可靠且可重复使用的无创检查，已在临床广泛应用。

4. MRA 和 CTA

是诊断 TAO 的有效方法。此外，对于有症状和体征的继发感染伴缺血性溃疡，应采用常规 X 线检查和磁共振成像来判断是否继发骨髓炎。

5. DSA 动脉造影

一般认为，动脉造影并非确诊血栓闭塞性脉管炎的必需手段，但对于可疑病例的诊断和治疗方法（尤其是手术方法）的选择，仍是一个有价值的辅助检查方法。典型征象包括肢体动脉节段性狭窄或闭塞，病变部位多局限于肢体远侧段，而近侧血管未见异常；正常与病变血管段之间突然转变，病变近、远段动脉光滑、平整，显示正常形态；可见“树根”状、“蜘蛛”状和“螺旋”状的侧支血管。

根据大量研究，目前 TAO 的诊断主要依据其临床特征。根据改良的 Shionoya 临床诊断标准：典型患者为 45 岁以下男性，有吸烟史，存在腘以下小动脉闭塞，可合并上肢缺血或血栓性浅静脉炎，排除吸烟以外的动脉粥样硬化因素。临床表现为肢体远端缺血症状，累及中、小动脉。据以色列和波兰资料，上肢与下肢同时受累者达35%～50%，其中原发于上肢者占10%～20%，而我国患者同时累及上肢者较少。有典型临床特征时，确立TAO诊断还需排除其他引起肢体缺血的疾病。首先需排除动脉粥样硬化性闭塞症，即存在动脉粥样硬化的高危因素（高脂血症、糖尿病、高血压等）。此外，还需排除动脉栓塞、自身免疫性疾病、血液高凝状态、血管损伤及一些局部病变如腘血管压迫、外膜囊性病变等。

Mills等认为，结合典型病史和临床表现，以及患肢末端的容积描记检查，即可确诊TAO。其特征为肢端小动脉广泛闭塞，而其近侧动脉搏动正常，这与动脉粥样硬化闭塞症（除伴有糖尿病或肾衰竭外）的表现截然不同。免疫性动脉炎也可有类似表现，但通过特殊血液检查可加以区分。

七、鉴别诊断

在确定TAO的诊断时，根据病变不同时期的特点，应考虑与其他一些疾病相鉴别。

（1）动脉粥样硬化性闭塞症　多发生于下肢，可产生患肢的缺血性临床表现。但其特点是患者大多为老年人，有高血压和高脂血症史，有的还伴有糖尿病，其他动脉如颈动脉、冠状动脉、肾动脉等均可受累，病变多发生于大动脉和中等动脉，X线检查可发现动脉部位典型改变。

（2）原发性游走性血栓性浅静脉炎　TAO也可出现游走性血栓性浅静脉炎，与原发性患者相同，只有等到血栓闭塞性脉管炎患者出现患肢缺血症状时，才能加以鉴别。

（3）糖尿病性足坏疽　当肢端出现坏疽时，都应考虑糖尿病的可能性，通过对病史和临床表现的分析，以及相应的血液检查，可以明确诊断。

（4）结节性动脉周围炎　本症主要侵袭中、小动脉，患肢可出现类似血栓闭塞性脉管炎的缺血症状，其特点是病变广泛，常累及肾、心等内脏，皮下有沿动脉走向排列的皮下结节，发作时呈暗红色并有疼痛。通过相应的血液检查和结节的活组织检查，能作出鉴别诊断。

八、治疗

治疗原则主要是防止病变进展，改善和增加患肢的血液循环。

1. 一般治疗

在血栓闭塞性脉管炎的治疗中，戒烟是所有治疗方法的基础。成功和彻底的戒烟（包括被动吸烟）患者，其病情通常可得到控制；反之，则疾病进行性加重或有新的病变发生。

研究表明，即使每日仅吸烟1～2支，也足以使TAO患者的病变持续进展，使得原来通过多种治疗业已稳定的病情恶化。

其次，口腔细菌感染的治疗也不容忽视。目前已经证实牙周炎、口腔细菌感染会导致一系列动脉疾病的发生，包括颈动脉粥样硬化、腹主动脉瘤、下肢动脉硬化及血栓闭塞性脉管炎等，控制牙周细菌感染可以有效缓解TAO患者的缺血症状，控制疾病进展。

此外，还需防止受冷、受潮和外伤，患肢也不宜过热（热敷、热水浸泡等），以免增加患肢缺血组织的需氧量，而引起肢端溃烂和坏疽。疼痛剧烈时，可酌情暂时使用适当的镇痛剂，但应避免药物成瘾。

患肢的运动疗法对减轻临床症状和体征有一定的疗效。传统的运动方法为患者平卧，先抬高患肢45°以上，维持1～2min，再在床沿下垂2～3min，然后放置于水平位2min，并做患足旋转和伸屈活动。如此每次重复5次，每日数次。近几年来，文献报道中对运动疗法的功效，不断给予良好的评价，对这方面的临床研究也在不断深入。血栓闭塞性脉管炎患肢进行有指导和有计划的体育锻炼（如慢步、踏车等），对患肢的侧支建立、增加血流量或改变血量的分配、改善肌肉组织代谢、调节组织的生化改变、纠正血液流变学的病理变化等，都有一定的疗效。特别对早期患者的作用更为明显，主要表现为疼痛的减轻或消失、无痛行走距离的增加和肢端溃疡的愈合等。

2. 药物治疗

理论上可选用的内科治疗药物，包括激素、抗生素、血管扩张剂、前列腺素、抗血小板药、抗凝和祛瘀药物等，但它们的疗效都尚未得到广泛的认可。有些学者提出做动脉内灌注药物溶栓治疗，以改善患肢的血液供应，但文献中的评价至今尚不一致。还有学者指出，对于那些在原有血栓闭塞性脉管炎基础上，发生急性缺血的患肢，及时去除动脉内新鲜的血栓，是挽救患肢的最佳方法。

此外，中医药治疗血栓闭塞性脉管炎，既可以辨证施治，服用汤药，也可以使用含有活血化瘀功能的中成药物，如活血通脉胶囊。

3. 高压氧治疗

有些学者认为，在高压氧舱内，通过血氧量的提高，可能会增加患肢的供氧量。具体方法是每日进舱1次，每次3～4小时，10次为1个疗程。间隔5～7天后，再进行第2个疗程，一般可治疗2～3个疗程。

4. 手术治疗

从理论上讲，目前最有效的治疗方法是动脉重建手术，但由于血栓闭塞性脉管炎累及血管的特点，对于常规的血管重建手术来说，常缺乏合适的远端流出道。

（1）腰交感神经切除术　对第一期和第二期患者，可先做腰交感神经阻滞试验，如阻滞后皮肤表面温度升高1～2℃，则表示患肢动脉的病变以痉挛为主，可切除患侧第2、第3、第4腰交感神经节和神经链，能解除血管痉挛和促进侧支循环形成，常能取得较好的近期效果。

TAO患者施行腰或胸交感神经切除术可以有效预防截肢并缓解疼痛、促进溃疡愈合，但其长期有效性还值得探索。已有明确报道证实，使用腹腔镜切除腰交感神经治疗下肢缺血与经胸腔镜切除胸交感神经治疗上肢缺血的手术是安全有效的。

此外，可以通过植入电脊髓刺激器来缓解疼痛，其机制包括抑制疼痛性刺激在相应皮片内的连续传输、抑制脊髓内神经递质产物的兴奋和抑制交感血管收缩来持续改善外周血管微循环。虽然脊髓刺激能够有效抑制神经源性疼痛，但在控制皮肤溃疡导致的躯体疼痛方面无效。

（2）血栓内膜剥脱术　仅适用于股-腘动脉节段性闭塞，远端流出道血管条件尚好的病例，因此适合本术式的病例不多。术中在剥除血栓内膜后，加用人工血管或自体静脉补片，以扩大管腔，减少术后再狭窄的发生。术后积极抗凝预防血栓形成。

（3）大网膜移植术　1971 年 Casten 和 Alday 提出按大网膜血管分布的走向，在使其血液循环保持正常运行的条件下进行合理的剪裁，使其变成长条状后，由腹腔引出，固定于患肢深筋膜下，以便侧支形成，为缺血组织提供血流。以后由于显微外科的开展，又发展成游离血管蒂大网膜移植术，即将游离的胃网膜右动静脉，分别与股浅动脉和大隐静脉或股浅静脉吻合，这样可望使剪裁延长后的大网膜，能通过皮下隧道，延伸到小腿下段。但是，大网膜中的动脉是细小的终末支，供血量有限，而大网膜的结构也有明显的个体差异，如有些脂肪组织肥厚、有的短小等，因存在这些局限性，常使手术失败。本手术在 20 世纪 80 年代曾于国内和国外（主要是印度）应用于临床，但此后文献中极少有后续报道。

（4）血管重建术　从理论上讲，目前最有效的治疗方法是动脉重建手术。但由于血栓闭塞性脉管炎受累血管的特点，对于常规的动脉旁路手术来说，常缺乏合适的远端流出道。动脉旁路术适用于动脉主干局段性闭塞，即闭塞段远侧仍有通畅的动脉通道者。根据病变部位可以分别采用主-股动脉、股-腘动脉或者膝下动脉旁路，移植血管可采用自体大隐静脉离体后倒置，或者用瓣膜刀破坏其瓣膜后的原位旁路术；也可以利用人造血管。因为病变分布广泛、节段性动脉受累和疾病远端末梢的改变，本症仅 5%～25%的患者能施行血管重建手术，且多为膝下动脉旁路，无良好股-腘动脉流出道时也可选择股深动脉作为流出道。而且据文献报道，本症患者即使能做旁路术，也可因继续吸烟或病情不断进展，使平均通畅时间仅为 2.8 年。

（5）截肢术　对肢端有溃疡或坏死者，应做彻底的清创术，并以清洁敷料保护创口，坏死界限清晰者，可将坏死部分切除；手指的溃疡多可经保守治疗而痊愈，有 5%～10%的患者需做指端或远侧指关节切除术；只有肢体已有广泛坏死，疼痛不能忍受或难以控制时，始考虑截肢术。综合国外文献报道，需要做趾或足远侧段切除者，约占患者的 20%；另有 20%需做膝下或膝上截肢术。

（6）分期动静脉转流术（静脉动脉化手术）　上海某医院血管外科，通过大量动物实验和对下肢静脉瓣膜的研究，证明分期动静脉转流术可能有效地重建重度缺血患肢的血液循环，并已应用于临床中部分 TAO 病例，取得较好的治疗效果（图 9-1）。

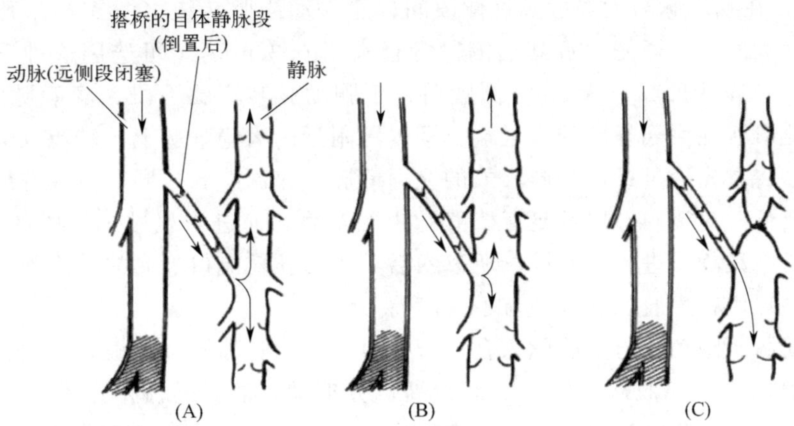

图 9-1　分期动静脉转流术机制示意图

（A）建立动静脉瘘；（B）受转流后静脉段扩张，瘘口近、远侧瓣膜均关闭不全；
（C）结扎瘘口近侧段，肾动静脉瘘为动脉血单向逆行灌注

在开展本手术的初期，将分期动静脉转流术分成 3 种不同的手术方式。

① 深组高位：在髂外、股总或股浅动脉与股浅静脉间，建立动静脉转流。4～6 个月后，当患肢远侧段缺血症状明显改善或消失时，再打开创口，将该线抽紧打结，阻断转流口近侧的股浅静脉，使动静脉瘘变为动脉血经股浅静脉向远侧单向灌注。本术式操作较为简便，但因吻合口位置较高，术后肢体肿胀较明显。

② 深组低位：在腘动脉远侧端与胫腓干静脉间，建立动静脉转流（图 9-2）。2～4 个月后行二期手术，结扎转流口近侧的胫腓干静脉。由于转流口建在两支胫前静脉入口远侧的胫腓干静脉上，所有转流的动脉血，既避开了股-腘静脉中的瓣膜，又能迅速经腓肠肌通向胫腓干静脉的许多小分支，逆向灌注小腿部的缺血组织。此外，重建患肢血液循环后，患肢的静脉血液主要经胫前静脉回流。

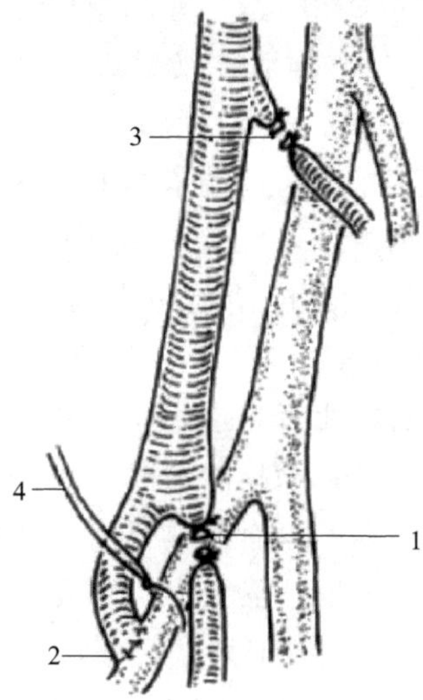

图 9-2　胫前动脉与胫前静脉吻合（深组）

1—切断胫后动脉；2—胫前动脉与胫前静脉吻合；3—切断隐动脉；4—于瘘口近侧的胫前静脉绕 1 根丝线预置于皮下

③ 浅组：在腘动脉与大隐静脉远侧段间，建立动静脉转流（图 9-3）。凡腘动脉远侧段未闭塞，而大隐静脉通畅，且其远侧段管径大于 0.3cm 者，可选用这种手术方法。取患肢近侧段大隐静脉长 25～35cm，倒置后，于腘动脉与小腿下段大隐静脉间斜行搭桥，尽可能将转流口建在大隐静脉的最远端，即内踝附近的大隐静脉上。转流入大隐静脉远侧段的动脉血，将首先通过颈深静脉开放的交通静脉进入深静脉，同时可冲开结构较为薄弱的大隐静脉最低一对瓣膜，以及足背浅静脉中的瓣膜，而进入患肢远侧段的缺血组织中。由于动脉血是由浅静脉进入深静脉，所以术后不再结扎转流口近侧的大隐静脉残段，而重建患肢血液循环后，患肢的静脉回流不受障碍。

切断股动脉：隐动脉与隐静脉吻合；于瘘口近侧的隐静脉绕 1 根丝线预置于皮下。

在本组中，18 例患肢病人接受了深组高位分期动、静脉转流术。术后，分别有 3 条和 2 条患肢出现创口感染和血肿形成。患肢疼痛在术后 1 周内开始逐步减轻。3 条患肢因术前足部已坏死，于术后 3 周接受膝下截肢术；1 条患肢因多个足趾坏死，于术中接受截趾术，创口均在 1 个月内愈合；另有 5 条患肢在术后 2 个月内末端溃疡和坏疽愈合。第一期手术后，12 条患肢出现肿胀，于 5 周内消退；第二期术后 8 条患肢出现肿胀，6 周内消

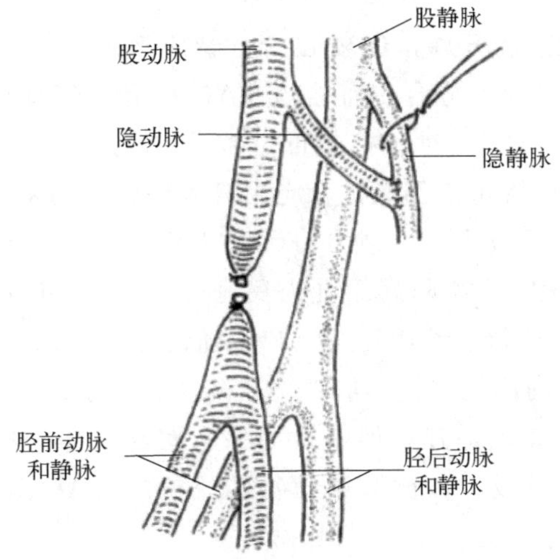

图 9-3 隐动脉与隐静脉吻合（浅组）

退。术后 8 个月，患肢深静脉造影显示，造影剂通过众多侧支进入股深静脉，然后经髂-股静脉向心回流。

11 条患肢接受了深组低位分期动静脉转流术。患肢疼痛在术后 2～5 天开始逐步减轻。1 条患肢因术前足部已坏死，于术后 2 周接受膝下截肢术；6 条患肢在术后 1～2 个月内末端溃疡和坏疽愈合。第一期手术后，1 条患肢出现小腿轻度肿胀，于 2 周内消退；第二期术后未见患肢肿胀。术后 6 个月，患肢深静脉造影显示，造影剂经小腿深静脉流入胫前静脉，然后通过腘静脉向心回流。

10 条患肢接受了浅组分期动静脉转流术。患肢疼痛在术后 1 周内完全消失。4 条患肢在术后 2 周内末端溃疡和坏疽愈合。第一期手术后，6 条患肢出现踝关节以下肿胀，于 4～5 周内消退；第二期术后未见患肢肿胀。

全组患肢术前均接受深静脉顺行造影，以观察深静脉主干是否全程通畅，以及大隐静脉是否适合作为转流移植物。所有患者在术中建立转流口时，静脉注入肝素 6250U；术后使用抗凝、溶栓和祛聚药物（如肝素、尿激酶、低分子右旋糖酐、肠溶阿司匹林、双嘧达莫等）2～3 周，以预防转流血栓形成。

随访 23～55 个月，平均 36.5 个月。除 1 例因动脉硬化性闭塞症接受深组高位分期动静脉转流术的患者在术后半年内病情恶化，接受高位截肢外，其余患者的 38 条患肢中，20 条患肢手术疗效良好；18 条患肢的临床症状和体征均有显著减轻或好转。

对于血栓闭塞性脉管炎（TAO）这类下肢动脉广泛性闭塞，远端无良好流出道而无法进行常规动脉重建，导致肢体濒临坏死的情况，该术式是一种非常规的截肢手术。若适应证选择恰当，手术操作规范，可取得良好疗效。然而，符合循证医学的大宗病例临床对照研究，以及取得良好疗效的机制，仍需进一步深入研究。

5. 血管腔内治疗

最初的关于血管腔内治疗 TAO 患者的报道，是选择性动脉内灌注尿激酶和链激酶。Matsushita 最早对一例诊断为 TAO 伴肢体严重缺血的 19 岁女性患者进行腔内治疗，动脉内持续灌注尿激酶（2 万 U/h）和肝素 800U/h。虽然患者的症状暂时改善，但经皮导管溶栓治疗最终没有能够使得闭塞的腘动脉再通。

随着腔内血管技术的蓬勃开展，经皮腔内血管成形术（PTA）已被许多学者选择性地用于 TAO 的治疗，而针对部分合并血栓的 TAO 患者，经皮导管溶栓治疗（CDT）和经皮机械性血栓清除术（PMT）对于挽救部分濒临坏死的肢体，都取得了一定的疗效。尽管目前对于 TAO 患者血管重建仍然推荐应用自体静脉旁路术，但对于那些需行自体静脉旁路术但肢体远端无良好流出道，或自身无法提供良好静脉移植物的患者，可以选择 PTA 治疗。上海交通大学医学院附属第九人民医院从 2009 年 1 月至 2015 年 12 月对 35 例 TAO 患者共 43 条肢体施行了腔内血管治疗，随访提示腔内治疗对于那些非典型 TAO 患者，以及部分重症缺血的病例，技术成功率较高，可用于挽救部分濒临坏死的肢体。虽然多数患者术后需要反复腔内治疗，但中远期保肢率与自体静脉旁路转流术后类似，因此，对于无健康远端流出道或自体静脉移植物转流桥的 TAO 患者，PTA 是可供选择的措施之一。

九、预后

血栓闭塞性脉管炎虽然常在肢端造成严重的损害，甚至导致截肢、致残，但是本症并不侵袭冠状动脉、脑动脉和内脏动脉，因此对患者的预期寿命并无显著的影响。综合国外文献报道，患者的 5 年生存率和 10 年生存率分别为 97％和 94％；5 年截肢率约为 11％，而 20 年截肢率达到 23％。

第二节　大动脉炎

大动脉炎是指主动脉及其主要分支和肺动脉的慢性非特异性炎性疾病。其中以头臂血管、肾动脉、胸腹主动脉及肠系膜上动脉为好发部位，常呈多发性，因病变部位不同而临床表现各异。可引起不同部位动脉狭窄、闭塞，少数可导致动脉瘤。本病多发于年轻女性。

一、病因与发病机制

（一）病因

大动脉炎的病因与发病机制目前尚不清楚，各种文献报道均认为大动脉炎发病多与自身免疫因素、内分泌失调及遗传因素有关。多数学者认为，本病是一种自身免疫性疾病，可能由结核菌或链球菌、立克次体等在体内的感染，诱发主动脉壁和（或）其主要分支动脉壁的抗原性，产生抗主动脉壁的自身抗体，发生抗原抗体反应引起主动脉和（或）主要分支管壁的炎症反应。其理论依据具体如下：

（1）动物实验，发现长期给兔补含高效价抗主动脉壁抗原的患者血清，可产生类似动脉炎症改变。

(2) 临床发现，大动脉炎患者可有红细胞沉降率、黏蛋白增高，α-球蛋白、γ-球蛋白及 IgG、IgM 的不同程度增高，服用肾上腺皮质激素有效。

(3) 本病患者血中有抗主动脉壁抗体，同时发现主动脉壁抗原主要存在于动脉中层组织。

日本学者推测，本病与 HLA 系统中 BW40、BW52 位点有密切关系，属显性遗传。认为有一种先天性遗传因子与本病有关。此外，大剂量雌激素可造成主动脉肌层萎缩、坏死和钙化，主要发生于主动脉及其分支，即承受动脉血流和搏动最大的机械应力部位，从而推测在内分泌不平衡最显著时期，雌激素过多和任何营养不良因素（如结核病）相结合，导致主动脉平滑肌萎缩，抗张力下降，成为致病因素之一。总之，综合致病因素在不同的环境下作用于主动脉和（或）其主要分支，产生多发性非特异性动脉炎。

（二）发病机制

大动脉炎可在主动脉全长的任何部位发生，并可累及所有主要大分支、肺动脉及其叶段分支。大多数情况下，病变会累及两支以上的动脉分支，但最常发生的部位是头臂干动脉、胸主动脉、腹主动脉及肾动脉。病变血管的大体标本呈现灰白色，管壁僵硬、钙化、萎缩，并与周围组织粘连，导致管腔狭窄或闭塞。

上述病变的发展过程较为缓慢，在逐渐引起动脉狭窄和闭塞的同时，常在周围形成侧支血管。病变早期或活动期主要以肉芽肿性炎症为主，动脉的外膜、中层和内膜全层均有幼淋巴细胞、巨噬细胞、单核细胞等炎性细胞浸润。随后，纤维组织增生，外膜滋养血管改变显著，外膜可与周围组织形成粘连，纤维增生。中层基质增多，弹性纤维肿胀、断裂和破坏，平滑肌坏死，肉芽组织形成，淋巴细胞、浆细胞浸润。中层还常见上皮样细胞和朗格汉斯细胞形成结节样改变，纤维增生和纤维化导致管壁增厚，纤维收缩及内膜增厚使整段动脉变细狭窄，壁内也可能出现钙化。壁内中层坏死、变薄，可能导致局部扩张或动脉瘤形成。此外，冠状动脉也可能受累，典型表现为局限在开口处及其他端的狭窄性病变，左、右冠状动脉可同时受累，但弥漫性冠状动脉炎较为常见。

二、临床表现

1. 头臂动脉型

颈动脉、锁骨下动脉、椎动脉狭窄和闭塞。患者可能出现不同程度的脑缺血，表现为头晕、头痛、记忆力减退、视力下降等症状；严重脑缺血者可出现反复晕厥、抽搐、失语、偏瘫或昏迷。上肢缺血可导致单侧或双侧上肢无力、发凉、酸痛、麻木甚至肌肉萎缩。颈动脉、桡动脉和肱动脉的搏动可能减弱或消失（无脉征），约半数患者于颈部或锁骨上部可听到二级以上收缩期血管杂音。

2. 胸主、腹主动脉型

炎症累及胸主动脉、腹主动脉甚至全主动脉。患者常表现为头颈、上肢高血压及下肢供血不足的症状，如头痛、头晕、心悸、下肢发冷、间歇性跛行等。下肢皮温降低，闭塞远端脉搏明显减弱或消失。闭塞部位可闻及收缩期血管杂音，上肢血压常显著升高。

3. 主-肾动脉型

炎症主要累及主动脉和肾动脉。高血压是重要的临床表现，尤以舒张压升高明显。患者可能出现头晕、心慌，因下肢缺血而有肢体乏力、发凉、间歇性跛行等症状。当患者上下肢血压相差＞20mmHg时，提示主动脉有狭窄。大部分患者可在脐上部位闻及高调的收缩期杂音。

4. 肺动脉-冠状动脉型

病变累及单侧或双侧肺叶动脉或肺段动脉，且常为多发性病变。冠状动脉受累者较少见，但一旦受累，后果严重。常见症状为心悸、气短。肺动脉瓣区可闻及收缩期杂音，肺动脉狭窄严重的一侧呼吸音减弱。

5. 广泛型

具有上述两种以上类型的特征，属多发性病变，多数患者病情较重。

三、检查

1. 血液检查

多发性大动脉炎病因未明，早期无特异性检测标准。红细胞沉降率（ESR）在提示本病活动性方面有一定意义，尤其是年轻患者，在活动期83%的ESR加速（≥20mm/h）。然而，随着年龄增长，ESR有下降趋势。ESR的高低与急性发作并不成正比，故不能单独用于判断本病活动程度。此外，在活动期，抗O抗体上升，C-反应蛋白可呈阳性，白细胞轻度增高，组织因子、vWF因子、血栓烷、组织型纤溶酶原激活因子、ICAM-1、VCAM-1、PECAM-1及α1、α2、γ球蛋白增高，IgM、IgG可先后呈不同程度增高，但与正常人对照无显著性差异，类风湿因子、抗主动脉抗体可阳性。1982年，Hideo在研究本病的血液凝固改变病原学方面指出，初期患者血液显示高纤维蛋白原而纤维蛋白活性下降；晚期血中纤维蛋白原恢复至正常范围而纤维蛋白活性增高。Hideo认为，高凝状态在本病发展中起一定作用，因此血液流变学检查可有异常。

2. 超声血管检查

多普勒超声血管检查可用于测定多发性大动脉炎患者病变动脉的近、远端血流及波形，尤其是对颈动脉的检查，诊断正确率高达96%，对临床诊断具有重要意义。经颅多普勒超声可评价Willis环的血流量和血流方向。这些检查项目简单实用，为无创伤性检查，患者无痛苦，可重复进行，因此在临床上应用广泛。但彩色多普勒超声及频谱分析在精确性及符合率上不及常规造影。

3. 节段性肢体血压测定和脉搏描记

采用应变容积描记仪（SPG）、光电容积描记仪（PPG）测定动脉收缩压，并可在指、趾描记动脉波形，了解肢体各个平面的动脉血供情况。多发性大动脉炎患者若同侧肢体相邻段血压或两侧肢体对称部位血压差＞2.67kPa（20mmHg），提示压力降低的近端动脉狭窄或闭塞。此法简单、方便、无痛苦，乐于被患者接受，可作为本病客观指标之一广泛应用于临床，并可用于随访病变进展。

4. 脑血流图

头臂型大动脉炎，颈动脉严重受累者，脑供血不足，脑血流图可显示脑血流量明显减少。

5. 眼底检查

眼底检查包括常规眼底检查、荧光素血管检查、电子视网膜照相检查。颈动脉重度狭窄或闭塞者可致眼底缺血，眼底检查可发现视网膜缺血性变性或萎缩等病变。荧光素血管检查可见视网膜静脉扩张、动静脉短路、新生血管及缺血管区。

6. 肾素活性测定

肾动脉型患者肾素-血管紧张素体系的升压作用已被公认，肾素活性测定也已被广泛应用。测定两侧肾静脉肾素活性比值（患侧肾素/对侧肾素）以及周围循环肾素的水平或对侧肾静脉肾素与周围血肾素的比值，不仅有助于证实血管病变对肾功能的影响程度，借以明确手术指征，还可以对术后预后有较明确的估价。周围血肾素活性高，两侧肾静脉肾素活性差>2倍，外科疗效良好；周围血肾素活性差>2倍，外科疗效良好；周围血肾素活性正常或对侧肾静脉肾素与周围血肾素比值<1.3，两侧肾静脉肾素活性差>1.4倍，术后血压亦都恢复正常或明显下降；两侧肾静脉肾素活性比值<1.4，手术效果不佳。两肾静脉肾素活性比值对于鉴别肾血管性高血压与原发性高血压亦有价值，在后者比值基本<1.4或相等。静脉注射对肾素分泌有立即刺激作用的药物，如呋塞米0.33～0.36mg/kg，在肾动脉狭窄可使原血液肾素活性差异更为显著，有别于肾实质性病变的肾素活性增高。

7. 磁共振检查（MRI）

MRI和MRA是较先进的无创影像学检查方法，使机体组织显像发展到解剖学、组织生物化学和物理学特性变化相结合的高度，使许多早期病变的检测成为可能。多发性大动脉炎引起血管狭窄或闭塞，相应脏器缺血所致代谢障碍，可通过MRI诊断。由于本病为动脉全层的非化脓性炎症及纤维化，MRI可观察到动脉壁异常增厚，受累的胸、腹主动脉狭窄。MRA与常规血管造影相比，避免了动脉腔内操作，减轻了患者痛苦，是无损伤血管检测技术的一大发展，尤其是对于动脉内膜和管壁的早期病变参考价值较大。但1986年，Miller在分析10例多发性大动脉炎用MRA和动脉造影进行诊断的前瞻性双盲对照研究时指出，MRA仅对主动脉、无名动脉和双侧髂总动脉或经细心选择的病例动脉显影清晰正确，MRA诊断多发性大动脉炎的敏感性仅为38%。因此，目前此法尚不能完全取代动脉造影。

8. 动脉造影

动脉造影（DSA）仍是主要的检查手段。可以详细了解病变的部位、范围和程度，以及侧支循环形成情况。动脉造影可为手术或介入治疗提供最有价值的影像学资料。早期患者可见主动脉管壁有多发性局限性不规则改变；晚期可见管腔狭窄或闭塞，少数呈动脉扩张，主动脉分支病变常见于开口处，呈节段性。胸降主动脉狭窄多始于中段，逐渐变细表现为特征性“鼠尾巴”形状，侧支循环丰富。锁骨下动脉近段闭塞可见锁骨下动脉窃血现象。在肠系膜动脉闭塞或肠系膜上、下动脉间的腹主动脉缩窄，可见肠系膜血管弯曲等特异性动脉造影影像。由于大动脉炎有多发的特点，造影时应注意了解降主动脉、腹主动脉、肾动脉等大动脉有无病变，必要时可用局部注射造影剂或分段造影来验证。头臂型大动脉炎造影时，锁骨下动脉、无名动脉、颈动脉造影的延期像有特别重要的诊断意义。在延期片上，仔细寻找通过侧支血管再通的颈总动脉或颈内动脉的影像，是争取动脉重建的最可靠的证据。

四、诊断

美国风湿病学会制定的多发性大动脉炎诊断标准如下：①发病年龄＜40 岁；②患肢间歇性运动乏力；③一侧或双侧肱动脉搏动减弱；④双上肢收缩压差＞10mmHg；⑤锁骨下动脉或主动脉杂音；⑥主动脉及一级分支或上、下肢近端的大动脉狭窄或闭塞，病变常为局灶性或节段性，且不是由动脉粥样硬化、纤维肌性发育不良或其他原因引起。

符合上述 6 项中的 3 项可诊断为多发性大动脉炎。

五、治疗

（一）非手术治疗

对于活动期或早期患者，原则上不宜进行手术治疗，应优先采用激素类药物治疗，直至病情稳定。特别是红细胞沉降率增快的患者，应尽量通过药物治疗使其恢复正常后再考虑进一步的手术治疗。

（二）介入治疗

近年来，随着介入技术和材料的不断进步，介入治疗已广泛应用于多发性大动脉炎，包括经皮腔内血管成形术（PTA）及支架置入术。自 1978 年 Gruntzig 首次报道用 PTA 成功扩张肾动脉以来，为该病的治疗开辟了新途径。其治疗机制是通过带囊导管扩张病变动脉，使动脉内膜断裂并与血管深层分离，弹性纤维拉长，平滑肌细胞核呈螺旋形畸形，进一步导致内膜及中层破裂，使动脉扩张。随后，新内膜及瘢痕形成，使动脉愈合，产生类似动脉内膜剥脱术的效果。

PTA 具有微创、操作简便、住院时间短、易行且可重复应用等优点，即使不成功也不妨碍后续手术治疗。一般采用经皮穿刺途径，但对于双侧股动脉搏动减弱者，若穿刺困难，可切开暴露股动脉，在直视下穿刺插管，既安全又简便。支架置入常用于扩张失败或反复狭窄的患者。然而，PTA 作为一种有创治疗，也存在一定的并发症，如穿刺部位血肿、假性动脉瘤、远端继发血栓形成、血管破裂等，术中应予以重视。近年来，介入治疗得到了广泛的应用，已越来越受到学者们的重视，并被不少学者视为多发性大动脉炎治疗的首选。

（三）手术治疗

由于本病病变广泛，后期病变血管全层破坏、僵硬，与周围组织广泛粘连，直接切除病变血管并进行血管移植术会面临渗血多、游离困难、组织不牢靠、血管缝合不可靠等问题，术后易形成吻合口瘘、假性动脉瘤，疗效欠佳，目前已较少应用。采用血管重建、旁路移植术则无需广泛分离粘连，手术操作相对简单，可保留已建立的侧支循环，疗效尚满意，是首选方法。其原则是重建动脉，改善远端血液供应。因手术为解剖外途径转流，手术方案的确定主要依据病变部位、范围、受累长度以及患者一般情况来设计。以下术式可供选择：

（1）升主动脉-无名动脉（或颈动脉）-锁骨下动脉旁路术　适用于主动脉弓分支多发性病变，特别是无名动脉或颈总动脉、锁骨下动脉受累时，以改善脑或上肢血供。此手术需全身麻醉开胸，创伤较大。

(2) 锁骨下动脉-颈动脉旁路术　适用于左锁骨下动脉和左颈总动脉起始处狭窄和闭塞、无名动脉通畅者，或无名动脉分叉处狭窄、闭塞导致右锁骨下动脉和右颈总动脉血流严重障碍、左锁骨下动脉通畅者。

(3) 锁骨下动脉-颈总动脉旁路术　适用于颈总动脉或锁骨下动脉起始部狭窄或闭塞者。对伴有“锁骨下动脉窃血现象”而同侧颈动脉或无名动脉通畅者，为充分氧合术中脑血流，一般采用低温气管插管全身麻醉，降低脑细胞代谢率，延长脑血流阻断时脑细胞耐受缺血、缺氧的安全时限。

(4) 锁骨下动脉-颈总动脉-颈总动脉旁路术　适用于无名动脉和左颈总动脉起始处狭窄、闭塞，而左锁骨下动脉通畅者。

(5) 颈总动脉-颈总动脉旁路术　适用于无名动脉或左颈总动脉狭窄、闭塞者。

(6) 腋动脉-腋动脉旁路术　适用于锁骨下动脉狭窄、闭塞者，特别是高龄、高危，不适合更复杂术式者。可有效改善患侧上肢缺血及椎动脉缺血。

(7) 胸降主动脉-腹主动脉旁路术　适用于胸-腹主动脉狭窄或闭塞，有明显上肢高血压及下肢缺血患者。

(8) 升主动脉-腹主动脉旁路术　适用于胸、腹主动脉长段狭窄、闭塞，无法行胸-腹主动脉旁路术的患者。

(9) 腋动脉-双侧股动脉旁路术　适用于全身情况较差且胸、腹主动脉狭窄、闭塞导致下肢缺血者，以改善下肢动脉供血。

(10) 腹主-肾动脉旁路术或自体肾移植术　肾动脉型可导致严重高血压，应积极恢复肾脏血供，腹主-肾动脉旁路术应为首选。对肾动脉条件不佳，行动脉旁路术有困难时，可考虑行自体肾移植术。

术前准备及术后处理：

(1) 对本病要有充分认识，特别是对年轻患者，尤其是年轻女性，若有脑、内脏或肢体缺血症状或严重高血压，应考虑本病的可能性，并积极进行检查诊断。

(2) 诊断明确后，应尽快确定患者是否处于活动期，评估全身状况，进行全面影像学检查以确定病变部位，避免遗漏。

(3) 若患者处于疾病活动期，应避免盲目进行介入或手术治疗，而应先给予药物非手术治疗，待病情稳定后再进行下一步治疗。

(4) 对于介入治疗，应避免强行操作，以防动脉夹层或破裂等严重后果，对支架置入应持保守态度，因其再狭窄率较高。

(5) 对于手术治疗，术前应全面评估患者对手术的耐受能力，若全身情况较差，应选择相对简单、创伤较小的术式。

第三节　腹主动脉瘤

腹主动脉瘤（AAA）是指腹主动脉壁局部的异常扩张和膨大，是一种严重威胁人类生命健康的疾病。主要发生于60岁以上的老年人，常伴有高血压和心脏疾病，年轻人偶见。男性发病率较女性高2～6倍。Lederle等研究发现，AAA以每年2.4%的速度递增。通常以肾动脉平面为界，分为肾动脉平面以下和肾动脉平面以上的AAA。腹主动脉瘤发生后可逐渐增大，最终破裂出血，常导致患者死亡。另一严重危害是动脉瘤附壁血栓在血流的冲击下脱落，堵塞远端肢体，造成下肢动脉急性缺血，起病急、进展快、预后差，常需积极处理。

1804年，Antonio Scarpa首次系统论述了其分型与诊断。1951年，Dubost成功进行了腹主动脉瘤切除术，成为动脉瘤外科治疗的重要里程碑，但择期手术风险较大，即使开腹手术救治成功，远期病死率也很高，主要死亡原因是心、脑、血管事件。阿根廷血管外科医师Parodi率先报道了支架-人造血管复合体治疗AAA，大大促进了动脉扩张病腔内隔绝术在国际范围内的推广。

一、病因与发病机制

（一）病因

一般认为，AAA是遗传学、环境学和生物化学等多种因素相互影响和共同作用的结果，但其发病机制至今尚不清楚。

1. 动脉粥样硬化

动脉粥样硬化被认为是腹主动脉瘤最常见的病因，常发生于高龄合并动脉粥样硬化者。当动脉发生粥样硬化后，中层弹性纤维断裂，管壁薄弱，不能耐受血流压力而发生局部膨大，张力增高导致动脉扩张，扩张造成张力进一步增高，瘤体迅速膨大，最终形成搏动性肿块。肾动脉开口以下的腹主动脉是粥样硬化最易发生的部位，此区域滋养血管少，内膜增厚纤维化导致血管中层氧和营养物质供应障碍，并常延伸至主动脉分叉处。在膨大的瘤腔内血流缓慢，形成涡流，可产生附壁血栓。

2. 腹主动脉的结构缺陷与主动脉壁结构成分的变化

腹主动脉的结构缺陷与主动脉壁结构成分的变化导致腹主动脉壁力量减弱，是腹主动脉瘤形成必不可少的局部因素。实验证明，当主动脉的弹力蛋白层破坏降至40层以下时，易形成动脉瘤；其次，腹主动脉的滋养血管较少，当有动脉硬化斑块形成时，依赖血管内弥散血液供氧的内膜、中层发生营养障碍、坏死，管壁变得薄弱；再次，平滑肌细胞需要在脉冲压震荡力的刺激下合成胶原和弹力蛋白，由于腹主动脉的僵硬度较大，脉冲压对平滑肌细胞刺激的震荡力减少，其合成动力下降，再加上血管发生瘤性扩张后，许多平滑肌细胞被纤维化的结缔组织所代替，使得胶原蛋白和弹力蛋白的合成减少，不利于受损血管壁的修复。

3. 免疫、结缔组织疾病以及遗传性疾病

免疫性疾病常继发于多发性大动脉炎、巨细胞性动脉炎、系统性红斑狼疮、白塞病等。最多见的结缔组织病是马方综合征与埃勒斯-当洛斯综合征。40岁以下女性破裂性动脉瘤者，多与妊娠相关，可能与激素水平变化引起结缔组织结构变化相关。研究表明，AAA具有家族遗传倾向，Johnson和Koepsell报道，约有19.2%在一级亲属中发生，主

要为常染色体显性遗传。弹力蛋白和胶原蛋白的遗传缺陷，直接引起主动脉壁的薄弱，而各种酶的遗传变化，则使动脉壁基质结构蛋白失活和降解增加，其间的整合、联合受到破坏，从而间接导致动脉壁的薄弱，如 Marfan 综合征发生的胸、腹主动脉瘤。

4. 其他因素

如局灶性中膜发育不良、结节性硬化、性腺发育不全、感染等。吸烟、炎症、创伤、高龄、高血压等危险因素对 AAA 的发生和发展起促进作用。

（二）发病机制

腹主动脉瘤的发生和发展是诸多引起主动脉壁薄弱和增加其负荷的因子长期相互作用的必然结果。弹力蛋白的降解和失活可导致腹主动脉瘤的形成，这是成瘤的关键因素，而胶原储备的耗竭则可引起不可逆、连续的动脉瘤扩张，导致最终破裂。吸烟、炎症、创伤、高龄、高血压等危险因素对腹主动脉瘤的发生和发展起到促进作用。动脉瘤破裂后腔内的血凝块可机化和感染，血凝块脱落可引起远端动脉栓塞。

二、临床表现

根据动脉瘤的部位、大小、类型及患者的临床表现，其症状存在差异。大多数腹主动脉瘤（AAA）患者缺乏明确症状，偶尔以全身症状为首发，通常在体格检查时偶然发现。

1. 腹部搏动性肿块

腹部搏动性肿块是 AAA 最常见且最重要的体征，常因其他原因或无意中偶然发现。典型的腹主动脉瘤表现为具有搏动感的肿块。多数患者自觉心窝部或脐周有搏动感，尤其在仰卧位和夜间更为明显。可在腹部触及膨胀性搏动肿物，多位于脐周或脐上方偏左，与心跳节律一致，具有持续性和多方向性，约 50%的患者伴有血管杂音。

2. 疼痛

约 1/3 的患者表现出疼痛，多位于脐周、两肋部或腰部，可为钝痛、胀痛、刺痛或刀割样疼痛。一般认为，疼痛与瘤壁张力有关，动脉外膜和后腹膜的牵引压迫邻近神经所致。慢性腹部或腰部隐痛或钝痛应考虑炎性或感染性 AAA。突发性剧烈疼痛提示可能发生破裂、感染或瘤内夹层。若持续剧烈的刀割样疼痛不因体位变动而缓解，同时伴有低血压或休克，首先考虑破裂。早期破裂尚未发生休克时及早明确诊断，对于挽救生命至关重要。

3. 压迫症状

随着瘤体不断扩大，可压迫邻近器官引起相应症状。

（1）肠道压迫症状　由于十二指肠活动性较小，最常受 AAA 压迫。常表现为腹部饱胀不适、食欲下降，严重者出现恶心、呕吐、排气排便停止等肠梗阻症状，易被误诊为胃肠道疾病，从而延误诊治。

（2）泌尿系统受压迫症状　因解剖关系，左侧输尿管最易受累。瘤体侵犯输尿管时可出现输尿管梗阻，表现为腰部胀痛，可向腹股沟区放射，伴有血尿、肾盂积液，泌尿系统结石发病率随之增高。

（3）胆管压迫症状　表现为肝区不适和厌油腻食物，严重者出现周身皮肤黏膜和巩膜黄染，生物化学检查呈梗阻性黄疸改变，临床上较少见。

(4) 压迫下腔静脉，引起下肢回流障碍等一系列症状。

4. 栓塞

瘤体血栓一旦脱落成为栓子，栓塞其供血脏器或肢体，引起相应组织器官急性缺血性症状。栓塞肠系膜血管可导致肠缺血，严重者引起肠坏死，患者出现剧烈腹痛和血便，继而表现为低血压和休克，以及全腹腹膜刺激征。一侧或双侧髂内动脉栓塞造成臀部疼痛、间歇性跛行。栓塞肾动脉，患者表现为剧烈腰痛和血尿。栓塞下肢时，出现相应肢体疼痛、脉搏减弱甚至消失、肢体瘫痪、颜色苍白及感觉异常等症状，小动脉瘤常发生下肢主要动脉栓塞。

三、辅助检查

1. 腹部 X 线片

若有典型的卵壳形钙化阴影，诊断多可确立。

2. 彩色多普勒超声

彩色多普勒超声对腹主动脉瘤的诊断具有重要价值，探查动脉瘤的准确性高，能够清晰显示腹主动脉的管腔增粗、外形及附壁血栓等，是目前优选的诊断方法。

3. CTA

CTA 是腹主动脉瘤最常用的检查手段，与超声检查相比，能更清晰地展示腹主动脉瘤的全貌及其与周围组织结构（如肾动脉、腹膜后及脊柱）的关系，以及腹膜后血肿等。其诊断准确率几乎达 100%。

4. MRA 和血管造影

二者虽也可作为腹主动脉瘤的诊断手段，但相对少用，尤其是血管造影，主要作为腹主动脉瘤腔内修复术中的评估手段。对于肾功能不全的患者，可考虑行 MRA 检查。

四、诊断

根据病史及腹部脐周或中上腹扪及的膨胀性搏动肿块，有时伴有轻压痛，可同时出现下肢急性或慢性缺血症状，部分患者可听到腹部血管杂音及震颤等，即可怀疑腹主动脉瘤。进一步进行彩色超声检查、CTA 或 MRA 检查，即可确立诊断。CTA 可作为腹主动脉瘤明确诊断的手段。

五、手术治疗

（一）手术适应证

(1) 瘤体直径>5.5cm 的肾下或肾周腹主动脉瘤患者应行修补术，以消除破裂风险。

(2) 伴有剧烈腰腹疼痛，改变体位无明显减轻，考虑动脉瘤急性扩张，同时伴休克和低血压则考虑动脉瘤破裂，须急诊手术。

(3) 远端动脉栓塞者，无论瘤体大小均应手术治疗。

(4) 并发感染，与下腔静脉或肠管形成内瘘，应紧急手术。

（5）因瘤体压迫导致胃肠道、泌尿系统等症状，经内科非手术治疗无效且症状持续加重者。

（二）手术禁忌症

（1）全身脏器功能衰竭，无法耐受手术治疗的患者。

（2）患有恶性肿瘤等其他致命性疾病，预计生存期在 2 年以内的患者。

（3）全身或手术区域存在严重感染病灶的患者。

（4）瘤体直径较小且经随访稳定的患者，也应列为相对禁忌症。

（三）术前准备

1. 全面检查

评估心、肝、肺、肾、脑等重要脏器功能，如存在严重缺血性心脏病，需积极内外科治疗；对慢性阻塞性肺病患者应慎重；严重高血压应纠正；常规腹部检查以了解是否存在需处理的腹部疾病。

2. 影像学检查

如 MRA、CTA、DSA 等，明确动脉瘤相关情况及参数，如瘤体形态、大小、瘤壁厚度、与周围关系，特别关注输尿管走行、左肾静脉位置、肾动脉与腹腔瘤囊关系，是否有髂动脉瘤存在。全面评估手术风险，制定合适的手术方式，备齐适当尺寸或类型的人造血管或血管内支架。

3. 术前备血

预防性应用广谱抗生素，当 AAA 破裂急症手术时，分秒必争，可在纠正或补充血容量的同时进行剖腹探查。

（四）开腹手术要点

腹主动脉瘤手术有两种入路：腹部正中切口经腹入路及左侧腹膜外入路。

1. AAA 切除术手术要点

（1）剖腹后暴露腹主动脉，证实诊断，探查腹腔脏器，如发现术前未估计到的病变，对晚期肿瘤和急性感染性疾病，应终止手术。在开腹过程中，应减少对动脉瘤的干扰，防止内部血栓脱落，造成肢体远端动脉急性栓塞。

（2）小心应对粘连，减少十二指肠部位的游离，避免损伤肠管及肠系膜血供。游离腹主动脉上方时注意勿损伤左肾静脉，瘤颈过短结扎左肾静脉时要保留其属支，确保良好左肾静脉回流，分离左肾静脉时勿伤及肾动脉。

（3）肾动脉下段主动脉多有粥样硬化改变，置钳时松紧应适当，以免碎裂。注意肾动脉解剖位置变异，可位于左肾静脉水平或稍低，在此水平阻断主动脉，可能同时钳闭肾动脉而不被察觉，导致急性肾衰竭。

（4）髂总动脉已形成动脉瘤但未越过分叉，髂内、外动脉须全部显露，减少在髂总动脉起始部过多游离，以免损伤并行静脉；避免损伤紧贴的静脉及盆腔静脉造成大出血。保护越过腹主动脉分叉处的盆腔神经丛，避免导致勃起功能障碍。髂总动脉吻合完毕前，先松开近侧阻断钳排气及清除血凝块；远侧松钳未见回血，需查明原因恢复血供。注意肠道及内脏血供，髂内动脉重建尤为重要，可避免盆腔及臀部缺血等并发症。

（5）在动脉瘤阻断前和人工血管重建完成后，与麻醉师配合，输血补液、提升血压、纠酸扩容和维持血流动力学稳定，以减少各脏器损害和术中松弛性休克。

2. AAA 破裂的手术处理

AAA 破裂病死率达 80%～100%，紧急止血是关键。术中减少出血，缩短手术时间，维持血容量及血压稳定。切开动脉瘤前尽可能补充全血和晶体、胶体。手术成功的关键在于能否及时控制动脉瘤破裂口近端主动脉。

常用止血方法包括：经股动脉插入气囊反搏导管，向上至 AAA 近端，堵塞腹主动脉内腔后再手术处理。胸腹主动脉瘤可采用经瘤腔内置入球囊导管，控制内脏动脉出血，避免游离内脏动脉引起出血及损伤周围组织。进入腹腔后，在 AAA 近端用手指等压迫将其推向后面的椎体，然后分离放置主动脉钳。远端出血控制可经皮从股动脉插入 Fogarty 导管阻断双侧髂总动脉，或切开经血管腔向远端髂总动脉插入 Foley 管。

3. 主动脉-十二指肠瘘的处理

其发生率仅为 1%～2%。首先探查瘘的位置，从主动脉裂口阻断主动脉，控制出血，分离动脉瘤体和肠道瘘口，必要时可切除，再行十二指肠修补，最后切除瘤体，在主动脉上、下吻合口之间放置腹膜或大网膜，避免再形成瘘。

4. 主动脉-下腔静脉瘘

大量主动脉血进入下腔静脉，引起下腔静脉阻塞和心力衰竭，可触及震颤，可闻及瘘造成的杂音。首先阻断主动脉瘤体近、远端后，切开瘤体，瘤体内连续缝合瘘口，切除动脉瘤，移植人造血管。

（五）常见并发症及处理

正确的术前评估、精细的手术操作和围术期处理，可减少并发症的发生，但仍常出现心、肺功能异常，下肢缺血和 MOD 等并发症。

1. 心功能异常

心功能异常是术后死亡最常见原因，包括心力衰竭、严重心律失常、心绞痛及急性心肌梗死。术前心功能检查、控制高血压等高危因素至关重要，术中、术后严密监测心功能，发现异常及时处理。

2. 肾功能受损

术中仔细操作，避免损伤肾脏血管、输尿管和神经，可减少术后肠粘连、肾盂积水及男性性功能不全的发生。约 5%患者术后发生急性肾衰竭，一旦发生，需进行血液透析。

3. 出血

常发生在主动脉近端的吻合口，术中仔细操作，出现大出血征象应立即剖腹探查，找出原因及时处理。

4. 感染

首先全身使用抗生素以防止感染扩散，手术切除感染的血管和组织，解剖外腋股旁路做血管重建。

5. 移植物血栓形成和闭塞

常与近期血液高凝状态有关，远期闭塞常与吻合口心内膜增生致狭窄有关，术中、术后抗凝治疗是关键，取栓手术常可恢复正常血供。主-股动脉旁路术的血管闭塞，取栓不成功，可选用耻骨上股动脉-股动脉转流术。

6. 假性动脉瘤

常发生在切除病变部位，用短段移植物移植到原先吻合口的稍远侧处，腔内技术利用合适的覆膜支架也可处理该并发症。

第四节　下肢深静脉血栓形成

下肢深静脉血栓形成（DVT）又称为下肢深静脉血栓，是常见病，指静脉血液在下肢深静脉血管内的凝结。此病可遗留下肢水肿、继发性静脉曲张、皮炎、色素沉着、淤滞性溃疡等。

一、病因

1. 静脉血流滞缓

引起血液淤滞的原因很多，如长时间的制动、因病卧床、久坐、静脉曲张等。手术患者手术中脊髓麻醉或全身麻醉导致周围静脉扩张，静脉流速减慢；手术中由于麻醉作用致使下肢肌肉完全麻痹，失去收缩功能；术后又因切口疼痛和其他原因卧床休息，下肢肌肉处于松弛状态，致使血流滞缓，诱发下肢深静脉血栓形成。

2. 静脉壁的损伤

（1）化学性损伤　静脉内注射各种刺激性溶液和高渗溶液，如各种抗生素、有机碘溶液、高渗葡萄糖溶液等均能在不同程度上刺激静脉内膜，导致静脉炎和静脉血栓形成。

（2）机械性损伤　静脉局部挫伤、撕裂伤或骨折碎片创伤均可引起静脉血栓形成。股骨颈骨折损伤股总静脉，骨盆骨折常会损伤髂总静脉或其分支，均可并发髂股静脉血栓形成。

（3）感染性损伤　化脓性血栓性静脉炎由静脉周围感染灶引起，较为少见，如感染性子宫内膜炎，可引起子宫静脉的脓毒性血栓性静脉炎。

3. 血液高凝状态

这是引起静脉血栓形成的基本因素之一。先天性高凝状态原因有血栓抑制剂的缺乏、血纤维蛋白原的异常、纤维蛋白溶解异常等，后天性高凝状态原因有创伤、休克、手术、肿瘤、长期使用雌激素、妊娠等。各种大型手术后血小板黏聚能力增强；术后血清前纤维蛋白溶酶活化剂和纤维蛋白溶酶两者的抑制剂水平均有升高，从而使纤维蛋白溶解减少。

脾切除术后由于血小板骤然增加，可增加血液凝固性。烧伤或严重脱水使血液浓缩，也可增加血液凝固性。晚期癌肿如肺癌、胰腺癌，其他如卵巢癌、前列腺癌、胃癌或结肠癌，当癌细胞破坏组织时，常释放许多物质，如黏蛋白、凝血质等，某些酶的活性增高，降低抗凝血酶Ⅲ的水平，从而增加血液的凝固度。大剂量应用止血药物，也可使血液呈高凝状态。

综上所述，静脉血栓的形成与静脉血流滞缓和血液高凝状态两个主要原因有关。单一因素不能独立致病，常常是两个或三个因素的综合作用造成深静脉血栓形成。例如，产后深静脉血栓形成发病率高，即综合因素所致。产后子宫内胎盘剥离能在短期内迅速止血，不致发生产后大出血，与血液的高凝状态有密切关系。妊娠时胎盘产生大量雌激素，足月时达最高峰，其雌三醇的量可增加到非妊娠时的1000倍。雌激素促进肝脏产生各种凝血因子，同时妊娠末期体内纤维蛋白原也大量增加，致使血液呈高凝状态，产后再卧床休息，使下肢血流滞缓，从而有发生深静脉血栓的倾向。单纯血流滞缓不足以产生本病，有时伴有血管壁的损伤，如直接损伤、慢性疾病或远处组织损伤，产生白细胞趋向性因子，使白细胞移向血管壁。同样，内皮细胞层出现裂隙，基底膜内膜下胶原的显露，均可使血小板移向血管内膜，导致凝集过程的发生。

二、临床表现

下肢深静脉血栓的症状会因血栓发生的时间、部位、范围、侧支循环建立情况不同而有差异。急性期DVT可以引起下肢疼痛、水肿、触痛、发热、发绀等，慢性期则可表现为下肢肿胀、浅静脉曲张、下肢酸沉、色素沉着甚至溃疡形成。

当血栓只发生于膝下深静脉时，症状不明显，表现为轻微小腿胀痛、腓肠肌轻压痛、局部沉重感，因此易被忽视；当血栓从小腿向大腿继续延伸时，小腿肿胀、疼痛日益明显，腹股沟以下浅静脉扩张、肿胀，股三角区有明显压痛，并可摸到一条有压痛的索状物，血栓就蔓延到了髂股静脉，此时，可伴有发热、乏力、心动过速，血白细胞计数增高等全身症状。如果血栓脱落，可造成肺栓塞，会出现咳嗽、胸痛、呼吸困难，甚至发生发绀、休克、猝死。若整个下肢深静脉系统广泛性血栓形成，不仅血栓造成静脉闭塞，同时刺激动脉强烈痉挛，则下肢疼痛剧烈，整肢明显肿胀，皮肤紧张、发亮，呈紫褐色，有的可发生水疱，足背、胫后动脉搏动消失，此种类型也称为“股青肿”。表现为下肢凹陷性水肿及苍白者称为“股白肿”。

三、检查

需要指出的是，有些患者可能没有典型的临床表现，对诊断有困难的静脉血栓形成，可选用下列检查以确诊，一般首选下肢静脉超声检查，注意不要遗漏髂静脉和肌间静脉。

1. 血管无损伤性检查法

近年来，对诊断深静脉血栓形成的检查法有很大进展，采用血管无损伤性检查法，包括放射性纤维蛋白原试验、超声检查、电阻抗体积描记法等。放射性纤维蛋白原试验对检查小腿深静脉血栓较敏感，超声检查对检查髂股静脉血栓形成最有价值。如采用上述两种检查法，诊断尚难明确，仍需做静脉造影。至今尚无一种无损伤检查法可完全替代传统的静脉造影。不断探索和完善无损伤检查法，乃是今后努力的方向。

2. 上行性静脉造影

可了解血栓的部位和范围。患者仰卧，取半直立位，头端高 30°～45°。先在踝部扎一橡皮管止血带压迫浅静脉，用 12 号穿刺针直接经皮穿刺入足背浅静脉，在 1min 内注入 40%泛影葡胺 80～100mL，在电视屏幕引导下，先摄小腿部 X 线片，再摄大腿及骨盆部 X 线片。注射造影剂后，再快速注入生理盐水，以冲洗静脉管腔，减少造影剂刺激，防止浅静脉炎发生。

3. 造影 X 线片

常显示静脉内球状或蜿蜒状充盈缺损，或静脉主干不显影，远侧静脉有扩张，附近有丰富的侧支静脉，均提示静脉内有血栓形成。用盛满生理盐水的玻璃测量器连接针头，穿刺足或踝部浅静脉或手臂浅静脉，测得静脉压。其数值需与健侧静脉压对照。这种检查只有在病变早期侧支血管建立之前，才有诊断价值。

4. 实验室检查

为 D-二聚体（D-dimer）检查。D-二聚体主要反映纤维蛋白溶解功能，增高或阳性见于继发性纤维蛋白溶解功能亢进，如高凝状态、弥散性血管内凝血、肾脏疾病、器官移植排斥反应、溶栓治疗等。只要机体血管内有活化的血栓形成及纤维溶解活动，D-二聚体就会升高，D-二聚体阴性一般可排除下肢深静脉血栓，D-二聚体阳性者需要进一步做影像学检查。

四、诊断

多数下肢深静脉血栓患者临床症状明显，结合辅助检查容易确诊，但部分患者无明确下肢不适症状。血栓的辅助检查时 D-二聚体特异性较低，需要结合静脉超声检查来明确，下肢静脉造影诊断深静脉血栓特异性高，但费用高、操作复杂、有辐射，目前应用较少。对于门诊疑似下肢深静脉血栓患者，首先行血管超声检查，如结果阴性，需检查 D-二聚体；对于检查结果阳性患者，为防止漏诊需继续复查血管超声。

五、治疗

（一）初期治疗

患者应卧床休息，抬高患肢，可以缓解急性腿部肿胀和压痛，同时给予药物抗凝治疗可以预防血栓的蔓延及脱落。

国外的资料表明，早期下地活动并不增加肺动脉栓塞的概率，但国内有学者分析临床数据后发现，DVT 患者早期的活动（下地、便秘、腹压增加）与肺动脉栓塞呈正相关。国内专家建议早期卧床、制动、抬高患肢。

（二）药物治疗

药物治疗包括抗凝、溶栓治疗。下肢深静脉血栓诊断成立后立即给予静脉肝素或皮下注射低分子肝素，同时给予华法林口服，重叠 5～10 天，将 INR 控制在 2～3，停止肝素应用。对于中央型急性深静脉血栓，可以给予溶栓治疗，以最大程度地去除血栓负荷，尽快减轻症状，避免出现静脉瓣膜功能障碍。目前的研究支持导管溶栓，可以最大限度地发挥药效并减少溶栓的全身并发症。

（三）手术治疗

手术治疗适用于急性期髂股静脉血栓患者，手术越早效果越好。手术方法有两种，一种是静脉切开取栓术，一般发病 1 周内取栓最好。如果病期已经超过了上述时间，血栓已经与血管内膜广泛粘连，则取栓效果不佳；第二种方法是腔内超声血栓消融术和血栓消融器溶栓术。上述手术后都应配合抗凝治疗，以防血栓再次形成。

（四）腔内治疗

随着介入技术的发展及器械的进步，下肢急、慢性期血栓均可采用腔内介入的方式来治疗。目前常用的溶栓导管可以在急性期降低血栓负荷，对于合并左髂静脉受压（May-Thurner 综合征）患者，可以同期行血管内成形术。

（五）腔静脉滤器

放置滤器的目的是预防肺动脉栓塞（PE）的发生，对于已经有大面积 PE 发生后放置滤器是为了防止发生进一步致命性 PE 或患者溶栓治疗禁忌。目前滤器分为永久型、临时型及可回收型三种。临时型滤器主要用于创伤等存在抗凝禁忌且短期可脱离血栓危险因素的患者；永久型滤器主要应用于高龄、血栓高危因素持续存在及有肺动脉栓塞的患者。但也发现永久滤器在放置 2～8 年后可增加 DVT 的复发率。可回收滤器是不错的选择，缺点是大多数滤器的回收时间窗短，不能完全覆盖血栓的治疗期。

1. 腔静脉滤器的适应证

①有抗凝禁忌的 DVT 患者；②有抗凝并发症的 DVT 患者；③尽管使用抗凝治疗，仍导致 PE 发生的患者；④抗凝治疗无效的 DVT 患者。

2. 扩大的适应证

①使用抗凝药物依从性差；②髂静脉漂浮血栓；③导管溶栓/手术取栓；④有高风险抗凝并发症的 DVT；⑤复发性 PE 合并肺动脉高压；⑥有 DVT 的妊娠期、烧伤、高危手术、创伤、癌症患者。

第五节　单纯性下肢静脉曲张

下肢静脉曲张（varicose veins of lower extremity）指下肢浅静脉瓣膜关闭不全，使静脉内血液倒流，淤滞于远端静脉，继而病变静脉壁扩张、变性，出现不规则膨出和扭曲。单纯性下肢静脉曲张，即深静脉通畅情况下的浅静脉曲张，包括大隐静脉曲张和小隐静脉曲张。

一、解剖

下肢浅静脉有大、小隐静脉两条主干：①小隐静脉起自足背静脉网的外侧，自外踝后方上行，逐渐转至小腿背侧中线并穿入深筋膜，多数注入腘静脉，少数上行注入大隐静脉。②大隐静脉是人体最长的静脉，起自足背静脉网的内侧，经内踝前方沿小腿和大腿内侧上行，在腹股沟韧带下穿过卵圆窝注入股总静脉。大隐静脉在膝平面下分别由前外侧和后内侧分支与小隐静脉交通，在注入股总静脉前主隐静脉要有 5 个分支：阴部外静脉、腹壁浅静脉、旋髂浅静脉、股外侧浅静脉和股内侧浅静脉（图 9-4）。

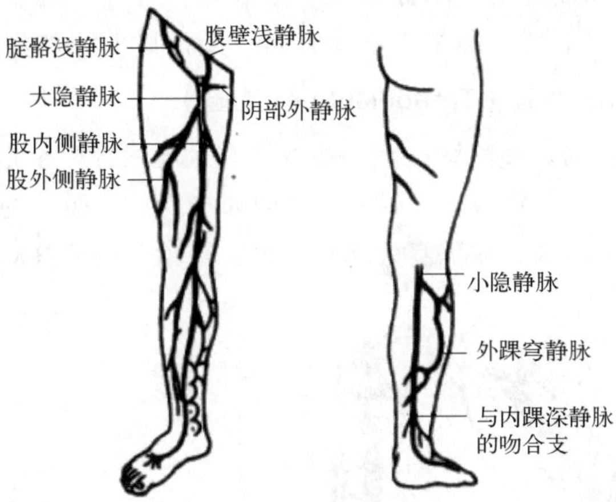

图 9-4　大、小隐静脉及其属支

二、病因

先天性静脉壁薄弱和静脉瓣膜结构不良是发病的主要原因。重体力劳动、长时间站立和各种原因引起的腹腔压力增高等均可使瓣膜承受过度的静脉压力，在瓣膜结构不良的情况下可导致瓣膜关闭不全，产生血液反流。

三、病理

静脉瓣膜萎缩甚至消失，有时纤维化。静脉壁肌纤维和弹力纤维在病变早期代偿性增厚，后期萎缩消失，被无结构组织代替。有的局部静脉壁变薄、扩张、膨出，有的部位纤维组织增生、变厚相交替，引起扭曲、扩张。扩张迂曲的静脉使血流淤滞、血流量减少，因而静脉壁营养不良易形成无菌性炎症或感染性炎症，继而引起血栓形成。下肢血液回流变慢和逆流造成下肢血流淤滞，血液含氧量降低，毛细血管壁通透性增加，红细胞游离至血管外，血红蛋白代谢产物含铁血黄素沉积于皮下，常致足踝区皮肤呈棕黑色斑状色素沉着。局部组织因缺氧发生营养不良，抵抗力降低，易并发湿疹样皮炎、淋巴管炎和溃疡等。

四、临床表现

患者出现进行性加重的下肢浅静脉扩张、隆起和扭曲。发病早期，患者多有患肢沉重、酸胀、乏力、小腿痉挛等感觉，久站或午后感觉加重，而平卧或肢体抬高后明显减轻。病程较长者，在小腿尤其是踝部可出现皮肤营养性改变，包括皮肤萎缩、脱屑、色素沉着、皮肤和皮下组织硬结、湿疹和难治性溃疡，有时可并发血栓性静脉炎或急性淋巴管炎。

五、诊断

在大隐静脉和小隐静脉行径看到扭曲、扩张的静脉，即可做出诊断。内踝上方皮肤发红、发硬或水肿、色素沉着、湿疹样皮炎、溃疡，即使无肉眼可见的曲张静脉，也要高度怀疑静脉曲张的存在。仔细触摸大隐静脉和小隐静脉行径，常能发现曲张的静脉。这种情况常发生在肥胖的患者。下列几种物理学检查是诊断静脉曲张的经典方法。

1. 大隐静脉瓣膜功能试验（Trendelenburg 试验）

患者平卧位，下肢抬高，使静脉空虚。检查者在大腿根部以手指压住卵圆窝或用止血带压迫大隐静脉，嘱患者站立，释放止血带后 10s 内如出现自上而下的静脉曲张，则提示大隐静脉瓣膜功能不全。同样原理，在腘窝处缚止血带，可检测小隐静脉瓣膜功能（图 9-5）。

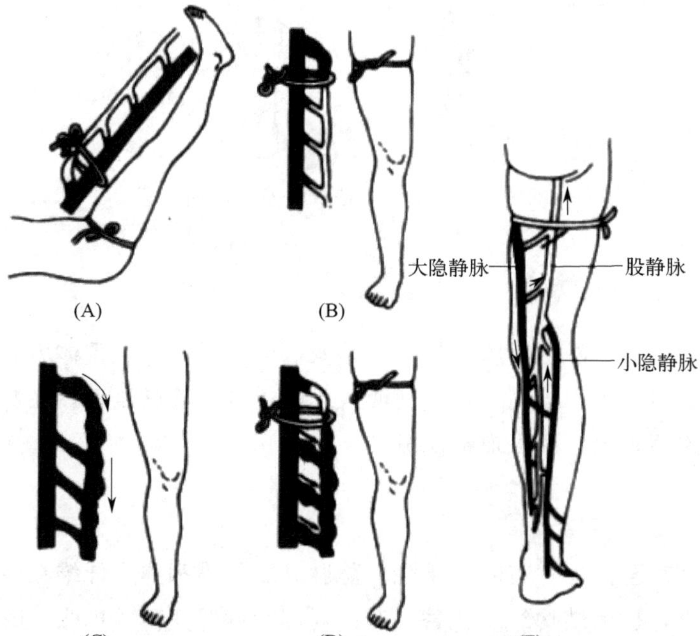

图 9-5　大隐静脉瓣膜功能试验

（A）大腿上束缚止血带；（B）患者站立后静脉血从深静脉回流；（C）放开止血带，排空的静脉立即充盈浅静脉；（D）不放开止血带，排空的静脉在半分钟内迅速充满浅静脉；（E）大、小隐静脉与股静脉走行关系

2. 深静脉通畅试验（Perthes 试验）

在大腿中段用一止血带阻断大隐静脉主干，嘱患者连续用力踢腿或下蹲十余次。由于下肢运动，肌肉收缩，浅静脉血流向深静脉回流而使曲张静脉萎陷、空虚，则提示深静脉通畅；反之，深静脉不通畅或有倒流使静脉压力增高，则静脉曲张不减轻，甚至反而显著（图 9-6）。

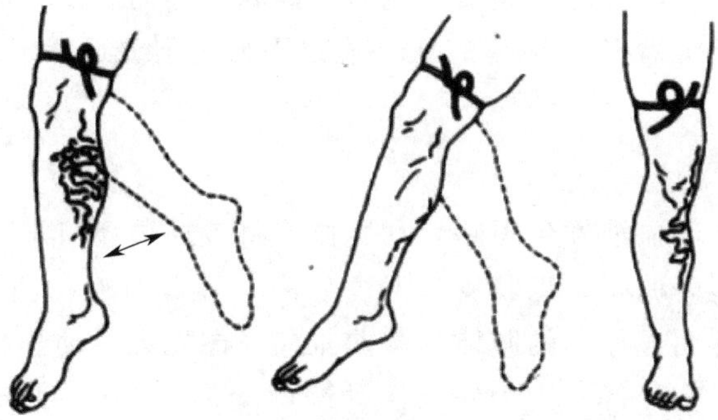

图 9-6 深静脉通畅试验

（A）大腿中段扎止血带；（B）运动后浅静脉曲张程度减轻，张力减弱，无不适；（C）运动后浅静脉曲张更加明显，张力增高

3. 交通静脉瓣膜功能试验（Pratt 试验）

患者仰卧，抬高患肢，在大腿根部扎止血带，先从足趾向上至腘窝缚缠第一根弹性绷带，再自止血带处向下扎上第二根弹性绷带；嘱患者站立，一边向下解开第一根弹性绷带，一边向下继续缚缠第二根弹性绷带，如果在 2 根弹性绷带之间的间隙内出现曲张静脉，即提示该处有功能不全的交通静脉（图 9-7）。

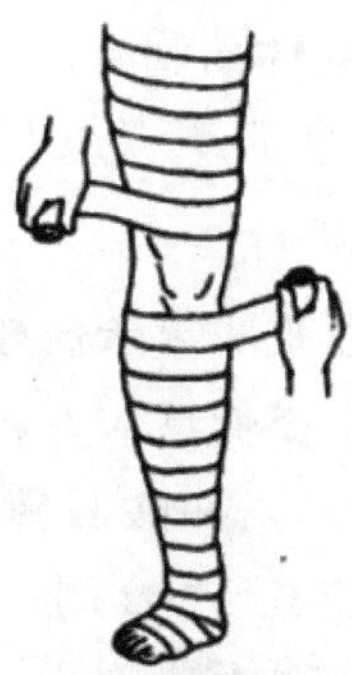

图 9-7 交通静脉瓣膜功能试验（Pratt 试验）

在缚缠和拆开的 2 根绷带之间出现曲张静脉，即为该处交通静脉瓣膜功能不全（站立位未显示大腿根部止血带）

六、鉴别诊断

明确下肢浅静脉曲张是一个独立的病变而非症状前，必须排除以下疾病。

1. DVT 后遗综合征

患者有肢体肿胀、胀痛病史，在深静脉血栓形成后期可因血栓机化再通，造成静脉瓣膜破坏，产生与原发性下肢深静脉瓣膜功能不全相似的临床表现。Perthes 试验、多普勒超声检查和静脉造影有助于明确诊断。

2. 原发性下肢深静脉瓣膜功能不全

该病因下肢深静脉瓣膜薄弱、松弛及发育不良导致关闭不全，静脉血液倒流使深静脉内压力升高，血液经深、浅静脉交通支逆流入浅静脉，继而引发下肢浅静脉曲张，表现为小腿肿胀、酸胀、色素沉着及溃疡等症状。通过下肢静脉造影和多普勒超声检查可明确诊断。

3. 下肢动静脉瘘

由于动脉与静脉之间血液发生短路，动脉血液直接通过瘘口灌入静脉中，静脉内压力明显增高，使浅静脉显著曲张。患肢皮肤温度升高，瘘口附近的曲张静脉有震颤及杂音。在青年和儿童中出现无明显原因的肢体静脉曲张应考虑先天性动静脉瘘。如果同时伴有患肢增长、增粗、多毛、多汗等，则为先天性动静脉畸形 Klippel-Trenaunay 综合征。如有肢体外伤，则为继发性动静脉瘘。

七、治疗

1. 保守治疗

保守治疗适用于早期轻度静脉曲张、妊娠期患者和难以耐受手术的患者。

（1）一般治疗　要求患者适当卧床休息，避免久站，休息时抬高患肢，坐位时足高于膝，卧位时足高于心脏。

（2）加压治疗　主要方法是穿弹力袜外部加压，弹力袜的压力一般为 4～5.3kPa（30～40mmHg），压力梯度自下而上递减。但伴有下肢缺血的表现时禁用。

（3）药物治疗　药物治疗仅适用于减轻症状及促进溃疡愈合，对瓣膜功能及静脉曲张无作用。常用药物有降低毛细血管通透性药物（β-七叶皂苷钠）、改善血液流变药物（己酮可可碱）、改善微循环药物（前列腺素 E_1）等，但总体疗效不理想。

2. 硬化剂治疗

硬化剂治疗适用于局部轻度静脉曲张或手术后残留静脉曲张。原理是向曲张的静脉内注入硬化剂后加压包扎，使静脉壁发生炎性反应，相互粘连而闭塞。常用的硬化剂有 5% 鱼肝油酸钠、1%～3% 14-羟硫酸钠和 5%油酸酒精胺溶液。方法是向曲张静脉内直接注射一定量的硬化剂，然后用弹力绷带包扎 1～2 周；2 周后可重复注射。硬化剂用量应以说明书为准，不要过量；包扎弹力绷带时不要刻意加压，以免压伤组织。

3. 手术治疗

手术目的是去除曲张静脉和防止复发。可采用以下几种方法：大隐静脉功能不全的，应做大隐静脉及其分支高位结扎，并剥脱自内踝至结扎处的曲张大隐静脉；如有内踝交通支瓣膜功能不全，应结扎内踝交通支；小隐静脉曲张者，应做小隐静脉高位结扎，并剥脱自外踝至结扎处的曲张小隐静脉；如合并外踝交通支功能不全，亦应予以结扎。所有发生深静脉血液倒流的交通支，都应逐个予以结扎，这有利于下肢溃疡的愈合。

第十章

烧伤整形外科疾病

第一节　烧伤发病与特点

烧伤是指由热力引起的组织损伤，热力可来自热液、火焰、热蒸汽、炽热金属液体或固体等。组织损伤主要累及皮肤和（或）黏膜，重者可伤及皮下组织，如肌肉、骨、关节甚至内脏。由电、化学物质所致组织损伤也属于烧伤范畴，但因其与热力烧伤有区别，故另述。

一、伤情判断

（一）烧伤面积的估算

烧伤面积估算指计算皮肤烧伤区域占全身体表面积的百分比。目前应用较多的是“中国九分法”，将人体体表分为 11 个 9％的等份，另加 1％，构成 100％体表面积，具体如下：头颈部（1×9％）、双上肢（2×9％）、躯干（3×9％）、双下肢（5×9％＋1％），共为 11×9％＋1％（表 10-1）。

表 10-1　中国九分法

部位		占成人体表的比例/％		占儿童体重的比例/％
头颈	发部	3	9	9＋(12－年龄)
	面部	3		
	颈部	3		
双上肢	双上臂	7	9×2	9×2
	双前臂	6		
	双手	5		
躯干	躯干前	13	9×3	9×3
	躯干后	13		
	会阴	1		
双下肢	双臀	5[①]	9×5＋1	9×5＋1－(12－年龄)
	双大腿	21		
	双小腿	13		
	双足	7[①]		

① 成年女性的臀部和双足各占 6％。

此外，可用手掌法简单估算。不论性别、年龄，患者五指并拢后手掌面积约为体表面积的1%。

（二）烧伤深度估计

临床多采用三度四分法，即分为Ⅰ度、浅Ⅱ度、深Ⅱ度、Ⅲ度。前两者称为浅度烧伤，后两者称为深度烧伤。

1. 皮肤的正常结构

皮肤由表皮、真皮、皮下组织及附属器组成。表皮由角化的复层鳞状上皮组成，厚的表皮由浅入深分为角质层、透明层、颗粒细胞层、棘细胞层和基底细胞层，后二者称为生发层。最下层的基底细胞逐渐演变并向上移动，最终形成角质层脱落。真皮是位于表皮和皮下组织之间不规则的致密结缔组织，由乳头层和网状层构成。乳头层具有突向表皮的真皮乳头。皮下组织即浅筋膜，由疏松结缔组织和脂肪组织构成。皮肤附属器包括毛囊、皮脂腺、汗腺、指（趾）甲。

2. 烧伤组织损害层次和临床表现

Ⅰ度：损伤仅侵及表皮浅层，生发层健在，因此再生能力强，短期内脱屑愈合，不留瘢痕。又称红斑性烧伤，创面干燥，有烧灼感，3～7天后表皮皱缩脱屑，露出光滑红嫩的新生上皮面，短期内可有色素沉着。

浅Ⅱ度：又称水疱性烧伤，局部红肿明显，形成大小不一的水疱，内有黄色血浆样液体，水疱皮剥脱后可见创面潮红、湿润，温度较高，疼痛明显。伤及表皮和部分真皮乳头层。因表皮生发层部分损害，上皮再生靠残存生发层和皮肤附件的上皮，1～2周愈合，无瘢痕，多有色素沉着。

深Ⅱ度：伤及真皮乳头层以下，残留部分网状层。再生有赖于真皮内残存的皮肤附件，其上皮增殖形成上皮岛，如无感染，3～4周愈合，常有瘢痕形成。局部肿胀，可有水疱，但水疱去皮后创面微湿，红白相间，质地较韧，温度较低，痛觉迟钝。

Ⅲ度：皮肤全层烧伤，可伤及皮下脂肪、肌肉、骨骼甚至内脏。因皮肤及其附属器全部烧毁，无上皮再生能力，创面靠植皮修复，小面积烧伤可依赖周围健康皮肤上皮爬行而收缩愈合。依据损伤程度不同，局部创面可表现为蜡白、焦黄，重者炭化，皮肤凝固性坏死成焦痂，硬如皮革，局部温度低，痛觉消失，痂下可见树枝状栓塞的血管。

3. 烧伤深度估计的注意事项

烧伤深度的估计主要根据临床表现，各深度之间有交叉，临床观察很大程度依赖于医生的经验，加之患者存在个体差异，无疑增加了判断的难度并影响深度估计的准确性。在估计烧伤深度时，以下几点需注意。

（1）人体不同部位，皮肤厚度不一，因此同一条件下的烧伤引起的损伤深度可能不一样。皮肤较厚部位烧伤较浅，如足底、背部。手背等皮肤较薄部位烧伤易偏深。

（2）同一部位皮肤，因年龄、性别、职业不同，厚度不同。如小孩和老人皮肤较青壮年相应部位皮肤薄，女性皮肤较男性皮肤薄，小儿烧伤深度往往估计偏浅。

（3）皮肤散热慢，脱离热源后，热力可进一步渗透加深创面，如不反复观察，可能判断偏浅。

4. 烧伤严重程度分类依据

以当前我国的烧伤治疗水平，烧伤面积 80%以下的大部分患者能够治愈，而面积在 80%以上的患者救治难度大。目前我国的烧伤严重程度分类方法如下。

轻度烧伤：总面积 10%以下的Ⅱ度烧伤。

中度烧伤：总面积 11%～50%或深Ⅱ度、Ⅲ度烧伤面积 9%以下。

重度烧伤：总面积 51%～80%或深Ⅱ度、Ⅲ度烧伤面积超过 10%，或烧伤面积不足 51%，但有严重合并伤或并发症。

特重烧伤：总面积 80%以上，多伴有严重合并伤或并发症。

二、烧伤的病理生理和临床分期

根据烧伤的病理生理特点，人为将其临床发展过程分为 3 期：体液渗出期、急性感染期及创面修复期。实际上，各期之间相互交错重叠并有内在联系，分期的目的是突出各阶段临床处理的重点。

（一）体液渗出期

烧伤后创基毛细血管通透性增加，血管内血浆样液体渗入组织间隙，形成组织水肿或水疱，造成有效循环血量减少。有效循环血量减少的量和速度与烧伤严重程度成正比，烧伤面积较小时，有效循环血量减少得少而慢，不致引起明显的全身血流动力学障碍。严重烧伤则有效循环血量减少得多又快，从而可导致低血容量休克。因此此期又称为休克期。

烧伤休克为低血容量休克，虽然伤后体液丧失立即开始，但有一定的积累过程，一般渗出于伤后 6～12 小时达到高潮，随后逐渐减慢，历经 36～48 小时趋于稳定，组织间的水肿液开始回吸收。休克的持续时间与渗出过程相近。渗出期的长短与烧伤的严重程度、早期的创面处理及是否并发感染等因素相关。

（二）急性感染期

烧伤后的急性感染，指烧伤后短期内所发生的局部和（或）全身的急性感染。烧伤水肿回吸收期一开始，感染即为主要矛盾。急性感染期一般为伤后 1～2 周，烧伤越重，感染发生得越早、越重，持续时间越长。但有效使用抗生素和及时有效的创面处理，使全身性感染有所减少。感染源主要来自创面，大量的坏死组织和渗出物加之局部血液循环障碍，成为创面细菌良好的培养基，利于细菌繁殖，如早期创面处理不当，可形成创周炎症，严重烧伤时，机体免疫力低下，大量细菌入血后可导致脓毒症。临床多采用早期切痂或削痂术，及时植皮覆盖创面，当创面基本修复后，感染等并发症明显减少。

（三）创面修复期

伤后不久，创面修复过程即开始。Ⅰ度烧伤靠表皮生发层再生修复创面。除Ⅰ度烧伤，其余各类分度的烧伤创面均形成痂。无严重感染的浅Ⅱ度创面可痂下愈合，部分深Ⅱ度创面可依赖残存的上皮愈合，Ⅲ度创面的焦痂和发生严重感染的深Ⅱ度创面痂皮于伤后 3～4 周与正常组织分离，称为“自溶脱痂”，脱痂后为肉芽组织，需植皮覆盖以消除创面。

三、现场急救、转送与早期处理

（一）现场急救

1. 烧伤的急救原则

烧伤的急救原则是尽快移除致伤原因，脱离现场和进行适当的救治，为转送做好准备。

2. 脱离现场并灭火

尽快脱去着火和被热液浸渍的衣物，用水将火浇灭或跳入附近水池、河沟内。迅速卧倒后慢慢在地上滚动，压灭火焰，禁止带着火焰奔跑或呼救，以防风助火或头面部烧伤或吸入性损伤。迅速离开密闭和通风不良的失火现场。可用不易燃的物品，如棉被、毯子等覆盖火焰，与空气隔绝而灭火。不可用手直接扑打火焰，以免造成手烧伤。

3. 冷疗

热力烧伤后及时冷疗能防止热力继续作用于创面使之加深，并有减轻疼痛、减少渗出和水肿的作用。对于中小面积烧伤，可直接将烧伤创面置于水龙头下冲，或浸于凉水中，水温一般为15～20℃，持续时间为0.5～1小时。对于大面积烧伤患者，若不能耐受冷水浸浴，可适当用镇静剂后酌情冷水浸浴。

（二）灭火后的处理

首先确定是否存在危及生命的情况，如窒息、大出血、开放性气胸等，如有，应迅速处理。保持呼吸道通畅，如果出现心跳呼吸骤停，应立即进行心肺复苏。

1. 保护创面

不可人为污染，应用干净敷料或布料保护，避免用有色药物涂抹创面，以增加之后深度判断的困难。勿将水疱弄破或撕去腐皮，避免增加感染机会。

2. 判断伤情

初步判断烧伤面积和深度并做记录，注意是否合并吸入性损伤和复合伤。如有复合伤，需进行一定处理，如骨折需进行初步固定。检查是否存在颅脑或胸腹损伤，以确定是否需优先安排送。

3. 镇静止痛

为缓解患者不同程度的疼痛和烦躁，轻度烧伤患者可口服止痛片或肌注哌替啶。大面积烧伤患者可静脉推注哌替啶。对于老年、婴幼儿、合并吸入性损伤或颅脑损伤患者慎用或不用镇静、镇痛药，以免造成呼吸抑制。

4. 补液治疗

由于现场急救多不具备输液条件，情况允许的患者可口服适当的饮料或含盐饮料。不宜单纯喝大量开水，以免造成水中毒。已有休克征象的患者，如有条件应尽快建立静脉通道补液。

（三）转送和早期处理

现场急救之后，需将患者迅速移至就近的医疗单位进行初步处理。入院后的处理原则是轻重有别。

(1) 轻患者，一般指轻度烧伤或无休克的中度烧伤患者。处理措施主要是进行创面处理，包括移除异物，剃净创面周围毛发，消毒创周皮肤，用消毒液清洗创面。水疱皮应予保留，对于大水疱者，可用消毒空针抽取疱液。视病情饮水进食，注射破伤风抗毒素。

(2) 重患者，指重度或特重烧伤或有休克征象的中度烧伤。

了解受伤史后，判断伤情，观察烧伤面积和深度，是否合并吸入性损伤和复合伤，持续观察记录生命体征。立即建立静脉通道补液抗休克。留置尿管，记录每小时尿量，观察尿液颜色，送检尿常规。保持呼吸道通畅，对有呼吸困难者，进行气管插管或气管切开，予以吸氧或呼吸机辅助呼吸。使用广谱抗生素和破伤风抗毒素。创面处理应于休克控制、病情相对平稳时进行，多行简单清创、暴露或包扎疗法。对于环形、缩窄性焦痂，应尽早切开减压。

四、烧伤创面处理

（一）创面修复的基本过程

烧伤创面经历变性坏死、炎症反应、细胞增殖、基质形成、组织重塑及瘢痕形成等变化过程。其中，炎症反应是创面修复的最初阶段，创基毛细血管通透性增加，炎细胞和各种趋化因子渗出并释放到创面。随后，细胞增殖开始修复创面，并伴随细胞外基质形成，逐渐形成创面上皮化和创面重塑。创面封闭，如植皮或瘢痕形成，并不意味着创面塑造终结，封闭创面的色泽、感觉、功能、创基血管和胶原纤维等仍经历着变化，这一过程持续数月至数年。

（二）创面的早期清创处理

对于轻、中度烧伤未发生休克的患者，争取在伤后 6 小时清创。方法为：用无菌生理盐水和消毒液冲洗并清洁创面及周围正常的皮肤，水疱皮予以保留。勿在麻醉下作创面的彻底清创，避免造成二次打击和加重休克。对于中、重度烧伤已有休克征象者，应先抗休克，待休克控制后再行清创，抗休克的同时注意保护创面，避免加重污染。清创后根据伤情采取暴露或包扎疗法。

（三）非手术创面处理

1. 包扎

用无菌敷料包裹创面使之与外界隔绝，利于保护创面，保持创面湿润，引流较充分。方法为：清创后，先覆以油纱，不与创面黏着，外加多层脱脂纱布或棉垫。早期包扎敷料厚度应达 3～5cm，后期创面渗出减少，可酌情减薄。包扎范围要超出创缘 5cm，各层敷料要平整，使压力均衡，包扎要有一定压力，但不可太紧。特殊部位（如关节处）应固定在防止挛缩的功能位。肢体包扎后应抬高患肢促进静脉和淋巴回流。注意更换敷料的时机，如包扎后敷料浸湿较多应及时更换。感染不重的创面，一般 3～5 天后更换敷料，感染重的酌情更换。

2. 暴露

将烧伤创面暴露在空气中，不用敷料覆盖或包扎，使渗液及坏死组织干燥成痂。目的是使干燥的创面不利于细菌生长。暴露环境要求清洁、温暖、较干燥，接触创面的物品需无菌，一般伤后 48 小时创面干痂形成。要保护痂壳干燥完整，勿裂开，患者需一定程度的制动。无感染的情况下，Ⅱ度创面痂皮于 2～3 周后开始脱落，Ⅲ度创面焦痂通常于 3 周后开始脱落。

3. 包扎与暴露的选择

(1) 根据烧伤面积、深度、部位及感染情况选择　面积大、深度深宜用暴露疗法；面积小、深度浅可用包扎疗法。四肢、双手及合并骨关节损伤者多考虑包扎，头面、颈部、会阴等不易包扎处，选择暴露。严重污染或包扎创面感染时，用暴露疗法。

（2）根据患者神志及全身状况考虑　清醒合作者可暴露，神志不清、躁动者宜包扎。

（3）根据当地气候考虑　天气炎热多采用暴露，寒冷则包扎。

4. 其他方法

除上述方法，还有半暴露、湿敷、浸浴等早期处理创面的方法。

（1）半暴露是用单层药液或薄油纱覆盖创面，用以保护肉芽面或去痂后的创面。

（2）湿敷是用药液（一般为无菌生理盐水）浸湿的敷料，覆盖于创面，每天换敷料 2～4 次。注意敷料不宜太湿，目的是将创面上的脓液、坏死组织引流和清除，多用于肉芽创面植皮前的准备，也可加速脱痂。

（3）浸浴是将患者身体全部或一部分浸于温热盐水或药液中，可较彻底地清除创面脓液和坏死组织、软化痂皮、促进焦痂分离等。

第二节　面部烧伤整形

一、面部烧伤畸形治疗的复杂性

随着我国工业、交通、能源等的高速发展，烧伤、交通伤、工业创伤、爆炸伤等严重创伤日趋增多，成为一类新的多发病和高发病。据报道，每年烧伤和车祸病例已达 100 余万例。这类创伤救治后多遗留不同程度的毁形畸形。

颜面是人体的外显部位，体现个人的主要特征，在社交活动中有着重要作用；同时，面部集中了眼、耳、鼻和口等，也是维持人正常生理功能的重要器官。因烧伤导致颜面大面积复合缺损和严重畸形等情况在临床上十分常见。严重颜面畸形不但使患者失去了正常的面容，变为“丑陋”甚至“恐怖”，而且使患者的眼、口闭合与通气功能障碍，颈部活动受限等，还可造成眼、口、鼻等器官的渐进性损伤，甚至失明等。这类创伤的对象通常是 18～50 岁的青壮年，创伤使之丧失了工作能力，并有严重的心理、社交障碍，社会人群的“恐怖”和拒绝，也使患者无法融入社会，生活在极其痛苦之中，并成为社会和家庭的巨大负担。

颈胸部由于和颜面部皮肤颜色、质地、结构接近，是颜面修复的最佳供区之一。但是严重烧伤后通常伴有颈胸区域烧伤后瘢痕形成，从而造成供区的缺乏，更加制约了颜面修复效果。

二、治疗方法的进展

植皮、皮瓣和皮肤扩张技术是治疗这类患者的常用手段。随着对皮瓣认识的深入，穿支皮瓣、超薄皮瓣、预构皮瓣、预置皮瓣等皮瓣技术在颜面软组织修复中逐渐增多。随着近年来异体器官移植技术的进步和免疫移植技术的发展，异体颜面移植成为治疗严重颜面缺损或畸形的治疗方法之一。

（一）植皮

植皮是整形外科古老的修复方法之一，最早可以追溯到1869年，Reverdin成功地进行了首例自体皮肤移植。1872年，Ollier采用连续片状植皮手术进一步提高了疗效。后来，眼外科医师Wolfe发现采用全厚皮瓣移植可以更加有效地矫正眼睑外翻畸形。

对于颜面部深度烧伤的患者，多数烧伤科学者主张在伤后2～3周，焦痂坏死组织自行脱落之际，加速焦痂清除，按照面部分区行大张自体皮片移植。植皮方法操作相对简单。

面颈部植皮以全厚和中厚皮片为主。供皮区选择越接近面部越好，一般取其上胸部、上臂内侧和大腿内侧等处皮肤为佳。由于缺乏皮下组织，存活后易发生收缩，对眼睑、鼻翼、口角、外耳等结构牵拉移位，在色泽上变深，质地变僵硬，这在有色人种上尤为严重。

一般有整张植皮、分区植皮两种方式。

1. 整张植皮

方法是大张中厚皮片铺盖在整个面部，在眉、眶、鼻孔、口裂等部位切开裁剪成相应的孔洞，平整均匀地铺平皮片，从边缘对合整齐，间断缝合固定。眼睑部可单独另作小块皮片移植。全脸大张皮肤移植，一次手术完成整个面部的整复，但是手术时间冗长，术后面容比较呆滞不自然，表情差，眼睑、唇缘往往需要再次修整。

2. 分区植皮

主要依据“面部亚单位”的原则，按照面部自然皱褶、皮肤纹理和皮肤张力的方向分区切除瘢痕组织，松解挛缩，移植皮肤，可使手术后瘢痕隐蔽，皮片收缩形成的面容比较自然，效果较好。分区植皮不仅有利于面部形态效果，也便于治疗步骤的实施。根据各单元区域畸形的不同病理特点，选择合适的方法和组织来源，择期分次、分期完成颜面畸形的整复，对患者的康复、体力恢复、情绪影响和经济负担等较有利。

植皮主要缺点：植皮的主要目的是覆盖创面，难以对颜面软组织进行有效的形态功能重建；植皮后通常存在颜色、质地、厚度的差异，呈现为“补丁状”外观；术后皮片发生挛缩，造成面部器官如眼睑、口角牵拉变形，皮肤紧绷，难以传达表情。随着组织扩张、皮瓣技术的发展以及对颜面软组织修复要求的提高，目前植皮技术在颜面修复中的应用范围缩小，主要适用于面积较小的畸形矫正，如上睑外翻、口唇外翻、鼻翼畸形等。

（二）皮瓣

20世纪，皮瓣技术的发展为颜面软组织修复带来了新的发展。20世纪前半叶，采用的是随意皮瓣，通过带蒂皮瓣或皮瓣技术进行转移修复创面。实践中遵循的是皮瓣长宽比例的原则，如在头面部不超过5∶1，在下肢不超过1∶1。当时，为了扩大皮瓣切取的长宽比例，获得较长的皮瓣，应用最多的方法是进行皮瓣延迟术扩大皮瓣切取面积。1965年，Bakamjian无意中发现包含了胸廓内动脉肋间穿支为蒂的胸三角皮瓣修复咽-食管缺损的成功，将皮瓣的长宽比例安全地扩大至2∶1，获得了优良效果。1970年，Milton通过系列动物实验，证明了单纯强调皮瓣切除长宽比例是不科学的；皮瓣成活与否，是由其内在的血液供应特性所决定的，出现了轴型皮瓣的概念。其中具有里程碑意义的事件是，Esser提出动脉皮瓣的血管构建及20世纪五六十年代显微外科技术的发展，使得通过血管吻合技术，将远位的皮瓣组织可以游离移植获得成功，极大地提高了颜面修复的效果。

皮瓣组织由于具有可靠的血供，含有一定厚度的皮下组织，移植后不发生收缩，在修复颜面部畸形方面有着突出的优势，结合扩张器技术可以提供较多可供修复的组织量。但不足的是：受限于皮瓣血管自身构建，皮瓣大小有限，修复后通常外观臃肿，不适合面部表情的传递。

1. 局部皮瓣

局部皮瓣邻近受损，修复后可以获得颜色、质地、厚度比较接近的外观。主要用于颜面部修复的局部皮瓣有以下几种。

（1）随意皮瓣　适合于颜面部小范围组织畸形，如眉、鼻翼、口角等部位的牵拉歪斜畸形，皮瓣转移的方式主要有推进和旋转两种。比如可采用“Z”形交错皮瓣、“Y-V”或“V-Y”推进皮瓣、菱形旋转皮瓣、双叶皮瓣等手术方法，松解索条状挛缩，恢复眉、鼻翼、口角的正常位置。

（2）轴型皮瓣　皮瓣里有比较明确的轴型血管或肌皮血管分支，转位更加灵活，在再造器官上有着一定优势：比如颞颥部皮瓣旋转后再造眼睑，额部皮瓣再造全鼻，鼻唇沟（颊唇）皮瓣再造鼻翼，耳后乳突部皮瓣再造外耳，锁骨上皮瓣、胸三角皮瓣修复双颊、口周、颏部、颈部等。反流轴型皮瓣在面部修复中也有一定的应用：颞浅动脉供血的耳后乳突部皮瓣，眶上动脉供血的耳郭复合组织瓣。

2. 远位的游离皮瓣

在颈肩胸区域不能作为供区时，远位的游离组织移植可以作为修复颜面软组织缺损的方法。比如前臂皮瓣、股前外侧皮瓣、背阔肌肌皮瓣、腹直肌肌皮瓣、肩胛皮瓣等可以提供大面积的组织。腓骨肌皮瓣、肩胛骨皮瓣、髂骨骨皮瓣等可以修复伴有骨缺损的复合组织缺损创面。肌（皮）瓣可以提供较多的组织量，适合修复伴有凹陷和缺损的面部修复。主要肌皮瓣有胸大肌肌皮瓣、斜方肌肌皮瓣、胸锁乳突肌肌皮瓣、颈阔肌肌皮瓣、背阔肌肌皮瓣、颞肌肌瓣等。远位皮瓣通常需要借助显微外科技术进行皮瓣转移，并且修复后外观欠佳，色泽、质地与周边组织差异大，容易形成臃肿的外观，即使面神经部分功能残存，也难以形成丰富的面部表情。

近年来穿支皮瓣、超薄皮瓣、预构皮瓣、预置皮瓣在面部烧伤中也有广泛应用。

（1）穿支皮瓣　最早提出穿支皮瓣概念的是 Krou 和 Koshima 等，在肌皮瓣的基础上，发现只要保留穿过肌肉的营养血管，即便除去周围的肌肉，肌皮穿支皮瓣也能存活。1987 年，Taylor 等提出了“血管供区”的概念，奠定穿支皮瓣的解剖基础。通过解剖学研究发现，人体表面可以根据供应动脉划分成 40 个血管供区。血管直径≥0.5mm 的穿支约 374 条，均有可能成为潜在的穿支皮瓣。通常临床可应用的穿支皮瓣必须有以下特点：①可预测和恒定的血供；②至少一条以上的较大穿支血管（直径≥0.5mm）；③血管蒂长度足够；④供区可以直接缝合关闭。

穿支皮瓣是显微外科皮瓣移植的新发展，由于可以携带更少的皮下组织，更易于面部塑形，同时也减少了供区的损伤，但对显微外科技术要求更高，需要使用更精细的显微手术器械，发挥更高超的显微操作技能，完成更细小的显微血管吻合。

目前可以用于颜面部修复的主要穿支皮瓣有颏动脉皮瓣、锁骨上皮瓣、胸廓内动脉穿支皮瓣、颈浅动脉穿支皮瓣、肩胛皮瓣、股前外侧皮瓣等。

（2）预构（置）皮瓣　预构皮瓣的概念由我国学者沈祖尧提出，1981 年，他发现通过血管束植入的方式可以将任意皮瓣转化为轴型皮瓣，指出植入的层次和血管与周围组织接触的密切程度对预构皮瓣血管化具有重要的意义。1992 年，Pribaz 首次提出皮瓣预置的概念，认为预置是增加更多的组织成分形成复合组织瓣以满足修复的需要。在组织转移过程中有赖于皮瓣原有的血供。后来的学者在总结预构皮瓣修复头颈部的经验中，更加明确地将皮瓣预构和皮瓣预置进行了区分，认为皮瓣预构的概念应该是通过血管载体植入形成的轴型皮瓣。皮瓣预构一般包括两个过程：在原来不含轴型血管的皮瓣内植入轴型血管蒂；经过一段时间血管化后，将新形成的轴型皮瓣移植（吻合血管或岛状移位）。而皮瓣预置是在依赖于皮瓣原有的血运基础上增加组织的成分。

该技术也是眼窝、眼睑、外耳、外鼻、上下颌骨、食管、气管、乳房、阴道等器官再造的有效方法。预构皮瓣技术可以克服传统轴型皮瓣有赖于人体本身血管构建的限制，进一步结合扩张器技术，可以形成大面积、超薄的皮瓣，适合大面积或复合组织缺损；而预置皮瓣可以形成复合组织，适合颜面部复合组织缺损或器官再造。但是该技术通常需要显微外科基础，预构皮瓣血管化程度难以预测，因此在临床应用中受到一定的限制。

（3）超薄皮瓣　1966 年法国 Colson 等为改善皮瓣移植效果曾尝试削薄皮瓣的脂肪，将单蒂或双蒂的臂部交叉皮瓣修薄至全厚皮的厚度。1977 年，日本冢田贞夫等发现真皮下血管网皮片较柔软而无皮瓣臃肿缺点，但易出现水疱或灶性坏死以致后期色素沉着，呈花斑状。直至 1983 年，中国司徒朴首次报道了暴露真皮下血管网的带蒂皮瓣移植，由于削除了皮瓣过多的脂肪，较之传统皮瓣更薄，又被称为超薄皮瓣。1992 年，高建华等在解剖学研究的基础上开发了一种含皮穿支窄蒂超薄皮瓣。1994 年，百束比古和高建华又在此基础上进一步改进，将其扩大延长并附加供区内另一套营养血管吻合，形成包含两套血供的巨大超薄皮瓣进行移植修复畸形缺损。

通过远端吻合血管的超薄皮瓣在进一步保障皮瓣血供的同时大大增加了皮瓣面积，因此，超薄皮瓣薄而大、便于旋转，适用于修复外形和功能要求较高的部位。其中，枕颈背皮瓣、枕颈肩皮瓣、枕颈胸皮瓣适合面颈部皮肤软组织缺损畸形的修复，如烧伤、创伤所致面颈部皮肤组织缺损，烧伤后面颈部增生性瘢痕和瘢痕挛缩畸形（如颏颈粘连、颏胸粘连）等。

（三）皮肤软组织扩张

1957 年，Neumann 首次报道了应用皮肤软组织方法增加头皮的面积用于耳重建。1976 年，Radovan 采用扩张的硅胶假体进行乳房再造。后来，随着对皮肤软组织扩张技术相关的临床和实验研究的深入，组织扩张逐渐成为一种修复整形外科获得皮肤软组织的方法。皮肤软组织扩张器经手术埋植于正常皮下，定期注入生理盐水进行扩张，使皮肤逐渐伸展，在机械张力条件下使皮肤组织再生，从而获得“额外”的皮肤软组织，利用新增加的皮肤软组织转移修复缺损。

在颜面部修复重建中，组织扩张术已经成为广泛应用的治疗手段。当缺损不能直接闭合或常规的面部皮瓣不能提供足够的所需组织时，可以进行组织扩张术。组织扩张术可扩大传统局部皮瓣、邻位皮瓣或游离皮瓣的应用范围，可对面部缺损或有缺陷的组织进行满意的替换修复。

（四）异体颜面移植

随着移植免疫学和外科学的发展，异体颜面移植给极重度面部畸形的治疗带来治愈的希望，可以一次性地修复不同层次的组织缺损，而且完全避免了供区的继发性损伤。目前国内外先后报道了数十例部分异体颜面复合组织的"换脸术"，为将来的全颜面异体组织移植奠定了基础。但是有些问题有待于深入，同种异体复合组织移植术的难度不在于手术本身，而是在于早期移植手术成功后的一些后续问题，主要包括：目前免疫抑制技术尚未达到理想的选择性抑制效果；异体颜面移植后功能恢复，尤其是面神经、运动恢复问题；患者心理对移植颜面的接受程度；异体颜面移植后社会、伦理问题等。因此，异体颜面移植成为临床常用的治疗手段仍有一段距离。

（五）其他修复技术

1. 皮肤替代物

对于广泛烧伤、机体缺乏供皮区的患者，可以选用真皮替代物覆盖创面，它具有全厚皮片移植的优点，不会造成供区损伤，主要产品有 Integra、Alloderm 和 Matriderm 等。

2. 复合组织移植

在治疗颜面部微小复合组织如鼻翼、睑缘缺损时，一些复合组织如耳郭等移植是较好的选择，但是通常修复的面积有限，存在再血管化比较困难的缺点。

3. CELL

通过切取一小块自体皮肤，消化获取角质形成细胞与黑色素细胞的细胞悬液并均匀喷洒在已去表皮的创面，对大面积浅表瘢痕，特别是色素脱失性瘢痕，有一定的治疗作用。

三、面部烧伤畸形的修复原则

由于颜面部皮肤弹性十足，皮下脂肪组织纤薄紧致，与下层表情肌紧密相连，能够做出丰富表情，同时面部集中了眼、耳、鼻和口等具精细结构的五官，其组织结构与形态十分独特。对于颜面大面积的皮肤软组织和五官的缺损，重建其独特的形态和功能，是一件极具挑战性的工作。在脸面烧伤畸形中，应该遵循三个主要原则。

（一）替代原则

主要包含两层意思：第一，尽量选择颜色、质地、厚度相似区域的组织进行修复，可以恢复外观。以面颊部缺损为例，对于小范围的颊部缺损首先考虑用同一分区的组织进行修复，比如，可以选择颊颈部扩张皮瓣进行修复；更大的缺损，可以选择邻近区域的组织如颈胸部皮肤进行修复；对于局部无正常皮肤组织可利用时，可以选择皮瓣进行修复。这一原则也符合修复重建外科"由简到繁"的原则。第二，对于复合组织缺损，根据缺损组织类型进行修复，如伴有肌肉、骨骼等缺损，选择肌皮瓣、骨皮瓣进行修复。

根据相似替代原则，目前颜面部大面积皮肤软组织缺损主要以邻近面部的颈、锁骨上、前胸作为首选供区。锁骨上区皮肤质地较为接近颜面部，皮肤并且皮下脂肪较薄，尤其适用于较肥胖的患者，前胸区域具有与锁骨上区类似的皮肤质地，但皮下脂肪层较厚，其优点是皮肤疏松，基底宽而平坦，可以利用其制作较锁骨上区更大的皮瓣。侧胸以及背部的扩张带蒂穿支皮瓣仍可以提供较好的修复效果，但不作为颜面皮肤软组织修复的首选供区。

（二）亚单位原则

近几十年，根据美学分区进行面部重建的原则逐渐被普遍接受，即皮肤纹理、皮肤张力的解剖排列不仅使面部具有丰富的表情，而且使面部皮肤形成各种皱褶沟线和自然的界限，这些交界区通常处于面部凹凸交接、光线明暗交界的区域，有利于隐藏瘢痕、恢复面部的轮廓和对称性。

同时，面部不同美学分区的解剖学特征有着明显的差异，中央区的眼周、鼻、口唇区包含诸多亚单位结构，与五官的功能息息相关，其修复包括了缺损覆盖以及精细结构重塑等多期手术过程。而外周的额部与双颊占的面积较大，如有皮肤颜色、质地差异则显得较明显，但相对亚单位结构较少，治疗以恢复正常面部皮肤颜色、质地为主。因此，根据美学分区定义颜面部畸形与缺损，有助于各修复技术之间的比较，并且指导治疗方法的制定。在 Spence R J 针对面颈部软组织重建的报道中，也应用了面部美学分区的概念指导治疗，提出外周区以扩张皮瓣、中央区以植皮为主的治疗手段，为面颈部重建提供了参考。在治疗中较少采用植皮技术，主要是考虑到，对于有色人种，植皮常造成术后瘢痕、色素沉着以及不同程度的皮片挛缩，尤其是中央区的方案，如仅依赖于植皮技术，在五官再造和表情修复上存在严重不足。

（三）颜面部修复的组织选择原则

2008 年，李青峰等依据颜面部独特的组织和解剖学特点，提出用于颜面大面积皮肤软组织修复的组织应具备以下条件。

（1）色泽、质地与颜面部皮肤相匹配。

（2）面积足够大，可以充分修复颜面的皮肤软组织缺损。

（3）皮肤组织足够薄，能够传递表情，以利于面部形态和五官的塑形。

四、脸面烧伤畸形的分型及修复方法

（一）背景分析

目前颜面皮肤软组织重建的文献报道多是针对某单一技术的描述，缺少颜面部皮肤软组织缺损或畸形的分类标准，以及各修复技术的适应证等指南性文献。同时，由于各医疗单位对各种诊疗技术熟悉程度存在差异，治疗方法的选择较为“随意”。有关疗效评价、皮瓣坏死率、患者满意度等常用指标，不能对各项诊疗技术修复后形态、功能等进行客观评价。因此，如何合理地应用不同的技术方法，以优化治疗结果，一直未能达成共识。这也使得许多患者的颜面缺损未能得到有效重建，无法重返生活和工作。

对于颜面部烧伤畸形的修复，应该对其进行术前评估，评价组织缺损的类型、范围，可选用组织缺损的情况，综合考虑后制定合适的治疗方案。结合国际上颜面软组织重建的共识、全国整形外科多中心医疗机构对中国人颜面部软组织重建的治疗经验，提出颜面部皮肤软组织畸形与缺损的分型与治疗技术的建议。

对于全面部软组织修复，Spence 建议将面部大面积软组织缺损分为三类，即外周型、中央型和混合型，分别以植皮、皮瓣和扩张皮瓣为治疗手段，具体如图 10-1 所示。

各种情况的创伤有不同的特点，因此临床分类有不同的方法。有根据区域的分类方法，如前述 Spence 的方法；也有根据损伤程度、组织类型的分类方法，从不同角度反映人们对这一疾病进行治疗的思考角度，各有一定的局限性，也各有可取之处。

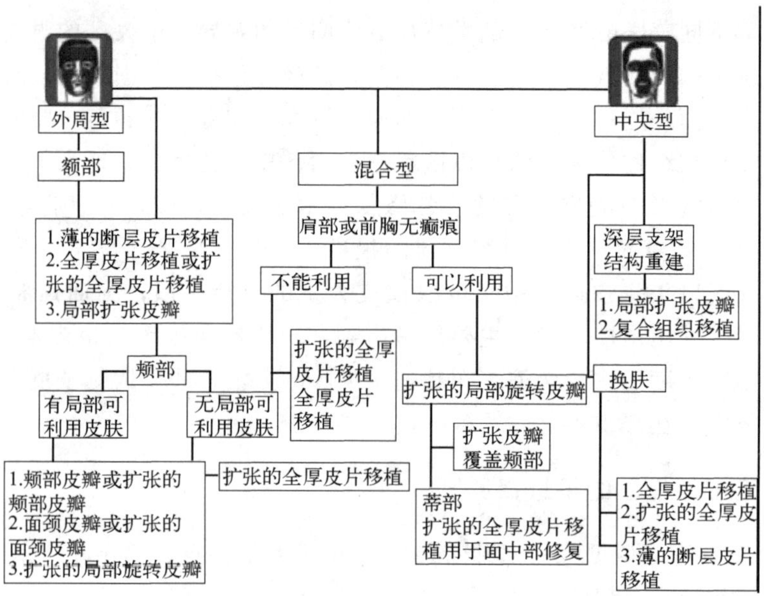

图 10-1　全面部软组织重建原则

相对于白种人，有色人种脸部创伤后的瘢痕色泽较深，挛缩较严重，表情限制则更重，特别是植皮后，其存活的皮片也存在同样的问题。因此，对于有色人种脸部软组织缺损的治疗，应尽可能遵循的原则是应用组织扩张技术，选用尽可能相近的皮肤来修复缺损，以得到形态、色泽、质地一致的修复效果，这一原则同样应体现在面部五官的再造上。相反，植皮在这类患者治疗上，只能作为一种姑息性选择。

因此，本文试图依据颜面皮肤软组织修复的 3 个重要原则及颜面美学和功能重建的要求，提出颜面部皮肤软组织畸形与缺损的分型与治疗技术（图 10-2）。

（二）颜面部皮肤软组织畸形与缺损的分型与治疗技术的建议

颜面部皮肤软组织畸形与缺损的分型建立于面部美学分区概念的基础上，结合临床常见情况，将颜面部美学分区简化为额部、颊部、口周、鼻及眼周五个区域以便于临床分型。根据创伤的范围不同，将颜面部皮肤软组织畸形与缺损分为 4 型（表 10-2）。

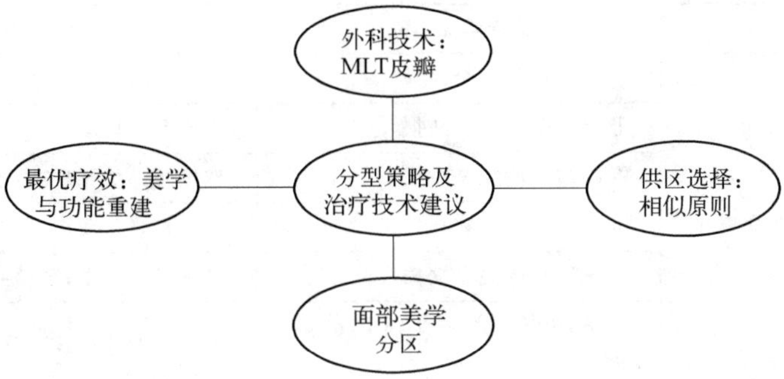

图 10-2　颜面部软组织缺损的分型与治疗技术建议的基础

表 10-2　颜面部皮肤软组织畸形与缺损的分型

分型	定义
Ⅰ型	单个分区的部分缺损
Ⅱ型	单个分区的完全缺损或邻近分区的部分缺损
Ⅲ型	涉及多个分区的缺损
Ⅳ型	亚全面/全面部缺损

结合多中心各医疗单位临床工作中的常见病例，提出各型颜面部皮肤软组织畸形与缺损的常见临床表现与治疗技术建议（图 10-3、表 10-3）。

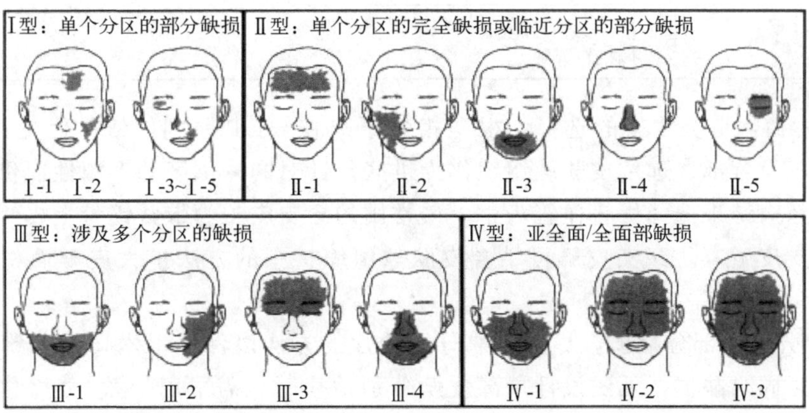

图 10-3　各型颜面部皮肤软组织畸形与缺损的常见临床表现

表 10-3　各型颜面部皮肤软组织畸形与缺损的常见临床建议治疗技术

分型及定义	临床常见情况	建议治疗技术
Ⅰ型：单个分区的部分缺损	Ⅰ-1 额部的部分缺损	局部皮瓣；额部扩张皮瓣
	Ⅰ-2 颊部的部分缺损	局部皮瓣；颊部扩张皮瓣；颈部扩张皮瓣
	Ⅱ-3 口周的部分缺损	局部皮瓣；颊部、颈部扩张皮瓣
	Ⅱ-4 鼻的部分缺损	局部皮瓣；额部皮瓣
	Ⅱ-5 眼周的部分缺损	局部皮瓣；全厚或中厚植皮

续表

分型及定义	临床常见情况	建议治疗技术
Ⅱ型：单个分区的完全缺损或邻近分区的部分缺损	Ⅱ-1 额部的完全缺损	带蒂/游离穿支皮瓣①；扩张的全厚或中厚植皮
	Ⅱ-2 颊部的完全缺损	带蒂穿支皮瓣
	Ⅱ-3 口周的完全缺损	双侧颈部扩张皮瓣；带蒂穿支皮瓣
	Ⅱ-4 鼻的完全缺损	额部扩张皮瓣
	Ⅱ-5 眼周的完全缺损	额部扩张皮瓣；全厚或中厚植皮
	Ⅱ-6 不相关的多个分区的部分缺损②	参考Ⅰ型建议技术分别治疗
	Ⅱ-7 相关的多个分区的部分缺损	采用带蒂/游离穿支皮瓣同时治疗
Ⅲ型：涉及多个分区的缺损	Ⅲ-1 以口周及双侧颊部为主的下面部缺损	血管增压的带蒂穿支扩张皮瓣/游离穿支扩张皮瓣结合二期口裂成形
	Ⅲ-2 以一侧颊部及部分眼周、口周为主的半侧面缺损	
	Ⅲ-3 以额部及双侧眼周为主的上面部缺损	颞浅筋膜颈部预构扩张皮瓣/游离穿支皮瓣结合眼睑的全厚或中厚植皮
	Ⅲ-4 以鼻及口周为主的中面部缺损	颈胸预构扩张皮瓣结合二期口裂修整、鼻再造
Ⅳ型：亚全面/全面部缺损	Ⅳ-1 以鼻、口周及双侧颊部为主的中下面部缺损	血管增压的颈胸预构扩张皮瓣结合受累器官的二期再造与塑形
	Ⅳ-2 以额部、鼻、双侧眼周及上颊部为主的上面部缺损	
	Ⅳ-3 面部各分区均受累的全面部缺损	

① 带蒂/游离穿支皮瓣的选择：根据相似原则和 mLT 原则，依次优先选用锁骨上、前胸、侧胸以及背部、远位皮肤软组织作为供区，针对同一供区的多源性血供，根据术前彩色多普勒超声结果选择优势血管为蒂。最常用的穿支皮瓣为带蒂锁骨上皮瓣、带蒂游离乳内动脉穿支皮瓣等。穿支皮瓣可结合皮肤软组织扩张的方法扩大皮瓣面积，避免供区植皮。

② 多个分区的部分缺损，尽量采取分别治疗的方法以保证手术切口隐藏于自然轮廓线内，如供区同时缺损，无法设计局部皮瓣分别治疗时，需采用带蒂/游离穿支皮瓣进行一体修复。

1. Ⅰ型

单个分区的部分缺损。

（1） Ⅰ-1～Ⅰ-2 对于额部、颊部的部分皮肤软组织缺损，如设计局部皮瓣不足以覆盖缺损，一般可以通过该分区存留的正常皮肤行皮肤软组织扩张术，通过扩张皮瓣推进或旋转来修复同单位的软组织缺损，因同一分区内皮肤肤色、质地最为接近，修复效果较好。下颊部的缺损可采用同侧颈部扩张皮瓣修复。

（2） Ⅰ-3 对于口周的皮肤软组织部分缺损，利用双颊、颈部的局部扩张皮瓣推进修复。同时累及上下唇的部分缺损，可采用颈部扩张皮瓣一期修复缺损、二期进行口裂开大

以及对称性修复

(3) Ⅰ-4　对于鼻的部分缺损，可以使用邻近的随意皮瓣或带蒂皮瓣（如鼻背皮瓣、鼻唇沟皮瓣，以及额部皮瓣）修复。

(4) Ⅰ-5　对于眼周的部分缺损，利用眼周的局部皮瓣修复。缺损较大、局部皮瓣软组织存在瘢痕等不可利用时，采取耳后等近似皮肤的全厚或中厚植皮。

2. Ⅱ型

单个分区的完全缺损或邻近分区的部分缺损。

(1) Ⅱ-1～Ⅱ-2　额部、颊部的完全缺损，同分区内存留的正常皮肤不足，无法通过本分区内的皮肤扩张来解决。颊部缺损可采取颈部扩张皮瓣，手术难度、风险较低，治疗效果优于带蒂皮瓣，但修复效率低，可能需要多个扩张周期来治疗，同时也存在面部皮肤菲薄、扩张难以为继的问题。如颈部皮肤软组织不足或存有瘢痕，带蒂的锁骨上皮瓣是最优选方案。额部由于处于面部最高部位，带蒂皮瓣无法覆盖，以设计使用颞浅筋膜转位预构的颈部扩张皮瓣或游离的锁骨上皮瓣、乳内动脉穿支皮瓣治疗为主要手段，肤色、质地较为接近。扩张皮肤采用中厚、全厚皮片移植，因额部植皮挛缩程度小，是可接受的备选修复手段。

(2) Ⅰ-3　对于口周的完全缺损，如颈部皮肤完整，可设计双侧颈部扩张后的随意皮瓣覆盖，以“口罩皮瓣”的形式覆盖，一期封闭口裂，进行缺损的修复，二期进行口裂成型及修整。颈部皮肤不可用时，采取锁骨上皮瓣、胸廓内动脉穿支皮瓣治疗，以类似“口罩皮瓣”的形式修复。

(3) Ⅱ-4　对于鼻的完全缺损，推荐采用以滑车上动脉为蒂的额部扩张皮瓣进行全鼻再造，如额部皮肤存在瘢痕，则可采用上臂皮管的方式，但存在肤色、质地差异。鼻衬里的缺损需要先行局部皮瓣、植皮等修复。

(4) Ⅱ-5　对于眼周的完全缺损，上下睑的缺失无法设计局部皮瓣修复，可以选择额部扩张皮瓣结合二期皮瓣修薄，或以全厚或中厚植皮恢复眼睑菲薄的外观。

(5) Ⅱ-6～Ⅱ-7　对于多个分区的部分缺损，尽量采取分别治疗的方法以保证手术切口隐藏于自然轮廓线内，如供区同时缺损，无法设计局部皮瓣分别治疗时，可视为相关的多个分区部分受损，需采用带蒂/游离锁骨上皮瓣等穿支皮瓣进行一期缺损修复以及皮瓣修整分区结构重塑。

Ⅱ型患者通常有多个方法可以选择，此时选择供区主要依据以下 3 个原则。

(1) 由简至繁的重建原则　即选择皮瓣类型（局部皮瓣-邻位皮瓣-远位皮瓣），选择转移方式（随意-带蒂-游离移植）。

(2) 轴型皮瓣遵循优势轴型血管选择原则　对于特定供区，皮瓣的血运均为多源性血管供养，术前应该明确供区皮瓣有无优势血管存在，大口径、高流速的优势血管是保证皮瓣存活的关键。

(3) 供受区平衡的原则　根据受区缺损范围选择优势供区（颈部-胸肩部-侧胸-背部），同时需要尽可能减少供区损伤。对于带蒂皮瓣转移，还要考虑到供受区之间的距离与带蒂皮瓣的血管蒂长度、蒂部旋转点的位置相匹配。

3. Ⅲ型

涉及多个分区的缺损根据临床常见情况和创伤特点，主要分为下面部、半侧面、上面部以及中央区的缺损。因同时涉及多分区，单个穿支皮瓣难以完全覆盖缺损，且需修复的结构更为复杂，需先进行皮瓣转移，达到颜面皮肤软组织肤色、质地接近一致，二期再行皮瓣修整、分区精细结构的成型。

（1）Ⅲ-1～Ⅲ-2　对于以下面部缺损情况——主要涉及口周及双侧颊部的下面部缺损，以及累及一侧颊部、部分眼周和口周的半侧面缺损——采用带蒂锁骨上皮瓣进行修复。通过将皮瓣远端的乳内动脉穿支与受区血管进行吻合，可有效扩大修复面积。一期口裂部分或完全封闭，二期分次进行口裂开大及口唇对称性修整，半侧面缺损需眶外侧皮瓣悬吊防止皮瓣回缩引起下睑外翻，二期可能需进行眶下的皮瓣修整。

（2）Ⅲ-3　以额部及双侧眼周为主的上面部缺损，可以设计颞浅筋膜转位预构的颈胸部扩张皮瓣修复，获得的颈部皮瓣菲薄，较适合眼周精细结构的重建。也可以采用游离皮瓣结合眼周的全厚或中厚植皮进行修复。

（3）ⅢⅠ-4　以鼻及口周为主的中面部缺损，对修复鼻的立体形态及口唇功能活动的要求均较高，而带蒂穿支皮瓣难以覆盖中面部缺损，因此建议先行颈胸预构皮瓣或游离的乳内动脉穿支扩张皮瓣进行中央部缺损的覆盖，待皮瓣完全存活后再行全鼻再造术以及口唇成形术。针对鼻衬里完全缺损的病例，还需以局部皮瓣、游离皮瓣或植皮的方式先行衬里结构的重建，或对扩张皮瓣进行鼻的预置。

4. Ⅳ型

对亚全面/全面部缺损，根据临床常见情况和创伤特点，亚全面部的缺损可分为以鼻、口周及双侧下颊部为主的中下颊部缺损和以额部、鼻、双侧眼周及上颊部为主的中上面部缺损。

而全面部缺损指面部各分区均受累的严重颜面部畸形。

Ⅳ-1～Ⅳ-3 亚全面/全面部缺损的修复采取血管增压的颈胸预构扩张皮瓣和二期多次器官形态再造与皮瓣塑形两方面进行。根据我们的经验，以旋股外侧动脉为血管载体进行颈胸皮瓣的预构，二期皮瓣转移时将乳内动脉穿支与颞浅动静脉吻合进行皮瓣增压，这种穿支增压的颈胸预构皮瓣技术可以达到单个皮瓣覆盖全面部缺损的要求，达到全颜面部皮肤、质地与颜色的一致性。待皮瓣存活后再行眼裂、口角开大，肋软骨或假体填充、鼻再造，以及眼周轮廓重塑、口唇对称性修整等多次手术，以达到全脸置换后面部形态结构的逐步恢复。

五、脸面烧伤畸形的疗效评估

目前，对于脸面部修复后的疗效评价，多局限在组织（皮瓣、皮片）存活率以及术前、术后的照片对比，缺乏量化标准。为了量化评估颜面部皮肤软组织重建的手术效果，以术前评分为参照，笔者在 2012 年提出颜面重建术后的疗效评估标准建议（A&F 评价法），对患者在形态和功能上的改善情况进行疗效评价。

根据形态轮廓和脸部及五官功能的评分为 0～6 分，具体评价标准如表 10-4 所示。

表 10-4　颜面重建术后的疗效评估标准建议（A&F 评价法）

评估维度	评分	评估标准描述
形态轮廓美学评分	3 分	近乎正常
	2 分	颜面或五官形态正常，瘢痕较平坦柔软，颜色与周边组织软组织相似，界限不清
	1 分	颜面或五官的轻度变形，瘢痕明显高于正常皮肤、质硬，颜色较周围正常软组织区别明显
	0 分	颜面或五官明显扭曲、变形
功能评估	3 分	表情和五官近乎正常
	2 分	五官功能基本正常，表情轻度受限，不自然
	1 分	张口受限，张口大于 2 指；鼻孔通气轻度受限，呼吸有阻力感；睁闭眼不全；表情明显受限
	0 分	闭口不全，或张口严重受限；鼻孔阻塞；睁闭眼不能等；表情严重障碍

通过对患者形态轮廓美学的评估结合功能评估评分，以获得总分数（满分：6 分）。术前和术后总分差异可以反映手术疗效。

第三节　颈部烧伤整形

颈部是人体的重要部位，不仅有气管、食管、甲状腺等重要器官组织，颈部的颈椎、肌肉和复杂的神经支配更是维持头部端正和精细运动的保证。同时作为暴露部位，颈部的生理形态也是个体美观的重要组成部分。热力、电、化学腐蚀、外伤、手术、感染和放射线等多种原因造成的颈部深度皮肤损伤，瘢痕是不可避免的结局。颈部瘢痕既影响美观、限制颈部运动功能，患者身心也遭受严重伤害。由于烧伤是最为常见的原因，且损伤面积通常也比较大，所以本章主要介绍颈部烧伤的整形。

颈部瘢痕挛缩畸形是临床上常见的颈部畸形，该病多由各种原因引起的深度皮肤烧伤后瘢痕挛缩而形成。据统计，全身各部位的烧伤后的畸形中，颈部占 9.4%～13%，颈前区最为常见。颈部瘢痕挛缩严重限制颈部的运动功能，并且由于颈部和面部皮肤的连续性，严重的颈部瘢痕挛缩可牵拉面部皮肤，限制口唇和颌面部运动，影响发声、呼吸和饮食，严重颏颈粘连患者甚至无法平卧。生长发育期的患者还可以影响骨骼发育，引起下颌骨和颞下颌关节畸形。

一、颈部烧伤瘢痕畸形的分类和评估

颈部烧伤瘢痕畸形可从严重程度、累及部位和瘢痕形态等多个角度加以区分。所有的分类方法都有各自的优势和局限性。在临床工作中，可以根据具体病例和需要描述的侧重性加以取舍。

（一）传统分类法

根据瘢痕挛缩的严重程度，在选择治疗方法时可以将颈部瘢痕挛缩畸形由轻到重分为四度。

（1）Ⅰ度　单纯的颈部瘢痕或颈胸瘢痕。其损伤部位限于颏颈角以下，无明显功能障碍。

（2）Ⅱ度　颏-颈瘢痕粘连或颏-颈-胸瘢痕挛缩。瘢痕侵及颈部及颏部，使颏颈粘连在一起，颏颈角消失，下唇可能有轻度外翻。颈部后仰及旋转受限，饮食、吞咽有轻度影响，但不流涎。下唇前庭沟尚存在，能闭口。

（3）Ⅲ度　下唇-颌-颈粘连。自下唇至颈前区均为瘢痕，挛缩后下唇、颏部和颈前区都粘连在一起，处于强迫低头位。下唇严重外翻，口角、鼻翼甚至下睑均被牵拉向下移位，不能闭口、发音不清、流涎不止、饮食困难。

（4）Ⅳ度　下唇-颏-颈-胸粘连。瘢痕上起下唇下缘，下至胸部，挛缩后使4个部位都粘连在一起，颈部极度屈曲，颈胸椎后突，不能后仰也不能平视，不能闭口，流涎不止，饮食呼吸都发生困难。在儿童还可以继发下颌骨、颏部发育不良，下切牙外翻，出现咬合关系紊乱（图10-4）。

这种根据颈部瘢痕挛缩严重程度划分的方法是比较传统的，主要侧重于对功能受限程度的描述，而对瘢痕所累及范围和形态的描述则略显不足。

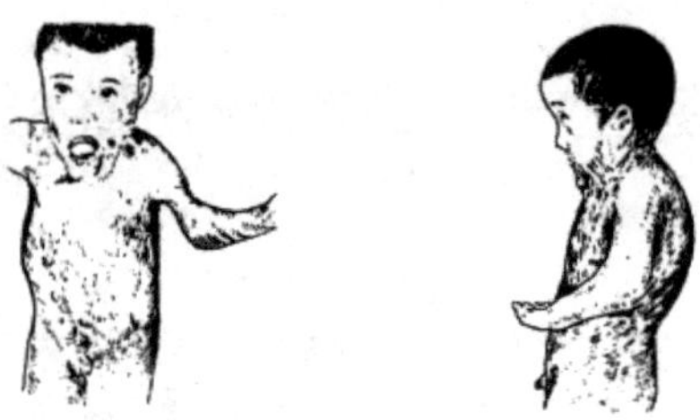

(A)　　(B)

图10-4　颈部瘢痕挛缩继发背部前屈、下切牙外翻

（A）下切牙外翻；（B）背部前屈

（二）Onah分类法

为了对颈部瘢痕挛缩畸形的描述更加精确，Onah（2012）提出了一种新的分类方法，将颈部瘢痕挛缩畸形分为1～4型，每型分为a～c三个亚型。该方法不仅描述了畸形的严重程度，还兼顾了瘢痕累及的部位。

（1）1型　轻度颈前区挛缩，患者颈部屈曲自如，头部直立向前时颈部和下颌尚可运动至解剖位置，头部无法后仰。1a亚型的成熟挛缩条索不超过两指宽，两边皮肤弹性正常；1b亚型的挛缩条索较宽，但两边正常皮肤量足够修复瘢痕切除后形成的缺损；1c亚型的挛缩条索更宽，累及颈前区大部，和（或）颈前区存在多条挛缩条索。该亚型的瘢痕周围正常皮肤不足以修复。

（2）2型　中度颈前区挛缩，屈曲运动不受限，头部直立时颈部和下颌可运动至生理位置，抬头时下唇受牵拉明显。2a亚型的挛缩条索宽度不超过两指宽，周围正常皮肤量充足；2b亚型条索较宽，而周围正常皮肤仍足够用于修复；2c亚型条索更宽，有多条，周围正常皮肤不足以修复。

（3）3 型　颈前区严重颏颈挛缩。患者颈部处于受牵拉强迫低头位，颏部和下唇被固定在躯干前面。无法将下颌和颈部运动至生理位置。努力抬头时未受累的眼球上巩膜被覆盖而下部巩膜清晰暴露，下唇受牵拉外翻。根据瘢痕周围正常皮肤量是否足够修复切除、松解瘢痕后形成的缺损分为 3a 和 3b 两个亚型。

（4）4 型　颈部挛缩畸形。瘢痕挛缩限制患者屈颈，颈部可能被限制在某一固定角度。4a 亚型仅颈部瘢痕挛缩，条索不宽且周围正常皮肤充足；4b 亚型仅颈部多条或单一较宽条索存在，周围正常皮肤量不足；4c 亚型颈部合并颈前区瘢痕挛缩。

（三）其他分类法

1. 区域分类法

在另外的分类方法中，颈前区可细分为上区、下区、侧区和上下区（图 10-5）。

其具体分界方法是：过甲状软骨最高点划水平线和垂直线，将颈部划分为四个象限。从左上、右上、右下到左下依次定为Ⅰ、Ⅱ、Ⅲ、Ⅳ象限。累及Ⅰ、Ⅱ象限的称为颈部上区（CA）；累及Ⅲ、Ⅳ象限的称为颈部下区（CB）；累及Ⅰ、Ⅳ或Ⅱ、Ⅲ象限的称为颈侧区（CL）；全部象限均受累及的称为颈部上下区（CAB）。当颈部伸展运动时下颌缘至甲状软骨平面的皮肤，即 CA 区承受的牵拉最大，该部分的挛缩对颈部伸展运动的限制最为明显；同侧 CL 挛缩对颈部转向运动限制最明显。

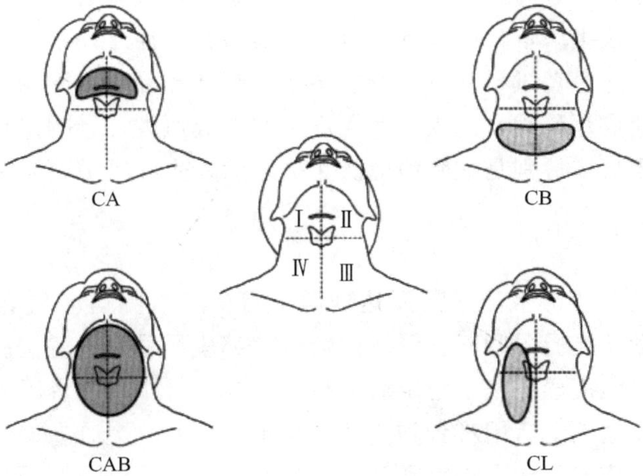

图 10-5　颈前区瘢痕挛缩畸形划分

2. 瘢痕形态分类法

除此之外，还可以瘢痕形态分类：蹼状、条索状、片状瘢痕挛缩等。不同的分类方法各有所侧重，选择正确的分类描述能够指导后期的手术治疗。

为了量化挛缩畸形的严重程度，可按照颈部运动幅度分为 4 类。N：正常，即伸展幅度超过 110°。E1：伸展幅度超过水平线，即 95°～110°，这类患者无法注视高于头部水平的物体。E2：伸展幅度在水平线附近，即 85°～95°，这类患者往往需要后仰躯干才能与他人对视。E3：颏颈粘连，即颈部伸展幅度不超过 85°，患者可视区域不超过水平线，无法与人对视，生活能力受到严重限制。这种旨在描述挛缩严重程度的分类方法在术前评估和术后效果评价中有很重要的意义，同时可作为游离皮瓣移植的重要参考指征。蔡丰州（2002）将经过功能锻炼、运动受限仍大于 E2 且时间超过 6 个月（不论是否接受过非游离皮瓣移植手术），作为游离皮瓣移植的指征。

二、颈部烧伤的治疗技术

颈部瘢痕挛缩畸形需要手术矫正，功能锻炼和药物治疗都只能作为辅助手段。

（一）术前准备

对患者进行全面系统的术前检查，如有慢性呼吸道感染者，应予以治疗控制后再行手术，特别要注意的是应无咳嗽，以防止颈部活动影响皮片及皮瓣的成活。经常流涎的患者应做好口腔的清洁卫生。胸前有慢性溃疡者应控制感染。术前备皮应彻底，瘢痕凹陷处的污垢务必清理干净。

（二）麻醉

瘢痕范围较小、手术时间短、手术部位少的病例可在局部浸润麻醉下进行手术，必要时可增加基础麻醉。而瘢痕面积较大、挛缩严重、手术部位多、手术时间长的病例适宜采取全身麻醉。对于颈部瘢痕挛缩严重、限制抬头的患者，气管插管比较困难，在麻醉诱导期容易引起喉部痉挛和气道分泌物过多，造成麻醉意外。基于这类患者的特殊性，最好先行清醒插管，且以经鼻插管为宜。对于严重挛缩的患者，气管内盲插亦有困难，可先于局部麻醉下横行切开瘢痕组织，松解颈部及口周瘢痕后再行插管。术中麻醉应维持到包扎固定完全结束为止，防止患者过早苏醒，发生咳嗽、呕吐和骚动，影响包扎固定。包扎固定完成前的挣扎可以使皮片移动，使皮片和受皮区间形成血肿，影响皮片的成活。拔管必须把握好时机，及时吸痰，特别是拔管前应防止拔管后发生呼吸道梗阻和窒息。

（三）手术时机和原则

颈部瘢痕挛缩畸形的手术治疗需要达到两个目的：恢复运动功能和生理轮廓。原则上，只要出现了运动功能受限和五官受牵拉畸形，都应尽早手术矫正。Ⅰ度和Ⅱ度病例以创面愈合半年左右、瘢痕挛缩基本稳定后进行手术为宜；小儿患者因可能影响发育可适当提前手术。Ⅲ、Ⅳ度病例生活困难者均应及早手术。

手术包括颈部瘢痕的切除、松解和创面的整复。

1. 瘢痕切除和松解

瘢痕切除与松解的核心原则与基本操作步骤是一致的，因此在不同病例间的应用差异相对较小。患者取仰卧位，肩下垫长条海绵枕，使头充分后仰。然后在拟切除瘢痕的最上方作一横切口，切开全厚瘢痕直达瘢痕下的正常组织平面，再循这一平面向下剥离，切除部分或全部瘢痕，松解挛缩。可用高频电刀切除瘢痕，减少手术出血，使手术视野更清楚，对严重挛缩的病例切除瘢痕时应注意颈部的重要器官可能因瘢痕牵拉而移位。如瘢痕较深，常需将颈阔肌部分切除或切开，方能较好地松解挛缩使头能够后仰。颏颈角完全显出，必要时可将颏颈角的脂肪结缔组织予以切除，使其轮廓更加明显；也可自颏颈角横形切开，向前上方翻起包括颈阔肌和颏下脂肪结缔组织的组织瓣，将此瓣游离缘缝合固定在颈部前下方，这样既加深了颏颈角，又增加了颏部的丰满度，使颈前曲线更接近自然。瘢痕较广泛时，两侧切口须延伸至耳垂后，切忌呈垂直方向，可曲折成“W”形，以防止继发性挛缩。颏部有瘢痕且下唇外翻者，应将瘢痕切除直达下唇唇红缘处，切除的下界可达锁骨的稍下方和胸骨切迹。胸部也有连续瘢痕时可酌情处理，并非一定要一并切除。

2. 创面修复

颈部瘢痕切除、挛缩松解后，遗留的创面必须修复。目前所有的修复方法均存在或大或小的供区损伤，如何平衡供区损伤的最小化和创面修复的彻底性、美观性是一个重要的挑战。在所有创面的治疗中都可以引入“重建阶梯”的概念。修复重建的治疗上依次是：二期愈合→拉拢缝合→皮片移植（厚、中厚及全厚）→组织扩张→局部组织转移→远处组织转移→游离皮瓣移植。主要的修复手段包括皮片移植、组织扩张、局部皮瓣、皮管和游离皮瓣等。一般地，术后远期挛缩的概率是薄皮片＞厚皮片＞皮瓣。在临床实践中需要依据患者具体情况选择合适的手术方法。随着技术的发展，生物制品也被更多地用于创面整复。

Dowd（1927）首先大力提倡应用皮瓣修复颈部；Pedgett 等（1932）提倡用全厚皮片移植；Greely（1944）提出改用中厚皮片移植，逐渐被人采用。其他如 Splna 等（1955）主张颈前区皮瓣移植，颏下区和胸部植以厚中厚皮片。Har Ⅱ和 Ohmor Ⅰ（1974）首先应用吻合血管的游离皮瓣移植修复此种创面。创面修复方法很多，最终选用何种方案，必须根据患者的具体情况考虑，如年龄、瘢痕的性质、挛缩和畸形程度、组织缺损范围，以及周围正常组织是否松弛等。在笔者的临床实践中，以颈胸肩区皮瓣转移、加全厚植皮或中厚植皮修复为佳，手术后功能、外形良好。条索状或蹼状瘢痕可用 Z 成形术或四瓣成形术修复；Ⅰ度畸形多可用局部皮瓣转移；Ⅱ度畸形绝大部分可用厚中厚皮片移植；Ⅲ度畸形需行游离植皮，或与颈侧胸肩区皮瓣联合修复，或采用皮管移植及游离皮修复，才能达到治疗目的。

（四）手术方法

1. Z 成形术

Z 成形术适用于纵行的条索状或蹼状瘢痕。这种瘢痕的两侧皮肤较为正常。

手术原理是改变瘢痕挛缩的方向，减少瘢痕挛缩所形成的张力。如瘢痕条索较长，两侧的皮肤又不够松弛时，可做成几个连续的 Z 成形。Z 成形瘢痕瓣的设计中，要求瘢痕时间较长，表浅柔软，有一定的弹性。三角瓣的顶角一般小于 60°，否则易致 Z 成形三角瓣血供障碍而坏死。对于颈部的条索状、蹼状瘢痕，还可以采用四瓣或五瓣法。

2. 全厚或厚中厚皮片移植

由于颈前区颏部到胸部为一自然的生理曲线，虽然挛缩瘢痕松解后能恢复此曲线，但皮片移植成活后极易挛缩，从而失去此区自然形态。因此，除非因全身皮源紧张而植薄皮片外，一般均用全厚或厚中厚皮片修复。全厚皮片大块切取后，供区还需另行植以断层皮片，所以全厚皮片移植只用于修复小范围的颈部瘢痕挛缩。在临床上以厚中厚皮片移植更为常用，其适用于瘢痕比较广泛、皮肤有一定缺损，但挛缩尚不是极其严重、瘢痕下有软组织存在的病例。该术式的优点是，术后颈前曲线自然，没有皮瓣皮管修复后臃肿之弊，手术次数少、范围小，患者易于耐受。但可能会有一定程度的挛缩复发或所植皮片产生皱褶，如皮片能 100％成活，术后加压包扎或戴上合适的颈圈，则多数可避免。

厚中厚皮片移植，用鼓式取皮机切取皮片的厚度为0.5～0.6mm。修复整个颈前区创面一般需要1/2以上的皮片。颈部瘢痕切除松解后，创面需仔细止血，大的出血点用电凝或结扎处理，广泛渗血用热盐水纱布压迫然后将皮片移植在创面上，两块皮片之间的接缝应呈横向，皮片四周与创缘用间断缝合法固定。留长线头作打包包扎用。在颏颈角处皮片与创底之间，横行缝一道连续的固定缝线，使皮肤与创面紧贴，避免因吞咽动作影响局部皮片生长。所以在喉结上下将皮片与创面各固定一针皮片生长可能更好。缝合完毕冲洗清除皮片下积血，皮片上盖一层凡士林纱布和大量疏松纱布打包包扎，打包外层盖以厚纱布，再用弹力绷带加压包扎。加压必须适当，不宜过紧，以免妨碍呼吸（图10-6）。

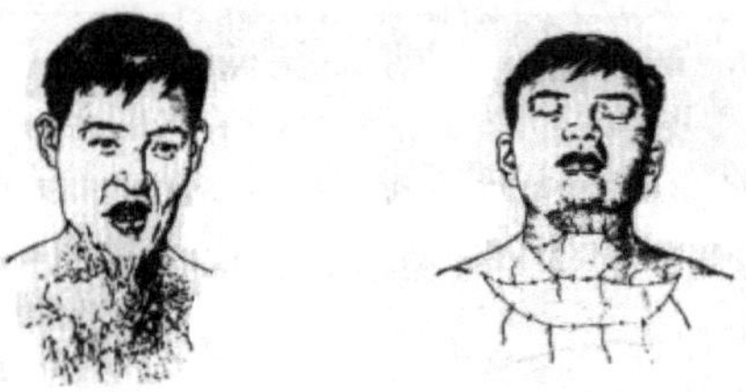

(A) (B)

图10-6 Ⅲ度颈部瘢痕挛缩畸形

（A）外观；（B）瘢痕切除后以游离皮片移植修复

3. 局部或邻近皮瓣修复

局部或邻近皮瓣修复具有色泽好、不易挛缩或产生皱褶的优点，因而是颈部创面修复最常用的方法之一。对于颈前瘢痕广泛的病例，凡瘢痕深、挛缩重，与深部组织粘连，而胸前、肩部有完好的皮肤或为浅B度烧伤后的平坦、柔软瘢痕者，可考虑采用邻近皮瓣修复。颈部创面较大时，单纯采用皮瓣常不能全部修复，需辅助植皮。修复颈部的常见皮瓣有以下几种。

（1）颈部双蒂皮瓣　如果瘢痕仅限于颈上部，切除瘢痕后循颈阔肌平面向下潜行剥离，直达锁骨及胸骨切迹，然后在其下界作横的弧形切口，切开皮肤、皮下组织和颈阔肌，形成一个横的颈下部双蒂皮瓣，向上提起覆盖颈上部创面，供瓣区可植中厚皮片。此法的不足是，皮瓣转移后往往在颌下形成大的皱褶，颏颈角消失，需在2～3个月后进行第二次修整（图10-7）。

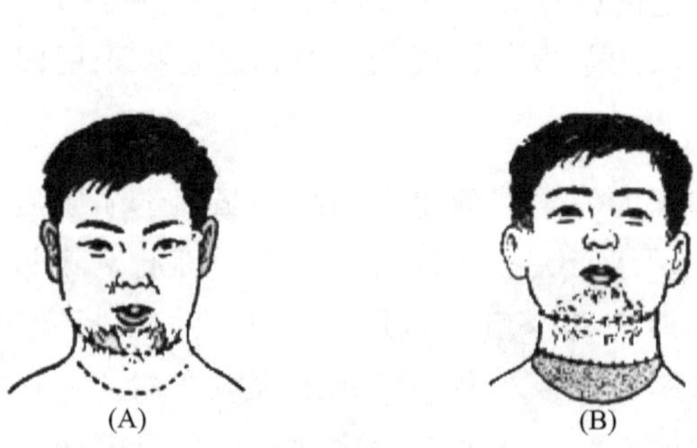

(A) (B)

图10-7 颈前双蒂皮瓣修复颈部瘢痕挛缩畸形

（A）术前；（B）术后

（2）颈侧皮瓣　适用于颈前区创面较小而颈侧部皮肤正常的病例。皮瓣蒂可以放在耳后，包含耳后动脉在内，然后循深筋膜平面沿斜方肌前缘向前下方延伸，长宽比可达 2.5∶1。如需超越中线或延伸到锁骨切迹以下，则宜先作延迟手术。皮瓣形成后可转移到颈前、颏部，甚至达到下唇。如创面较大，单侧颈侧皮瓣不够时，可以设计双侧颈侧皮瓣，转移到颈前区以后分置上下，予以交错缝合。供皮瓣区植以断层皮片（图 10-8）。

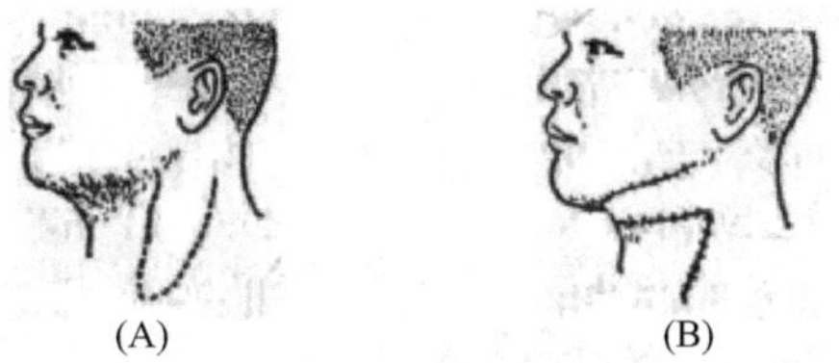

(A) (B)

图 10-8 颈侧部皮瓣修复颈部瘢痕挛缩畸形

（A）术前；（B）术后

（3）锁骨前胸皮瓣 这是最常应用的一种可修复颈部严重挛缩的邻近皮瓣。其蒂部位于锁骨区，瓣部斜向下方，是颈横动脉属支的轴型血管，皮瓣长宽比例可稍大于 2∶1，皮瓣最大切取面积约为 7cm×20cm，不要越过中线。其剥离的层次在深筋膜浅层，皮瓣转移后遗留创面部分可直接闭合，或以中厚皮片移植修复。此皮瓣蒂部位置较低，转移后难以修复颏部以上的区域。如果设计双侧锁骨前胸皮瓣，就足以覆盖全部颈前区（图 10-9）。

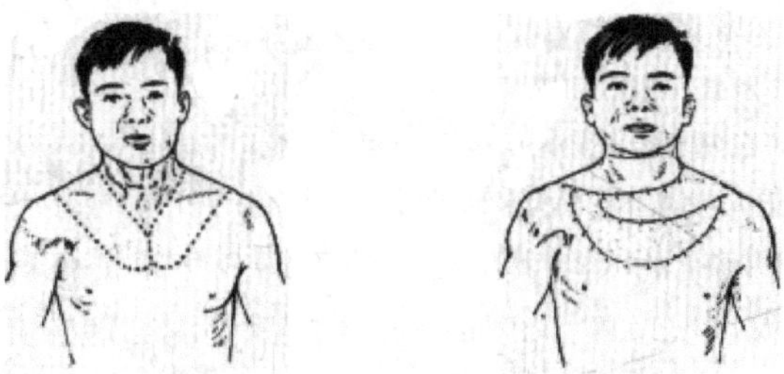

(A) (B)

图 10-9 双侧锁骨前皮瓣修复颈部瘢痕挛缩畸形

（A）术前皮瓣设计；（B）术后

（4）颈肩皮瓣和颈肩胛皮瓣 颈部布满瘢痕，锁骨前胸区又缺乏完好皮肤的患者，可设计颈肩皮瓣进行修复。此种皮瓣的蒂起自颈部的一侧，向上可到耳下，向前可到锁骨上缘，向后可到颈后部，远端可到肩峰部三角肌的止点区。皮瓣内可含耳后动脉，如蒂部稍向前下方，还可包含颈横动脉浅支，故血供十分丰富。皮瓣长宽比例可达 4∶1（图 10-10）。如单侧颈肩皮瓣不够用，可同时设计双侧颈肩皮瓣。两侧皮瓣在颈前正中线处对合。由于肩部皮肤厚硬、质地较硬，皮瓣旋转角常达 180°，转移后在锁骨区经常形成“猫耳朵”，需要二期修整。如肩部无完好的皮瓣可以利用，可从颈侧部延向肩胛区制成肩胛皮瓣，转移修复颈前部创面，但血供差，转移前需要先做延迟术（图 10-11）。

其他尚有斜方肌肌皮瓣、胸大肌肌皮瓣、胸肩峰肌皮瓣以及背阔肌肌皮瓣等，均是修复颈部瘢痕挛缩的良好供区。

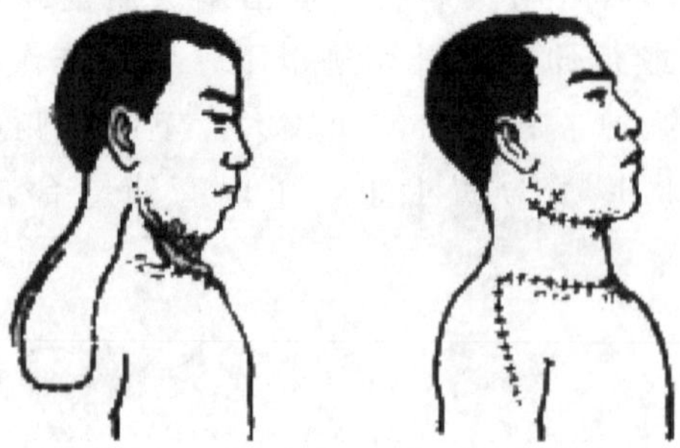

图 10-10　颈肩皮瓣修复颈部瘢痕挛缩畸形

(A) 术前皮瓣设计；(B) 术后

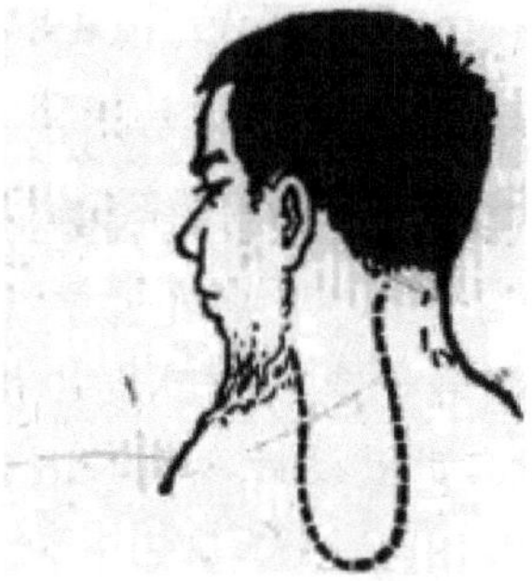

图 10-11　颈肩胛皮瓣修复颈部瘢痕挛缩畸形

(5) 扩张后的皮瓣　适用于颈部或上胸部有部分正常皮肤存在的患者。其优点是皮瓣转移后不臃肿、色泽好、不需植皮。缺点是手术需两次完成，手术间隔时间长，需 3～4 个月。方法是根据颈部瘢痕的大小和位置，将不同型号的扩张器埋置在瘢痕周围的正常皮肤组织下，颈部埋置的层次可在颈阔肌表面或深面，胸部埋置在深筋膜上面。应在埋置扩张器前就设计好下次手术的方案，待正常皮肤被扩张到能覆盖瘢痕切除后的创面后再行第二次手术，取出扩张器，将被扩张后的皮瓣转移到创面上。由于此方法不损坏其他部位，患者比较容易接受，是目前临床上修复颈部瘢痕挛缩畸形的常用方法。

通过筋膜瓣移植预构和扩张还能获得色泽、质地与颈部较为接近且面积较大的皮瓣，例如前胸预构扩张皮瓣。许多病例颈部皮肤大面积毁损，患者又不愿接受普通游离皮瓣移植造成的大面积供区损伤，但前胸正常皮肤量较大，可采取这种方法获取较大面积的前胸皮瓣。

4. 皮管移植

这种方法目前较少使用，但仍适用于严重颈部挛缩或伴有颏部与下唇挛缩畸形时，前胸、肩、背部均无可供形成皮瓣的正常皮肤的情况。游离植皮往往难以避免后期颈部挛缩复发，故不得不将远位管形皮瓣转移到颈部。该法手术次数较多，术后颈部外形臃肿，正常颏颈曲线不明显，往往需要多次去除皮下脂肪，才能最后获得比较理想的效果。

皮管供区应尽量靠近颈部，如胸肩峰皮管、胸腹皮管、背部皮管等；应争取能直接转移，尽量减少手臂携带的痛苦，减少手术次数；同时应充分估计到瘢痕切除、头颈充分后仰后所暴露创面的大小，因此皮管必须做得够长够宽。

5. 游离皮瓣移植

随着显微外科技术的发展，颈部瘢痕挛缩畸形也可用游离皮瓣修复。有人应用腹股沟游离皮瓣修复颈部瘢痕挛缩，将腹壁下动、静脉或旋髂浅动、静脉分别与面动、静脉作端端吻合。但该皮瓣组织太厚，修复后外形臃肿。杨果凡等（1978）使用了前臂游离皮瓣，该皮瓣薄、质地好、血管蒂粗大，吻合容易成功，并且面积很大，在成年男性可获得18cm×25cm，可以修复颈部全部及下颌部、下唇直到两侧耳下的所有创面，术后外观和功能相当满意。其缺点是前臂遗留大片瘢痕以及牺牲了一侧桡动脉。胸外侧皮瓣、肩胛皮瓣以及股外侧皮瓣，具有形成的游离皮瓣相对较薄、供区隐蔽、面积较大等优点，可用于颈部瘢痕挛缩的修复。肩胛皮瓣移植切取范围：向上越过肩胛冈达肩峰连线，向下可平双侧髂嵴连线，两侧至腋中线的整个背部（图 10-12）。肩胛皮瓣已逐渐成为修复颈部创面的主要选择。另外，股前外侧皮瓣也是可以选择的，但该皮瓣的皮下脂肪丰富，修复后颈部难免臃肿，需要多次去除脂肪才能获得良好外观。游离皮瓣移植术后为了达到理想的美容要求，尚需要一系列的局部修整，如颈阔肌折叠、脂肪修整等，在具体手术方法上，将皮瓣缝合于下颌骨骨膜上并放置负压引流，可使皮瓣更加贴合颈部曲线。

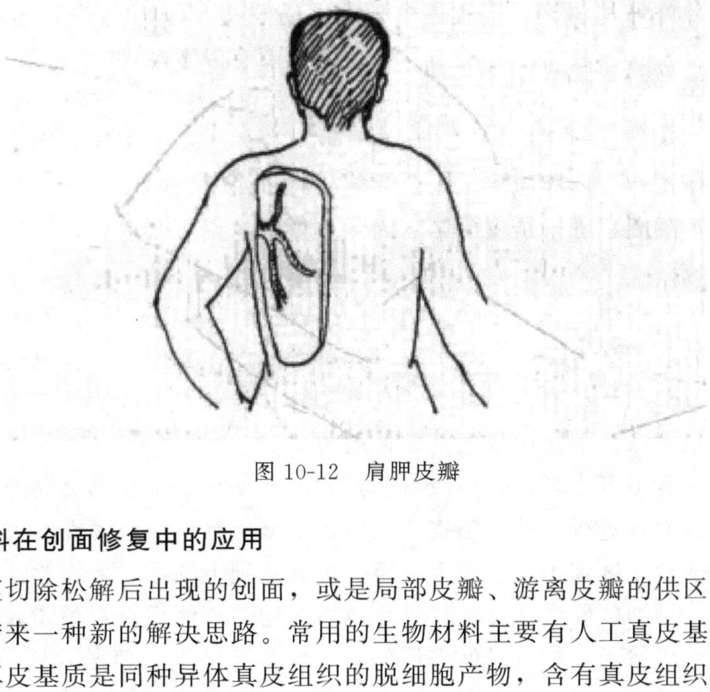

图 10-12　肩胛皮瓣

6. 生物材料在创面修复中的应用

无论是瘢痕切除松解后出现的创面，或是局部皮瓣、游离皮瓣的供区创面，生物材料的应用都可以带来一种新的解决思路。常用的生物材料主要有人工真皮基质和胶原基质敷料两类。人工真皮基质是同种异体真皮组织的脱细胞产物，含有真皮组织中全部的细胞外基质成分和组织构架，有利于细胞的定植。常用于辅助断层皮片关闭颈部瘢痕切开松解后形成的创面，减轻远期皮片的挛缩。

胶原基质类产品主要有两层，内层为动物来源的胶原蛋白凝胶，外层为硅胶膜。常被用于各种创面的关闭，在皮源紧张而得不到足够皮片或仅能得到薄皮片时其意义尤其重要。首先将胶原基质层向内、硅胶膜向外覆盖于创面并打包加压缝合。胶原蛋白基质有利于成纤维细胞长入和毛细血管再生。术后 10 天拆包、拆线并撕去硅胶膜。如果创面面积较小可待周围正常表皮移行关闭，若创面面积较大则可取 0.10～0.15mm 的薄皮片植皮覆盖。这类产品的应用可节省皮源并减轻远期皮片的挛缩，对于瘢痕挛缩严重、皮源紧张的病例有重要意义。

（五）术后处理

患者回病房后取仰卧位，肩下垫一枕头，头部后仰，保持安静。手术后 48～72 小时应严密观察呼吸道通畅情况，床旁应备有吸引器、气管插管器械和气管切开包。遇有呼吸困难者，应立即拆开敷料，检查伤口。如有喉头水肿，则应及时行气管插管，甚至气管切开。如发现皮片或皮片下血肿压迫呼吸道者，应立即到手术室清除血肿，妥善止血，冲洗创面，再将皮片缝回原处。术后 5～7 天内进流质饮食。

皮片移植者，术后 10～14 天揭开创面，拆线，更换敷料，并继续加压包扎。在包扎期间严密观察体温、血象变化及包扎敷料是否干燥等情况。

（六）颈托的制作和使用

颈部瘢痕挛缩畸形手术修复后需戴颈圈，特别是在游离植皮术后更为重要。戴颈圈主要有 3 个目的：①使颈部保持伸展位置；②保持颈前曲线的形态，特别是保持颏颈角的形态；③对所植皮片施加均匀、一定程度的压力，防止皮片下方与皮片周边形成增生性瘢痕，保证皮片平滑柔软、表面不起皱褶。实用的颈圈有以下几种。

（1）石膏颈圈　用 14～16 层石膏绷带，内侧面和边缘垫以袜套，做成颈圈。石膏初步凝结后用石膏刀从两侧剖开，分为前后两片取下修整，完全干燥后即可应用。其缺点是容易形成棱角磨压皮片，形成溃疡，因此只能临时戴用。

（2）铝片皮革颈圈　可于植皮后第 2 周除去敷料，用石膏取模，以铝片为支架，包以羊毛毡和皮革制成。

（3）塑料颈圈　可用 4cm 厚的泡沫塑料或其他塑形塑料，外以光滑柔软的纺织品包裹，围于颈部，外层用弹力绷带包绕加压。此种颈圈制作方便，不需取模，既不会压迫皮片产生溃疡，对颈部的活动产生影响，并且施加在皮片上的压力均匀，压力可随时调整。但是泡沫塑料质地柔软，不能确保颈部在伸展位置。

戴颈圈时应注意不可太紧，颈部应有适当的活动度。手术后第 2 周开始佩戴颈圈，即使当时尚有未愈创面或进行了补充植皮，也可盖上薄层敷料后戴颈圈。颈圈面积必须大于整个植皮区。即使植皮区较小，颈圈上缘至少也要达到下颌缘，下缘要达到锁骨上缘，以维持颈部的位置。颈圈软硬要适度，对皮片压力要均匀。使用石膏颈圈或铝片皮革颈圈应每日取下，检查受压情况，如有过度受压的点、线，则需及时修整颈圈，使之完全适合。如戴的是泡沫塑料颈圈，可不必每日取下，除偶尔清洁皮肤外日夜都应佩戴。4～5 个月后可晚上戴，白天取下。注意观察皮肤是否有形成皱褶或有挛缩复发的趋势，如无此情况，可在 6 个月后除去颈圈，否则必须延长戴颈圈的时间。

三、颈部烧伤整形效果的评估

颈部瘢痕挛缩畸形主要通过描述和分型进行评估，然而患者运动功能受限程度和手术的改善效果评价都需要量化指标。颈部烧伤瘢痕挛缩的手术治疗效果评估基于颈部运动功能的恢复程度，其公式为：

$$\frac{\text{术后运动幅度}(°)-\text{术前运动幅度}(°)}{\text{理想幅度}(°)-\text{术前运动幅度}(°)}\times 100\%=\text{手术改善}$$

颈部伸展的理想幅度为 120°，理想的转向幅度为 90°，理想的侧屈幅度为 50°。

根据这一公式，可以量化手术改善颈部 3 个方向运动的程度，同时可以作为远期随访的重要参照指标，评价移植物远期挛缩和功能锻炼的效果。

第四节　手与四肢烧伤整形

一、手部烧伤整形

（一）概述

在人体烧伤中，手部烧伤大约占 60%，烧伤后瘢痕及瘢痕挛缩，轻者只影响手的外观，重者可导致手功能全部丧失。由于手部烧伤几乎可以涉及手的所有结构，包括皮肤、皮下组织、血管、神经、肌肉、肌腱、骨、关节及韧带组织等，极易造成后遗畸形，其中以瘢痕挛缩、肌肉挛缩、肌腱粘连和关节强直最为常见。

（二）处理原则

1. 治疗时机

手部烧伤患者中，仅有轻度增生性瘢痕者可先行弹力套压迫、理疗、功能锻炼等保守疗法，大多数情况下均应早期治疗，不能等到瘢痕成熟后再做处理，因为手部瘢痕挛缩到晚期可出现肌腱、骨与关节的继发性损害，矫正困难。

2. 治疗方法

应切除瘢痕，松解挛缩，尽可能恢复正常的解剖结构、层次，对缺损的组织尽可能做相应组织移植修复。

3. 术后康复

术后康复对于巩固及扩大疗效非常重要。忽视术后康复，可导致手术效果的完全丧失；甚至有些患者会因此丧失再治疗和改善功能的机会。

二、瘢痕性并指畸形

1. 临床表现

手背部、手指背及拇指背的深Ⅱ度或Ⅲ度烧伤，如未得到及时治疗，造成局部感染及瘢痕愈合，形成蹼状瘢痕，构成不同程度的瘢痕性手指畸形。轻者仅表现为指蹼变浅，严重者可表现为完全性并指，并可伴有肌腱、关节异常等。

2. 治疗方法

轻度的指蹼间蹼状瘢痕挛缩畸形，可采用 Z 成形术或三瓣成形术予以矫正，而对于较严重的瘢痕性并指畸形，则需要进行游离植皮（图 10-13）。指蹼呈斜坡状，自掌骨头平面向远端至掌指横纹处。为了形成一个外形、功能接近正常的指蹼，常常在掌侧利用残存指蹼设计一对三角形皮瓣，三角形尖端指向手背。在切开挛缩瘢痕、加深指蹼后，将三角形皮瓣插入手背面指蹼的中心部，游离皮片移植于该皮瓣的两侧。在进行指蹼开大手术时，应将指蹼加深到略低于掌指横纹水平，同时皮片一定要足够大，并需仔细剪裁缝合，以防过紧过小而导致再次挛缩。

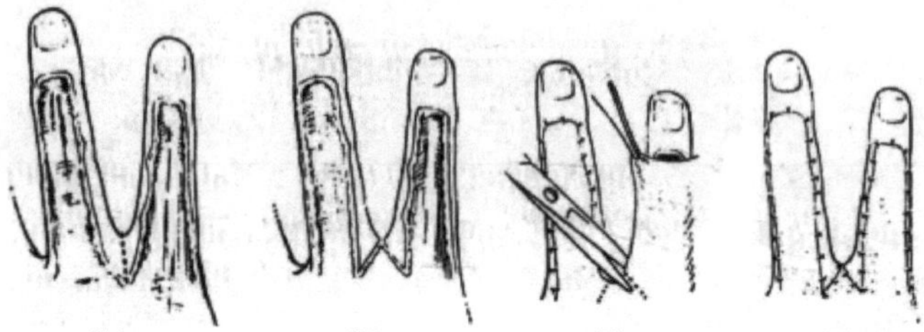

(A)　(B)　(C)　(D)

图 10-13　指蹼植皮方法二

（A）在指蹼背部作纵行切开；（B）分离切口两侧皮瓣形成三角形侧面；（C）、（D）将皮片剪出一个三角形而插植于两个皮瓣中间

三、虎口挛缩

1. 临床表现

虎口对于手部功能极为重要，配合拇指的内收、外展、屈伸及对掌运动。拇、食指间烧伤后瘢痕并指畸形即为虎口挛缩。轻度虎口挛缩表现为蹼状瘢痕形成，拇指外展功能轻度受限，骨关节无明显异常。中重度虎口挛缩病损可累及肌肉、肌腱、骨与关节，表现为虎口间隙狭小，甚至消失，瘢痕挛缩，拇指外展功能严重受限，甚至丧失，可伴有指间关节、掌指关节脱位或强直。

2. 治疗方法

对于轻度虎口挛缩，一般采用局部皮瓣或游离植皮即可矫正。局部皮瓣转移是治疗虎口蹼状瘢痕挛缩的理想方法，常用的方法包括 Z 成形术、三瓣成形术或五瓣成形术（图 10-14）。若需要植皮方能满足虎口开大时，应尽可能在虎口处设计一个基底位于掌侧、尖端指向手背的三角形皮瓣，皮片分别移植于两侧，以避免直线形瘢痕导致的瘢痕挛缩（图 10-15）。对于中重度虎口挛缩，则往往需要皮瓣或皮管等方法治疗，参见手背烧伤的治疗中拇指内收畸形的整复。

四、手背烧伤瘢痕挛缩

1. 临床表现

手背皮肤较薄而松弛，弹性好，并有大量横行皱褶，特别是在关节处，皮下脂肪菲薄，可以充分伸展，以满足手部关节的屈伸运动需要。手背深Ⅱ度或Ⅲ度烧伤后，如早期未进行妥善治疗，可导致手背瘢痕挛缩。轻者仅表现为手屈曲功能受限，握拳困难；重者手背瘢痕严重挛缩，关节变形脱位，功能严重受限，甚至完全丧失。其中“爪形手”是最典型的手背烧伤挛缩后的畸形表现。

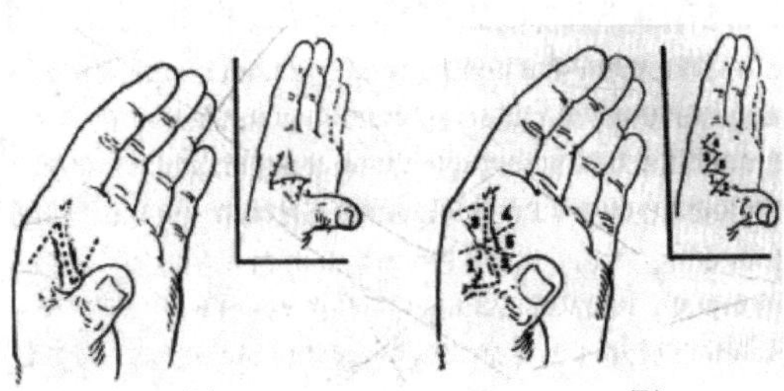

(A)　　(B)

图 10-14　虎口蹼状瘢痕挛缩处理

（A）应用 Z 成形术解除指蹼间索条状挛缩；（B）应用五瓣成形术处理指蹼挛缩

（五瓣法皮瓣的设计和切开皮瓣后交错缝合）

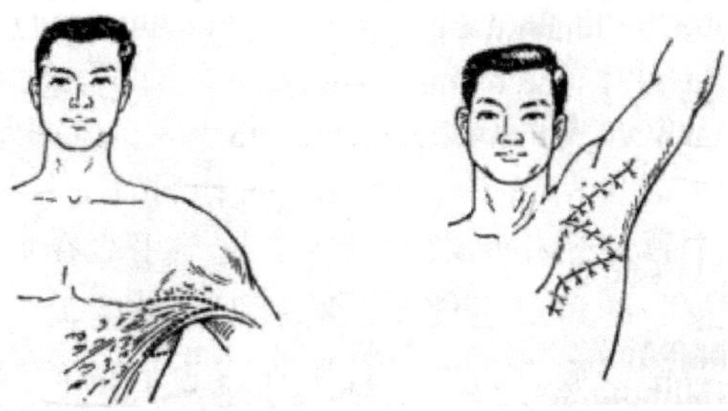

(A)　　(B)

图 10-15　应用 Z 成形术解除腋窝部蹼状瘢痕挛缩

（A）腋部蹼状瘢痕，“Z”字改形手术虚线为切口设计；（B）“Z”形切开、松解和缝合术后

“爪形手”的主要特征如下：

（1）掌横弓平坦或消失　手背瘢痕横向挛缩，使第 1、2 掌骨和第 4、5 掌骨以第 3 掌骨为轴，分别连同大小鱼际都向背侧翻转，横弓由凹变平，甚至反弓变凸。手横径变窄，指蹼挛缩。

（2）掌纵弓消失　手背瘢痕纵向挛缩，使掌指关节过伸，甚至向背侧半脱位或脱位，侧副韧带、背侧关节囊挛缩，掌骨头与掌板粘连，掌纵弓消失。纵弓和横弓的消失，导致掌心由凹变平，拇指腕掌关节也可发生脱位。

（3）近侧指间关节屈曲畸形　掌指关节过伸导致屈指肌腱紧张，加之伸指肌腱中央束大多已断裂，两侧束向两侧滑脱，形成“纽扣”畸形，使近侧指间关节屈曲，甚至在极度屈曲位僵直。

（4）远侧指间关节过伸或屈曲畸形　一般情况下，伸指肌腱侧束向掌侧滑脱，并牵拉远侧指间关节呈过伸畸形；如伸肌腱止点毁损，远侧指间关节则呈“锤状指”屈曲畸形。

2. 治疗方法

原则上应尽早手术治疗，一般在 3 个月内进行，以免日久继发畸形加重而难以纠正。手背瘢痕可进行瘢痕切除，切除后创面的修复应优先选择中厚皮片游离移植，如果伴有骨、关节、肌腱等深部组织暴露，则应采用带蒂皮瓣、游离皮瓣或筋膜瓣加游离植皮的方法予以修复。手术治疗的关键在于关节的复位及功能的恢复，包括掌指关节的复位、指间关节的整复和拇指内收畸形的矫正。

（1）掌指关节的整复　烧伤爪形手基本都伴有程度不等的掌指关节过伸畸形，甚至向背侧半脱位或脱位，做好掌指关节畸形的矫正，是治疗爪形手的重要环节。手背瘢痕切除后，如掌指关节复位仍有困难，则应行侧部韧带切除术；如仍不能矫正，则需进一步松解背侧关节囊，或延长伸直肌腱。术后用克氏针固定掌指关节于极度屈曲位 2～3 周。

（2）指间关节的整复　在大多数爪形手畸形中，近侧指间关节因伸肌腱中央索断裂而呈极度屈曲位，或称"纽扣"畸形。中央索断裂的修复，是将向掌侧滑脱的两侧侧索向中央拉拢缝合，以代替中央索。如果已无关节间隙，或伸肌腱损伤严重、指背皮肤软组织条件非常差，则可行指间关节融合术；远侧指间关节一般进行对症治疗，但较易复发，必要时也可行关节融合术。术后克氏针固定至少 4 周。

（3）拇指内收畸形的整复　矫正拇指内收畸形时，先切除虎口之间的瘢痕组织，并切开其下方挛缩的深筋膜，必要时可切断拇收肌横头，使虎口开大到理想的宽度。

五、手掌烧伤瘢痕挛缩

1. 临床表现

临床上，手掌烧伤与手背烧伤相比发生较少。这与手掌在握拳状态时具有自我保护作用有关，另一方面，手掌皮肤的角质层较厚，对热力具有较强的耐受性。但是由于手常处于自然半握拳姿态和主要动作以握拳为主，若不注意愈后的伸展位支架固定及功能锻炼，患手极易发生较严重的手掌挛缩畸形。手掌烧伤深度大多局限于皮肤，极少累及神经、血管、肌腱等深部组织，但是长期的手掌瘢痕挛缩可导致神经、血管及肌腱的短缩，给修复带来困难，这对于正在生长发育的儿童患者更为明显。单纯的手掌烧伤瘢痕挛缩常引起手掌及手指的屈曲畸形。轻者表现为手掌变窄、变短，大、小鱼际相互靠拢，手指屈曲畸形，掌面瘢痕呈蹼状或弓弦样，伸指和拇指外展受限。重者可表现为手指极度屈曲，甚至与手掌粘连，或五指包埋在手掌瘢痕中，无法分开，大、小鱼际粘连于掌心部，呈"拳状手"畸形，手部功能完全丧失。

2. 治疗方法

原则上应尽早手术治疗，切除瘢痕，彻底松解挛缩，切除或切开挛缩的掌腱膜。伴有掌指关节屈曲挛缩者应行掌板松解；伴正中神经受压者应作腕管松解。伴有屈肌腱严重短缩者，可在前臂行屈肌腱延长术。手掌部游离植皮后易收缩，导致畸形复发，因此植皮时常选用厚中厚或全厚皮片，抑或选用皮瓣修复，常用皮瓣包括前臂逆行岛状皮瓣或筋膜瓣加植皮、足背皮瓣、下腹部皮瓣、股前外侧皮瓣等。应用皮瓣修复后，有些患者由于皮瓣臃肿，影响外观及功能，常需行皮瓣修薄。

3. 手部烧伤整形术后并发症的预防

皮片或皮瓣下血肿、感染、坏死，以及植皮后皮片挛缩，导致畸形复发，是手部烧伤整形术后最常见的并发症。因此术中必须注意皮片的厚度适当、创面彻底止血、适当的压力包扎、严格的无菌操作以及患肢的抬高制动等。术后包扎的恰当与否关乎手术的成败。包扎时使各个关节处于功能位或反挛缩位；用松软的纱布条逐条放入虎口及各个指蹼，指尖外露，以观察手指血供；外侧用弹力绷带加压包扎，压力适中，压力过大亦可导致关节部位皮片坏死；石膏托外固定。术后闻嗅包扎敷料有无异味，以便早期发现感染；如怀疑感染，应尽早打开敷料，进行对症处理。术后物理治疗、功能锻炼以及功能支具的应用对于取得良好的临床效果也非常重要。

六、残缺手畸形

1. 临床表现

残缺手畸形可以表现为不同程度的手指残缺，最严重者仅保留手掌而手指全部缺失。

2. 治疗

必须针对具体条件设计和进行各种整复手术，在现存的基础上进一步改进残缺手功能。对于仅存手掌的病例，可行拇指指蹼加深术，使掌骨指化。有时可考虑做个别手指的再造，恢复拇指与某个手指的对指功能。而任何用手术方法再造 4 个或 5 个缺失的手指，通常是徒劳无益的。

（1）拇指第 1 掌骨指化术　适用于手指大部分缺失，拇指尚存少许近节指骨的患者。手术方法：在手掌及手背侧各设计一纵行切口，掌侧切口靠近第 2 掌骨，背侧切口靠近第 1 掌骨，两个切口在残端部连接在一起。将此两块组织瓣分离，显露拇收肌，切断其横头，以加深掌骨间距离。然后将两侧皮瓣分别向第 1、2 掌骨包绕，残留创面行游离植皮。术后经过锻炼，可望获得一定的抓握功能。

（2）第 2 掌骨及食指残端转位拇指重建术　手指大部分缺失，拇指大部分缺失，甚至第 1 掌骨部分缺失，但第 1 腕掌关节尚可活动者，可考虑行第 2 掌骨及食指残端转位拇指重建术。手术方法：在食指掌指关节处作一环形切口，掌侧呈椭圆形，背侧略呈三角形。在手背侧自三角形尖端向桡侧拇指残端作一弧形切口，切开分离形成皮瓣作为第一指蹼。分离显露食指两侧指神经血管束，结扎中指桡侧指动脉，保留该指总动脉。同时在食指桡侧切断第 1 骨间背侧肌止点，在其尺侧切断第 1 骨间掌侧肌的止点，并切断食指伸肌腱。显露第 2 掌骨，分离骨膜，在适当部位截断第 2 掌骨。第 2 掌骨及食指残端带蒂转移，与拇指或掌骨残端接合，克氏针固定，缝合皮瓣，残留创面游离植皮。

（3）第 2 足趾游离移植拇指和手指再造术　应用显微外科技术，通过血管、神经、肌腱和骨骼的接合，将足趾一次直接移植到缺损部位，再造拇指或其他手指，以恢复部分手指的功能。外形较好，血供良好，感觉及运动功能较好。手术方法如下。①第 2 足趾的解剖及截取。于第 2 足趾基底掌侧和背侧分别作“V”形切口，并在背侧足背动脉走行区作“S”形延长切口。分离大隐静脉及由足背静脉弓向第 2 足趾的静脉分支，结扎切断其余侧支。而后在拇短伸肌深面找到足背动脉，并逐步向远心端分离。足背动脉经内侧楔骨和第 2 跖骨底之间，进入第 1 跖骨间隙后端，分为第 1 跖背动脉和足底深支。第 1 跖背动脉分为三型，其中Ⅰ、Ⅱ型多见。根据不同类型，分离线路，避免损伤，完成动脉的分离。根据受区情况，切断屈伸肌腱，切断跖骨，完成第 2 足趾的解剖及截取。②受区准备及足趾移植。在拇指残端一般作矢状切口，显露头静脉或其他手背浅静脉，以及桡神经浅支，并在鼻烟窝区解剖桡神经的腕背支，同时显露拇长伸肌腱及拇长屈肌腱备用。将第 2 足趾转移至拇指受区，克氏针作髓内固定，吻合静脉、动脉，缝合肌腱，吻接神经，最后缝合皮肤。

七、上肢烧伤整形

（一）腋窝瘢痕挛缩

1. 腋窝的特点

腋窝是一个圆锥形凹陷，位于侧胸壁上部与上臂上内侧之间，它有前、后、内、外四壁：前壁即腋前皱襞，其内为胸大、小肌；后壁即腋后皱襞，为背阔肌、肩胛下肌等；内侧壁由胸廓外侧壁构成，外侧壁由肱骨近端结构组成。腋窝底部皮肤松弛，皮下组织较厚。

2. 临床表现

肩关节是全身活动范围最大的关节，可以进行前屈、后伸、内收、外展、内旋、外旋及环转运动。当腋部烧伤后瘢痕挛缩，肩关节运动受限。轻者在腋前皱襞或腋后皱襞处形成蹼状瘢痕；严重者可使上臂内侧与侧胸壁粘连，肩关节功能完全丧失。时间过长，可导致关节囊、韧带挛缩，肌肉萎缩。这不仅加重功能障碍，更为恢复活动带来严重影响。

3. 治疗方法

腋窝瘢痕挛缩的治疗以手术整复为主，术后辅助功能锻炼、理疗，一般可完全或部分恢复肩关节功能。术中必须彻底切除引起挛缩的瘢痕组织，切开挛缩筋膜组织，使上肢恢复到外展位。根据创面及周围软组织条件，采用局部皮瓣、游离植皮等方法予以修复。

（1）Z 成形术或五瓣成形术　主要适用于条索状或蹼状的直线性瘢痕，挛缩较轻、瘢痕柔软、周围有较多的正常皮肤者。术中应彻底切除深部瘢痕，松解挛缩，注意勿伤深部重要血管神经，同时注意皮瓣的厚度，尖端角度不能太小，以保证皮瓣血运良好，防止皮瓣尖端缺血性坏死。术后肩关节 90°外展，棉垫加压制动（参见图 10-16）。

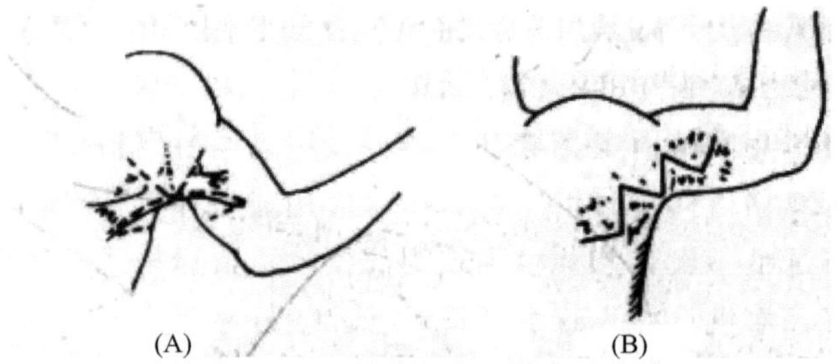

图 10-16　腋窝瘢痕五瓣成形术

（A）腋窝背侧，蹼状瘢痕切口设计；（B）改形术后

（2）局部皮瓣＋游离植皮术　主要适用于腋胸部片状瘢痕挛缩者。腋窝前后壁、侧胸壁存在程度不等的瘢痕及瘢痕挛缩，腋窝变浅或消失，或埋于瘢痕之中，周围缺乏正常皮肤，肩关节运动明显受限。术式首选胸外侧皮瓣、肩胛旁皮瓣或背阔肌肌皮瓣转移。缺损面积过大时，也可同时辅助游离植皮术。将皮瓣横过腋窝顶部，在上臂内侧及侧胸部游离植皮，修复残留创面。也可完全采用游离植皮的方法予以修复，所植皮片应较厚，以整张植皮较好；如需拼凑，皮片间缝合线应处于前后方向，以避免发生缝合瘢痕挛缩；皮片与创缘亦应呈锯齿状缝合。植皮区打包加以固定，术后肩关节 90°外展，棉垫加压制动。参见图 10-17。

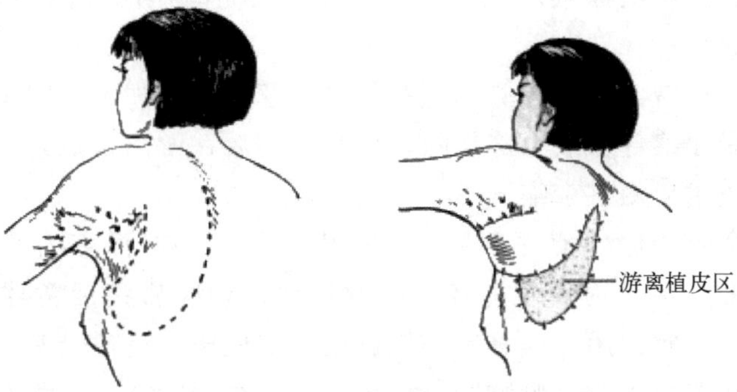

(A) (B)

图 10-17 应用背部旋转皮瓣修复腋窝瘢痕挛缩

(A) 局部皮瓣设计；(B) 皮瓣转移修复缺损，供区植皮示意

(3) 对于臂胸瘢痕挛缩粘连时间较长的严重病例，因腋部瘢痕挛缩继发周围深部肌肉、肌腱挛缩，术中无法完全松解，无法充分外展肩关节，术后 3 周即可应用上臂外展牵引支架，一般牵引 4～6 周即可达到松解挛缩的目的。

（二）肘及前臂瘢痕挛缩

1. 临床表现

肘关节也是较易发生瘢痕挛缩的部位之一，屈侧瘢痕挛缩影响伸皱功能，伸侧瘢痕挛缩引起屈曲功能障碍，环肘瘢痕如同盔甲围肘一圈，肘关节屈曲受限。轻者仅导致肘关节功能轻度受限；广泛的瘢痕挛缩可造成肘关节严重畸形，甚至关节强直、肘关节与前臂融合等。

2. 治疗方法

治疗方法类同于腋窝瘢痕的治疗。

(1) 对于蹼状瘢痕挛缩采取切除条索状挛缩瘢痕，用 Z 成形术予以矫正（参见图 10-18）。

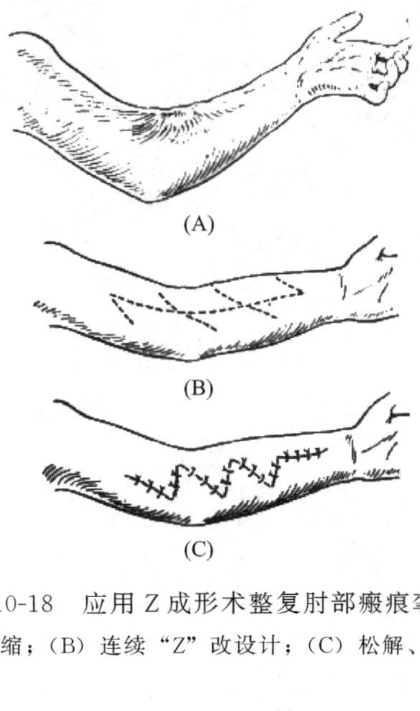
(A)

(B)

(C)

图 10-18 应用 Z 成形术整复肘部瘢痕挛缩

(A) 肘部瘢痕挛缩；(B) 连续“Z”改设计；(C) 松解、皮瓣交叉缝合后

（2）对于严重、广泛的瘢痕挛缩，单纯Z成形术不能彻底消除挛缩畸形，应行局部游离植皮予以修复。

（3）对于肘部、前臂及腕部伸侧和环肘部瘢痕挛缩，如损害仅限于皮肤及皮下组织而深筋膜完整者，可做瘢痕部分或全部切除，松解挛缩后，游离植皮修复创面。将植皮区边缘做成锯齿状，防止术后瘢痕挛缩。

（4）对于瘢痕挛缩同时伴有深部肌腱、肌肉、骨与关节损害的病例，或是幼年期患病，肘关节长期屈曲，肘部血管、神经、肌腱短缩，切除瘢痕后常伴有肌腱、血管、神经、骨与关节等外露，宜选用皮瓣修复。可选用局部皮瓣、远位带蒂皮瓣或游离皮瓣，常用皮瓣包括岛状背阔肌肌皮瓣、侧胸壁任意皮瓣，以第9、10、11肋间动脉穿支为血供的轴型皮瓣，以及游离筋膜瓣、网膜瓣加游离植皮。

（5）对于少数患者，由于肘关节长期屈曲挛缩，神经、血管、肌腱以及关节囊、韧带挛缩，术中肘关节不能伸直，可采用伸肘牵引装置或外固定牵引架，创面用碘仿油纱布覆盖。术后牵引1～2周，使伸肘达到150°以上时即可修复创面。

第十一章

肛肠科疾病

第一节　痔

痔是肛垫病理性肥大、移位及肛周皮下血管丛血流淤滞而形成的局部肿块。痔是一种常见多发性肛门疾病，任何年龄均可发生，以 20～50 岁中青年多见。主要特点为便血、脱出、疼痛、易反复发作。随着年龄增长，痔疮的发病率逐渐增加。据统计 60%的人患有不同程度的痔疮，民间有“十人九痔”之说形象地表达了患痔的普遍性。

《中华人民共和国中医药行业标准·中医病证诊断疗效标准》称本病为“痔”。在古代医学文献中，均属于“痔”“痔瘘”等的范畴。

一、病因病机

中医学认为，痔发病除局部因素外，与人体脏腑本虚、阴阳失调、气血亏损、情志内伤、劳倦过度，以及禀赋有密切关系，再加上风湿燥热之邪的作用，受饮食、起居、职业等影响，致气血失调，经络阻滞，瘀血浊气不化，迫注肛门，气血凝滞，筋脉横解而成。日久气虚下陷不能摄纳则痔核脱出。

（一）风热肠络证

因外感六淫或过食辛辣，风热下迫；灼伤肠络；或热积肠道，耗伤津液，以致大便秘结，损伤痔核血络，热迫血妄行，血不循经，血溢脉外。

（二）湿热下注证

饮食不节，过食辛辣、生冷及肥甘厚腻之品；或饮酒过量，损伤脾胃，湿热内生，下迫大肠，肠道气机不利，经络阻塞。

（三）气滞血瘀证

长期便秘或临厕久蹲努责或饮食不节，过食辛辣醇酒，湿热内生，下注魄门，瘀血浊气结滞不散，筋脉横解，气血凝滞。

（四）脾虚气陷证

年老体虚，或因妇人生育过多，或因反复发作，致脾气虚弱，脾虚不能统摄，血不循经而下溢。

二、诊断要点

临床上，痔分为内痔、外痔、混合痔。

（一）内痔

1. 主要症状

（1）便血　大便时带血或射血，血色鲜红，不与粪便相混。

（2）肿胀疼痛　肛门有下坠或异物感，大便时用力内痔部分极易脱出，脱出痔核如不能回纳，嵌顿坏死可有剧痛。

（3）脱垂　由于内痔经常脱垂于肛门外，黏膜受到刺激，黏液分泌大量增加，可致肛周皮肤潮湿不清、瘙痒发炎或湿疹。

2. 专科检查

（1）肛周视诊　内痔脱出时可见痔核，注意痔核有无出血点、糜烂坏死，一般初起内痔肛门外观无明显异常。

（2）肛门指检　内痔早期多为柔软黏膜隆起，不易触及；反复脱出后痔核表面纤维化，可触及明显隆起，注意与直肠肿块相鉴别。

（3）肛门镜检　Ⅰ期内痔可见黏膜鲜红或充血糜烂；Ⅱ期内痔黏膜不如前者红，亦可见黏膜充血糜烂，痔核较大；Ⅲ期内痔痔核高，容易脱出肛外。

3. 分期

内痔又分为 4 级。

（1）Ⅰ期　便时带血、滴血或喷射状出血，无内痔脱出，便后出血可自行停止。

（2）Ⅱ期　便时带血、滴血或喷射状出血，伴内痔脱出，便后可自行回纳。

（3）Ⅲ期　便时带血、滴血，伴内痔脱出；或久站、咳嗽、劳累、负重时内痔脱出，需用手回纳。

（4）Ⅵ期　内痔脱出，不能回纳。内痔可伴发绞窄、嵌顿。

（二）外痔

1. 症状

（1）疼痛　患者多感肛门一侧肿胀疼痛不适，坐卧不能。

（2）肛门异物感　肛缘肿物隆起，使肛缘凹凸不平，产生异物感。

（3）排便困难　患者因疼痛畏惧排便，大便时间间隔延长，粪便变干，增加了排便困难，加重肛门疼痛，形成恶性循环。

2. 专科检查

（1）肛周视诊　结缔组织外痔形状不规则，皮肤颜色无明显改变；炎性外痔可见肛缘红肿隆起破溃；血栓外痔可见肛缘有青紫色团块，边界清晰；静脉曲张外痔痔核在下蹲时尤为明显，为青紫色静脉团块。

（2）肛门指检　结缔组织外痔质软，疼痛不显；炎性外痔触痛较甚；血栓外痔质地较硬，触痛明显；静脉曲张外痔为柔软团块，按压后可消失，压痛不明显。

3. 分类

（1）血栓性外痔　肛缘皮下突发暗紫色肿块，质地较硬，呈圆形或卵圆形，触痛明显，初始自觉肛门有异物感，继之剧烈疼痛。

（2）炎症性外痔　肛缘局部红肿、疼痛、充血明显，甚者破溃有脓。

（3）静脉曲张性外痔　平时不显露，下蹲排便时肛缘出现不规则隆起，体位改变时逐渐消失。

（4）结缔组织性外痔　肛门有异物感或便后肛门不易清洁，可伴肛门潮湿、瘙痒。

（三）混合痔

混合痔位于齿线上下，既有内痔，又有外痔，内痔和外痔在同一方位相互贯通，连成一体。同时具有内痔与外痔的特点。

三、鉴别诊断

（一）肛裂

肛裂多见于成年人，出血量少，便时、便后可有肛门周期性疼痛，且出血与疼痛相一致。

（二）直肠息肉

直肠息肉多见于儿童，可有无痛性出血，便时肿物脱出，多为单个，乳头状，带蒂，肉红色，质地坚韧。

（三）直肠癌

直肠癌患者排便习惯改变，排便次数增多，不规则，便意频频，里急后重；伴有黏液性血性分泌物或脓血便；肿物凹凸不平，质地坚硬；肿物及周围组织浸润，易出血。

（四）直肠脱垂

儿童多见黏膜脱垂，成人多见全层脱垂。直肠脱垂为环形脱出，脱出的黏膜或直肠呈圆锥状，有环形沟，表面柔软光滑，常伴有黏液溢出，一般无出血。

四、辨证治疗

（一）内痔

1. 风热肠络证

主要证候：大便带血、滴血或喷射状出血，血色鲜红，或有肛门瘙痒；或伴口渴、便结、尿黄；舌红，苔薄黄，脉数。

证候分析：风热下迫，灼伤肠络，或热积肠道，耗伤津液，以致大便秘结，损伤痔核血络，热迫血妄行，血不循经，血溢脉外，故便血鲜红；风性善行而数变，故下血迅速或喷射似箭。口渴、便结、尿黄、舌红、苔黄、脉数均为邪热内蕴之象。

治法治则：清热凉血祛风。

方剂：凉血地黄汤（《外科大成》）加减。

药物组成：生地黄，当归，地榆，黄芩，枳壳，赤芍，炒槐子，天花粉，荆芥。

加减：便血量多者，加蒲黄炭、藕节炭；大便秘结者，加生大黄泻热通腑。

2. 湿热下注证

主要证候：便血色鲜红，量较多，肛内肿物外脱或嵌顿，肿胀灼热；伴口渴不欲饮，小便黄；舌红，苔黄腻，脉滑数。

证候分析：湿热下迫大肠，肠道气机不利，经络阻塞，故内痔脱出肿胀嵌顿；湿性重着，故坠胀疼痛；口渴不欲饮，尿黄，舌红，苔黄腻，脉滑数，均为湿热下注。

治法治则：清热除湿，活血化瘀。

方剂：止痛如神汤加减（《医宗金鉴》）。

药物组成：秦艽，桃仁，皂角刺，大黄，苍术，防风，黄柏，当归尾，泽泻，槟榔。

加减：肿痛较甚者，加延胡索、乳香、没药；便干难出者，加玄参、玉竹、麻仁。

3. 气滞血瘀证

主要证候：肛门肿物脱出，肛管紧缩，坠胀疼痛，甚至肛缘有血栓，水肿、触痛明显；伴口渴、尿黄，舌质暗红，苔黄，脉弦细涩。

证候分析：长期便秘；或临厕久蹲努责；或饮食不节，过食辛辣酒醇，湿热内生，下注魄门，瘀血浊气结滞不散，筋脉横解，气血凝滞，而见痔核脱出肿痛；舌质暗红，苔黄，脉弦细涩，皆为气滞血瘀。

治法治则：活血化瘀，理气化浊。

方剂：桃核承气汤加减（《伤寒论》）。

药物组成：大黄，芒硝，桃仁，桂枝，甘草。

加减：血栓疼痛剧烈者，加王不留行、穿山甲、土鳖虫。

4. 脾虚气陷证

主要证候：便血色淡红；如滴而量多，可出现贫血，面色少华，头昏神疲，少气懒言，纳少便溏；舌淡，苔薄白，脉弱。

证候分析：年老体虚，或因妇人生育过多，或因反复发作，致脾气虚弱，脾虚不能统摄，血不循经而下溢，故便血色淡红，滴射而量多；脾失健运，故有面色少华，少气懒言，纳少便溏，舌淡，苔薄，脉弱。

治法治则：健脾养心，固脱止血。

方剂：补中益气汤（《东垣十书》）加减。

药物组成：黄芪、党参、白术、炙甘草、当归、陈皮、升麻、柴胡。

加减：面色少华、头昏神疲、失眠多梦者，加夜交藤、熟地黄、柏子仁。

（二）外痔

1. 气滞血瘀证

主要证候；肛缘肿物凸起，排便时可增大，有异物感，可有胀痛或坠痛，局部可触及硬性结节；舌色暗红或有瘀点，苔淡黄脉弦涩。

证候分析：参照内痔。

治法治则：活血化瘀，理气通便。

方剂：桃核承气汤（《伤寒论》）加减。

药物组成：大黄、芒硝、桃仁、桂枝、甘草。

加减：兼有便秘者，加火麻仁、柏子仁、玄参；疼痛剧烈者，加玄胡、乳香、穿山甲。

2. 湿热下注证

主要证候：肛缘肿物隆起，灼热疼痛或有滋水，便干或溏；舌红，苔黄腻，脉滑数。

证候分析：参照内痔。

治法治则：清热利湿、消肿止痛。

方剂：止痛如神汤（《医宗金鉴》）加减。

药物组成：秦艽、桃仁、皂角刺、大黄、苍术、防风、黄柏、当归尾、泽泻、槟榔。

加减：肛周湿水较多、瘙痒者，加地肤子，薏苡仁，苦参，枯矾。

3. 脾虚气陷证

主要证候：肛缘肿物隆起，肛门坠胀，似有便意；神疲乏力，纳少便溏；舌淡胖，苔薄白，脉细弱无力。

证候分析：参照内痔。

治法治则：调理脾胃，升阳固脱。

方剂：补中益气汤（《东垣十书》）加减。

药物组成：黄芪、党参、白术、炙甘草、当归、陈皮、升麻、柴胡。

加减：头晕乏力、神疲纳少、失眠多梦者，加升麻、酸枣仁、柏子仁、黄芪。

五、局部外治

（一）膏剂纳肛

玄明粉坐浴后将马应龙麝香痔疮膏挤入肛内，术前、术后均可使用。

（二）药物熏洗坐浴

马齿苋、芒硝、五倍子、荆芥、生枳壳。煎取药液，兑开水，趁热先熏，温之坐浴15～20min。

六、其他治疗

（一）体针治疗

1. 取穴

主穴取二白、承山、承扶、会阳、长强（穴位有双侧者取双侧穴位针刺）。伴脱肛者加灸百会、神阙；肛门肿痛者配秩边、飞扬。

2. 治法

二白、承山、会阳等穴可用强刺激透天凉法，余穴可用平补平泻法，得气后留针

20min，每 5min 行针 1 次，每日 1 次，7 次为 1 个疗程，疗程间隔 1 周，共 2 个疗程。

（二）耳针治疗

1. 取穴

大肠、神门、内分泌、皮质下四个穴区。

2. 治法

先用 2%碘酒消毒，再用 75%乙醇脱碘，采用图钉形皮内针，左手固定耳部，右手进针，深度以穿入软骨但不透过对侧皮肤为度，用胶布固定，留针 4 天。每次取一侧耳郭，双侧交替使用，8 天为 1 个疗程，每疗程间休息 4 天。

（三）梅花针治疗

1. 取穴

取督脉、膀胱经的腰骶段。肠道湿热型加上巨虚、丰隆、三阴交；脾胃虚寒型加关元、足三里、气海。

2. 治法

经脉皮肤常规消毒，采用经过高压消毒的梅花针，施术者右手握针柄，右食指压着梅花针柄，利用手腕的弹力，使梅花针轻轻均匀地叩刺在经脉皮肤上，至微出血为度。

（四）按摩治疗

1. 取穴

可取百会、二白、孔最、中脘、气海、天枢、神阙、会阴、足三里、肺俞、肾俞、大肠俞、八髎、龟尾、长强等穴。

2. 治法

患者取仰卧位，点揉二白、孔最各 1min，一指禅点中脘、气海、天枢各 1min，用掌震颤神阙 3min，顺时针摩腹 3min；患者转为俯卧位，用推法和滚法操作于足太阳膀胱经 3min，按压督脉 1min，点拨肺俞、肾俞、大肠俞、八髎各 1min，擦八髎 5min 至局部灼热发红，揉龟尾 3min，一点一放长强穴 3min；随症加减：便秘者向足方向压脐部，朝足方向擦八髎；大便正常或便稀者向头方向压脐部，横擦八髎；伴脱出者，加揉百会穴 2min。以上手法操作 40min，每日 1 次，10 次为 1 个疗程。

第二节 肛裂

肛裂是指发生在齿线以下肛管皮肤处的纵行裂开性溃疡，表现为肛管皮肤全层破裂。肛裂以疼痛为主症，患者多为青年和中年，儿童和老人少见。发病部位在肛管的前中、后中位置，在两侧的较少，此病发病率高，可列为肛门三大主病之一。

中医学文献中虽没有肛裂的病名，但是对肛裂的病因、临床表现及治疗都有较详细的记载，认为此病属于“痔”的范畴，并称之为“钩肠痔”“裂痔”。

一、病因病机

（一）西医学认识

西医学对本病的病因进行了较为详细系统的研究，提出了外伤学说、感染学说、解剖缺陷学说、括约肌痉挛学说等，从各方面论述了本病的病因病机。

1. 外伤学说

干硬粗大粪便擦伤，妇女分娩时用力撕裂肛管，肛门镜操作粗暴，肛门手术后引起肛管狭窄或伤口感染及各种肛门外伤，都可以引起肛管裂开，裂开创面一旦感染，形成不愈合的溃疡则成肛裂。

2. 感染学说

肛腺的感染引起皮下脓肿，脓肿破溃后形成肛管溃疡，溃疡因感染和排便损伤久不愈合，最终形成肛裂，并发肛隐窝炎、肛乳头炎和前哨痔。

3. 解剖因素

肛管方向是指向脐的，因此而形成的肛直角使肛管后部承受的压力最大，而肛门外括约肌在肛管后部形成一定空隙，不如肛门两侧坚强，因此肛管后部最易被撕裂，撕裂后因缺血而不易愈合，所以临床上常见肛裂在肛管的后正中位，其次在前正中位，就是这个原因。

4. 内括约肌痉挛学说

肛裂患者有不正常的内括约肌反射性过度收缩现象。反射性刺激所致内括约肌痉挛，当前被国内外大多数学者认为是肛裂不易愈合的重要原因。

5. 固有肛管肛窦残留上皮学说

埃及开罗大学的 Shafik 提出，发生肛裂的原因除解剖学等因素外，还有固有肛管肛窦残留上皮以致创口难以愈合。当肛管皮肤浅表损伤时，未暴露其下方的肛窦上皮，肛裂可很快愈合；肛管皮肤一旦深度裂伤，加之感染，暴露的肛窦上皮就像死骨片存在于感染处一样，使伤口长期难以愈合，然而有少数慢性肛裂，由于严重的感染破坏了上皮残留，有时可自行愈合。

实质上肛裂的发生常是感染、损伤的综合结果。因此，在病理改变上常具有综合征的特点。临床上常把肛管裂口、前哨痔、肛乳头肥大称为“肛裂三联征”。

（二）中医学认识

肛裂在中医上称为“钩肠痔”“裂痔”。清代《外科大成·痔疮篇》：“钩肠痔，肛门内外有痔，折缝破烂，便如羊粪，粪后出血，秽臭大痛。”中医学认为本病的原因是血热肠燥，大便秘结，排便努挣，引起齿线以下的肛门皮肤破裂，湿毒之邪乘虚侵入皮肤筋络，局部气血瘀滞，运行不畅，破溃之处缺乏气血营养，经久不敛而发病，《医宗金鉴·外科心法要诀》云：“肛门围绕折纹破裂，便结者，火燥也。”

二、临床诊断

（一）辨病诊断

1. 临床表现

肛裂一般依据典型的症状及必要的体征即可明确诊断。患者一般有便秘史，并有与排便密切相关的典型的周期性疼痛，检查时可发现肛管皮肤裂伤。

（1）肛裂症状　有三大主症，即疼痛、便血、便秘。

① 疼痛：肛裂主要的症状，是一种典型的伴随排便而出现的周期性疼痛。特点是开始排便即疼痛，排便后有一短暂疼痛减轻的间歇期，接着又出现更加剧烈的持续疼痛，可长达数小时至1天，形成所谓的“肛裂疼痛周期”。肛裂的排便时疼痛一般认为是创伤性疼痛，便后持续疼痛是内括约肌痉挛所致，直至括约肌疲劳，疼痛才会缓解。

② 便血：由于粪便损伤创面所致，一般血量不多，为鲜血点滴而下或手纸带血。

③ 便秘：患者因恐惧排便疼痛而有意推迟排便时间，减少排便次数，结果使粪便在直肠内停留时间延长，水分被完全吸收，大便变得越发干硬，一旦排便就会更加使裂口加深，疼痛加重，形成肛裂引起疼痛→怕痛不大便→大便越干硬→肛裂愈加深→疼痛愈加重的恶性循环。为使大便变软，患者多长期服用泻剂，还会因长期腹泻，导致肛管狭窄和形成泻剂依赖性顽固性便秘。此种便秘称为直肠型便秘，粪便堆积于直肠处，滞留过久，排出困难，患者有肛门下坠感、排便不净感、残留感。直肠指诊可触及粪块，但患者排便意识淡漠，不能适时地对进入直肠的粪便产生排便反射。

④ 肛门瘙痒：肛裂溃疡面和皮下瘘的分泌物可刺激肛缘皮肤，引起肛门湿疹和肛门瘙痒，并污染内裤，肛门常潮湿不适。

⑤ 全身症状：剧痛可影响患者休息，加重精神负担，甚至引起神经衰弱，有的患者会因排便恐惧，有意减少进食量，长期下去可引起轻度贫血和营养不良，妇女还可出现月经不调，腰、骶部疼痛，肛裂感染期可有发热、肿痛和流脓血等。

（2）体征　肛裂检查以视诊为主。患者放松肛门，医师用双手拇指将肛缘皮肤轻轻向两侧分开，可见肛管皮肤前位或后位呈梭形开裂，急性肛裂的特点是裂口新鲜，色红、底浅、边缘柔软。慢性肛裂的裂口呈梭形，色白、底深、边缘不整齐、质硬。裂口旁结缔组织增生而形成“哨兵痔”。指诊时因肛门括约肌痉挛可引起剧烈疼痛，肛镜检查可引起疼痛，故可省略不做。

2. 临床分类

（1）根据肛裂发病的缓急分类

① 急性肛裂：肛裂裂口新鲜，无乳头肥大和哨兵痔等并发症。

② 慢性肛裂：肛裂裂口陈旧，形成溃疡，合并有创口硬结、乳头肥大和哨兵痔。

（2）根据肛裂发病的病程分类

① 早期肛裂：裂口新鲜，尚未形成慢性溃疡，疼痛较轻者。

② 陈旧肛裂：裂口已呈梭形溃疡，同时有哨兵痔、肛窦炎或肛乳头肥大，并有周期性疼痛者。

（3）根据创面情况分类

一期肛裂：即新鲜肛裂或早期肛裂，肛管皮肤表浅损伤，创口周围组织基本正常。

二期肛裂：肛管已形成溃疡性裂口，但尚无并发症，无肛乳头肥大、哨兵痔及皮下瘘。

三期肛裂：裂口呈陈旧性溃疡，合并肛乳头肥大及哨兵痔。

四期肛裂：裂口呈陈旧性溃疡，合并肛乳头肥大、哨兵痔、皮下瘘和肛隐窝炎。

（二）辨证诊断

中医学中虽然没有肛裂的病名，但对其临床表现、症状、治疗方法都有比较详细的记载，认为此病属于痔的范畴，称为“钩肠痔”“裂痔”或“裂口痔”等。应根据其临床表现和证候，辨证分型诊断。

1. 四诊

望诊：急性发作时表情痛苦，尤以排便时为甚，大便带血，量少色鲜，大便干结或正常；肛门前后位伴有柔软赘生物，可看到纵行溃疡面。舌质红，舌苔白腻或黄腻。

闻诊：或低声呻吟或口臭或无异常气味。

问诊：大便困难，排便时肛门呈周期性剧痛，常持续数小时乃至数十小时，大便时带少量鲜血，喜食辛辣肥甘，或大便干，或小便黄。

切诊：肛门前后位可触及梭形硬结及柔软赘生物。脉数、弦数或细数。

2. 辨证分型

（1）燥火内结型

临床证候：大便秘结坚硬，便时肛门剧痛便后稍有减轻，继则持续疼痛数小时，甚至整日不减，鲜血随粪便点滴而下，常因便燥心烦意乱，口苦咽干，舌苔黄燥，脉数。

辨证要点：大便秘结坚硬，口苦咽干，舌苔黄燥，脉数。

（2）湿热蕴结型

临床证候：便时腹痛不适，排便不爽，肛门坠胀疼痛，时有黏液鲜血，或带脓液，舌苔黄厚腻，脉弦滑。

辨证要点：肛门坠胀疼痛，排便不爽，舌苔黄厚腻，脉弦滑。

（3）血虚肠燥型

临床证候：便时疼痛，流血，大便燥结，皮肤干涩，口干舌燥，心烦失眠，午后潮热，舌红少苔，脉细数。

辨证要点：便血疼痛，皮肤干涩，午后潮热，舌红少苔，脉细数。

三、鉴别诊断

1. 肛门皲裂

皲裂是发生在肛缘和肛管处皮肤任意部位的浅表裂口，不局限在前位或后位，多较表浅，局限于皮下，不涉及肌层。常呈放射状裂口，多见于肛门皮肤病，如湿疹、皮炎及肛门瘙痒症等。虽也有疼痛，但无肛裂的典型周期性疼痛，局部常可见丘疹、角质化和增生等皮肤病变。

2. 肛管损伤

可发生于肛门的任何部位，有外伤史和便秘史，特点是新鲜表浅撕裂、色鲜红，有出血，一般可自愈。

3. 结核

裂口可发生于肛周任何部位，溃疡面呈干酪样坏死，边缘呈潜行性，呈卵圆形，病理检查可确诊结核病。

4. 梅毒

溃疡常发生在肛门两侧，裂口一般不痛，常有少量分泌物，呈菱形，边缘突起，色红，底灰白色，常伴有腹股沟淋巴结肿大，卡恩试验阳性。

四、临床治疗

（一）提高临床疗效的基本要素

肛裂的治疗应以止痛和促进溃疡愈合为目的。肛裂早期一般采用保守治疗，可使大便保持稀软，如局部用药、扩肛及注射等；陈旧性肛裂必须采取手术疗法方能取得可靠的疗效。

（二）辨病治疗

西医对本病的治疗分为保守疗法和手术疗法两大类。

1. 保守疗法

（1）内服药物　口服缓泻剂，避免便秘是肛裂保守治疗的基本原则，若能避免粪块对肛管的损伤，多数表浅性肛裂常可不用任何治疗而愈合。可口服果导片等，但不能单纯依靠服用泻剂，长期服用泻剂可形成顽固性泻剂依赖性便秘，而且长期腹泻还会引起肛管狭窄，所以服用泻剂的时间不宜过长，最好通过饮食调理和定时排便，保持大便通畅。

（2）外用药物

① 坐浴法：1∶5000 的高锰酸钾溶液坐浴，每日 1～2 次。

② 敷药法：红霉素软膏、马应龙痔疮膏外敷患处，或局部涂抹利多卡因、丁卡因等麻醉性药物。

③ 腐蚀法：陈旧性肛裂可用 10%硝酸银溶液或硝酸银棒，涂抹溃疡创面，然后用生理盐水冲洗，通过烧灼作用，将肛裂的老化组织去掉，重新生长出新的组织。

（3）局部封闭法

① 长效止痛剂封闭法：常用 0.2%复方亚甲蓝注射液，消毒，距肛裂下缘 1cm 处进针，针头由浅入深达肛门括约肌，沿肛裂基底及两侧作扇形注射，每次 5～10mL，每周 1 次，注射 1～2 疗程即可痊愈。

② 乙醇封闭法：由于乙醇可引起神经组织纤维形态上明显的退行性变化，因此有人称此法为完美的化学“神经切断术”。肛裂处先后注射普鲁卡因和乙醇，由于乙醇对神经组织的影响，解除了疼痛和括约肌痉挛，改善了组织营养，促进了再生过程，因此收到应有的效果。具体操作：局部消毒后，在距肛裂外端 1cm 处注入 1%～2%普鲁卡因 10mL，浸润于肛门皮下组织和部分括约肌内，针头不必取出，继而将 70%～95%的乙醇 1mL 注于裂损下 1cm 深处。

③ 其他还有激素封闭法、消痔灵封闭法、复方枸橼酸液封闭法等，具体操作方法大致相同。

（4）肛管扩张器疗法　使用扩张器放入肛管内，既可扩张肛管，预防括约肌痉挛，又可保持肛裂创面肉芽组织从基底向外生长，促进肛裂愈合。一般扩张器每日扩张 2 次，每次 1～2min。

（5）烧灼法　以高热烧焦裂伤，然后焦痂脱落逐渐形成新鲜创面并治愈。目前使用二氧化碳激光束对准裂伤处进行烧灼。术后第 2 天便后坐浴，局部用烫伤灵油纱条换药，直至创面愈合。

2. 手术疗法

本法较多地适用于慢性肛裂及有并发症者。手术方法据统计有 32 种之多，目前主要应用的有以下几种。

（1）扩肛术　适于没有严重哨兵痔、硬结瘢痕和潜行瘘管的单纯肛裂。局麻下用双食指在 3、9 点相反方向扩张肛门，等肛门松弛后再逐渐伸入二中指，维持扩张 3～4min，将肛门缓慢扩张，可容四指为度。本法简单易行，无严重并发症和痛苦，目前被广泛采用。

（2）肛裂切除术　适用于二、三期肛裂，具有潜行瘘管、哨兵痔和肥大乳头的肛裂，本法能一次根治，具有创面引流良好、复发率低等优点。局麻下在肛裂正中作纵行切口，上自齿线，下到肛缘偏外，切开栉膜及部分内括约肌，将哨兵痔、肥大肛乳头、瘘管一并切除，再将溃疡边缘的结缔组织切除，修剪创缘。

（3）括约肌切除术　目前采用较多的是后方正中位内括约肌切断术和侧方位内括约肌切断术。不管是后方正中位内括约肌切断术还是侧方正中位内括约肌切断术，均在肛管外侧 1.5cm 处局麻下将肛门内括约肌在正后位或侧位切断，注意被挑出切断的肌束要深达齿线。另外将肥大肛乳头及皮下瘘一并切除。

（4）纵切横缝术　局麻下，上自齿线下至肛缘将肛缘及其下病理组织切除，切断栉膜及部分内括约肌，同时将哨痔及肛乳头、瘘管切除，然后，将黏膜与皮瓣做横行缝合 3～5 针，5～7 天拆线。

（5）其他　如皮瓣移植术，包括皮瓣转移术和纵切横缝皮瓣转移术，操作复杂，恢复快，但不易成功，临床上应用不多。

（三）辨证治疗

1. 辨证施治

（1）燥火内结型

治法：凉血润燥，止血止痛。

方药：凉血地黄汤加减。生地、归尾、地榆、槐角、天花粉、黄连、生甘草、赤芍、枳壳、黄芩、荆芥。便结者加芒硝以软坚散结。

（2）湿热蕴结型

治法：清热化湿通便。

方药：内疏黄连汤加减。黄连、桔梗、薄荷、大黄、甘草、栀子、黄芩、木香、槟榔、连翘、当归、乌药各 12g。湿重者加苍术、茯苓以健脾燥湿；大便出血者加大黄炭、侧柏炭以清热利湿、凉血止血。

（3）血虚肠燥型

治法：养血生津，润肠通便。

方药：润肠汤加减。当归、生地、枳壳、火麻仁、桃仁。津亏者加玄参、麦冬以养阴生津润肠；血虚者可用何首乌、赤芍养血补血；气血两亏者可配服十全大补丸以气血双补。

2. 外治疗法

（1）熏洗法　此法具有活血化瘀、消肿止痛、收敛生肌的功效，可促进裂口愈合。芒硝、丹皮、红花、川乌、荆芥、金银花、马齿苋，煎水坐浴，瘙痒时可加花椒、苦参、白矾，对早期肛裂有止痛、收敛、止痒的作用。

十味熏洗汤：车前草、枳壳、五倍子、无花果、黄柏、薄荷、荆芥、威灵仙、艾叶，煎汤熏洗，每日 2 次。

祛毒汤：马齿苋、瓦松、川文蛤、川椒、苍术、防风、葱白、枳壳、侧柏叶各 9g，芒硝 10 克，煎汤熏洗，每日 2 次。

（2）外敷药　生肌玉红膏、四黄膏、九华膏、蛋黄油、马应龙痔疮膏外涂，其中蛋黄油外用创面，疗效颇佳，即以熟蛋黄在文火上煎，完全炭化后，继续煎，即可有黑红色浓稠蛋黄油，清洁肛门后，外用于肛裂创面，每日 1～2 次。

黄连油：黄连粉、地榆粉、冰片，上药加麻油 1000mL 调和即成，外用肛裂创面，每日 2 次。

生肌膏：冰片、煅龙骨、儿茶、象皮面、炙乳香、炙没药、血竭、赤石脂各 3g。上药研细末，混匀，外撒患处。

（3）针灸疗法　通过对经络腧穴的刺激，疏通经络，调理气血，从而达到止痛止血和促进愈合的作用，常用穴有长强、白环俞、承山等，采用强刺激。

（4）推拿疗法

① 双拇指推拿法：患者取胸膝位，先按长强穴数秒钟，再用两拇指分别沿肛周移动推压至会阴穴后，按拿数秒钟，如此重复推拿 5～10min；再按摩肛周 1min。

② 单手推拿法：将右食、中、环指并拢稍弯曲，用三指指端先按压会阴穴数秒，再沿左侧曲周移动至长强穴，再按压长强穴数秒。

（5）气功疗法　运肛转肠功法：第一步为转肠法，人静后，双手叉腰，虎口向下，大拇指贴于前腰部，另 4 指贴于后腰部，头面下肢基本不动，使腰部转动呈梭子状，先右后左，配合均匀呼吸，各转动 100 次；第二步为提肛法，要求呼吸均匀细长，吸气时意念内气由肛门逐渐上升至百会，同时缓缓提肛，呼气时沉肛，意念内气由百会逐渐下降至肛门，同时肛门也要微微降到底部，如此一升一降，不少于 30 次。

3. 成药应用

（1）麻仁润肠丸　每次 1 丸，每日 2 次，口服。

（2）栀子金花丸　每次 6g，每日 2 次，口服。

（3）龙珠软膏　适量外涂，早晚各一次。

4. 单方验方

（1）蒜梗，无花果叶、葱白 5 根，煎水外洗，每日 2 次。

（2）荆芥，防风、花椒、透骨草、艾叶，煎水熏洗，每日 2 次。

（3）枳壳、蛤蟆草各 60g，加水煎汤，趁热熏洗坐浴，每日 2 次。

（4）二黄一花汤　大黄、黄柏、金银花，煎水熏洗，每日 2 次。

（5）肛裂 1 号洗剂　苦参、芒硝、黄柏、白矾、马齿苋、白及，煎水外洗，每日 2 次。

（6）肛裂 2 号洗剂　当归、桃仁各 15g，大黄 15g，花椒 15g，食盐 60g，煎水外洗，每日 2 次。

（四）新疗法选粹

1. 纵切横缝皮瓣转移术

王生采用纵切横缝皮瓣转移术治疗后位陈旧性肛裂，效果满意。

（1）适应证　陈旧性肛裂。

（2）操作方法　扩肛使括约肌松弛，暴露肛裂大小、位置，自肛裂上端约 0.3cm 至肛裂下缘 0.5～1.0cm 做一纵行梭形切口，切至黏膜下层，切断肛门内括约肌下端、部分外括约肌皮下部，切除裂口深部的瘢痕组织、肥大的肛乳头和前哨痔，以及裂口下方潜行瘘管。内括约肌切断长度 0.5～1.0cm。创缘修剪整齐，在肛缘创面下皮肤处做倒“U”形切口，整个切口呈倒“丫”形，将肛门外的“U”形皮瓣充分游离，牵至肛管内纵切口处，并与两侧皮肤缝合，皮瓣中央纵行固定加压缝合 1 针，整个切口变为“八”形。

（3）注意事项　为了预防水肿，可在皮瓣中央做 0.5cm 切口减压。若前位有肛裂，可沿肛裂做梭形切口，完整切除肛裂。

2. 挂线疗法

刘仍海等采用挂线疗法治疗肛裂取得满意效果。

（1）适应证　肛裂。

（2）操作方法　取截石位，常规消毒、局麻后，扩肛，在后位距肛缘 1cm 处作长约 0.5cm 的放射状切口，左手食指伸入肛内引导，右手持小蚊式钳穿过裂口的基底部，从 6 点位肛窦处穿出，夹住药线的一端拉出，钳夹药线两端并结扎。

3. A 型肉毒素内括约肌侧方注射+ 病灶扇形小切口切扩引流术

何永恒等用 A 型肉毒素内括约肌侧方注射＋病灶扇形小切口切扩引流术治疗肛裂，取得满意效果。

（1）适应证　肛裂。

（2）操作方法　扇形切开肛裂两侧皮肤及皮下组织，使切口与裂口纵轴重叠，向下切至距肛缘 1.5～2.5cm 处，向上切至齿状线上 0.3～0.5cm 处；用组织钳提起该皮肤及皮下组织，并进行锐性分离，若伴有肛乳头肥大可一并切除；探针探查肛裂顶端的肛隐窝，若有皮下瘘则切除，充分扩创以保证有效引流；左手食指伸入肛内括约肌处引导，右手持装有 50U A 型肉毒素的 1mL 注射液，于截石位 3、6、9 点距肛缘 0.5～1.0cm 处向上进针，进针至内括约肌内，3、9 点各注射 0.2～0.3mL，6 点注射 0.5mL；检查无活动性出血后，纱布覆盖加压包扎，术毕。

五、预后转归

本病各期经合理的治疗一般可获得痊愈，后遗症及并发症较少发生，只要手术得当，比如内括约肌下缘充分切断，或栉膜带完全切除，一般不会复发。复发往往与手术保守、不能充分手术有关，如内括约肌下缘未充分切断，或栉膜带未完全切除，使术后症状复发。

六、预防调护

（1）保持大便通畅，干硬粪便可损伤肛管，形成肛裂。

（2）及时治疗肛隐窝炎，防止感染后形成溃疡和皮瘘。

（3）做肛门检查时，一定要动作轻柔，切忌粗暴用力，以免损伤肛管。

第三节　肛门直肠周围脓肿

肛门直肠周围脓肿是因肛窦、腺体细菌感染而引发的肛管直肠周围间隙化脓性炎症，简称肛周脓肿。该病是肛肠外科的一种常见病、多发病。任何年龄均可发病，但多见于20～40岁的青壮年，婴幼儿也时有发生，男性比女性发病率高，春秋季多发。其临床特点为多发病急骤、疼痛剧烈伴寒战高热，溃破后大多形成肛瘘。

中医学把肛肠直肠周围脓肿归于肛门“痈疽”范畴。本病最早的论述见于《灵枢·痈疽》云：“发于尻，名曰锐疽，其状赤、坚、大，急治之，不治，三十日死矣。”指出“锐疽”发生在骶尾骨部，形状夹锐，颜色红赤，质地坚硬，与肛痈表现相符。后世根据肛痈发生的不同部位，又分出不同名称，如肛门痈、悬痈、坐马痈、跨马痈、鹳口痈、盘口痈等。中医辨证属阳证。

一、病因病机

中医学认为，肛周脓肿的发病原因有以下几点。

1. 火毒郁结

感受火热邪毒，随血下行，蕴结于肛门，经络阻隔，淤血凝滞，热盛肉腐而成脓。《灵枢·痈疽》云：“寒气客于经脉之中则血泣，血泣则不通，不通则卫气归之，不得复反，故痈肿寒气化为热，热盛则肉腐，肉腐则为脓。”

2. 湿热壅滞

饮食醇酒厚味，损伤脾胃，酿脓湿热，湿热蕴结肛门。《外科正宗》云：“夫脏毒者，醇酒厚味，勤劳辛苦，蕴结流注肛门成肿块。”

3. 阴虚毒恋

素体阴虚，肺、脾、肾亏损，湿热、淤毒乘虚下注魄门而成肛痈。《疡科心得集·辨悬痈论》云：“患此者俱是极虚之人，由三阴亏损、湿热积聚而发。”

二、临床表现

（一）肛周脓肿

肛周脓肿发生于肛管皮下或肛周皮下间隙内。局部呈剧烈持续性跳痛，但全身症状常较轻微。肛门旁皮肤可见一圆形或卵形隆起，红肿，触痛明显。若已化脓，可有波动感。有时肛门检查能发现脓肿从肛隐窝排出或位于慢性肛裂上。

（二）坐骨直肠间隙脓肿

坐骨直肠间隙脓肿发生于坐骨直肠间隙内。本病是肛门直肠周围肿胀中最常见的一种类型。初起时，肛门部坠胀不适，患者局部疼痛较轻，继而出现发热、寒战、脉速、倦怠、食欲缺乏等全身症状；局部症状也很快加重，肛门部灼痛或跳痛，行走或排便时加剧，有时可有排尿困难。局部观察，患者肛旁皮肤隆起，高于对侧，触之发硬，压痛明显。直肠指诊时，发现肛门括约肌紧张，患者肛管饱满、压痛明显，坐骨直肠间隙穿刺时有脓液吸出，当脓液穿入皮下组织时有波动感。

（三）括约肌间脓肿

括约肌间脓肿发生在直肠黏膜下层括约肌间隙内，有人也叫黏膜下脓肿，但脓肿不在黏膜下，有的全身症状较显著，发热、倦怠、食欲缺乏等症状明显。直肠下部有坠胀感及疼痛，行走及排便时加重，并有排便困难。

（四）肛提肌上脓肿

肛提肌上脓肿位于骨盆直肠间隙内，主要症状：急骤，发热、寒战明显，腰骶部酸痛，便意频繁。因部位较深，局部外观无明显变化，严重时会阴部红肿。

（五）肛门后深部脓肿

肛门后深部脓肿位于直肠后间隙内，全身症状显著，有周身不适、发热、头疼、倦怠、食欲缺乏等症状。腰骶部酸痛，排便时肛门部有明显坠痛。因部位较深，外观肛门局部无变化，肛门与尾骨之间可有深压痛。

三、检查

（一）血常规

白细胞、中性粒细胞升高及C-反应蛋白可有不同程度的升高。

（二）超声检查

肛门周围及直肠腔内超声不仅能准确地判断脓肿是否形成，更能清晰地显示脓腔的范围、深度、大小、位置及与肛门括约肌和肛提肌的关系；观察脓肿周边血流动力学特征、血流供应情况，尤其对低位脓肿的诊断具有较高的价值，具有方便、快捷、经济、可行性高的优点，故目前临床上运用广泛。

（三） MRI 检查

肛管区域病变的一大优势是它可以清楚地显示肛管区域诸肌肉的解剖关系，使脓肿分布一目了然。

对马蹄形脓肿或高位脓肿能更精确地提供脓肿与周围组织的解剖关系，为手术提供所需的解剖资料。

（四）螺旋 CT 三维重建

可以客观逼真地反映肛门周围组织的立体结构，能够提供目前为止最为全面的影像学资料供外科手术参考。通过直接扫描获得的断层 CT 图像可判断脓肿附近结构受侵犯的程度，通常用于判断炎症侵及的范围。

（五）脓液培养

对脓肿自溃或肛门流脓的患者，可以做脓液细菌培养及药敏试验，以确定致病菌种类、性质、药敏，从而为临床诊断、治疗及判断预后等提供依据。常以革兰阴性菌为主，绝大多数为需氧菌和厌氧菌的混合感染。

四、诊断与鉴别诊断

（一）诊断

肛门直肠周围脓肿的诊断一般并不困难，诊断依据如下。

1. 症状

患者肛门疼痛，甚则坐卧不宁，严重影响生活及工作，可伴有发热恶寒。深部脓肿患者疼痛不明显，表现为肛门坠胀、排尿不畅等。结核性肛门直肠周围脓肿患者可有发热、盗汗、咳嗽等症状。

2. 体征

肛门局部可见红肿，局部灼热触压痛，或有应指感，或溃口溢脓；深部脓肿在肛内指诊检查时，可触及患处黏膜隆起，有压痛，脓成后有应指感。

3. 实验室检查

肛门周围及直肠腔内超声、MRI 等检查也是诊断本病的重要手段。

（二）鉴别诊断

1. 肛周毛囊炎、疖、汗腺炎

病灶仅在皮肤或皮下，因发病与肛窦无病理性关系，破溃后不会形成肛瘘。

2. 骶骨前畸胎瘤

继发感染有时与直肠后部脓肿相似。肛门指诊发现直肠后有肿块，光滑，无明显压痛，有囊性感。X 线、CT 或 MRI 检查可见骶骨与直肠之间的组织增厚，或见骶前肿物将直肠推向前方，使骶直间隙增大，肿物内有散在钙化阴影、骨质。

3. 骶髂关节结核性脓肿

病程长，有结核病史，病灶与肛门和直肠无病理联系。X线、CT或MRI检查可见骨质改变。

4. 坏死性脓肿

肛门直肠脓肿若不及时治疗，最终可能导致严重的并发症（脓毒败血症、气性坏疽），甚至死亡。

5. 骨髓移植后肛门直肠周围脓肿

肛门周围感染是骨髓移植后的少见并发症。其处理与一般血液病相同。切口愈合时间很长。

6. 艾滋病患者的肛门直肠周围脓肿

艾滋病患者肛门直肠周围非常容易感染，有学者认为发病率为34%。所以要慎重处理。若已经形成脓肿，只适合于分期切开引流。

五、治疗

肛管直肠周围脓肿的治疗，临床上分为内治法、外治法和手术治疗。祖国医学对内外治法论述较详细，对手术治疗也有论述。

（一）内治法

1. 中医辨证施治

本病早期多为实证和热证，治宜清热解毒、凉血祛瘀、软坚散结，以消法为主；中期脓成邪留，治疗宜扶正托毒，以托法为主；后期脓出体虚，治宜补养气血、健脾渗湿、滋补肝肾，以补法为主。

（1）实证

肛门热毒：局部红、肿、热、痛，坐卧不安，受压或咳嗽时症状加重；溃疡后脓液黄浊、稠厚，伴有全身不适；舌质红、苔黄、脉弦数等。治宜清热解毒、凉血祛瘀、软坚散结。选方常用仙方活命饮或黄连解毒汤加减。如脓已成者，用透脓散加减或内托黄芪散加减。

湿热下注：局部红肿较重，肛门坠胀疼痛，身体倦怠，食欲缺乏，渴不多饮，大便燥结；舌质红，苔黄腻，脉濡数。治宜清热解毒、利湿，选方常用清热利湿汤加减。

火毒内陷：表现为高热，烦渴身痛，神昏谵语，腹胀便秘，肿胀逐渐扩散；舌质红绛，苔黄腻，脉数有力。治宜清营解毒，选方常用清营汤合安宫牛黄丸或紫雪丹。

（2）虚证

阴寒凝滞：畏寒肢冷，神疲倦怠，局部肿势散漫，肿块坚硬而不痛；苔白滑，脉迟缓。治宜温经散寒、和阳散结，选方常用阳和汤加减。

阴虚湿热：肛门结肿平塌，皮色不红，按之不热，疼痛轻微或刺痛如锥，成脓较慢，溃后脓液淡白；脉数、虚、细等。治宜滋阴清热、除湿软坚，选方常用滋阴除湿汤加减。

气血两虚：平素少气懒言，肛门坠胀明显，局部红肿，溃后久不收口，脓水清稀；苔薄、黄。治宜补益气血、清热解毒，选方常用八珍汤或补中益气汤合黄连解毒汤加减。

2. 抗感染及对症治疗

肛周脓肿应酌情使用抗生素治疗。一般使用青霉素类、头孢类、氨基糖苷类，若配合甲硝唑或替硝唑或喹诺酮类药物使用，则对厌氧菌也有较好的抑菌作用，可以加强抗感染效果。

对症治疗，如静脉补液、补充维生素等可酌情使用。

（二）外治法

1. 药物外敷法

（1）初起　实证用金黄膏、黄柏膏外敷，病变部位深隐者，可用金黄散调糊灌肠，虚证用冲和膏或阳和解凝膏外敷。

（2）成脓　宜早期切开引流，并根据脓肿部位深浅和病情缓急选择手术方法。

（3）溃后　用九一丹纱条或药线引流，脓尽后改用生肌散纱条。日久成瘘者，按肛瘘处理。

2. 熏洗法

熏洗法主要用于病程长、炎症范围大、波及范围深，手术未能全部切开肿块硬结的术后患者；也可用于发病初期全身症状较轻者。中药熏洗有较强的抑菌作用和较强的渗透作用，会增强药物的清热解毒、凉血祛瘀、消肿止痛、消散托毒、祛腐生肌之效。直接作用于患处，充分发挥药物的治疗作用，而药液的充分灌洗不仅能清除脓液及坏死组织，还减少了创面换药时机械刺激引起的疼痛不适。常用药物有痔疾洗液或苦参汤等。

3. 保留灌肠法

对于深部脓肿和范围巨大的脓肿，可予金黄散调糊或中药汤剂保留灌肠，具有清热解毒、消肿止痛、消散托毒等作用。

4. 中药坐浴

《外科正宗》认为："坐浴可流通气血，散瘀化滞，解毒脱腐，消肿止痛。"肛门直肠周围脓肿术后，在控制感染及止血的同时，配合中药坐浴是治疗肛门直肠周围脓肿术后红、肿、痛、脓性分泌物的最佳方法。中药坐浴能使药物直接作用于创面，借助热力，促使血液循环加快，达到和增强消炎止痛、清热解毒、排除脓血、去腐生肌、大便通畅等作用，从而有利于创口早期愈合。

（三）手术治疗

肛管直肠周围脓肿，由于主要原发感染在肛窦或肛腺，加之其他解剖上的原因，很少能避免手术。往往患者在就医时即已化脓，脓肿形成后，又容易扩散蔓延，形成多个间隙的脓肿。在这种情况下，一旦诊断明确，就必须及时进行手术治疗。目前常用手术有脓肿一次切开法、一次切开挂线法、分次手术。

第四节　直肠脱垂

我国是世界上最早对本病进行记述的国家，首见于《五十二病方》，称其为"人州出”；隋代《诸病源候论·痢病诸候》将其命名为“脱肛”，谓“脱肛者，肛门脱出也”。本病各年龄均可发病，多见于小儿、老人、孕产妇及体弱的青壮年。在儿童，直肠脱垂是一种自限性疾病，大多可随年龄增长而逐渐自行恢复正常，成人发病者则多随发病时间的延长而逐渐加重。长期反复脱垂，可引起神经损伤并导致肛门失禁，还可能出现出血、水肿、肌肉坏死、皮肤湿疹等并发症，因此需积极治疗。

一、病因、病机

中医学中有关于直肠脱垂病因的论述颇多，总结各代医家的不同学说，可归纳为虚、实两端。

（一）虚证致病

(1) 久痢而致大肠虚冷、脾虚气陷，如《诸病源候论·痢病诸候》云：“脱肛者，肛门脱出也，多因久痢后大肠虚冷所为”，《景岳全书·脱肛》谓“有因久泻久痢脾肾气陷而脱出者”。

(2) 肺脏虚寒，如《丹溪心法·脱肛》云：“肺与大肠相表里……肺脏虚寒，则肛门脱出。”

(3) 纵欲过度、产育用力，如《医学入门·脱肛》云：“劳倦房欲过度及产育用力……具有此证，非虚如何?”

(4) 小儿先天不足、后天失养、脾肾气虚或老人肾气不充。

(5) 苦寒攻伐失当，损伤真元，关门不固。

（二）实证致病

实证多责于湿热下坠，若饮食不节，恣食辛辣、肥甘厚味，饮酒无度等，可积湿酿热，湿热下坠，可发为脱肛。

二、分类

按照证候不同，直肠脱垂可分为以下 3 种类型。

（一）肾气不固

肛内肿物便时滑脱，肛门下坠，伴头昏耳鸣、神疲乏力、腰膝酸软、小便频数、夜尿多、舌淡苔白，脉沉弱。

（二）中气下陷

便时肛内肿物脱出，重者行走、咳嗽、下蹲时即可脱出，劳累后加重，伴有肛门坠胀、神疲乏力、食欲缺乏、气短声低。舌质淡胖、苔薄白，脉弱。

（三）湿热下注

肛内肿物脱出，色紫暗或深红，甚则表面部分溃破、糜烂，肛门坠痛，小便短赤，肛内指诊有灼热感。舌红、苔黄腻，脉弦数。

三、治疗

保守疗法可暂时缓解脱出、坠胀等不适，多用于不宜行注射或手术治疗的患者。另外小儿直肠脱垂有自限性，也应以保守治疗为主，而不需要注射或手术。

1. 中药内治法

直肠脱垂的中医辨证分型包括肾气不固、中气下陷和湿热下注 3 种，用药须依证立法和选方。

（1）肾气不固　证见肛内肿物便时滑脱，肛门下坠，伴头昏耳鸣，神疲乏力，腰膝酸软，小便频数，夜尿多，舌淡苔白，脉沉弱。治宜健脾益气、补肾固脱，方用金匮肾气丸加黄芪、升麻。

（2）中气下陷　证见便时肛内肿物脱出，劳累后加重，伴有肛门坠胀，神疲乏力，食欲缺乏，气短声低。舌质淡胖，苔薄白，脉弱。治宜补中益气、升提固脱，方用补中益气汤。

（3）湿热下注　证见肛内肿物脱出，色紫暗或深红，甚则表面部分溃破、糜烂，肛门坠痛，小便短赤，肛内指诊有灼热感。舌红、苔黄腻，脉弦数。治宜清热利湿，方用《薛氏医案》升阳除湿汤。

2. 中药外治法

包括坐浴、灌肠和药物外敷法。

（1）坐浴和灌肠　依据“酸可收敛、涩能固脱”的理论，药物多采用具有酸涩收敛功效的五倍子、乌梅、金樱子、石榴皮等，如有局部糜烂、灼热等湿热之象，可加苦参、马齿苋，如有脱肛不收、局部紫暗刺痛，可加红花或乳香、没药。

（2）外敷　可用枯矾、五倍子、石榴皮、冰片等共研细末，敷于脱出的黏膜上，然后将脱出部分回纳，外加纱布加压固定。

3. 针灸和穴位注射法

适用于小儿直肠脱垂和部分成人Ⅰ度脱垂。针刺选用长强、百会、足三里、承山等穴，耳针选用直肠下端、神门、皮质下等穴；穴位注射法多采用维生素 B_{12} 注射于长强穴 3 次以上。针刺和注射可增强盆腔内肌肉和其他支持组织的紧张程度，加强对直肠的支撑和固定作用。

第五节　肛门失禁

肛门失禁俗称大便失禁，是指因各种原因导致的肛门自主控制出现障碍，不能随意控制大便和排气，为多种复杂因素参与而引起的一种临床症状。临床上发病率不高，但能够造成身体和精神上的痛苦，对日常生活和工作影响十分严重。

中医学称本病为“大便失禁”“遗矢”或“大便滑脱”，一般认为本病的主因是“虚”

和“失治”，与人体内的阴阳、脏腑、气血、情志因素等息息相关。

一、病因病机

中医学认为，肛门失禁的主要病因在于“虚”和“失治”。《诸病源候论·大便失禁候》提道：“大便失禁者，由大肠与肛门虚冷滑故也。肛门，大肠之候也，俱主行糟粕，虚弱冷滑，气不能温制，故使大便失禁。”另外，也有主张肛门失禁是由于“气血亏耗，中气不足，气虚下陷”所致，使肛门不能正常收摄，或因外伤导致肛门括约肌损伤。

二、临床表现

（一）病史

发病缓慢，以中老年患者居多，多伴有肛门直肠疾病或有肛门直肠手术史。

（二）症状

1. 肛门完全失禁

症状严重，不能随意控制排便，排便无次数，肠蠕动时，粪便即由肛门排出，咳嗽、下蹲、走路、睡觉都可有粪便或肠液流出，污染衣裤和被褥，肛门周围潮湿、糜烂、瘙痒，或肛门皮肤呈湿疹样改变。

2. 肛门不完全失禁

粪干时无失禁现象，粪稀时则不能控制。

3. 肛门感觉性失禁

不流出大量粪便，而是粪便稀时，在排便前动作稍慢或不自觉有少量粪便溢出，污染衣裤，腹泻时更为显著，常有黏液刺激皮肤。

（三）体征

1. 完全性失禁

常见肛门周围潮湿、糜烂、瘙痒、肛门常张开呈圆形，或肛门畸形，可见缺损，直肠内排泄物由肛门流出。指检时，可见括约肌松弛、无收缩力或仅有轻微收缩力。

2. 不完全性失禁

肛门闭合不紧，括约肌收缩减弱。

3. 感觉性失禁

肛管直肠环和括约肌无异常，肛管无皮肤，由黏膜覆盖，或可见黏膜外翻，经肛门括约肌功能测验，平均收缩力低于 20kPa（150mmHg）。

三、检查

（一）内镜检查

直肠镜检查可观察肛管部有无畸形、肛管皮肤黏膜状态、肛门闭合情况。纤维肠镜检查可观察有无结肠炎、CD、息肉、癌肿等疾病。可用硬管结肠镜观察有无完全性直肠脱垂。

（二）排粪造影检查

排粪造影检查可测定肛管括约肌、肛管、直肠部形态解剖结构，动力学功能状态的X线钡剂检查可观察有无失禁及其严重程度，不随意漏出大量钡剂是失禁的标志。

（三）肌电图测定

肌电图测定可测定括约肌功能范围，确定随意肌、不随意肌及其神经损伤及恢复程度。

（四）肛管超声检查

近年来应用肛管超声检查，能清晰地显示出肛管直肠黏膜下层、肛门内括约肌、肛门外括约肌及其周围组织结构，可协助诊断肛门失禁，观察有无括约肌受损。

（五）肛门直肠测压

肛门直肠测压对评估肛门直肠的生理反射、感觉功能、节制功能、内外括约肌功能等有重要价值，包括肛门直肠测压和高分辨率肛门直肠三维测压。

主要指标包括：肛管静息压降低提示内括约肌损伤，肛管最大收缩压降低提示肛门外括约肌功能受损。肛管长度可以由测量这些压力时间的间隔来确定。肛管长度缩短可反映肌肉损伤情况。

四、诊断及鉴别诊断

（一）诊断

1. 症状

患者不能随意控制排出粪便和气体，会阴部经常潮湿，污染内裤。

2. 查体

肛门视诊可见皮肤瘢痕、肛门畸形、皮肤缺损、肛门部粪便污染、肛周皮疹、肛周皮肤糜烂、溃疡、用力时见直肠黏膜和内痔脱出。肛门指诊可判断失禁的状态，收缩能力，松弛程度，有无内脱、外翻等。

（二）鉴别诊断

1. 结肠炎

结肠炎起病多缓慢，病情轻重不一，主要临床表现为腹泻、腹痛、黏液便及脓血便，里急后重，甚则大便秘结、数日内不能通大便，常伴有消瘦乏力等，多反复发作。腹痛一般多为隐痛或绞痛，常位于左下腹或小腹。其他表现有食欲缺乏、腹胀、恶心、呕吐及肝大等；左下腹可有压痛，有时能触及痉挛的结肠。常见的全身症状有发热、贫血等。有少部分患者在慢性病程中，病情突然恶化或初次发病就呈暴发性，表现严重腹泻，每日10～30次，排出含血、脓、黏液的粪便，并有高热、呕吐、心动过速、衰竭、脱水、电解质紊乱、神志不清甚至结肠穿孔，不及时治疗可能造成死亡。

2. 直肠炎

直肠炎轻者仅黏膜发炎，重者炎症累及黏膜下层、肌层，甚至直肠周围组织。有时只是一部分直肠黏膜受累，有时直肠黏膜全部发炎，也可累及结肠部分黏膜。直肠炎常见于体质虚弱抵抗力低下，心、肺、肝、胃肠道疾病，呼吸道感染，传染病后。大便秘结、腹泻、痔、肛管直肠脱垂、肛瘘、息肉病、肛门直肠狭窄、直肠肿瘤、直肠损伤、直肠异物等，都可使直肠发炎，严重的需立刻到医院进行手术治疗。另外一些因素，如饮食不慎、过度饮酒、过食刺激性强的食物、不适当的长期服用泻药、肛门内腐蚀性药物过多、细菌感染均可引起直肠炎。

3. 肛瘘

肛瘘又称"肛门直肠瘘"，大部分肛瘘由肛门直肠脓肿破溃或切开排脓后形成。脓肿逐渐缩小，但肠内容物仍不断进入脓腔，在愈合缩小的过程中，常形成迂曲的腔道，引流不畅，不易愈合，日久腔道周围有许多瘢痕组织，形成慢性感染性管道。中医称本病为"悬痈""坐马痈""脏毒"等，多由肛门直肠周围脓肿破裂、经久不愈而形成肛门周围的肉芽肿性管道。多发于20～40岁男性。肛瘘一般由原发性内口、瘘管和继发性外口组成。内口大多位于齿状线附近，多为1个；外口位于肛门周围皮肤上，可为1个或多个。肛瘘是常见的肛门疾病。肛管直肠瘘主要侵犯肛管，很少涉及直肠，故常称为肛瘘，中医也称之为"肛漏"。发病率仅次于痔，多见于男性青壮年，可能与男性的性激素靶器官之一的皮脂腺分泌旺盛有关。

五、并发症

肛门失禁患者最常见的并发症是会阴部、骶尾部、肛周皮肤炎症，部分患者还可导致逆行性尿路感染或阴道炎及皮肤红肿、溃烂。这是因为粪便对皮肤黏膜产生刺激，使会阴部皮肤经常处于潮湿和代谢产物侵袭的状态，加上皮肤间的摩擦，形成皮肤红肿、溃烂。

六、非手术治疗

（一）内治

1. 辨证论治

（1）气虚下陷证

证候：年老体弱，懒言少语，神疲乏力，便次频数，肛门重坠。舌淡、苔薄白，脉细无力。治法：补中益气，升陷固脱。

主方：补中益气汤（《内外伤辨惑论》）加减。

常用药：黄芪、党参、白术、陈皮、升麻、柴胡、当归、甘草。

（2）湿热下注证

证候：腹胀腹痛，暴注下泻，里急后重，排便不爽，肛门灼热，身热口渴，尿短黄。舌红、苔黄腻，脉滑数。

治法：清热除湿，缓急。

主方：芍药甘草汤（《伤寒论》）加减。常用药：芍药、甘草、黄连。

(3) 脾肾亏虚证

证候：排便排气控制难；纳呆，头昏耳鸣，腰膝酸软；舌淡、苔薄白，脉细无力。

治法：健脾温肾，补气升提。

方药：金匮肾气汤合补中益气汤加减。

2. 中成药治疗

常用的有补中益气丸、金匮肾气丸等。

（二）外治

适用于各种类型大便失禁导致的肛门疼痛不适、潮湿等。

1. 熏洗法

该法具有活血止痛、收敛消肿等作用，常用的方剂有五倍子汤、苦参汤、止痛如神汤等。以药物加水煮沸，先熏后洗。

2. 敷药法

该法有消肿止痛、收敛、祛腐生肌作用，常用药有消痔膏、九华膏等。

3. 塞药法

该法是将药物制成各种栓剂塞入肛内，依靠体温将其融化，直接敷于肛门直肠皮肤黏膜，起到清热消肿、止痛止血作用。常用药有痔疮栓、太宁栓等。

4. 按摩疗法

按摩两侧臀大肌、提肛穴和长强穴等。早晚各做提肛运动一次，每次 30min。另外，可针刺八髎、腰俞、白环俞、承山、百会等穴。

5. 生物反馈和盆底肌训练

通过专业医师辅助，训练患者感受生理刺激作用更好地发挥肛门括约肌的功能，建立起良好的排便反射，改善排便不适。生物反馈治疗无创伤性、痛苦小、不受患者年龄等因素影响，疗效确切，复发率低。

6. 针灸治疗

主穴：提肛、长强。配穴：肾俞、命门、百会、足三里、三阴交、关元。艾灸：取上述穴位，点燃艾条，艾火距皮肤约 3cm，灸 10～20min，以灸至皮肤温热红晕，而又不致烧伤皮肤为度。

七、手术疗法

先天性疾病、直肠癌肿术后、肛管括约肌切除等则需进行手术治疗，可采用括约肌修补术、直肠阴道内括约肌修补术、括约肌折叠术、皮片移植肛管成形术、括约肌成形术等。

参考文献

[1] 周茂松．现代临床外科学［M］．西安：陕西科学技术出版社，2021.

[2] 许斌．外科学［M］．2 版．上海：上海科学技术出版社，2020.

[3] 王茜．简明临床外科学［M］．昆明：云南科技出版社，2020.

[4] 黄元清，黎祺，何红，等．口腔颌面外科学［M］．武汉：华中科技大学出版社，2021.

[5] 北京医轩国际医学研究院．临床外科学研究［M］．南昌：江西科学技术出版社，2019.

[6] 黄昌尧，徐溥澄．实用神经外科学［M］．天津：天津科技翻译出版有限公司，2019.

[7] 蔡郑东，纪方．骨盆外科学［M］．上海：上海科学技术出版社，2019.

[8] 徐月敏，陈方，傅强，等．尿道修复重建外科学［M］．上海：上海科学技术出版社，2022.

[9] 郝永强．3D 打印个性化骨盆重建外科学［M］．上海：上海科学技术出版社，2023.

[10] 张小文，方克伟，胡晟，等．外科学专业学位研究生教学案例讨论［M］．昆明：云南科技出版社，2023.

[11] 柴益民，张长青，曾炳芳，等．四肢显微修复外科学［M］．上海：上海科学技术出版社，2018.

[12] 王其彰，张逊，邵中夫，等．邵令方食管外科学［M］．南京：江苏科学技术出版社；江苏凤凰科学技术有限公司，2017.

[13] 李绍平，潘剑．急诊与创伤外科学［M］．兰州：甘肃科学技术出版社，2017.

[14] 李长寒．现代临床胸外科学［M］．长春：吉林科学技术出版社，2019.

[15] 杨东昌．实用肝胆外科学［M］．长春：吉林科学技术出版社，2019.

[16] FRANK M. PHILLIPS，ISADOR H. LIEBERMAN，DAVID W. POLLY JR. et al. 微创脊柱外科学［M］．上海：上海科学技术出版社，2016.

[17] 梅举．现代心房颤动微创外科学［M］．上海：上海交通大学出版社，2017.

[18] 郭亚．现代骨科手术与关节外科学［M］．武汉：湖北科学技术出版社，2018.

[19] 梅海波，顾章平，赫荣国，等．儿童足外科学［M］．长沙：湖南科学技术出版社，2023.

[20] 范先群．眶颧整形外科学［M］．杭州：浙江科学技术出版社，2013.

[21] 字秋月，丁永丽，邓杨林，等．中医药治疗结节性甲状腺肿研究［J］．中国中医基础医学杂志，2021，27（5）：866-870.

[22] 周京安，骆成玉，李洋，等．甲状腺再次手术中微创理念的应用［J］．中国微创外科杂志，2022，22（5）：392-396.

[23] Karjalainen T V，Jain N B，Page C M，et al. Subacromial decompression surgery for rotator cuff disease［J］. Cochrane Database Syst Rev，2019，1（1）：CD005619.

[24] 中华神经外科分会神经创伤专业组．颅脑创伤后脑积水诊治中国专家共识［J］．中华神经外科杂志，2014，30（8）：840-843.

[25] 中华医学会男科学分会，良性前列腺增生诊疗及健康管理指南编写组．良性前列腺增生诊疗及健康管理指南［J］．2022，28（4）：356-365.

[26] Karjalainen T V，Jain N B，Heikkinen J，et al. Surgery for rotator cuff tears［J］. Cochrane Database Syst Rev，2019，12（12）：CD013502.

[27] Abechain J K，Godinho G G，Matsunaga F T，et al. Functional outcomes of traumatic and non-traumatic rotator cuff tears after arthroscopic repair［J］. World J Orthop，2017，8（8）：631-637.